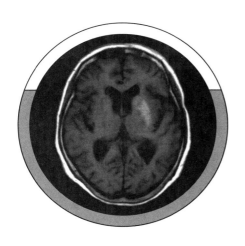

神经病学PBL教学案例

SHENJINGBINGXUE PBL
JIAOXUE ANLI

主　编　刘晓加

副主编　袁　超　吕志红

U0386149

中山大学出版社
SUN YAT-SEN UNIVERSITY PRESS
·广州·

图书在版编目（CIP）数据

神经病学PBL教学案例/刘晓加主编 . —广州：中山大学出版社，2020. 10
ISBN 978 - 7 - 306 - 06556 - 8

Ⅰ . ①神…　Ⅱ . ①刘…　Ⅲ . ①神经病学—教集（教育）—医学院校
Ⅳ . ①R741

中国版本图书馆 CIP 数据核字（2019）第 010156 号

SHENJINGBINGXUE PBL JIAOXUE ANLI

出 版 人：王天琪
策划编辑：高惠贞　曹丽云
责任编辑：邓子华
封面设计：曾　斌
责任校对：谢贞静
责任技编：何雅涛
出版发行：中山大学出版社
电　　话：编辑部 020 - 84111996，84113349，84111997，84110779
　　　　　发行部 020 - 84111998，84111981，84111160
地　　址：广州市新港西路 135 号
邮　　编：510275　　传　真：020 - 84036565
网　　址：http：//www. zsup. com. cn　　E-mail：zdcbs@ mail. sysu. edu. cn
印 刷 者：佛山市浩文彩色印刷有限公司
规　　格：787mm×1092mm　　1/16　　24.75 印张　　500 千字
版次印次：2020 年 10 月第 1 版　　2020 年 10 月第 1 次印刷
定　　价：98.00 元

编　委　会

主　编　刘晓加

副主编　袁　超　吕志红

编　委（按姓氏笔画排列）

王　伟　王　茜　王　遥　艾佩莹　吕志红

刘晓加　李　园　何颜结　宋　玮　张红豆

陈　东　周　晓　侯晓丹　袁　超　彭　郁

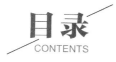

目录
CONTENTS

第一编　PBL 总论

第一章　PBL 的起源与发展

第一节　PBL 的起源

PBL 起源于加拿大麦克马斯特（McMaster）大学医学院，其字面上的定义是基于问题的学习（problem-based learning，PBL），是近代高等教育的潮流及典范。McMaster 大学把 PBL 定义为一种教育哲学，并称之为"McMaster philosophy"。自 1969 年加拿大 McMaster 大学医学院首先试行 PBL 的教学模式，PBL 在许多国家的不同学科、不同层次的教育体系中得到迅速的推广和应用。越来越多的研究和实践提示，这种基于问题的学习理念尤其适用于医学高等教育。

PBL 的思想渊源，在西方可以追溯到苏格拉底的谈话教学法及其"产婆术"的教育实践，而在东方则源于孔子的启发式和终身学习的教学思想。20 世纪 50 年代，临床病案（clinical case）教学以大课讲授的形式出现在医学教育中，尽管学习途径仍以教师授课为主，但突出学习内容的"情境化"和"生活化"，奠定引导式学习理论的基础。20 世纪 60 年代中期，当加拿大安大略省的 McMaster 大学要建立一个崭新的医学院时，才综合上述形式，以信息加工心理学和认知心理学为基础，根据"情境""协作""会话"和"意义构建"四大要素，融合出一种以学生自主学习为主轴的教育理念，并将其命名为 problem-based learning，McMaster 大学医学院也成为世界上第一所以 PBL 为核心教学模式的医学院。

第二节 PBL 的发展及现状

20 世纪 80 年代，医学教育改革的浪潮在欧美各国兴起，PBL 也逐渐被人们重视并得到迅速的发展，进而直接影响多所院校的医学教育。哈佛大学于 1985 年在 PBL 的理论基础上创建"新里程"课程（new pathway curriculum），在传统以教师为中心的大学讲授课程中注入 PBL 的理念及小组讨论的方法，成为混杂式 PBL 课程的典范。随后，PBL 在北美获得快速发展，逐步完善，并形成完整、科学、成熟的教学模式。

相对于欧美的医学教育，亚洲对 PBL 的接受和实施起步较晚。20 世纪 90 年代初，PBL 才被引入亚洲。1992 年，日本东京女子医科大学成为日本第一所引进 PBL 的医科大学。虽然早在 20 世纪 80 年代末，我国大陆少数几所院校尝试引进国外的 PBL，但直至 21 世纪初，PBL 才为我国大多数医学院校所认识、接纳并逐步实施。上海交通大学医学院于 20 世纪 80 年代末开始探索和实施 PBL，但各种原因导致中间停滞了一段时间。PBL 在我国真正兴起是在近 10 年，许多大学及国家教育部均予以高度的重视，相继投入大量的人才资源及基金资助，促进 PBL 的全面推广。初期为单一学科课程的 PBL，但目前比较认可的是混合型课程的 PBL，主要应用于临床医学七年制、八年制教学中。中国医科大学、上海交通大学、华中科技大学、复旦大学、北京大学、四川大学等国内众多知名高等院校已在其医学院各专业教学中常规实施，形成具有医学院特色、渐进式混合型 PBL 学习体系。PBL 在我国台湾、香港的许多大学中也推广迅速、体系成熟，而香港大学已成为亚洲大学观摩 PBL 的必访学府。自 2000 年，亚太地区国际 PBL 医学教育会议每年举办一届，共同研讨、促进 PBL 教学的发展。第六届亚太地区国际 PBL 医学教育会议开始有中国大陆学者参加，第七届由中国医科大学申请承办。

PBL 以建立终身学习能力为目标，以学生自主学习为核心，以探索问题为导向，以小组互动学习为平台，摒弃传统的医学教育模式，冲击了"填鸭式"灌输教育理念，塑造了清新的教育理念，具有多元化的内涵，并非仅仅是一种简单的教学方法的改进。然而，目前的 PBL 仍面临学科缺乏深度的交叉融合、学生不适应新的学习模式、教师不适应新的教育理念、师资和教学资源相对缺乏、没有成熟的评价体系等方面的问题，尚有很多要不断学习、逐步提升及持续改善的空间。

第二章 PBL 的理论基础

第一节 PBL 的定义和内涵

PBL 是 problem-based learning 的简称，一般译为"基于问题的学习"，也可译为"问题本位学习"，或"问题导向学习"。关于 PBL 的定义，目前众说纷纭，还没有一个单一的解释。

巴罗斯（Barrows）作为 PBL 最早创始人之一，将 PBL 定义为：源于努力理解和解决一个问题的学习，这个问题是学生在学习过程中首次遇到的。他和 PBL 的另一位创始人——南伊利诺大学的卡尔森（Carlson）认为，PBL 是教育的一种总取向，它既是一门由经过仔细选择、精心设计的问题组成，而这些问题是学习者获得批判性知识、熟练的问题解决能力、自主学习策略以及团队合作参与能力所需要的课程，又是一个遵循普遍采用的用以解决问题或应对生活和视野中所遇挑战的系统方法。最初，他们把这一学习过程描述为 7 个环节：①给学生提供问题情境；②学生小组讨论，明确问题；③给出问题的假设并提出解决问题的设想；④充分利用各种学习资源来验证假设；⑤综合各自的想法，提出新的设想；⑥重新查找资源，再次验证；⑦最终结果展示。

McMaster 大学的伍兹（Woods）在《帮助你的学生在 PBL 教学中有最大的收获》（*Problem-Based Learning：Helping Your Students Gain the Most from PBL*）一书中写道，PBL 是一种以问题驱动学习的学习环境，即在学生学习知识之前，先给他们提出一个问题。同时，Woods 认为，PBL 具有即时学习等特征，即教师提出问题，授权学生选择学习目标、资源和评价方式，小组合作学习，教师维持标准并监控过程，学生积极参与和相互学习。

另一位 PBL 的研究者巴莱特（Barrett）认为，PBL 是 5～8 人在一个导师指导下共同学习解决真实世界的结构不良问题。他对 PBL 下了一个操作性的定义：①首先学生面临一个问题；②学生小组在导师的指导下谈论问题，澄清事实，确定问题内容及制订解决问题的具体行动计划；③学生个人尽其所能，利用一切资源（如图书馆、数据库、网络和人群等）进行独立探索；④学生返回 PBL 小组，在导师的指导下分享信息，相互指导；⑤学生提出和讨论解决方案；⑥评价，包括所有学生的自我评价、同行评价及导师评价。

PBL 由 problem、based 和 learning 这 3 个词组成，字面上的定义是以问题为基础的学习，而中国医药大学的关超然、上海交通大学的黄钢等认为，PBL 是建立在成人教育的基础上，融合经验、实践和行为的综合教育理念。PBL 的精神涵盖 P for population（家庭、群体、小区、国家、全球），B for behavior（行为、心态和伦理），L for life Sciences（生命科学、通识）的学习领域。他们将 PBL 赋予更加丰富和深刻的内涵。

尽管不同的学者对 PBL 的定义不同，但结合大多数学者的观点可以发现，PBL 的内涵是一种有别于传统教育的理念。传统教育提倡以教师授课为中心，以学习内容（学什么和学多少）为重点，而 PBL 强调的是以学生为中心，注重学习的过程（如何学和为什么学），把学习设置于复杂的、有意义的生活情景中，让学习者通过合作来解决真实的问题，在解决问题的过程中学习蕴藏在问题背后的知识体系，掌握解决问题的思路，以此培养学习者自主学习、合作学习和终生学习的能力和素质。

为什么刚毕业的医学生面对患者时感觉无从下手、力不从心？因为他们在专业式的传统教育模式下学习的是系统理论，而临床上面临的患者是集多种生理、病理、心理、社会因素于一身的"问题体"。医生们每天进行基于问题的学习，在解决这些"问题体"的过程中获得所谓的"临床经验"。PBL 教学就是让学生在校期间获得这种能力，提早完成从医学生到医生的转变，在临床实践中主动地去探索和解决问题，从而获得全面的成长。PBL 可用于不同层次、不同专业的教学，是终身受用的思维模式，更适合于医学生的培养。国际医学生的培养标准为：①医生应促进大众健康，防治疾病，提供初级卫生保健；②医生应遵守职业道德，热心为患者服务和减轻患者的痛苦；③医生还应是优秀的卫生工作管理人才、患者和社区的代言人、出色的交际家、有创建的思想家、信息专家、掌握社会科学和行为科学知识的开明人士、努力终生学习的学者。显然，只学习医学理论知识对于培养合格的医学生是远远不够的，而 PBL 课程能够更好地实现课程的整合、逻辑思维的形成和人文素养的提高。

第二节　PBL 的教育心理学基础

20 世纪以后，受教育学、心理学以及哲学的发展影响，针对旁观者的认识论和教师讲学生听的讲授式教学及学生的被动学习，人们提出新的认识论、学习观和教学观，为 PBL 的产生奠定了理论基础。学者认为，PBL 的教育心理学基础中，具有代表性的理论有约翰·杜威（John Dewey）的新"三中心论"，保罗·朗格朗（Paul Lengrand）的终身教育理论，维果茨基（Lev Vygotsky）的"最近发展区"理论、建构主义学习和教学观。

一、杜威的新"三中心论"

作为 20 世纪著名的教育哲学家，杜威提出参与者认识论和学习观。他认为真正好的学习和教育，不是从"听"中学，而是从"做"中学，通过亲身体验和探究来解决问题、增长经验。其教育思想体系可以概括为新"三中心论"。

（1）以经验为中心。杜威认为，"知识不是由读书或其他人解疑而得来的结论""一切知识来自于经验""教育即生活，教育是传递经验的方式"。可见，杜威强调的是经验在教育中起到了重要的作用。

（2）以学生为中心。杜威主张以学生所需作为教育的起点，反对传统教育中忽视学生兴趣和能力的培养，而以传授知识作为主要内容。杜威认为："现在我们的教育中正在发生的一种变革是重心的转移。这是一种变革，一场革命，一场和哥白尼把天体的中心从地球转到太阳那样的革命。在这种情况下，学生变成了太阳，教育的各种措施围绕着他们而组织起来。"

（3）以活动为中心。杜威认为，在教学中若以书本为中心，学生只靠被动学习，死记硬背，是无法深刻了解知识的含义的。学生应从实践活动中求学问，即"做中学"。这种以活动为中心的思想，与我国的"纸上得来终觉浅，绝知此事要躬行"的思想是不谋而合的。杜威提出，在教学过程中应有 5 个基本要素：①设置疑难情境，让学生处于一个与真实情境相似度高的需要探究的情境中；②确定疑难在何处，让学生对这些疑难问题进行思考；③提出解决疑难问题的各种可能与假设，发散思维；④推测每种假设可能得到的结果；⑤进行试验，证实或驳斥假设，通过实际应用，检验方法是否有效。这 5 个要素反映杜威重视学习活动中实践的重要性，强调从实践中培养学生的能力。

基于问题的学习正是强调"经验""学生"和"活动"这 3 个中心。让学生用"做中学"的方式，在真实情境中通过主动思考、查阅资料、互相讨论，从而完成知识的整合。由此可以明显看出杜威的教育哲学与 PBL 的联系，可以说他为 PBL 提供哲学基础。

二、朗格朗的终身教育理论

终身教育作为一种教育观念，在中外的古代教育思想和实践中早已有所体现。然而，作为一个系统的教育理论和一种具有影响的教育思潮，终身教育被世界各国接受则是 20 世纪 60 年代的事。

终身教育的理论内涵从概念诞生以来就一直在不断地丰富和发展。朗格朗认为："终身教育是一系列很具体的思想、试验和成就，换言之，是完全意义上的教育，它包括教育的各个方面和各项内容，从人出生的那一刻起，直至生命终结都不间断的发展，包括教育各发展阶段各个关头之间的有机联系。"简而言之，终身教育就是贯穿一个人生命过程的全部的教育。

终身教育体现一种与传统教育（传统认为的一次性学校教育）完全不同的崭新的教育观念，它超越阶段性、制度化的传统教育模式，适合于迎接知识经济时代的挑战，并有利于教育创新的实施。与传统教育相比，它具有整体性、主体性、个性化、多样性及自律性的特点。它无时不在、无处不在的时间整体性，注重从人的全面发展、个性的充分发挥出发，面向全体人员，积极调动学生的主体性和能动性，以人和社会的发展为出发点来制订目标，并在人生的各个阶段提供各种教育机会，使每个人的个性多样性得以体现，堪称"打开 21 世纪光明之门的钥匙"。

朗格朗认为，教育内容与方法是教育理论与实践中的核心问题，尤其是对教育方法的探讨是终身教育的重点。就教育方法而言，它应该具有不同于正规教育阶段的独特性。终身教育者提出新的教育方法：①自我教育；②小组学习；③创造性和非指导性方法；④遵循兴趣原则。

终身教育扩展传统教育的范围，因而比任何教育都能够更有力地促进人的发展及个人价值的实现，其观点也为 PBL 提供一定的理论基础。

三、维果茨基的"最近发展区"理论

维果茨基是苏联著名的心理学家和教育家，是社会文化历史理论的鼻祖。其研究领域涉及社会心理学、教育心理学、发展心理学等众多领域，并形成一整套相对完整的令人瞩目的心理学方法论体系，尤其是他的社会文化理论精髓——"最近发展区"理论，为教育学和心理学带来了很大的突破。

所谓的"最近发展区"指的是实际发展水平与潜在发展水平之间的距离。实际发展水平是指已有的能够独立解决问题的水平，潜在发展水平是指在其他能力更强的同伴的帮助下解决问题的水平。维果茨基认为，人的心理过程的变化是以特殊的"精神生产工具"为中介的，主要包括各种符号系统，尤其是词语系统。这些特殊精神工具的作用决定了人在改变环境的同时，其心理过程也在改变和调控，使之更具有意识性，即获得更高级的心理功能。可见，人的高级心理功能往往产生于人们的协同活动和语言交往之中。人的学习能力也不例外，它更需要在同伴或师生的互动中协同构建。这就是"最近发展区"的作用，它促进学习者新思维结构的选定，进而推动学习者的智力发展。

维果茨基的"最近发展区"理论解释了优质学习的本质特征不在于训练、强化已形成的心理功能，而在于激发、形成尚未成熟的心理功能。在PBL中，面对比较复杂的问题情境，小组成员间就需要相互合作、共同解决所遇到的问题，学生之间的各种能力可以做到互相补充，他们的"最近发展区"互相促进，这对学生们的成长具有重要意义。

四、建构主义学习和教学观

建构主义是目前在教育界影响较大的一种学习理论，其全面系统地阐述了PBL的教育心理学基础。建构主义强调学习者的主导作用以及学习的主动性、社会性和情境性。

建构主义认为，知识是无法通过他人传授得到的，而是学习者在一定的情境下，借助其他人（包括教师和学习伙伴）的帮助，通过查阅必需的学习资料，通过自我的意义建构的方式而获得。建构主义学习理论认为学习活动的四大要素是情境、协作、会话和意义建构。真实的情境有利于学生们感性认识和理性认识的结合，从而有助于知识的内化和对意义的建构。协作则贯穿于整个学习活动过程中，包括学生之间共同对学习资料进行搜集与分析、共同讨论提出假设并逐步验证，学生与老师之间、学生与学生之间对学习进程的互相评价与反馈，这些对意义的最终建构都有十分重要的作用。会话是协作过程中不可或缺的要素。学习小组成员之间必然会通过会话以完成规定的学习任务，在互相沟通的过程中每个学习者的思维成果在整个学习群体中得到共享，达到合作共赢的效果。意义建构则是教学过程的最终目标。在学习过程中帮助学生建构意义就是要帮助学生对当前学习的内容所反映事物的含义、性质、规律以及该事物与其他事物之间的内在联系有更深层次的理解。

PBL 基于建构主义学习理论，这种学习理论强调探究式学习、小组合作学习，学习者在学习过程中须与同伴进行合作与相互交流完成知识的意义建构。它又是一种立足于现实生活的学习模式，学生通过不断地解决真实情景中的疑难问题，达成对知识的内化，从而完成对知识的意义建构。

第三节　PBL 的基本要素

对 PBL 基本要素的认识，不同的人可以从不同的角度来理解。目前，较多学者认为，PBL 的基本要素如下。

（1）以问题为学习的起点和导向，学生的一切学习内容都以问题为主线来构成。

（2）问题必须是学生在其未来的专业领域可能遭遇的"真实世界"中的非结构化的问题，没有固定的解决方法和过程。

（3）学生要注重自主学习和小组合作学习，主动参与探索，并通过社会交往发展专业能力和协作技巧。

（4）以学生为中心，学生必须担负起学习的责任。

（5）教师的职责是指导认知学习技巧。

（6）在每一个问题完成和每个课题单元结束时，学生要进行自我评价和小组评价，通过信息反馈促进综合能力发展。

第三章　PBL 的教案设计

PBL 教学是在 PBL 教案引导下进行的，教案是学习内容和学习目标的载体，是学生的学习指南，其设计与编写的质量直接影响 PBL 的教学质量。

第一节　PBL 教案设计的原则

PBL 教案设计的原则如下。

（1）目的性。PBL 教案设计要符合一定的教学目标，其内容不能过于混杂，而是要紧紧围绕教学目标进行巧妙地设计。

（2）真实性。PBL 教案中的案例一般选取真实患者的发病过程和诊疗经过，具有真实性，有利于学生在此基础上进行信息筛选和逻辑推理。

（3）多元性。教案设计不局限于专业知识，更注重基础医学、临床医学、人文科学等知识的整合。

（4）激励性。案例的选取和问题的设置能够让学生初步体验医生诊疗患者过程中的逻辑思维和思想火花，从而激发学生不断地学习和探索的兴趣。

第二节　PBL 教案设计的特点

PBL 教案设计应具备的特点如下。

一、符合医学的宏观目标

PBL 医学教育的"4C"宏观目标为：compassion（关怀利他）、context（真实情境）、competence（能力称职）、constructivism（统整建构）。

医学生作为未来医生的储备人才，不仅仅需要具备专业知识和技能，还必须具有获取各种相关信息、综合分析归纳、解决临床实际问题的能力，良好的语言和文字沟通能力，以及以患者为中心、恪尽职守的职业精神和人文关怀。因此，PBL 教案的编写不仅涉及医学知识层面，还要注重对医学生进行全方位能力的培养，包括思维方式、职业行为与职业道德、人际交往方式等。

二、明确的教学目标

PBL 教案应围绕着学科教学目标进行编写，每个教学案例都应符合课程的目标、概念与内容，如一个解剖系统、一种疾病单元等。明确的教学目标必须符合教学整体部署，涵盖教学大纲要求学生掌握和了解的所有内容，以保证学生对学科知识把握的深度和广度。

三、前期基础与临床整合

在传统课程中，学生按顺序依次学习各门学科的内容。例如，低年级学生会学习解剖学、生理学、生物化学、组织学、病理学等课程，高年级学生进行临床科目如内科学、外科学等的学习。而 PBL 采用的是整合课程，鼓励学生通过病例场景提出问题，从基础到临床不同的学科角度讨论问题，并寻求解决问题的方法。PBL 注重培养学生终身学习的能力，不是仅强调临床问题的解决或仅以获取最后诊断和治疗为目标，还要更注重基础问题的讨论，以此内化探索的问题，获取解决问题的能力。王维民等在译著《问题导向学习（PBL）指南》中指出，PBL 加强了学生的批判性思维、推理和权衡证据的能力及对问题中出现的概念的跨学科理解，并对比了关于整合课程设置和传统课程设置中学习方式的不同（表 1 - 3 - 1）。

表 1-3-1　整合课程与传统课程中设置学习方式的比较

	整合课程	传统课程
区别	整个课程中基础知识与临床应用始终紧密结合	课程后期才出现基础知识与临床应用的结合
	讨论病例、准备学习问题时会运用多个学科的信息	在每个学科的固定框架下学习
	整合信息，比如建立路径、推断疾病的发病机制	学习只与一个学科相关的知识点
	在处理方案中会考虑道德、社会、心理和伦理问题	关注于疾病，而忽视与患者相关的其他问题
	在临床思维中运用基础科学知识	在临床早期课程中很少有应用所学基础知识的机会

四、医学知识与人文科学整合

医学人文科学包括执业医师法、精神卫生法、保护性医疗制度、医疗保险制度、医患沟通技巧、医学伦理学、医学心理学、核心医疗制度（包括首诊负责制度、三级查房制度、会诊制度、分级护理制度、值班与交接班制度、疑难病例讨论制度、急危重症抢救制度、术前讨论制度、死亡病例讨论制度、查对制度、手术安全核查制度、手术分级管理制度、新技术和新项目准入制度、危急值报告制度、病历管理制度、抗菌药物分级管理制度、用血审核制度）等。在传统医学教育中，人文科学知识的传授处于一种从属的地位，或被设为选修课，或被列为自学内容，或仅被作为简单培训，甚至被完全忽略。然而，人文科学是医学生未来的职业生涯中极其重要、不可或缺的知识，是取得专业成就的基本保证。在 PBL 教案的编写中，应注意依托真实场景，将人文科学知识融于临床医学案例之中，进行人文科学的潜移默化的影响。

五、以生活情境诱发学习兴趣

PBL 教案情节应符合日常生活场景的特点，具有趣味性和挑战性，能激发学生们深入探究案例结局的兴趣，故编写者在情境安排、线索设计及遣词造句方面应多加思考、多着笔墨。PBL 教案并非病历，病历仅是对患者病史的平铺直叙，没有生动具体的情节，而且不可避免地融入医师的专业判断，也因此限定读者的发散性思维，可能诱导学生产生心理定势，如同"一块被人嚼过的馍"而缺乏营养。PBL 教案则是刻意置入涵盖多重教育目的的情境展示，使学生如同身临其境地面对真实患者的陈述，在去粗取精、去伪存真的头脑风暴中获取丰富的知识营养。因此，PBL 教案的设计应标题引人入胜，情境展开娓娓道来，尽量使案例充满生活的气息，如同发生在身边的真实故事。

六、符合逻辑性与合理性

PBL 的案例一般是根据真实病例并隐藏患者的隐私信息改编而成。案例中，无论是病史、检查结果、诊治过程，还是医学伦理学等人文科学的讨论议题，均需步步紧扣，逻辑严谨，这样才能引导学生在解决实际问题的过程中既有一定的发散性思维，又有明确的目标。PBL 案例的素材是激发思考和逻辑推理的基础，既要源于真实事件，又要符合科学规律，只有具备这样的合理性，才能真正将学生带入临床情境之中，并从实践中提升综合能力。

第三节　PBL 教案的结构

PBL 教案分为教师用 PBL 教案和学生用 PBL 教案。

一、教师用 PBL 教案

教师用 PBL 教案是教师进行 PBL 教学的总体策划，必须目标明确、思路清晰、详略得当，教师以此掌握学生学习的内容和进程，在必要的时候对学生的讨论进行引导和提示，以利于教师对整个课程学习目标的把握。应包括的内容如下。

（1）题目。PBL 教案的题目应突出该案例的特点，并应生动有趣、吸引眼球，能够激发学生探求真相的兴趣。

（2）学习目的。学习目的包括临床医学、基础医学和人文医学分别要达到的目的，在学习过程中要注意三者的整合。

（3）参考资料。教案中应列出一些与本案例相关的主要参考资料，提供学生在分析该案例过程中所需知识的线索、方向和途径；但不仅仅局限于这些参考资料之中，应该鼓励学生搜寻更广泛的资料，包括参考书、网络资源等，并及时更新知识内容。

（4）分幕情境。与叙述一个普通人的就诊故事相似，PBL 教案通常将实际情境分为 3～4 幕。第一幕主要叙述患者发病过程的背景资料，医生接诊后问诊的思路，可包括主诉、现病史、既往史、家族史等内容，也可包括医生在检查和治疗方面的初步处理。第二幕介绍实验室检查、影像学检查和其他一些检查的结果，及医生的诊断思路或治疗方案，也可介绍并发症、意外情况的处理。第三幕一般为诊治经过、结果及预后，有的将预后及未来照护计划放在第四幕。实际上，生动、有趣的教案往往不限于以上的框架，而具有更广泛的内容、更灵活的思路。切记分幕情境不可如同病历一般简洁、直接，具有明显的指向性；而应贴近生活，其中掺杂着患者就诊过程中的态度、情绪变化，医生接诊过程中的逻辑思维，相关医疗制度的实施，以及医生与患者接触过程中会遇到的人际沟通、人文关怀、心理冲突，甚至是一些医学伦理问题、法律法规问题的处理。

（5）提出问题。PBL 教案的每一幕均需提出一些引导性的问题，这是激发学生头脑风暴的关键。问题的设置需围绕【学习纲要】，环环相扣、循循善诱，背后隐含明确的知识点，有助于学习主题的形成，防止偏离教学目标。PBL 教案中所提问题均应为开放性问题，能够引导学生进行由点及面、由浅到深、由粗略到细致的思考。一般每一幕以 3～5 个开放性问题为宜，各幕问题之和应完全涵盖【学习纲要】，并与各幕提供的情境相配合，具有启发性和拓展性，有利于学生以此为出发点进一步查阅资料。

（6）学习内容。这是教师用 PBL 教案所专有的内容。每幕的【学习内容】是指解决上述【提出问题】应该具备的主要知识，包括基本理论（如概念、发病机制、诊断标准等）、基本技能（如问诊、医患沟通、人文关怀等）和临床思维方法（如采取哪些检查方法及优先性的选择、鉴别诊断等）。这些知识的广度和深度要注意与学生所处的学习阶段相适应，难易适中。【学习内容】既要丰富多样，具有一定的知识面，同时又要符合【学习纲要】的要求，具有针对性。【学习内容】主要来自参考文献，但不仅限于此，应鼓励学生查找更新、更广的文献。掌握【学习内容】，就是达到【学习纲要】的基础，这是完成整个课程学习目标的保证。

（7）解决问题。这是教师用 PBL 教案所专有的内容。逐条对教案中【提出问题】的核心内容做出具体的有针对性的解答，有利于教师把握学生的学习效果。需要说明的是，每个问题的解决方法可能不止一个，因此，

【解决问题】不是标准答案，而是衡量学生学习能力、掌握核心内容的参考。

二、学生用 PBL 教案

学生用 PBL 教案内容只包括教师用 PBL 教案的前半部分，包括题目、【学习纲要】，第一幕的分幕情境和【提出问题】，而没有第二幕以后的分幕情境、【提出问题】、【学习内容】和【解决问题】。要注意的是第二幕以后的分幕情境和【提出问题】要在每次讨论课前发放，而不宜提前将教案全部发给学生。

第四节　撰写 PBL 教案的常见问题

高质量的教案设计是 PBL 教学实施和获得预期目标至关重要的基础。撰写一份好的 PBL 教案绝不是件容易的事。我们在整理、审阅 PBL 教案时发现一些常见的问题，如下所示，应注意避免。

（1）题目。题目平淡、指代不明，难以给参与者留下深刻的印象，如"难忘的就诊经历""总是头晕"。题目用词不要过于生僻，也要避免过于直白，如"怪力乱神""她患上脊髓炎了吗"。好的教案题目既要吸引学生有兴趣进行更深一步的探索，又要对疾病有微妙的提示意义，起到画龙点睛的作用。

（2）学习目的。摆脱不了系统医学教育的束缚，思路不能拓展，仍旧局限于某个疾病单元。注重临床疾病而不注重基础概念和机制的推理，或注重医学知识而疏于对医学人文学科的探讨，这些都有悖于 PBL 教学的初衷和优势。这是在初次撰写 PBL 教案时的常见问题。

（3）分幕情景。①情境叙述刻板。PBL 教案不同于临床病历，它没有经过记录者的专业加工，是医生日常工作中遇到的故事。有的教案各幕情境平铺直叙或情节不连贯，会使教案过于单调刻板，缺乏可读性，学生最初的新鲜感会随着对教案内容感到枯燥而消失，学生难以生发探究的兴趣。②情境叙述不典型。在 PBL 实施过程中，完整的病史、临床症状、体格检查是学生学习逻辑分析和临床决断最重要的依据。有些患者临床症状、体征不够典型，就需要对不典型的原因有所交代，使其更符合临床事实。例如，一位化脓性脑膜炎患者的脑脊液常规、生化检查结果不符合典型的化脓性脑膜炎的特点，则需要交代该患者就诊前曾经在社区医院接受过抗生素的治疗。③情境枝节过多。虽然案例撰写时需要设置一些枝节内容，体现其真实情景，特别是与疾病相关的一些人文背景，或有意对解决问题设置的干扰，但也不可过于分散，无关枝节不能过多，否则学生疲于求证信息的真伪而忽略重点线索，讨论效率降低。④过早给出辅助检查结果。有些关键的辅助检查结果不要直接提供，而应给出原始资料，如化验单、脑电图、病理切片、磁共振影像等，留待学生查阅资料，进行讨论后再得出结果。影像学检查的图像应清晰、完整，因为基于临床需求，有的需要对 T1 图像和 T2 图像加以对比，有的需要 DWI 图像或 FLAIR 图像诊断，有的需要做增强扫描检查来鉴别，这就需要教案编写者熟悉每种疾病的诊断要点，从而进行典型图像的选择。

（4）提出问题。有些教案的问题设置不能涵盖全部【学习纲要】，以致遗漏的部分在课程实施中难以体现，这是教案撰写中的硬伤，必须避免发生。还有一些问题的设置虽为开放性的，但拓展性、引导性不足，如"该患者有哪些阳性体征""这种治疗的适应证有哪些"。另外，问题的数量也需要精心设计。提出问题是为了给学生解决问题的过程提供线索，线索太多会限制学生思考和探索的空间，线索太少则难以形成完整的思路，两者都可能影响学生创造性思维的充分发挥。每一堂课所提问题数量要适中，以 3 ～ 5 个问题为宜。

（5）学习内容。有些教案的学习内容虽然是围绕【提出问题】的相关知识进行描述，但内容的难度和深度均超出学生的学习层次。例如，关于阿尔茨海默病的病理特点，本科生主要需要描述老年斑、神经元纤维缠结等特征性改变，因此，无须让分子病理学内容占据大量篇幅。由于这部分是教师专用的，如果内容深度与学生的知识背景不匹配，有可能使指导 PBL 教学的教师因学生的讨论难以达到要求而影响对教学效果的评价。另外，医学发展日新月异，新的理论、新的诊断标准、新的诊疗手段层出不穷，因此，PBL教案的内容不能因循守旧，仅限于教科书的内容，而应跟上科学的进展，鼓励学生主动扩大视野、追踪最新进展，以培养学生终身学习的能力。

（6）解决问题。这部分内容需直接逐条回答【提出问题】，需详略适当。由于这部分内容是基于【学习内容】归纳总结出来的，因此，编写时既无须用大量篇幅过于详细地重复赘述，也不能仅仅简单地用一句"详见【学习内容】"而带过。要使【解决问题】成为教师在引导学生获取相应知识和能力、评价学生是否达到学习目标的过程中的一个主要但非唯一的参照物。

第四章　PBL 的实施与效果评价

第一节　PBL 的实施方法与流程

　　科学设计的 PBL 流程将会最大化地发挥教案的作用，实现总体教学目标和每一幕的目标。PBL 中的案例通常会在 2 ～ 3 次小组讨论课中完成，一般每次课持续 2 h。但这并非严格的规定，每个学校可根据学生需求、课程设置、教学策略来调整、构建自己的 PBL 案例实施方法。

　　（1）前期准备。教学管理团队负责培训师资、教案设计、教案库建立、审核和维护。标准的 PBL 教学场所为可容纳 10 人的小课室，配备圆桌、椅子、白板、屏幕、计算机、投影仪、无线上网设备。每小组由 8 ～ 10 名学生（随机或自愿组合，定期重组）和 1 名导师组成，必要时也可配备 1 名助教的协助导师工作、观摩和学习教学过程；学生们推选 1 名组长。

　　（2）实施流程。由导师分次提供情境案例（一般分为 2 ～ 4 幕），并就案例提出问题，由学生组长组织小组全体同学通过查阅资料解决问题。不仅要求学生明确目标、自主学习、互相支持、彼此尊重、善于沟通、鼓励争论，还要求同存异。导师观察和引导，既不能以专业教科书的内容束缚学生的思考，也不能放任学生随心所欲、偏离教学目的。每个专题设置 3 ～ 4 次课，每次可完成1 ～ 2幕内容。以案例《顽固的"牙痛"》（详见本书第二编第六章第一节）为例。

　　A. 第一次课。教师呈现第一幕内容（初遇患者牙痛），提出问题并让学生讨论。

　　（A）归纳总结牙痛的症状特点和目前的问题（为什么拔了牙还是痛）。

　　（B）针对患者的情况提出初步假设（不是牙痛是什么），这是一个集思广益及发散性思维的过程。引出三叉神经痛的概念、机制，并比较与牙痛的异同。

（C）为了防止先入为主的心理定势干扰诊断决策，教师还须进一步鼓励学生寻找可能被认为是牙痛的其他问题，并做出优先选择。

（D）学生通过讨论确定本次的学习主题，并于课后到图书馆查找资料、搜寻网站、查阅教科书等方式收集资料。

B．第二次课。报告上一节课讨论和查阅资料的结果，教师呈现第二幕内容（为神经内科医生的检查结果），提出问题并让学生讨论。

（A）获取诊断三叉神经痛的典型体征，了解疑似三叉神经痛的患者应进行的神经系统检查。

（B）根据前两幕提供的症状和体征得出诊断，并分析可能的病因，形成一个能够解释各种检查结果和病情的合乎逻辑的机制，在此过程中激发学生主动弥补生理学、病理学等基础学科和对内科学、神经病学等临床学科知识上的欠缺。

（C）如果理论上的病因和机制成立，如何通过临床手段去证实？这是必须要考虑的问题。

C．第三次课。报告上一节课讨论和查阅资料的结果，教师呈现第三幕内容（为磁共振检查和治疗反应），提出问题并让学生讨论。

（A）新的检查结果对明确诊断的意义。

（B）至此，作为临床医生应如何与患者沟通？

（C）小组成员通过讨论和查阅资料制订治疗计划，比较不同方案的优劣，制订应对治疗带来的不良反应的预案。

D．第四次课。教师呈现第四幕内容（治疗结局），继续提出问题并让学生讨论。

（A）回顾总结在该病例诊治过程中获得的所有信息，教师提出前几次课中未涉及的却是主要学习目标的内容，与学生查找原因，共同讨论解决。

（B）学生随堂完成自我评价、相互评价及对教师、教案的评价，教师完成对学生和教案的评价。

（C）小组成员轮流负责搜集大家的学习资料，根据 PBL 小组讨论的情况，撰写学习报告，并与小组所有成员分享。课后将学习报告上交给课程负责人。

第二节　PBL 的效果评估

任何教学理论、教学方法的价值，必须在实践中得到体现。PBL 的效果评估是 PBL 教学中的一个难点，是阻碍 PBL 教学发展的主要瓶颈之一，也是 PBL 理念倡导者一直在探索的问题。PBL 的评估体系要与教学理念、课程目标相一致，它反映的教学成果不仅是学生对专业知识的认知和运用，更是在掌握专业知识过程中获得的用于解决问题的综合能力。理想的评估体系应该成为调控教学航向的"舵手"，将目标锁定在学生自主解决实际问题的能力上。因此，如何使用合适的评估工具来测试这些能力至关重要。

一、评估的对象

1. 对教案的评估

对教案的评估包括专家评估和学生评估两个层面。PBL 专家评估从教学目标、教学内容、难易程度等方面对教案进行评估；在教学实践过程中，由 PBL 教师和学生对教案的运行情况做进一步的评估并反馈给教案撰写教师，逐步修正完善为成熟教案。

2. 对教师的评估

对教师的评估也包括专家评估和学生评估两个层面。PBL 专家将不定期听课，对教师做出相应的评估；在 PBL 教学后，学生也将对教师做出相应评估，并反馈给教师本人。

3. 对学生的评估

通常采取学生自我评估、学生相互评估以及教师评估相结合的形式进行，以教师评估为主，并且贯穿于学习的不同阶段。PBL 教师在课堂上观察每个学生在学习过程中的表现，对他们的学习态度、学习能力、沟通协作能力等方面给予评估和描述，并对小组上交的学习报告进行等级评估。

二、评估的方法

PBL 教学效果评估的具体方法包括试卷法、作业法、调查法（问卷法或访谈法）、档案记录法以及其他评估方法。其中，试卷法对于评估理论知识的掌握程度相对有效，但对知识、技能的运用能力和其他综合能力的评估效果不明显。试卷法在设计试题时，均可采用开放性的题目，使学生的思维得到充分扩展。根据考核形式的不同，命题侧重点有所不同。如闭卷考试偏重于记忆、思考型题，而开卷考试则偏重于理解、应用型题。对学生掌握知识的方法与能力的评价，也可采用作业法，即设计一个作业让学生当堂完成，评估者通过现场考察学生完成作业的速度、质量和效率，评价其解决问题的实际能力水平。作业法具有可信度高、可比性强等优点，其关键在于良好的作业设计，并且对评估者现场测评的能力有较高的要求。对于学生学习兴趣与态度的评价，则主要采用调查法，即在一定评估理论体系的指导下，通过运用观察、问卷、访谈、测试等方式，搜集评估对象的有关资料，然后经过分析比较做出价值判断。档案记录法则是指教师为每一个学生建立学习档案，通过观察课堂讨论、提问、口头报告和书面报告等形式，收集学生日常学习活动的资料，通过这些学习资料判断学生的进步程度，或者某段时期内发生的特殊变化。

总之，PBL教学评估方法的多元化正成为新的趋势。这种多元化的评估模式使教师更加关注过程评估，更能反映学生主动树立目标、克服困难、解决问题的综合能力。

三、评估的内容

PBL评估的内容主要包括知识获取能力、自主学习能力、发现问题与解决问题的能力、团结协作与沟通能力和人文关怀与职业素养等五个方面。

1. 知识获取能力

评估学生通过PBL学习，获取和构建知识以及理论与实践相结合的能力。评估指标包括信息收集能力、信息分析能力、动手实践能力等，主要通过书面考试或口头汇报进行。

2. 自主学习能力

评估学生自我设定明确的学习目标，有效地应用各种方法自主学习和自主应用学习资源的能力。评估指标包括完成指定任务、设计问题解决方案及创新能力。

3. 发现问题与解决问题的能力

评估指标包括提出问题能力、解决问题能力和决策能力。

4. 团结协助与沟通能力

主要从合作态度、任务完成情况、配合、交流、任务分工等方面进行评估。

5. 人文关怀与职业素养

评估指标主要包括职业态度、恪职尽责情况、自主自律情况等方面。

四、能力评估的局限性

PBL 教学的目标是培养学生解决实际问题的综合能力，而评估学习者是否获得这种综合能力是一个复杂的系统工程，目前，即使采用多方面、多模式、多角度的方法仍难免百密一疏，例如，每个 PBL 学习小组仅配备 1 名教师（有时另配有 1 名助教）。对多名学生学习过程的持续观察，教师需要有足够的精力、持久的注意力和参与意识，尽量避免个人的主观性，方能尽可能对每位学生给出公平、客观的评估。另外，由于课题由小组内学生共同完成，对不同参与度的学生的能力评估容易出现偏差。

（刘晓加　吕志红　侯晓丹）

第二编 PBL 各论

第一章　脑血管病

第一节　追悔莫及

【学习纲要】

1．基础医学

（1）脑血管的解剖。

（2）脑梗死的影像学表现。

（3）抗血小板药物（阿司匹林）作用机制。

2．临床医学

（1）神经系统疾病的诊断原则。

（2）神经系统常见症状与体征的鉴别诊断。

（3）脑梗死的诊断及急性期治疗原则。

（4）脑梗死急性期并发症的预防。

3．人文医学

（1）脑梗死的二级预防原则。

（2）诊疗过程中检查项目的知情与告知。

第　一　幕

　　一股冷空气来临，气温在一天内下降了 15 ℃，68 岁的苏×选择待在温暖的屋内和朋友们打麻将。但是，这天运气很差，苏×连连输钱。他的情绪有些激动，并感到头晕，而且眼前出现重影。正疑惑着，一阵眩晕袭来，似乎周围所有物体都在向一边转动。他感到天旋地转，他不敢睁眼，并感到恶心，呕吐起来。周围的朋友见状，急忙七手八脚地把他扶到沙发上休息。但是，他感觉症状不但没有好转，还出现四肢无力，说话也含糊不清。朋友建议他立即就诊，但他拒绝了，说以前也偶尔有过头晕，休息一下就可以缓解。患者的老伴想起他有高血压病史，推测为高血压引起头晕，便给他测了血压。血压确实异常，为 180/100 mmHg（1 mmHg = 0.133 kPa）。于是，让他口服了降压药，照顾他休息。第二天，患者的病情不但没有好转，还出现喝水时呛咳，吃饭时无法下咽，讲话慢吞吞、含糊不清，四肢无力，步态不稳等症状。患者意识到问题的严重性，立即让家属把他送到医院的急诊科。此时距离发病已经有 20 多个小时。

【提出问题】

（1）患者的头晕不适是因为高血压吗？你认为他可能得了什么病？

（2）患者出现头晕、视物重影、言语含糊、四肢无力等，是什么部位出现问题？

（3）患者言语含糊不清，伴有饮水呛咳，但可以与家属正常交流，是出现"失语"吗？

【学习内容】

1. 急性卒中的识别

如果患者突然出现以下症状，应考虑卒中的可能：①一侧肢体无力或麻木；②一侧面部麻木或口角歪斜；③说话不清或理解语言困难；④双眼向一侧凝视；⑤一侧或双眼视力丧失或模糊；⑥眩晕伴呕吐；⑦出现既往少见的严重头痛、呕吐；⑧出现意识障碍或抽搐。

2. 脑干血管病变的特点

脑干梗死常常表现为交叉性瘫痪症状，与具体的梗死部位有关，即同侧损害部位的颅神经功能障碍合并对侧上下肢瘫痪，但特殊情况下也可表现为同侧症状。例如，脑桥梗死有时可出现病灶对侧中枢性面瘫和上下肢瘫痪。另外，脑干内神经核团及传导束分布复杂，病变时引起的神经系统功能缺失可以是多种多样的。例如，在肢体瘫痪的同时伴有头晕、眼肌麻痹、构音障碍、吞咽困难等。

3. 前庭周围性眩晕与前庭中枢性眩晕的鉴别

前庭周围性眩晕与前庭中枢性眩晕的鉴别见表 2 – 1 – 1。

表 2－1－1　前庭周围性眩晕与前庭中枢性眩晕的鉴别

类　别	前庭周围性眩晕	前庭中枢性眩晕
眩晕性质	旋转性或上下、左右摇晃的运动幻觉	旋转性或固定物体向一侧运动感
眩晕程度及持续时间	突发，持续时间短（数十分钟、数小时、数日）	持续时间长（数周、数月至数年），较周围性眩晕轻
与体位关系	头位或体位改变可加重，闭目不减轻	与改变头位或体位无关，闭目减轻
眼球震颤	幅度小，水平性或旋转性，无垂直性，向健侧注视时加重	幅度粗大、眼颤形式多变
平衡障碍	站立不稳，左右摇摆	站立不稳，向一侧倾斜
倾倒	常倒向眼颤慢侧，与头位有一定关系	倾倒方向不定，与头位无关
自主神经症状	伴恶心、呕吐、出汗等	不明显
耳鸣及听力下降	有	无
脑损害表现	无	可有，如头痛、颅内压增高、脑神经损害、瘫痪和癫痫发作
病变部位	前庭器官病变（前庭感受器及前庭神经颅外段），如梅尼埃病、迷路炎、前庭神经元炎	前庭核及中枢联络径路病变，后循环缺血，小脑、脑干肿瘤

4. 失语症与构音障碍的鉴别

（1）失语症。失语症是指在无意识障碍的情况下，大脑皮层病变所致的语言的表达和理解障碍。失语症的主要临床类型有 3 种：①运动性失语，也被称为 Broca 失语或表达性失语。临床特征主要是言语表达明显障碍。患者一般可说出很简单的语词或短语，但咬字不清，发音模糊，严重者仅能发出个别的字音。听语理解多无障碍，可以明白他人讲话的内容。对文字的理解多有保留，可以通过看文字、语句理解内容，执行指令。多定位于左侧额叶 Broca 区及邻近结构损伤。②感觉性失语，也叫 Wernicke 失语。临床主要特征为听语理解明显障碍。口语表达流利，但不能理解自己所说话的意思。复述多有困难。阅读多有障碍。以定位于左侧颞叶 Wernicke 区最为多见。③传导性失语。临床特征为自发性言语流利，听语理解障碍不明显，复述障碍突出。多定位于左脑缘上回，常累及 Broca 区与 Wernicke 区之间的弓状纤维。

（2）构音障碍。构音障碍的主要特点是发音困难，一些原来可以发好的音现在却总是发不好，严重时根本发不出来，这是因为发音所需的神经、肌肉病变导致发音异常或构音不清。同时伴饮水呛咳等表现。定位于大脑皮层下部位，如颅神经或脑干损伤等。

【解决问题】

（1）患者的头晕不适是因为高血压吗？你认为他可能得了什么病？

本患者为老年男性，急性起病，临床主要表现为头晕、视物重影、言语含糊及四肢无力，症状持续，有加重倾向，既往有高血压病史多年，本次发病后血压有明显增高，病前有气温骤降诱因。诊断为急性脑梗死（后循环）。

（2）患者头晕、视物重影、言语含糊、四肢无力，是什么部位出现问题？

头晕、视物旋转，伴有复视、构音障碍、饮水呛咳及四肢无力，无耳鸣、听力下降，符合中枢性眩晕特点，定位于脑干。

（3）患者言语含糊不清，伴有饮水呛咳，但可以与家人正常交流，是出现了"失语"吗？

患者的听语理解无异常，仅为言语含糊不清以致表达困难，伴有饮水呛咳，为构音障碍。

第 二 幕

急诊科医生为患者查体时发现其体温 36.4 ℃，呼吸 19 次/分，血压 210/100 mmHg，颈部未闻及血管杂音，心率 74 次/分，律齐，各瓣膜听诊区未闻及病理性杂音。意识清楚，言语含糊不清，但言语理解正常。视野无缺损，双侧瞳孔等大等圆，直接、间接对光反射灵敏，双侧额纹对称，双侧闭目正常。右侧鼻唇沟变浅，伸舌困难，舌尖偏向右侧，示齿口角左歪。眼球活动无受限，双眼左侧凝视可见水平眼颤。双侧软腭抬举力差，咽反射迟钝。四肢肌张力正常，右侧肢体肌力 4 级，左侧肢体肌力 5⁻ 级，双上肢腱反射（＋＋），双下肢腱反射（＋＋＋），双侧 Babinski 征（＋）。全身深、浅感觉未见异常。双侧指鼻试验不准。左侧跟膝胫试验笨拙，右侧因肌力差不能配合完成，步态不稳，步基宽，向后倾倒，Romberg 征（＋）。颈软，Kernig 征（－），Brudzinski 征（－）。进一步追问家属，家属反映患者有高血压病史 10 余年，控制不佳；有糖尿病病史，口服降糖药物治疗，血糖控制尚可；烟龄已有多年。接下来，医生根据患者的病情安排急诊检查项目。

（此处可请教师提供患者左侧小脑及中脑梗死的相关头颅 CT 影像资料作为患者的头颅 CT 检查结果。）

血液化验结果如下。

（1）血常规检查结果。白细胞计数 $9.05 \times 10^9/L$，中性粒细胞百分数 81.6%，淋巴细胞百分比 13.1%，红细胞计数 $5.26 \times 10^{12}/L$，血小板计数 $360 \times 10^9/L$。

（2）血生化检查结果。钾离子摩尔浓度 3.47 mmol/L，钠离子摩尔浓度 142 mmol/L，氯离子摩尔浓度 106.7 mmol/L；肌酐摩尔浓度 64 μmol/L，尿素氮摩尔浓度 4.3 mmol/L；天门冬氨酸氨基转移酶质量浓度 33 U/L，丙氨酸氨基转移酶质量浓度 49 U/L，白蛋白质量浓度 41.3 g/L，球蛋白质量浓度 24.8 g/L；肌酸激酶质量浓度 102 U/L，心型肌酸激酶质量浓度 15 U/L，肌钙蛋白质量浓度 0.006 ng/mL。

（3）血葡萄糖摩尔浓度 6.45 mmol/L。

（4）凝血五项检查结果。血浆凝血酶原时间 12.6 s，国际标准比值 1.12，活化部分凝血活酶时间 28.4 s，凝血酶时间 16.3 s，血浆纤维蛋白原质量浓度 3.96 g/L。

（5）血脂四项检查结果。甘油三酯摩尔浓度 0.92 mmol/L，总胆固醇摩尔浓度 4.96 mmol/L，低密度脂蛋白胆固醇摩尔浓度 3.28 mmol/L。

（6）心电图检查结果。心电图结果示窦性心律，左心室肥大伴劳损。

【提出问题】

（1）根据医生对患者的体格检查结果，你能归纳出患者有哪些异常体征？其中，口角歪斜的体征被称为什么？

（2）哪些不良生活习惯或疾病会导致脑梗死的高发？

（3）患者的头颅 CT 检查结果有异常吗？提示什么病？

（4）患者的血压很高，患者是否需要降压治疗？需要注意什么？

【学习内容】

1. 中枢性面瘫与周围性面瘫的鉴别

面神经瘫痪分中枢性和周围性 2 种，分别因面神经的中枢部分和周围部分受损害引起。

（1）中枢性面神经瘫痪病变在对侧中央前回下部或皮质延髓束。临床表现为病灶对侧面下部肌肉瘫痪，鼻唇沟变浅、口角下垂、示齿时口角歪向健侧，颜面部上部肌肉由于未出现瘫痪，闭眼、扬眉、皱眉均正常，额纹与对侧深度相等，眉尖高度与眼裂大小均与对侧无异。常由脑血管病引起，往往伴有偏瘫及其他症状，如腱反射异常，Babinski 征（＋）等。

（2）周围性面神经瘫痪病变在面神经核或核以下面神经。临床表现为同侧面肌瘫痪，即患侧额纹变浅或消失，皱眉困难，眼裂变大，眼睑闭合无力。患者用力闭眼时眼球向上转动，显露白色巩膜，这种表现被称为 Bell 征。患侧鼻唇沟变浅，口角下垂，示齿时口角歪向健侧，鼓腮漏气。常见于面部着凉、病毒感染所致的面神经炎。

2．常见病理反射的操作和意义

病理反射是指锥体束受损时，失去对脑干和脊髓的抑制功能而出现踝和拇趾背伸的现象，又被称为锥体束征。

（1）Babinski 征。Babinski 征是最重要的病理征。用棉签或叩诊锤柄沿足底外侧从后向前轻划，至小趾跟部再转向拇趾侧，正常反应为拇趾及其他四趾跖屈，称为正常跖反射；若拇指背屈，其余四趾呈扇形展开，则为 Babinski 征阳性。

（2）Chaddock 征。用棉签由后向前上方向轻划外踝关节下方皮肤，拇趾背屈、余四趾扇形展开者为阳性。

（3）Oppenheim 征。检查者用拇指及食指沿患者的胫骨前侧用力由上向下推动，出现拇趾背屈、余四趾扇形展开者为阳性。

（4）Gordon 征。握挤腓肠肌，有拇趾背屈、余四趾扇形展开者为阳性。

3．上、下运动神经元瘫痪的鉴别

上、下运动神经元瘫痪的鉴别见表 2－1－2。

表 2－1－2　上、下运动神经元瘫痪的鉴别

类　别	上运动神经元瘫痪	下运动神经元瘫痪
瘫痪的范围	影响肌群而非个别肌肉	可为个别肌肉
肌萎缩	不明显，可由失用引起，轻度萎缩	明显，占 70%～80%
肌张力	痉挛性增高	降低，呈弛缓性瘫痪
腱反射	亢进	降低或消失
病理反射	有	无
肌束（或肌纤维）颤动	无	可有
肌电图	神经传导速度正常，无失神经电位	神经传导速度异常，有失神经电位
皮肤营养障碍	多数无障碍	常有

4. 急性缺血性脑血管病的常见危险因素

脑血管病的危险因素是指经流行病学研究证明的，与脑血管病的发生和发展有直接关联的因素。对危险因素的识别和干预是脑血管病预防和治疗的重要基础，是降低其发病率和死亡率的关键。

不可干预的危险因素包括年龄、性别、遗传因素和种族；可干预的危险因素包括高血压、糖尿病、心房颤动、其他心脏病（心肌梗死、扩张型心肌病、心导管和血管内治疗等）、血脂异常、无症状性颈动脉狭窄、镰状细胞贫血、膳食和营养过量、运动和锻炼少、肥胖、吸烟、饮酒过量等。

5. 脑梗死的CT表现

多数脑梗死患者发病24 h后逐渐显示低密度梗死灶，发病后2～15天出现均匀片状或楔形的明显低密度灶；大面积脑梗死有脑水肿和占位效应，出血性梗死呈混杂密度。头颅CT是最方便、快捷和常用的影像学检查手段，缺点是对脑干、小脑部位病灶及较小梗死灶分辨率差；24 h内可能为阴性结果。

6. 脑梗死急性期的血压控制

（1）血压。约70%的缺血性卒中患者的急性期血压升高，主要诱因包括疼痛、恶心呕吐、颅内压增高、焦虑、卒中后应激状态、病前存在高血压等。多数患者在卒中后24 h内血压自发降低。病情稳定而无颅内高压或其他严重并发症的患者，24 h后血压水平基本可反映其病前水平。目前，卒中后早期是否应该立即降压、降压目标值，卒中后何时开始恢复原用降压药及降压药物的选择等相关问题尚缺乏可靠研究的证据。

《中国急性缺血性卒中诊治指南2018》推荐：①对于缺血性卒中后24 h内血压升高的患者，应谨慎处理。应先处理紧张焦虑、疼痛、恶心呕吐及颅内压增高等情况。对于血压持续升高至收缩压不低于200 mmHg或舒张压不低于110 mmHg，或伴有严重心功能不全、主动脉夹层、高血压脑病的患者，可予降压治疗，并严密观察血压变化。可选用拉贝洛尔、尼卡地平等静脉药物，建议使用微量输液泵给予降血压药，避免使用引起血压急剧下降的药物。②对于准备溶栓及桥接血管内取栓者，血压应控制在收缩压低于180 mmHg、舒张压低于100 mmHg。对未接受静脉溶栓而计划进行动脉内治疗的患者的血压管理可参照该标准，根据血管开通情况控制术后血压水平，避免过度灌注或低灌注，具体目标有待进一步研究。③发生卒中后病情稳定，血压持续不低于140/90 mmHg，无禁忌证的患者，可于起病数天后恢复使用发病前服用的降压药物或开始启动降压治疗。④对于发生脑卒中后低血压的患者，应积极寻找和处理原因，必要时可采用扩容升压措施。可静脉输注 0.9%氯化钠溶液的纠正低血容量，处理可能引起心输出量减少的心脏问题。

【解决问题】

（1）根据医生对患者的体格检查结果，你能归纳出有哪些异常体征？其中，口角歪斜的体征被称为什么？

患者的异常体征包括血压增高、右侧中枢性面舌瘫、球麻痹（即延髓麻痹）、四肢上运动神经元瘫痪和共济失调。其中，口角歪斜的体征被称为中枢性面瘫。

（2）哪些疾病或不良生活习惯会导致脑梗死的高发？

导致脑梗死的危险因素包括高血压、糖尿病、心房颤动、其他心脏病（如心肌梗死、扩张型心肌病、心导管和血管内治疗等）、血脂异常、无症状性颈动脉狭窄、镰状细胞贫血、膳食和营养过量、运动和锻炼少、肥胖、吸烟、饮酒过量等。

（3）患者的头颅 CT 检查有异常吗？提示什么病？

患者头颅 CT 结果有异常，提示左侧小脑及中脑梗死。

（4）患者的血压很高，是否需要降压治疗？需要注意什么？

患者血压增高明显，收缩压高于 200 mmHg，可复测血压。如果血压持续增高，可考虑给予短效静脉降压药物（如拉贝洛尔），持续泵入静脉，进行降压治疗。同时，密切监测血压，避免血压过低。

第 三 幕

医生遗憾地向患者及其家属说明，由于发病后未及时就诊，患者错过最有效的治疗时间窗，可能会遗留比较严重的后遗症，仍须住院，接受其他方案的治疗。患者及其家属追悔莫及。接下来，患者被收入神经内科病房以继续治疗。医生又为患者安排血清梅毒抗体、头颅磁共振（MRI + MRA + DWI）、TCD 及颈部血管超声、心脏超声等检查。住院期间，患者饮水呛咳问题很严重，洼田饮水试验结果显示吞咽功能为 4 级。医生为患者插了胃管，医嘱鼻饲流质饮食。但是家属未遵照医嘱，偷偷给患者吃了饺子，导致患者在进食期间呛咳严重。当天下午，患者发热，体温最高时为 39 ℃，并伴有咳嗽、咳痰，听诊可闻及右下肺有湿啰音。患者感到浑身难受，似乎四肢无力更明显了。第二天，患者的辅助检查结果陆续出来了。

（1）血梅毒抗体结果。血梅毒抗体（－）。

（2）血常规检查结果。白细胞计数 $17.05 \times 10^9 / L$，中性粒细胞百分数 85.3%，淋巴细胞百分比 7.1%，红细胞计数 $5.05 \times 10^{12} / L$，血小板计数 $320 \times 10^9 / L$。

C 反应蛋白质量浓度 34.5 mg/L。

（3）CRP 检查结果。CRP 检查结果为 34.5 mg/L。

（4）胸部 X 线检查结果。左下肺纹理增粗、增多、模糊，斑片状密度增高影散在分布，边缘模糊；两侧肺门未见增大、增浓；双膈面广征，肋膈角清晰锐利；心影大小、形态正常。

（5）头颅核磁共振（MRI + MRA + DWI）检查结果。双侧大脑脚底部可见一片状信号异常，T1WI 为略低信号，T2WI 为高信号，DWI 为高信号，无占位表现，中线结构居中。左侧小脑半球见大片状信号异常，T1WI 呈低信号，T2WI 为高信号，DWI 为低信号，边界清楚。头颅 MRA 结果示双侧大脑中动脉、颈内动脉、大脑前动脉及大脑后动脉及其分支走行迂曲僵硬，多处明显局灶性增粗或变细，基底动脉主干中段信号不连续。

（此处教师可提供类似结果的头颅 MRI + MRA + DWI 的影像资料来示教。）

（6）颈部血管超声检查结果。左侧颈动脉斑块形成；双侧椎动脉未见明显异常。

（7）TCD 检查结果。双侧大脑中动脉、大脑前动脉血流速度增快，右侧大脑后动脉可疑狭窄，基底动脉考虑重度狭窄。

（8）心脏超声检查结果。心脏超声检查结果未见明显异常。

【提出问题】

（1）在脑梗死急性期应注意预防哪些可能的并发疾病？患者为何发烧？

（2）患者饮水呛咳、吞咽困难的原因是什么？如何评估及处理？

（3）患者头颅 MRI 及 MRA 检查结果有什么异常？

（4）医生为患者安排血清梅毒抗体检测的目的是什么？是否应事先征得患者或其家属的同意？

【学习内容】

1. 脑梗死急性期主要并发症

脑梗死急性期主要并发症有：①脑水肿与颅内压增高；②出血转化；③癫痫；④吞咽困难；⑤肺炎；⑥排尿障碍和尿路感染；⑦深静脉血栓形成。

2．真性球麻痹与假性球麻痹的鉴别

球麻痹又被称为真性球麻痹，是指延髓内的运动核团或来自延髓的颅神经（包括舌咽神经、迷走神经和舌下神经）在因病引起麻痹时而出现的一组症状群，主要表现为饮水进食呛咳、吞咽困难、声音嘶哑等。病变直接损害延髓或相关的颅神经者被称为真性球麻痹。病变在桥脑或桥脑以上部位，造成延髓内脑运动神经核失去上部之神经支配而出现的延髓麻痹，被称为假性球麻痹。真性球麻痹与假性球麻痹的鉴别见表 2 - 1 - 3。

表 2 - 1 - 3　真性球麻痹与假性球麻痹的鉴别

类　别	真性球麻痹	假性球麻痹
病变部位	疑核、舌咽、迷走神经	双侧皮质脑干束
下颌反射	消失	亢进
咽反射	消失	存在
强哭强笑	无	有
舌肌萎缩	常有	无
双侧锥体束征	无	常有

3．洼田饮水试验

洼田饮水试验为临床上评估球麻痹患者吞咽功能的常用检查。检查方法为：患者端坐，喝下 30 mL 温开水。观察患者呛咳情况和所需时间。呛咳情况可分为 5 级。

1 级（优）：能顺利地 1 次将水咽下。

2 级（良）：分 2 次以上将水咽下，能不呛咳地咽下。

3 级（中）：能 1 次咽下，但有呛咳。

4 级（可）：分 2 次以上咽下，但有呛咳。

5 级（差）：频繁呛咳，不能全部咽下。

根据吞咽所需时间评定为正常、可疑或异常。

正常：1 级，5 s 内。

可疑：1 级，5 s 以上或 2 级。

异常：3 ～ 5 级。

3 ～ 5 级应考虑鼻饲饮食，避免经口进食。

4．脑血管解剖

Willis 环包括双侧颈内动脉末端，双侧大脑前动脉 A1 段，前交通动脉，双侧大脑后动脉 P1 段及双侧后交通动脉。

（此处请教师提供 Willis 环的图片资料。）

基底动脉系统的主要血管包括双侧椎动脉、基底动脉及双侧大脑后动脉及其分支。

（此处请教师分别提供基底动脉系统正位和侧位的图片资料。）

5. 急性脑梗死 MRI 表现

MRI 可在疾病发生的早期清晰地显示梗死灶，在发病数小时内可显示病灶区 T1WI 低信号、T2WI 高信号。随着梗死的发展，开始出现血管源性水肿，蛋白质渗入缺血区，T1WI 和 T2WI 延长不及早期明显。当脑梗死演变成软化灶时，T1 与 T2 弛豫时间更趋延长。

DWI 作为 MR 功能成像的一种方法，可检测出组织中分子的弥散运动情况。弥散是指水分子的随机运动。在温度恒定的体内弥散成像主要反映的是组织内水分子活动的自由度，从而反映组织的结构特点，DWI 及 ADC 能从微观水平反映组织的结构特点。DWI 在脑梗死特别是超急性脑梗死的诊断中应用广泛，在急性期脑梗死病灶区表现为细胞毒性水肿，DWI 呈明显高信号改变，ADC 图呈明显低信号。随着时间的延长，病灶区细胞坏死破裂，此时 DWI 高信号改变消失。因此，DWI 能区分脑梗死的新发与陈旧性病灶。

6. 诊疗过程中检查项目的知情与告知

在诊疗过程中，医生应向患者或其家属告知所进行的检查，治疗的目的、方法、风险及相关费用等，特别是某些容易造成医患矛盾的检查，如血清梅毒抗体检查。如此，医生可进一步明确脑梗死的病因，而且在医患关系方面，对双方均有自我保护的意义。如果患者的某项指标呈阳性，那么在诊疗操作过程中，医生、护士可以加以防护，避免医源性感染；于患者而言，如果医院操作不慎造成感染，也有证据可循，对患者权益的维护也有积极作用。但是检查之前必须与患者或家属沟通，以免造成误会。

【解决问题】

（1）在脑梗死急性期应注意预防哪些可能的并发疾病？患者为何发烧？

脑梗死急性期应注意预防的并发症包括：①脑水肿与颅内压增高；②出血转化；③癫痫；④吞咽困难；⑤肺炎；⑥排尿障碍和尿路感染；⑦深静脉血栓形成。

患者吞咽困难，却强行进食，造成误吸，并发了肺炎。

（2）患者饮水呛咳、吞咽困难的原因是什么？如何评估及处理？

患者吞咽困难、饮水呛咳是由球麻痹导致的。应进一步区分真性球麻痹和假性球麻痹。该患者查体双侧软腭抬举力差、咽反射迟钝，但病灶在中脑，并未在延髓发现责任病灶，双侧病理征阳性，考虑为假性球麻痹可能性大。

（3）患者头颅 MRI 及 MRA 检查结果有什么异常？

该患者头颅 MRI 显示中脑（双侧大脑脚）急性脑梗死、脑动脉硬化、基底动脉中段重度狭窄。

（4）医生为患者安排血清梅毒抗体检测的目的是什么？是否应事先征得患者或家属的同意？

医生为患者安排血清梅毒抗体检测的目的是为了排查引起脑动脉多发狭窄的原因。因涉及患者隐私，必须事先征得患者或其家属同意。这是对医患双方权益的保护。

第 四 幕

经过检查，患者被确诊为急性脑干（中脑）梗死、多发颅内动脉狭窄、肺部感染。医生根据病情给患者制订相应的治疗方案，给予阿司匹林以抗血小板聚焦，阿托伐他汀钙以降脂、稳定斑块，中药以改善循环、营养神经等治疗；同时，监测并控制血压、血糖，给予抗生素以治疗肺部感染。经药物治疗后，患者的病情稳定，头晕明显好转。拔除胃管后，患者的四肢肌力有改善，可独自下床行走，不再发热、咳嗽。医生遂让患者办理出院手续。

【提出问题】

（1）患者被诊断为急性脑干（中脑）梗死，为什么不能进行溶栓治疗？在什么情况下，可以进行该项治疗？

（2）脑梗死急性期都有哪些治疗手段？

（3）阿司匹林为什么可用于治疗脑梗死？

（4）患者经治疗后症状好转，出院后还应继续服药吗？生活中需要注意哪些方面？

【学习内容】

1.《中国急性缺血性卒中诊治指南 2018》中对急性脑梗死溶栓治疗的推荐

（1）静脉溶栓。①对于在缺血性卒中发病 3.0 h 内和 3.0～4.5 h 的患者，应考虑其适应证、禁忌证和相对禁忌证，尽快静脉给予阿替普酶（rt-PA）溶栓治疗。使用方法为：给予 rt-PA 0.9 mg/kg（最大剂量为90 mg），静脉滴注。其中的 10% 在最初 1 min 内静脉推注，其余的剂量持续滴注 1 h，用药期间及用药 24 h 内应严密监护患者。②发病在 6 h 内，可根据适应证和禁忌证标准给予患者尿激酶静脉溶栓。使用方法为：将 100 万～ 150 万国际单位的尿激酶溶于 100 ～ 200 mL 生理盐水中，持续静脉滴注 30 min，用药期间应严密监护患者。③小剂量（0.6 mg/kg）rt-PA 静脉溶栓的出血风险低于标准剂量的出血风险，可以降低病死率，但并不能降低残疾率，可结合患者病情严重程度、出血风险等因素个体化地确定。④对于发病时间未明或超过静脉溶栓时间窗的急性缺血性卒中患者，如果符合血管内取栓治疗的适应证，医务人员应尽快启动血管内取栓治疗；如果不能实施血管内取栓治疗，可结合多模影像学来评估是否进行静脉溶栓治疗。⑤在静脉内注射替奈普酶（0.4 mg/kg）以治疗轻型卒中的安全性及有效性与注射 rt-PA 的相似，但不优于 rt-PA。对于轻度神经功能缺损且不伴有颅内大血管闭塞的患者，可以考虑应用替奈普酶。⑥不推荐在临床试验以外使用其他溶栓药物。⑦静脉溶栓治疗是实现血管再通的重要方法，应尽快进行，尽可能减少时间延误，在门针时间 60 min 内，尽可能缩短时间。⑧在静脉溶栓治疗过程中，医师应充分准备应对紧急的不良反应，包括出血并发症和可能引起气道梗阻的血管源性水肿。⑨患者在接受静脉溶栓治疗后尚需抗血小板或抗凝治疗，应推迟到溶栓 24 h 后开始。如果患者接受血管内取栓治疗，应评估获益与风险后再决定是否使用。

（2）动脉溶栓。①对于发病 6 h 内由大脑中动脉闭塞导致严重卒中且不适合静脉溶栓或机械取栓的患者，经过严格选择后，可在有条件的医院进行动脉溶栓。②对于由后循环大动脉闭塞导致的严重卒中且不适合静脉溶栓或未能接受血管内机械取栓的患者，经过严格选择后，可在有条件的医院进行动脉溶栓。虽然目前有在发病 24 h 内使用的经验，但也应尽早进行，避免时间延误。③对于静脉溶栓或机械取栓未能实现血管再通的大动脉闭塞患者，进行补救性动脉溶栓可能是合理的。

2．脑梗死急性期主要治疗策略

（1）一般治疗。维持气道通畅，必要时给予吸氧；监测心功能，及时处理心脏病变；控制体温、血压、血糖，给予营养支持等。

（2）改善脑血循环治疗。①溶栓治疗是目前最重要的恢复血流的措施。对于缺血性卒中发病在时间窗内的患者，应按照适应证和禁忌证尽快予以溶栓治疗或血管内介入治疗。②对于不符合溶栓适应证且无禁忌证的缺血性卒中患者，应在发病后尽早每天给予阿司匹林（口服）150 ～ 300 mg。对于不能耐受阿司匹林的患者，可考虑选用氯吡格雷等抗血小板药物。

（3）神经保护治疗。给予依达拉奉、丁基苯肽、尤瑞克林等，但疗效与安全性尚需开展更多高质量的临床试验以进一步证实。

（4）并发症的处理。积极处理急性期脑水肿与颅内压增高、梗死后出血、癫痫、吞咽困难、肺炎等并发症。

（5）早期康复治疗。

（6）早期开始进行二级预防治疗。应用他汀类降脂药物来控制高血压、糖尿病、吸烟、饮酒等卒中的危险因素。

3. 阿司匹林治疗脑梗死的作用机制

体内游离的花生四烯酸在环氧化酶（cyclooxygenase，COX）的作用下转变成前列腺素 G2（prostaglandin G2，PGG2）和前列腺素 H2（prostaglandin H2，PGH2）。COX 在体内有两种同工酶：COX-1 和 COX-2，两者都作用于花生四烯酸产生相同的代谢产物 PGG2 和 PGH2。COX-1 是结构酶，正常生理情况下即存在，主要介导生理性前列腺素类物质形成。COX-2 是诱导酶，在炎性细胞因子的刺激下大量生成，主要存在于炎症部位，促使炎性前列腺素类物质的合成，可引起炎症反应、发热和疼痛。血小板内有血栓素 A2（thromboxane A2，TXA2）合成酶，可将 COX 的代谢产物 PGH2 转变为 TXA2，有强烈的促血小板聚集作用。血管内皮细胞含有前列环素（prostacyclin）。前列环素一般指依前列醇（prostaglandin I2，PGI2），其合成酶，能将 COX 的代谢产物 PGH2 转变为 PGI2。PGI2 是至今发现的活性最强的内源性血小板抑制剂，能抑制 ADP、胶原等诱导的血小板聚集和释放。血小板产生的 TXA2 与内皮细胞产生的 PGI2 之间的动态平衡是机体调控血栓形成的重要机制。

阿司匹林可使 COX 丝氨酸位点乙酰化，从而阻止 COX 的催化位点与底物的结合，导致 COX 永久失活，血小板生成 TXA2 受到抑制。血小板没有细胞核，不能重新合成酶，COX 一旦失活就不能重新生成。因此，阿司匹林对血小板的抑制是永久性的，直到血小板重新生成。总体而言，阿司匹林可充分抑制血小板中促栓活性物质 TXA2 的合成，而对内皮细胞具有抗栓活性的 PGI2 影响不大，因此，小剂量的阿司匹林发挥的是抗栓作用。

4. 脑梗死的二级预防

预防脑梗死应该控制饮食、锻炼、用药等危险因素，综合性地进行防治。尤其是对已发生脑梗死的患者而言，预防的目的就是改善症状，防止疾病进展及复发。

（1）调控可干预因素。①高血压。高血压可加快加重动脉硬化发展的速度和程度，血压越高，发生脑梗死或复发脑梗死的机会越大；对于普通高血压，应控制在 140/90 mmHg 以下，对于高血压合并糖尿病或肾病者，一般控制在 130/80 mmHg 以下。②高脂血症。血脂一方面使血液黏稠，血流缓慢，供应脑的血液量减少，另一方面损伤血管内皮，使它们沉积在血管壁形成粥样硬化斑块，直接导致心脑血管疾病的发生和发展。应更积极地强化他汀类药物治疗，降低 LDL-C 至少 50% 或目标 LDL-C 超过 70 mg/dL。③糖尿病。目标为糖化血红蛋白含量小于 7%。可选用口服降糖药物或使用胰岛素治疗。④心房颤动。对于已明确诊断为心源性栓塞或脑梗死伴心房颤动的患者，推荐使用华法林抗凝治疗，国际标准化比值维持在 2 ~ 3。⑤颈动脉狭窄。对于无症状性颈动脉狭窄大于 70% 的患者，在有条件的医院（围手术期卒中和死亡发生率低于 3% 的医院）可以考虑行颈动脉内膜剥脱术；对于症状性颈动脉狭窄大于 50% 的患者，且当围手术期并发症和死亡风险低于 6% 时，可考虑行颈动脉内膜剥脱术或颈动脉支架植入术。⑥戒烟。⑦其他。调整生活方式，增强锻炼，调整膳食和营养，饮酒适度，减轻体重等。

（2）抗血小板聚集治疗。推荐非心源性卒中进行抗血小板治疗，可单独应用阿司匹林 50 ~ 325 mg/d 或氯吡格雷 75 mg/d。

【解决问题】

（1）目前，患者被诊断为急性脑干（中脑）梗死，为什么不能进行溶栓治疗？在什么情况下，可以进行该项治疗？

该患者发病时间已超过溶栓治疗时间窗，因此，患者不能再接受溶栓治疗（详见《2018 年中国急性缺血性卒中诊治指南》中急性脑梗死溶栓治疗的推荐）。

（2）脑梗死急性期都有哪些治疗手段？

脑梗死急性期主要治疗策略详见本节的【学习内容】。

（3）阿司匹林为什么可用于治疗脑梗死？

小剂量阿司匹林可使 COX 丝氨酸位点乙酰化，导致 COX 永久失活，从而阻止花生四烯酸产生 PGH2，使血小板生成 TXA2 受到抑制，发挥治疗脑梗死的抗栓作用。

（4）患者经治疗后症状好转，出院后还应继续服药吗？生活中需要注意哪些方面？

患者出现脑梗死后，必须继续服用抗血小板聚焦、他汀类、抗高血压药物。生活中需要注意调整生活方式，适当运动和锻炼，合理调整膳食和营养等。

（王伟）

第二节　痛在心里口难开

【学习纲要】

1．基础医学

（1）脑底动脉环的解剖。

（2）脑出血的影像学表现。

（3）常用抗高血压药的药理机制。

2．临床医学

（1）急性脑血管病的鉴别诊断。

（2）脑出血的诊断及急性期治疗原则。

（3）卒中后失语的分类。

（4）脑出血急性期并发症的预防和处理。

（5）癫痫的常见病因、诊断与鉴别诊断。

（6）脑电图的基本判读。

（7）癫痫的治疗原则。

3．人文医学

（1）脑出血的二级预防原则。

（2）卒中后抑郁的识别及处理。

（3）癫痫患者的健康宣教。

第　一　幕

"医生！医生！快看看丁老师怎么了？"这天，内科急诊室里一下子涌进好几个人，他们七嘴八舌，满脸焦急地指着门口的车。医生、护士赶紧上前，将车上的一位中年女性用担架车拉了进来。原来这是医院对面重点中学高三级的一位班主任，她在 1 h 前上课时突然感到头痛，就坐下来休息，继而说不出话了，右侧肢体也动不了。教室里的学生赶紧跑去找其他老师，他们马上把患者送到医院。这时的患者表情痛苦，眼角闪着泪花，对医生的所有询问都是摇头、叹气，一句话也说不出来。医生查体时发现她的右侧肢体完全不能活动，于是说"马上送 CT 室"。

【提出问题】

（1）面对患者的情况，你考虑她的什么部位出了问题？问题的性质可能是什么？

（2）为什么急诊医生说"马上送 CT 室"？

（3）接下来，需要了解患者的哪些病史？

【学习内容】

1. 脑底动脉环的解剖

大脑动脉通过大脑底部的血管环相互连通，此即 Willis 动脉环。它由双侧大脑前动脉、双侧颈内动脉、双侧大脑后动脉、前交通动脉和双侧后交通动脉组成。前交通动脉使两侧大脑前动脉互相沟通，后交通动脉则沟通颈内动脉或大脑中动脉与大脑后动脉。该环是脑血管狭窄或闭塞时保障脑血流灌注的重要吻合结构，对颈内动脉与椎 - 基底动脉系统之间特别是两侧大脑半球的血液供应有重要的调节和代偿作用。（此处请教师提供 Willis 动脉环的相关图片资料来示教其解剖结构。）

2. 脑出血的影像学表现

头颅 CT 是确诊脑出血的首选检查手段，尤其是在超急性期和急性期。MRI 一般不用于检查超急性期和急性期脑出血，因为该期的患者多不能耐受较长时间的检查，且 MRI 也较难显示该期病灶，对幕上出血的诊断价值不如 CT，但 MRI 对幕下出血的检出率优于 CT。

1）头颅 CT。

（1）急性期（包括超急性期和急性期）。急性期的典型表现为脑内出现圆形、类圆形、线形或不规则形的高密度灶，CT 值为 50 ～ 80 Hu。血肿可破入脑室或蛛网膜下腔，破入脑室可形成脑室铸型。灶周水肿轻，血肿大者可有占位效应。急性期一般不需要做增强检查，即使做了增强检查，病灶也无强化信号。另外，此期中也可出现等密度血肿、血肿中液体平面、血肿密度普遍降低并出现液体平面及极明显的灶周水肿等不典型表现，见于各种不同病因的脑出血。

（2）亚急性期。血肿密度逐渐降低，呈等密度。可出现下列征象：①"溶冰"征，即血肿周围被吸收，中心仍为高密度区；②出现占位效应、灶周水肿由明显逐步减轻；③部分患者可出现脑积水；④行增强扫描，病灶呈现环形或梭形强化，若中央部分病灶的出血未被吸收，可呈靶征。

（3）慢性期。病灶呈圆形、类圆形或裂隙状低密度。

2）头颅 MRI。

头颅 MRI 显示出血，在判断出血时间和原因等方面有着独特的优势，其信号能够反映氧合血红蛋白、去氧血红蛋白、高铁血红蛋白、含铁血黄素的演变规律。主要表现取决于血肿所含血红蛋白量的变化。发病 1 天内，血肿 T1 呈等或低信号，T2 呈高或混合信号；2 天～1 周，T1 呈等或稍低信号，T2 呈低信号；2～4 周，T1 和 T2 均呈高信号；4 周后，T1 呈低信号，T2 呈高信号。

3）脑血管造影。

MRA、CTA 和 DSA 等可显示脑血管的位置、形态及分布等，并易于发现脑动脉瘤、脑血管畸形及烟雾病等脑出血病因。

3. 急性脑血管病的鉴别诊断

对于急性脑血管病，主要鉴别脑出血、脑栓塞及蛛网膜下腔出血（表 2-1-4）。

表 2-1-4　急性脑血管病的鉴别诊断

类 别	缺血型脑血管病		出血性脑血管病	
	脑血栓形成	脑栓塞	脑出血	蛛网膜下腔出血
发病年龄	老年人（60 岁以上）多见	青壮年多见	中老年人（50～65 岁）多见	各年龄组均见，以青壮年多见
常见病因	动脉粥样硬化	各种心脏病	高血压及动脉硬化	动脉瘤（先天性、动脉硬化性）、血管畸形
短暂性脑缺血发作史	较多见	少见	少见	无
起病时状态	多在静态时	不定，多由静态到动态时	多在动态（激动、活动）时	多在动态（激动、活动）时
起病缓急	较缓（以小时、天计算）	最急（以秒、分钟计）	急（以分钟、小时计）	急骤（以分钟计）
意识障碍	无或轻度	少见，短暂	多见，持续	少见，短暂
头痛	多无	少有	多有	剧烈
呕吐	少见	少见	多见	最多见
血压	正常或增高	多为正常	明显增高	正常或增高
瞳孔	多为正常	多为正常	患侧有时大	多为正常

续表 2 - 1 - 4

类　别	缺血型脑血管病		出血性脑血管病	
	脑血栓形成	脑栓塞	脑出血	蛛网膜下腔出血
眼底	动脉硬化	可见动脉栓塞	动脉硬化，可见视网膜出血	可见玻璃体膜下出血
偏瘫	多见	多见	多见	无
脑膜刺激征	无	无	可有	无
脑脊液	多为正常	多为正常	压力增高，含血	压力增高，血性
CT 检查	脑内低密度灶	脑内低密度灶	脑内高密度灶	蛛网膜下腔高密度影

【解决问题】

（1）根据患者的情况，你考虑她的什么部位出了问题？问题的性质可能是什么？

患者为中年女性，急性起病，病情较重，以言语不能、右侧肢体无力为主要症状，伴头痛，考虑是左侧大脑半球病变。结合其发病特点，考虑是急性脑血管病的可能性大。

（2）为什么急诊医生说"马上送 CT 室"？

结合患者的起病形式、临床症状特点，考虑为急性脑血管病的可能性大，需要鉴别出血性和缺血性疾病。头颅 CT 是鉴别两者最有效、方便的首选检查，故急诊医生说"马上送 CT 室"，目的是完善头颅 CT 检查，明确诊断。

（3）接下来，需要了解患者的哪些病史？

接下来，需要了解患者发病前有无明显诱因，既往有无高血压、糖尿病、心脏病、血脂异常及卒中等病史，有无特殊药物使用史，有无家族病史等。

第 二 幕

这时，患者的丈夫也赶来了。患者 49 岁，1 年多前查体时就发现血压偏高。家属一直催她去医院进行全面检查，可她带毕业班，工作很忙，总说血压偏高一点没关系，一拖再拖。最近 1 周，因带毕业班，需要冲刺高考，加上天气炎热，几晚都睡不着。当天上午，患者感到头昏不适，但还是坚持去了学校。收入病房后，接诊的赵医生为患者查体，患者的体温 36.3 ℃，呼吸 19 次/分，脉搏 82 次/分，血压 180/100 mmHg，颈部未闻及血管杂音，心率 82 次/分，律齐，各瓣膜听诊区未闻及病理性杂音。意识清楚，言语不能，仅可发出"啊""嗯"单音，可理解简单语句，但完全不能复述。视野检查不能配合，双侧瞳孔等大、等圆，直接、间接对光反射灵敏，双侧额纹对称，双侧闭目正常。右侧鼻唇沟变浅，伸舌困难，舌尖偏向右侧，示齿口角左歪。眼球活动无受限，双侧软腭抬举正常，洼田饮水试验 1 级。四肢肌张力正常，右侧上肢肌力 0 级，右侧下肢肌力 2 级，左侧肢体肌力 5 级；右侧肢体腱反射（＋＋＋），左侧肢体腱反射（＋＋），右侧 Babinski 征（＋），右半身浅感觉减弱。颈软，Kernig 征（－），Brudzinski 征（－）。

血液化验结果如下。

（1）血常规检查结果。白细胞计数 10.65×10^9/L，中性粒细胞百分数 78.3%，淋巴细胞百分比 15.2%，红细胞计数 4.65×10^{12}/L，血小板计数 245×10^9/L。

（2）血生化检查结果。钾离子摩尔浓度 3.58 mmol/L，钠离子摩尔浓度 145 mmol/L，氯离子摩尔浓度 107 mmol/L；肌酐摩尔浓度 94 μmol/L，尿素氮摩尔浓度 4.5 mmol/L；天门冬氨酸氨基转移酶质量浓度 10 U/L，丙氨酸氨基转移酶质量浓度 12 U/L，白蛋白质量浓度 39.9 g/L，球蛋白质量浓度 22.2 g/L；肌酸激酶质量浓度 154 U/L，心型肌酸激酶质量浓度 10 U/L，肌钙蛋白 T 质量浓度 0.005 ng/mL。

（3）血葡萄糖摩尔浓度 5.3 mmol/L。

（4）凝血五项检查结果。血浆凝血酶原时间 14.3 s，国际标准比值 1.09，活化部分凝血活酶时间 31.8 s，凝血酶时间 16.7 s，血浆纤维蛋白原质量浓度 3.4 g/L。

（5）血脂四项检查结果。甘油三酯摩尔浓度 0.84 mmol/L，总胆固醇摩尔浓度 4.84 mmol/L，低密度脂蛋白胆固醇摩尔浓度 3.83 mmol/L，高密度脂蛋白胆固醇摩尔浓度 1.09 mmol/L。

（6）心电图：心电图检查结果示窦性心律，左心室肥厚伴劳损。

（此处请教师提供左侧基底节内囊区出血的相关头颅 CT 影像资料来示教。）

【提出问题】

（1）归纳患者的异常体征。

（2）患者的头颅 CT 检查结果提示什么疾病？

（3）应该如何向家属交代下一步的治疗？

【学习内容】

1. 失语症的分类及临床表现

失语症指因大脑病变而导致的语言障碍，即对理解和形成语言符号的能力受损，对语言成分解码和编码的能力受损。表现为可利用的词汇减少，运用语法的能力下降。

失语症的分类尚无被统一接受的方法。Benson 于 1979 年提出的失语症分类方法为近代失语分类的代表，其明确应用"失语综合征"一词，即在某一病灶部位，较高频率地出现一组完全或不完全的临床症状；并将失语分为运动性失语、感觉性失语、传导性失语、经皮质运动性失语、经皮质感觉性失语、经皮质混合性失语、命名性失语、完全性失语。具体分类及其临床特点见表 2 - 1 - 5。

表 2 - 1 - 5　Benson 提出的失语分类及其临床特点

分　类	临床特点
运动性失语	非流利型失语，口语表达障碍最突出，口语理解较好，复述、书写不正常，命名有困难
感觉性失语	流利型失语，听语理解及复述有严重障碍，命名有大量错语，阅读、书写不正常
传导性失语	流利型失语，听语理解相对保留，复述不成比例地变差，命名、阅读和书写不同程度地受损
经皮质运动性失语	非流利型或中间型失语，自发性扩展语言明显障碍，听语理解较好，复述较好，表达性命名有障碍，阅读有缺陷，书写有严重缺陷
经皮质感觉性失语	流利型失语，听语理解严重障碍，命名有障碍，但复述较好或非常好，失读、失写有严重障碍
经皮质混合性失语	非流利型失语，复述和系列语言好，其他语言功能均有严重障碍或完全丧失
命名性失语	流利型失语，以命名不能为唯一或主要症状，听语理解、阅读、书写正常或有轻度缺陷，复述正常
完全性失语	所有语言功能均有严重障碍或几乎完全丧失

2. 大脑各部位病变的临床特点

大脑的功能极其复杂，不同部位的受损会产生不同的临床症状。

1）大脑半球。

（1）额叶。额叶位于大脑半球最前端，占大脑半球表面的前1/3，其主要功能与随意运动和高级神经活动有关，包括七大功能区：皮质运动区、运动前区、皮质侧视中枢、书写中枢、运动性语言中枢、额叶联合区、排尿排便中枢。当额叶受损时，可能会出现精神症状、瘫痪、言语障碍、书写障碍、共同偏视、强握及摸索反射、额叶性共济失调、Foster-Kennedy综合征及木僵症、贪食、性功能亢进、高热及多汗等症状。

（2）顶叶。顶叶位于大脑半球的中部，前部以中央沟与额叶为界，后部以顶枕裂和枕前切迹的连线与枕叶分界，下部以外侧裂与颞叶分界。顶叶的主要功能区有皮质感觉区、运用中枢及视觉语言中枢。当顶叶受损时，可对应出现皮层感觉障碍、体像障碍、古茨曼综合征、失用症（包括运动性失用症、观念性失用症、结构性失用症、观念运动性失用症）以及视野改变。

（3）颞叶。颞叶位于外侧裂下方，以此沟与额叶、顶叶分界，其前端为颞极，后部与枕叶相邻。颞叶的主要功能与听觉、语言和记忆有关。其主要功能区包括：①视觉中枢；②感觉性语言中枢；③嗅觉中枢；④颞叶前部，与记忆、联想、比较等高级神经活动有关；⑤海马，为边缘系统的一个重要结构，与精神活动关系密切。颞叶损害的主要表现为感觉性失语、命名性失语、听觉障碍、颞叶癫痫、幻觉、精神症状、视野改变等。

（3）枕叶。枕叶位于大脑半球后部，在顶枕裂至枕前切迹连线的后方，其后端为枕极，其功能主要与视觉相关。视野改变、视幻觉、视觉失认、视物变形、枕叶损害时的常见表现。

（4）岛叶。岛叶位于外侧裂深面，表面被额叶、顶叶、颞叶所掩盖。其功能与内脏感觉和运动有关。岛叶受刺激可引起内脏运动紊乱，出现恶心、呃逆、胃肠蠕动增加或饱胀感等。

（5）边缘叶。指大脑半球内侧面，与脑干连接部和胼胝体旁的环周结构，由扣带回、海马回、钩回组成。由于边缘叶在结构和功能上与大脑皮层的岛叶前部、颞极、额叶眶面及皮层下的杏仁核、隔区、丘脑前核、乳头体核、丘脑下部等密切相关，因此，把边缘叶连同这些结构统称为边缘系统。边缘系统与网状结构和大脑皮质有广泛联系，参与高级神经、精神（情绪和记忆等）和内脏的活动。其损害时可出现情绪及记忆障碍、行为异常、幻觉、反应迟钝等精神障碍及内脏活动障碍。

2）内囊及皮质下白质。

内囊及皮质下白质指位于尾状核、豆状核及丘脑之间的白质结构，其外侧为豆状核，内侧为丘脑，前内侧为尾状核，由纵行的纤维束组成，其纤维呈扇形放射至大脑皮质。在大脑水平切面上，可分为前肢、后肢和膝部。内囊前肢位于尾状核与豆状核之间，下行纤维额桥束，下行纤维是丘脑前辐射。内囊膝部位于"V"字形的尖端部位，前、后肢相交处，皮质脑干束通过此处。内囊后肢位于丘脑与豆状核之间，前 2/3 为皮质脊髓束通过，后 1/3 为丘脑皮质束，在其后为听辐射和视辐射。当内囊完全损害时，病灶对侧可出现偏瘫、偏盲及偏身感觉障碍的"三偏"综合征；当内囊部分损害时，因不同部位、不同程度的损害，可单独或合并出现 1～2 个症状，如偏瘫、偏盲、偏身感觉障碍、偏身共济失调、一侧中枢性面舌瘫或运动性失语等。

3）基底神经节。

基底神经节又被称为基底核，是埋藏在大脑白质深部的灰质核团，包括纹状体（含豆状核和尾状核）、屏状核及杏仁核。基底神经节是锥体外系的中继站，除了各核之间有相互密切的联络纤维，基底神经节与大脑皮质、丘脑、小脑和脊髓也有广泛的纤维联系。其功能是与大脑和小脑协同调节随意运动、肌张力、姿势及复杂的行为活动。在纹状体前端的下方有数个细胞团，这些细胞团被称为梅纳特基底神经核，是胆碱能神经元的发源地，发出大量的纤维至大脑皮层，与学习、记忆等认知功能关系密切。

基底神经节病变的主要临床表现为两个方面：①不自主运动；②肌张力改变。多见于变性疾病，也见于脑血管病、炎证、中毒、肿瘤等。可出现肌张力降低 – 运动过多综合征（如舞蹈样动作、手足徐动症、偏身投掷运动等）以及肌张力增高 – 运动减少综合征（如帕金森病）。

4）间脑。

间脑位于中脑和两侧大脑半球之间、第三脑室两侧，包括丘脑、下丘脑、上丘脑及底丘脑四部分。

（1）丘脑。丘脑是间脑中最大的卵圆形灰质团块，前后径约为 3 cm，横径和纵径各约为 1.5 cm，对称地分布于第三脑室两侧。丘脑内部被薄层"Y"字形白质纤维（内髓板）分隔为若干核群，主要有前核群、内侧核群和外侧核群。丘脑是感觉传导的皮质下中枢和中继站，但它对运动系统、边缘系统、上行网状系统和大脑皮质的活动均有影响。当丘脑病变时，可产生丘脑综合征，包括对侧偏身感觉障碍、对侧偏身自发性疼痛、对侧偏身感觉过敏或感觉过度、对侧面部表情运动障碍、对侧偏身不自主运动和情感障碍。

（2）下丘脑。下丘脑又被称为丘脑下部，位于丘脑下沟的下方，包括第三脑室壁及室底上的一些结构，其纤维联系广泛而复杂。下丘脑长约为

1 cm，体积很小，质量仅为 4 g，约为全脑质量的 3%，但含有 15 对以上的神经核团、数以万计的神经内分泌细胞。下丘脑的核团分为 4 个区，即视前区、视上区、结节区和乳头体区，与身体的体温调节、水代谢、糖代谢、性功能与脂肪代谢相关。下丘脑是人体较高级的神经内分泌及自主神经系统的整合中枢，是维持机体内环境稳定和控制内分泌功能活动的重要结构，可对摄食行为、体温调节、水盐平衡、情绪变化、睡眠、生殖功能、垂体腺功能、内脏活动等诸多方面进行广泛的调节。当下丘脑受损时，可产生严重的内脏功能活动紊乱，包括中枢性尿崩、体温调节障碍、摄食异常、睡眠－觉醒障碍、生殖与性功能障碍、自主神经功能障碍以及间脑癫痫等。

（3）上丘脑。上丘脑位于第三脑室顶部周围、两侧丘脑的内侧。主要结构有松果体、缰连合和后连合。上丘脑的病变常见于松果体肿瘤，可出现由肿瘤压迫四叠体和中脑导水管而引起的帕里诺综合征，表现为瞳孔对光反射消失及眼球垂直凝视麻痹、神经性耳聋、小脑共济失调，可伴颅高压症状。

（4）底丘脑。底丘脑位于中脑被盖和背侧丘脑的过渡区域，外邻内囊，前内侧是丘脑下部，红核和黑质的上端也伸入此区。其主要结构为丘脑底核，又称路易体，当其受损时可出现偏身投掷症，表现为对侧肢体近端大而快速的连续不能控制的投掷运动，特点是以上肢为重，症状只在患者清醒时出现，入睡后消失。

5）脑干。

脑干由中脑、脑桥和延髓组成。中脑向上与间脑相连，脑桥居中，延髓向下与脊髓连接。脑干包含 10 对脑神经核，深浅感觉传导束、锥体束、锥体外通路及内侧纵束等传导束以及网状结构。脑干是中枢神经系统重要的生理功能区域之一。除嗅觉、视觉以外的各种感觉信息均经脑干传至中枢，脑的运动指令也均通过脑干传至各相应区域。延髓参与调节内脏运动与唾液腺的分泌，支配咽、喉、舌肌的运动，并对维持机体正常呼吸、循环等基本生命活动起着极其重要的作用，被称为生命中枢。脑桥接受头面部感觉、听觉和前庭觉的传入，支配口、面部肌肉和眼外肌的运动。中脑支配眼球的运动，参与瞳孔反射和锥体外系运动的控制。

脑干的病变大多涉及某些脑神经和传导束，其病变水平的高低依受损害的脑神经而定，临床上会出现交叉性瘫痪的特点。

（1）延髓。根据受损的部位不同，延髓可出现不同症状特点：①延髓背外侧综合征（wallenberg syndrome）：病变位于延髓上段的背外侧区，常见病因为小脑后下动脉或椎动脉血栓形成，表现为前庭神经核受损（眩晕、恶心、呕吐及眼颤）、疑核与舌咽及迷走神经受损（吞咽困难、构音障碍、同侧软腭低垂及咽反射消失）、绳状体损害（病灶侧共济失调）、交感神经下行纤维受损（Horner 综合征）、三叉神经脊束与脊束核受损（同侧面部痛温觉缺失）以及脊髓丘脑侧束受损（对侧偏身痛温觉减退或丧失）症状。②延髓旁正中综合征（Dejerine syndrome）：表现为舌下神经损害（病灶侧舌肌瘫痪及萎缩）、锥体束受损（对侧肢体中枢性瘫痪）、内侧丘系受损（对侧肢体深感觉障碍）症状。

（2）脑桥。脑桥受损时可出现以下症状：①脑桥腹外侧综合征（Millard-Gubler syndrome）。病变位于脑桥腹外侧部，接近延髓，损伤展神经、面神经、锥体束、脊髓丘脑束和内侧丘系，表现为病灶侧展神经麻痹及周围性面神经麻痹、对侧中枢性偏瘫，还可出现对侧偏身感觉障碍。若病变波及脑桥内侧，同时损害内侧纵束，可出现双眼向病灶对侧共同偏视症状，被称为Foville 综合征。②脑桥被盖下部综合征。病变位于脑桥背外侧部，损伤展神经和面神经核、内侧纵束、小脑中脚、脊髓丘脑侧束和内侧丘系，表现为病灶侧展神经麻痹和面神经核性麻痹、眼球震颤与向病灶侧注视不能、同侧偏身共济失调、对侧痛温觉障碍、触觉和位置觉及震动觉减退。③闭锁综合征（locked-in syndrome）。闭锁综合征由脑桥基底部病变所致。主要见于脑干的血管病变，多为基底动脉脑桥分支双侧闭塞而引起脑桥基底部双侧梗死所致，患者表现为意识清醒，不能言语，只能以眼球上下运动示意与周围环境建立联系，双侧面瘫，舌、咽及构音、吞咽运动均障碍，不能转颈耸肩，四肢全瘫。

（3）中脑。当病变位于一侧中脑大脑脚脚底，损害动眼神经和椎体束时，可出现大脑脚综合征（weber syndrome），表现为病灶侧动眼神经麻痹以及病灶对侧偏瘫（中枢性面瘫和舌肌瘫痪）；当病变位于中脑，侵犯了动眼神经、黑质、红核，而椎体束未受损害时，可出现红核综合征（benedikt syndrome），表现为病灶侧动眼神经麻痹，病灶对侧肢体震颤、强直或舞蹈样动作、手足徐动及共济失调。

6）小脑。

小脑位于颅后窝，在小脑幕下方、脑桥及延髓的背侧，借助小脑下脚（绳状体）、中脚（桥臂）、上脚（结合臂）3 对小脑脚分别与延髓、脑桥和中脑相连。小脑的中央为小脑蚓部，两侧为小脑半球。小脑是神经系统的重要运动调节中枢，主要作用是维持躯体平衡、调节肌张力和协调随意运动。

小脑受损的主要临床症状是共济失调、平衡障碍及构音障碍。小脑蚓部与脊髓和前庭神经核联系密切，管理躯体平衡功能，故当小脑蚓部病变时，会出现躯干共济失调，即平衡障碍，表现为站立不稳、步幅加宽、左右摇摆、步态蹒跚，被称为醉汉步态。但肢体共济失调及眼颤很轻或不明显，常见于小脑蚓部肿瘤等。小脑半球病变以新小脑受损为主，新小脑的功能主要是确定运动的力量、方向和范围。当一侧小脑半球病变时，表现为同侧肢体共济失调，即指鼻试验及跟 – 膝 – 胫试验不准、辨距不良、轮替动作差，同时伴有肌张力降低、腱反射减弱或消失，有时出现钟摆样腱反射。小脑半球病变常出现水平型眼颤及小脑性语言（构音不清或暴发性语言等），多见于肿瘤、脑血管病、遗传变性疾病等。

3. 急性出血性脑血管病的常见危险因素

急性出血性脑血管病的常见危险因素有：高血压、心脏病、糖尿病、血脂异常、吸烟、酗酒、红细胞比积不大于 0.45、口服避孕药、偏头痛、短暂性脑缺血发作史、间歇性跛行、无症状性颈内动脉狭窄、抗凝治疗、肥胖、高龄、脑血管病家族史等。

4. 高血压性脑出血的急性期治疗

脑出血的治疗包括内科治疗和外科治疗，大多数患者均以内科治疗为主，如果病情危重或发现有继发原因，且有手术适应证，则应该对患者进行外科治疗。关于高血压性脑出血急性期的治疗防范，参考《中国脑出血诊治指南 2014》和《2015 年美国心脏协会/美国卒中协会自发性脑出血（ICH）患者诊疗指南》，推荐如下。

1）内科治疗。

（1）一般治疗。定期检查生命体征，评估神经系统功能以及持续心肺功能监测（包括心电图、袖带血压、血氧饱和度监测）。在脑出血 24 h 内应按常规进行心电图检查，根据病情，有条件时进行持续心电监护 24 h 或以上；必要时吸氧，维持氧饱和度大于 94%，气道功能严重障碍者应给予气道支持（如气管插管或切开）及辅助呼吸，无低氧血症的患者不需常规吸氧。

（2）血压管理。《中国脑出血诊治指南 2014》推荐：①应综合管理脑出血患者的血压，分析血压升高的原因，再根据血压情况决定是否进行降压治疗。②当急性脑出血患者收缩压高于 220 mmHg 时，应积极使用静脉降压药物降低血压；患者收缩压高于 180 mmHg 时，可使用静脉降压药物控制血压。根据患者临床表现调整降压速度，160/90 mmHg 可作为参考的降压目标。早期降压是安全的，其改善患者预后的有效性还有待进一步验证。③在降压治疗期间应严密监测血压水平的变化，每隔 5 ～ 15 min 进行 1 次血压监测。

《2015 年美国心脏协会/美国卒中协会自发性脑出血（ICH）患者诊疗指南》推荐：①对于收缩压为 150 ～ 220 mmHg 且无急性降压禁忌证的自发性脑出血患者，快速降低收缩压至 140 mmHg 是安全的，并且能有效改善功能转归。②对于收缩压高于 220 mmHg 的脑出血患者，考虑在密切监测血压的情况下采用持续静脉滴注进行强化降压治疗可能是合理的。

（3）血糖管理。监测血糖，并且避免血糖过高和过低，目标是达到正常血糖水平。

（4）体温管理。脑出血患者早期可出现中枢性发热，特别是大量脑出血、丘脑出血或脑干出血患者，入院 72 h 内发热持续时间与临床转归相关。需要注意的是，发病 3 天后，可因感染等原因引起发热，此时应该针对病因治疗。

（5）药物治疗。由于止血药物治疗脑出血临床疗效尚不确定，且可能增加血栓栓塞的风险，不推荐常规使用；其他药物（如神经保护剂、中药制剂）的疗效与安全性尚需开展更多高质量的临床试验以进一步证实。

（6）并发症的处理。

A. 颅内压增高。对于颅内压升高的患者，应卧床、适度抬高床头，密切观察生命体征。当需要脱水除颅压时，应给予甘露醇进行静脉滴注，用量及疗程依个体而定。同时，注意监测心、肾及电解质情况。必要时，也可用呋塞米、甘油果糖和（或）白蛋白。

B. 痫性发作。①有癫痫发作者，应给予抗癫痫药物治疗；②疑拟为癫痫发作者，应考虑持续脑电图监测，如监测到痫样放电，应给予抗癫痫药物治疗；③不推荐预防性应用抗癫痫药物；④卒中后 2 ~ 3 个月再次出现痫性发作的患者应接受长期、规律的抗癫痫药物治疗。

C. 深静脉血栓形成。①卧床患者应注意预防深静脉血栓形成。若为疑似患者，可进行 D - 二聚体检测及多普勒超声检查。②鼓励患者尽早活动、腿抬高，尽可能避免下肢静脉输液，特别是瘫痪侧肢体；③可联合使用弹力袜加间歇性空气压缩装置来预防深静脉血栓及相关栓塞事件；④对于易发生深静脉血栓的高危患者（排除凝血功能障碍所致的脑出血患者），证实出血停止后可考虑行皮下注射小剂量低分子肝素或普通肝素来预防深静脉血栓形成，但应注意出血的风险。

2）外科治疗。

（1）脑实质出血。《中国脑出血诊治指南 2014》推荐，对于大多数原发性脑出血患者，外科治疗的有效性尚不能充分确定，不主张无选择地常规使用外科或微创手术。以下临床情况可根据个体情况考虑选择外科手术或微创手术治疗：①对于出现神经功能恶化或脑干受压的小脑出血者，无论有无脑室梗阻致脑积水的表现，都应尽快施行手术清除血肿。不推荐单纯脑室引流而不进行血肿清除。②对于脑叶出血超过 30 mL 且距皮质表面 1 cm 范围内的患者，可考虑用标准开颅术清除幕上血肿或微创手术清除血肿。③对于发病 72 h 内、血肿体积为 20 ～ 40 mL、GCS 不小于 9 分的幕上高血压脑出血患者，在有条件的医院，经严格筛查后可应用微创手术联合或不联合溶栓药物液化引流清除血肿。④对于血肿体积为 40 mL 以上重症脑出血患者，因血肿占位效应导致意识障碍恶化，可考虑行微创手术清除血肿。⑤对病因未明确的脑出血患者行微创手术前应行血管相关检查（CTA/MRA/DSA）排除血管病变，规避和降低再出血风险。

而《2015 年美国心脏协会/美国卒中协会自发性脑出血（ICH）患者诊疗指南》则推荐：①对于伴有神经功能进行性恶化或脑干受压和（或）脑室梗阻致脑积水的小脑出血患者，应尽快进行血肿清除术。不推荐单纯脑室引流作为这些患者的初始治疗。②对于大多数幕上出血患者，手术的有效性尚未明确。③早期血肿清除策略与当患者出现恶化时再行血肿清除术相比没有明确的优势。④对病情进行性恶化的患者可考虑幕上血肿清除术以挽救生命。⑤对于昏迷、大血肿伴显著中线移位或颅内高压内科治疗无效的幕上出血患者，可进行 DC 联合或不联合血肿清除术以降低死亡率。⑥利用立体定向或内镜下抽吸技术进行微创血肿清除术（联合或不联合溶栓药物）的效果尚不确定。

（2）脑室出血。目前，缺乏足够循证医学证据推荐治疗脑室内出血的手术治疗方法。脑室内运用 rt-PA 治疗方法的有效性有待进一步研究。

（3）脑积水。对伴有意识障碍的脑积水患者可行脑室引流以缓解颅内压增高。

【解决问题】

（1）归纳患者的异常体征。

患者的异常体征有：血压高、失语、左侧中枢性面舌瘫、右侧肢体肌力下降、右侧病理征（＋）。

（2）患者的头颅 CT 检查提示什么疾病？

患者的头颅 CT 结果显示左侧基底节内囊区有高密度灶，提示脑出血。

（3）应该如何向家属交代下一步的治疗？

结合患者病史、体格检查及辅助检查结果，患者的疾病诊断为高血压性脑出血。下一步治疗包括以下几点：①予心电、血压、血氧饱和度监测，维持生命体征平稳，必要时予吸氧或辅助通气治疗；②卧床休息，避免情绪过度激动，保持大便通畅，家属密切观察患者病情变化；③积极控制血压；④适当予甘露醇脱水降颅压；⑤予营养神经等对症治疗；⑥加强护理，防止肺部感染、下肢深静脉血栓等并发症。

第 三 幕

　　患者的丈夫知道患者的诊断后，心里很紧张，很难过，也很茫然无助。面对这样瘫痪、不能交流且整日流泪的亲人，"除了拜托医生尽全力治疗，我们家属还能做什么呢"。这天下午，患者的主治医生赵医生刚上班，就看到焦急地等候在医生办公室门口的患者的丈夫。他惊慌地告诉赵医生，当天13:35，患者突然出现双眼上翻、口吐白沫、四肢抽搐，叫她她没有反应，持续 2～3 min。患者的丈夫立刻叫来值班医生和护士。护士给患者静脉推注后患者就安静地睡着了。患者清醒后精神欠佳，自诉头痛和全身肌肉酸痛。赵医生听了，马上去病房给患者进行检查，并仔细询问患者的丈夫当时患者的发病情景，给患者安排脑电图检查。脑电图检查结果出来后，赵医生把患者的丈夫和其他家人约到办公室，耐心、仔细地介绍患者可能出现的并发症及应对的处理，还特别强调了卒中后出现的抑郁和症状性癫痫的问题。10 天后，患者的病情逐渐稳定，语言能力和肢体肌力都有所恢复，也没有再出现双眼上翻、四肢抽搐等症状。医生准备将其转至当地康复中心进一步治疗。临走前，医生向患者及其家属详细交代康复期的注意事项。

　　（此处请教师提供左侧额中叶出现尖波的脑电图来示教。）

【提出问题】

（1）在脑出血急性期应注意预防哪些可能的并发症？

（2）患者突然出现双眼上翻、口吐白沫、四肢抽搐是怎么回事？该如何处理？

（3）关于卒中后抑郁你知道多少？如何评估失语患者的抑郁情绪？

（4）患者的脑电图结果提示什么？

（5）出院前医生应向家属交代哪些注意事项？

【学习内容】

1．脑出血急性期主要并发症

　　脑出血急性期的主要并发症有：①颅内压增高；②痫性发作；③肺部感染或脓毒症；④呼吸衰竭/窘迫；⑤下肢深静脉血栓形成和肺栓塞；⑥上消化道出血；⑦其他，如吞咽困难、水电解质紊乱、中枢性高热、卒中后严重心脏事件或心源性死亡等。

2. 卒中后抑郁的识别和处理

卒中后 1 个月～2 年是卒中后抑郁的高发期，患病率为20%～72%。卒中后抑郁对卒中患者的影响是多方面的，它加重患者的认知功能损害、妨碍其功能锻炼、增加不良生活方式（如吸烟、酗酒）、降低卒中后二级预防的依从性，不仅影响卒中康复，而且增加卒中的复发率，严重降低患者的生存质量。

抑郁障碍的主要临床表现为三大核心症状（如情绪低落、兴趣和愉快感丧失、精力不济或疲劳感）及七大非核心症状（如集中注意和注意力降低、自我评价降低、产生自罪观念和无价值感、认为前途暗淡悲观、出现自残或自杀的观念或行为、睡眠障碍、食欲下降）。

与经典的抑郁障碍不同的是，卒中后抑郁虽常见，但常因失语、运动或认知受损等，患者难以主动表述而不被早期识别。同样，卒中导致的注意力差、纳差、失眠、精神运动迟缓等也容易与抑郁的自主神经症状相混淆。观察发现，患者存在对周围环境反应表现迟钝、淡漠、被动，情感反应与表达变少，意志要求减退与兴趣索然等，这些均高度提示卒中后抑郁。除少数达到重度抑郁外，多数患者表现为轻度抑郁（如长期的情绪低落和兴趣减少，还伴随有失眠或过多睡眠、疲乏无力、自我评价低、工作能力下降、社会活动退缩、注意力差、易激惹、愉悦感减少、流泪、自卑等）。要注意卒中后抑郁与假性延髓麻痹的情感失禁的鉴别。

卒中后抑郁的识别，除询问神经系统疾病表现外，应着重询问患者的睡眠，食欲，体重，心境，快感，是否乏力，是否激越，是否迟滞，注意力是否有自卑和自责、轻生观念等内容，以筛查抑郁综合征。若患者有明确的抑郁症状，则需要更多的时间与患者会谈或建议转诊，对照诊断标准以进一步明确抑郁症的诊断。

精神症状量表的使用是帮助医生和患者早期识别抑郁的重要工具。常用的量表有抑郁自评量表（self rating depression scale，SDS）、医院用抑郁量表（HDS）、汉密尔顿抑郁量表（HAMD）等。多数研究提示这些常用的评估量表有效，但缺乏卒中的针对性。近年来，卒中后抑郁分级量表（PSDRS）和医院版卒中后失语患者抑郁问卷（SADQ-H，表 2 - 1 - 6）被推荐。其中，医院版卒中后失语患者抑郁问卷是一种由医护人员通过对卒中后失语患者1 周内外显行为的观察来评定抑郁情绪的问卷，已被翻译成多种语言版本，在临床上应用较广泛。2009 年，王维清等翻译并建立标准化的医院版卒中后失语患者抑郁问卷中文版，通过临床研究验证其在卒中后失语患者中具有良好的信度和效度，可作为中国卒中后失语患者抑郁情绪评估的有效工具。

表 2 - 1 - 6 医院版卒中后失语患者抑郁问卷（SADQ-H)

请说明在最近 1 周内患者有无如下行为表现。

序号	问 题	选 项			
		A	B	C	D
1	患者是否因失眠而改变睡眠方式？				
2	患者是否出现过一阵阵哭泣？				
3	患者晚上是否烦躁不安、无法休息？				
4	患者是否会主动要做些事情，如看电视、聊天等？				
5	当你和患者说话时，他/她是否会避开你的目光？				
6	患者是否会突然大哭不止？				
7	当你和患者说话时，他/她是否会微笑？				
8	患者是否有疼痛的表示？				
9	患者是否拒绝进食？				
10	患者是否容易生气？				
11	患者是否拒绝与人交往？				
12	当患者听到笑话是否会发笑？				
13	患者是否显得烦躁和坐立不安？				
14	患者是否呆坐不动？				
15	患者做事时注意力是否集中？				
16	患者是否尽量注意自己的仪表？				
17	患者是否喜欢社交活动或外出活动？				
18	患者白天是否会找些事情做？				
19	患者是否服用安眠药物？				
20	患者是否对周围的事情感兴趣？				
21	当你走近患者的时候，他/她是否会看着你？				

A：最近 1 周每天都这样；B：最近 1 周 4 ～ 6 天是这样；C：最近 1 周 1 ～ 4 天是这样；D：最近 1 周从没有这样。

卒中后抑郁的处理目标为缓解症状，达到临床治愈，最大限度地减少病残率与自杀率，提高患者的生命质量，恢复其社会功能，预防复发。处理的基本原则有：①药物治疗。其一，急性期应积极控制症状，达到临床治愈，疗程为 6 ～ 8 周。如足剂量治疗 4 ～ 8 周无效，宜改用同类其他药物或作用机制不同的另一类药物。其二，巩固期应维持急性期治疗有效药物的剂量，酌情持续 4 ~ 6 个月。其三，维持期的治疗酌情处理，如需终止维持治疗，应缓慢减量，以减少撤药综合征。②在药物治疗的同时，应注意个体化和灵活性，高度重视心理治疗（解释治疗、支持性治疗、认知治疗等）和家庭、社会的支持，以实现综合干预。③注意药物间的相互作用，蛋白结合率高的抗抑郁药如与其他蛋白结合率高的药物联用，可使血浆中游离性抗抑郁药浓度升高，作用增强。诱导或抑制代谢酶细胞色素 P450（CYP450）的药物则会影响抗抑郁药的代谢。④情况严重或治疗反应差者应及时请精神科专家会诊或转诊。

需注意卒中后抑郁有持续和难治的特点，治疗疗程宜长，尽量选择对血糖及代谢综合征等无明显影响的药物。

3. 脑电图的基本判读

脑电图即将脑的电活动通过头皮电极记录下来。广义的脑电图是指通过头皮电极记录到的神经元的电活动。脑电图以"波"来表示，其包含频率、波幅和波形三大基本要素，其中频率最重要，通过频率可以推测脑的活跃程度。根据频率的不同，可将脑电波分为 δ 波（$0.5 ~ 3.0$ Hz，低于 4 Hz）、θ 波（$4 ~ 7$ Hz，低于 8 Hz）、α 波（$8 ~ 13$ Hz）、β 波（$14 ~ 17$ Hz，低于 18 Hz）和 γ 波（高于 40 Hz）等。其中，频率低于 α 波的称为慢波，频率高于 α 波的称为快波。

正常成人在清醒、安静和闭眼放松状态下，脑电波的基本节律为 $8 ~ 12$ Hz 的 α 节律，波幅为 $20 ~ 100$ μV，主要分布在枕部和顶部；β 波活动的频率为 $13 ~ 25$ Hz，波幅为 $5 ~ 20$ μV，主要分布在额叶和颞叶；部分正常人在大脑半球前部可见少量 $4 ~ 7$ Hz 的 θ 波；清醒状态下正常人几乎没有 δ 波，但入睡后可出现，而且由浅入深逐渐增多。与成人不同的是，儿童脑电图以慢波为主，随着年龄的增加，慢波逐渐减少，而 α 波逐渐增多，$14 ~ 18$ 岁时接近于成人脑电波。

睡眠时的脑电图根据眼球运动可分为非快速眼动相或慢波相和快速眼动相。非快速眼动的第 1 期为困倦期，由清醒状态向睡眠期过渡，α 节律逐渐消失，被低波幅的慢波取代；在顶部可出现短暂的高波幅双侧对称的负相波，称为"V"波。第 2 期为浅睡期，在低波幅脑电图的基础上出现睡眠纺锤波（$12 ~ 14$ Hz）；第 3、第 4 期深睡期，纺锤波逐渐减少直至消失，δ 波的比例达 50% 以上。快速眼动相则是以低波幅 θ 波和间歇出现的低电压 α 波为主的混合频率的电活动。

常见的异常脑电图如下。

（1）弥漫性慢波。背景活动为弥漫性慢波，是最常见的异常表现，无特异性，可见于各种原因所致的弥漫性脑病、缺氧性脑病、中枢神经系统变性病及脱髓鞘性脑病等。

（2）局灶性慢波。局灶性慢波是局部脑实质功能障碍所致，见于局灶性癫痫、脑脓肿、局灶性硬膜下或硬膜外血肿等。

（3）三相波。三相波通常为中至高波幅、频率为 1.3 ～ 2.6 Hz 的负—正—负或正—负—正波，主要见于肝性脑病和其他原因所致的中毒代谢性脑病。

（4）癫痫样放电。癫痫样放电包括棘波、尖波、棘慢复合波、多棘波、尖慢综合波及多棘慢复合波等。50% 以上的患者在癫痫发作的间期记录到癫痫样放电，放电的不同类型通常提示不同的癫痫综合征，如多棘波和多棘慢复合波通常伴有肌阵挛性，见于全身性癫痫和光敏感性癫痫等。双侧同步对称、每秒 3 次、重复出现的高波幅棘慢复合波提示失神小发作。

脑电图的判读顺序如下。

（1）了解脑电图检查的目的。

（2）了解被检者的基本情况、病史。

（3）了解被检者描记时的状态。

（4）确认被检者的一般信息（如姓名、性别、年龄、脑电图序号等），确认定标、导联组合。

（5）观察被检查者安静时的背景脑电波（如 α 节律、慢波或快波、与意识水平关联，判断意识水平）。

（6）对阵发波做进一步判断（例如，根据波形的观察、定位的观察、各种诱发状态、当时的意识水平，结合临床诊断及相关病史，判断是否为伪差）。

（7）观察诱发时脑电图的变化，如睁闭眼、过度换气及睡眠时脑电图的变化。

（8）如果有上次的脑电图记录，尽量和原有的脑电图做比较。

（9）根据脑电图结果，参照临床诊断、病史、症状、药物等情况进行综合分析，做出正常、界限性、异常脑电图的诊断并再次核实确认。

4．癫痫的常见病因、诊断及鉴别诊断

癫痫的产生都是有病因的，但限于对其病因认识的局限性，有些病因已被知晓，有些尚在探索中。已知病因的癫痫被称为症状性继发性癫痫，未知病因的癫痫被称为特发性癫痫。症状性癫痫由一个或多个可辨认的结构性脑部病变引起。其常见病因有：海马硬化、出生前及围产期脑损伤、中枢神经系统感染、脑血管病、脑肿瘤、颅脑损伤、脑部手术、神经变性及脱髓鞘病变等。

癫痫的诊断可分为 5 个步骤。

（1）确定发作性事件是否为癫痫发作。脑电图上痫样放电和癫痫的临床发作是人类癫痫的两个重要特征，须通过病史了解发作是否具有癫痫发作的共性以及发作表现是否具有不同发作类型的特征。

（2）确定癫痫发作的类型。可按照国际抗癫痫联盟推荐的癫痫发作分类来确定。

（3）确定癫痫及癫痫综合征的类型。可按照国际抗癫痫联盟的癫痫及癫痫综合征分类系统来确定，但须注意的是，有些病例可能无法归类于某种特定癫痫综合征。

（4）确定病因。可考虑行头颅 CT、头颅 MRI、同位素脑扫描或脑血管造影等检查以明确脑部疾病性质。由于 MRI 较 CT 更敏感，因而高度怀疑继发性癫痫者首选 MRI 检查。

（5）确定残障及共患病。

从癫痫的鉴别诊断上讲，临床上的发作性事件可分为癫痫性发作和非癫痫性发作。按照定义，癫痫发作的本质是脑神经元突然异常放电所导致的临床表现，有一过性、反复性及刻板性的特点，伴有脑电图的痫样放电。癫痫发作须与各种非癫痫发作相鉴别，这是诊断癫痫的首要且最重要的部分。非癫痫发作包括心因性发作、晕厥、偏头痛、短暂性脑缺血发作、抽动症、发作性运动障碍、睡眠障碍、过度换气综合征等引起的发作性症状。其鉴别要点如下。

（1）假性发作。假性发作是由心理障碍而非脑电紊乱引起的脑部功能异常。其临床表现与癫痫相似，且癫痫患者发作时常出现的感觉、运动、情感症状，在假性发作中也经常出现，故极易误诊为癫痫。发作时脑电图上无相应的痫样放电和抗癫痫药治疗无效是其与癫痫鉴别的关键。另外，若出现以下几点，更要考虑假性发作的可能：①视频脑电图记录到在发作中有意识改变和双侧肢体运动或感觉表现，而脑电图无异常者。②发作没有阵发性和刻板性，运动表现为非癫痫样抽动，持续脑电图记录在不同生理条件下都无异常。需要注意的是，10% 的假性发作的患者可能同时存在真正的癫痫，10% ~ 20% 的癫痫患者伴有假性发作。

（2）晕厥。晕厥表现为突然短暂的可逆性意识丧失伴自主性肌张力减小或消失，由全脑灌注量突然减少引起，并随着脑血流的恢复而正常。其与癫痫的鉴别主要在于：①晕厥多有精神紧张、疼痛刺激而癫痫发作多无诱因等诱因；②晕厥可有较长的前驱症状，而癫痫前驱症状短或无；③晕厥发作多与体位相关，站立位或坐位多见，而癫痫则与其无关；④晕厥发作时皮肤多为苍白色，而癫痫发作皮肤颜色多正常或发绀，前者少见惊厥伴尿失禁及舌咬伤，后者则常见；⑤癫痫发作后常有意识模糊或自动症，发作间期脑电图多为异常，而晕厥少见或无类似症状及脑电图表现。

（3）偏头痛。偏头痛与癫痫的鉴别要点有：①偏头痛多以偏侧或双侧剧烈头痛为主要症状，癫痫头痛则程度较轻，多在发作前后出现；②癫痫的脑电图为阵发性棘波或棘－慢复合波，偏头痛主要为局灶性慢波；③两者均有简单视幻觉，但复杂视幻觉以癫痫常见；④癫痫的意识障碍发生突然、迅速终止、程度较重，而基底动脉型偏头痛的意识障碍则发生较缓慢且易被唤醒。

（4）短暂性脑缺血发作。其临床多表现为神经功能的缺失性症状，如偏瘫、偏盲、偏身感觉减退等，而癫痫发作多为抽搐等刺激性症状。短暂性脑缺血发作多见于有脑血管病危险因素的中老年人。

5．癫痫的治疗原则

癫痫的治疗目标是完全控制癫痫发作，没有或只有轻微的药物副作用，尽可能少地影响患者的生活质量。对明确病因者应首先行病因治疗，如颅内肿瘤，须用手术方法切除病灶。若有寄生虫感染，则须用抗寄生虫的方法进行治疗。无明确病因，或虽有明确病因但不能根除病因者，须考虑药物治疗。

抗癫痫药物治疗须注意以下的基本原则及事项如下。

（1）根据发作类型和综合征分类选择药物，同时还需考虑共患病的治疗、共用药之间的相互作用、患者的年龄及患者或监护人的意愿等以制订个体化治疗方案。

（2）如果合理使用一线抗癫痫药物而癫痫仍有发作，须严格评估癫痫的诊断。

（3）由于不同抗癫痫药的制剂在生物利用度和药代动力学方面有差异，为了避免疗效降低或副作用增加，应推荐患者固定使用同一生产厂家的药品。

（4）尽可能行单药治疗，如果选用的第 1 种抗癫痫药因为不良反应或仍有发作而治疗失败，应使用另一种药物，并加量至足够剂量后，将第一种用药缓慢地减量。

（5）仅在单药治疗没有达到无发作的目的时才推荐联合用药治疗，如果第 2 种用药仍无效，在开始另一种药物前，应根据相对疗效、不良反应和药物耐受性将第 1 种或第 2 种药物慢慢撤药。

（6）如果联合用药治疗没有使患者获益，治疗应回到之前患者最能接受的方案（单药治疗或联合用药治疗），以取得疗效和不良反应耐受方面的最佳平衡。

（7）对于儿童、妇女等特殊人群，须考虑患者特点，针对性用药。

（8）对于治疗困难的癫痫综合征及难治性癫痫患者，建议将患者转诊至癫痫专科医生诊治。

6. 脑出血的二级预防

基于人群的调查显示，在首次脑出血后患者复发的风险为 2.1% ~ 3.7%。与脑出血复发的相关危险因素包括高血压、脑叶出血、高龄、饮酒、接受抗凝治疗以及 MRI 上多发出血灶等。其中，高血压是最重要的可控危险因素。脑出血的二级预防主要包括干预危险因素及改变不良的生活习惯等。《中国脑出血诊治指南 2014》推荐：①应对脑出血患者进行复发风险评估，并针对病因控制危险因素（Ⅱ级推荐，B 级证据）；②积极治疗高血压病是预防脑出血复发的有效手段（Ⅰ级推荐，B 级证据），推荐血压控制目标值为低于 140/90 mmHg（Ⅱ级推荐，B 级证据）。

7. 常用抗高血压药的药理机制

抗高血压药又被称为降压药，是临床上主要用于治疗高血压的药物。根据药理机制不同，可将抗高血压药物分为肾素 - 血管紧张素抑制药、Ca^{2+} 通道阻滞药、利尿药、交感神经抑制药和血管扩张药五类，其药理作用机制分别如下。

（1）肾素 - 血管紧张素抑制药。肾素 - 血管紧张素抵制药包括血管紧张素转化酶抑制药和血管紧张素 Ⅱ 受体阻断药。前者主要通过抑制循环及局部组织中的血管紧张素转化酶、减少 bradykinin 的降解、抑制交感神经递质的释放以及自由基清除作用达到降压的目的；后者则通过选择性阻断血管紧张素受体（AT_1）促使血压下降。

（2）钙离子通道阻滞药。舒张血管平滑肌，降低外周血管阻力。

（3）利尿药。根据药物的作用部位和机制可分为碳酸酐酶抑制药、渗透性利尿药、袢利尿药、噻嗪类利尿药、保钾利尿药等，而常用于治疗高血压病的为噻嗪类利尿药和保钾利尿药。其中，噻嗪类利尿药通过抑制远曲小管近端钠离子 - 氯离子同向转运子，抑制氯化钠的重吸收，在用药早期通过利尿、血容量减少而降压，长期用药则通过扩张外周血管而产生降压作用。保钾利尿药（如螺内酯）则通过拮抗醛固酮的作用以及干扰细胞内醛固酮活性代谢物的形成，影响其作用的充分发挥而表现排钠离子保钾离子的作用。

（4）交感神经抑制药。常见的有 α 受体阻断剂（如哌唑嗪）和 β 受体阻断剂（如普萘洛尔、美托洛尔或拉贝洛尔等）。α 受体阻断剂可高度选择性阻断突触后膜 α_1 受体，从而使容量血管和阻力血管扩张，外周阻力下降，回心血量减少，血压下降。

（5）血管扩张药。包括直接扩张血管药和钾离子通道开放药。前者能直接松弛血管平滑肌，降低外周阻力，纠正血压上升所致的血流动力学异常，且不抑制副交感神经活性，不引起直立性低血压；后者则能促进血管平滑肌细胞膜钾离子通道开放，促进细胞内钾离子外流增加，使细胞膜超极化而致使电压依赖性 Ca^{2+} 通道不能开放，钙内流减少，血管平滑肌松弛，血管舒张，血压下降。

【解决问题】

（1）在脑出血急性期应注意预防哪些可能的并发症？

脑出血急性期的主要并发症有：①颅内压增高；②痫性发作；③肺部感染或出现脓毒症；④呼吸衰竭/窘迫；⑤下肢深静脉血栓形成和肺梗死；⑥上消化道出血；⑦其他，如吞咽困难、水电解质紊乱、中枢性高热、卒中后严重心脏事件或心源性死亡等。

（2）患者突然出现双眼上翻、口吐白沫、四肢抽搐是怎么回事？该如何处理？

患者的上述症状是癫痫大发作，结合患者病史及脑电图检查结果，考虑脑出血引起的症状性癫痫可能性大，须立即静脉推注地西泮治疗，观察疗效，同时，注意观察患者是否再次发作，并根据脑电图结果，酌情予抗癫痫药物治疗。

（3）关于卒中后抑郁你知道多少？如何评估失语患者的抑郁情绪？

关于卒中后抑郁的知识详见【学习内容】中卒中后抑郁的识别和处理。失语患者的抑郁情绪，可选用医院版卒中后失语患者抑郁问卷来筛查和判断严重程度。

（4）患者的脑电图检查结果提示什么？

患者的脑电图结果异常，左侧额中叶出现尖波，提示癫痫样放电。

（5）出院前医生应向家属交待哪些注意事项？

考虑脑出血后患者复发风险高，出院前医生须交待患者家属在患者积极康复治疗的同时，注意其脑出血的二级预防，即改变不良的生活习惯，控制高血压，推荐血压控制目标值低于 140/90 mmHg。同时，针对患者的抑郁情绪，患者家人须给予其足够的心理支持和关心，必要时坚持服用抗抑郁药物调节情绪。另外，患者存在症状性癫痫，日常生活中须注意保持乐观情绪，保持规律的生活作息，避免紧张和过度疲劳；不要在强光下活动，重视工作和活动场所安全，切忌进行登高、游泳、驾驶等活动，以免癫痫发作，导致意外。必须严格按医嘱坚持长期地、正确地服用药物，切忌服药控制发作后自行停药。间断、不规则服药不利于癫痫控制，容易导致癫痫持续状态的发生。服药期间要定期复查血药浓度，定期到门诊部就诊。

（刘晓加　吕志红　王遥）

第三节　风光不再的"常胜将军"

【学习纲要】

1．基础医学

（1）记忆的概念和分类。

（2）认知障碍的神经心理学检查。

2．临床医学

（1）神经系统疾病的病史采集及体格检查。

（2）血管性痴呆病因、发病机制与高危因素。

（3）血管性痴呆的影像学特点。

（4）血管性痴呆的诊断与鉴别诊断。

（5）血管性痴呆的预防与治疗。

3．人文医学

（1）血管性痴呆并发抑郁情绪的识别与处理。

（2）血管性痴呆患者的生活指导。

第 一 幕

65 岁的郑×退休刚好满 5 年。当了 30 多年高中数学老师的他，如今已是桃李满天下，退休生活也过得简单惬意。每天早晨起来，泡杯茶，吃完老伴做好的早餐，就去小区的公园里和李×、张×下棋、聊天。中午时回家吃饭。下午继续去下棋，并乐此不疲。郑×是名副其实的"象棋迷"，也是小区里有名的象棋高手，被棋友们称为"常胜将军"。

可近 1 个月以来，老伴发现郑×越来越不对劲了。刚开始偶尔有洗完脸不关水龙头、出门忘带钥匙的情况，老伴心想郑×一定是年纪大了，记忆力不如从前了，也没太在意。但是后来，老伴发现郑×的"忘性"越来越大了，不仅频繁忘记关水龙头和忘带钥匙，跟他说个事吧，要提醒好几遍才记得；让他帮忙拿个东西也是慢吞吞的，还经常找不到；性格也不像以前那么热情开朗了，整天闷闷不乐，不爱说话，常因鸡毛蒜皮的事而发脾气。老伴心想，老头子该不会是在外面受了什么刺激吧？于是，她给郑×的好友张×、李×打电话，一打听才知道老伙伴们也挺纳闷的，一向是"常胜将军"的郑×近来下象棋是连连败阵，走一步也要想好久，情绪也很低落。伙伴们还以为最近郑×家里出了什么事才心不在焉。老伴开始急了，3 个月前老头子才因为脑梗死在本市医院的神经内科住院半个月，当时可把家里人吓坏了，至今郑×还遗留有右半边身子没力气，走路一瘸一拐的症状。如今整个人迷迷糊糊、魂不守舍，这可如何是好？她赶紧给儿子打电话。儿子立刻联系之前为郑×看病的神经内科医生，第 2 天把郑×送到医院。

【提出问题】

（1）你认为患者的表现是什么方面出现异常？

（2）患者就诊，你应如何进行针对性的问诊？

【学习内容】

1. 记忆的概念和分类

记忆是既往经验在脑内贮藏和再现的心理过程，包括信息的识记、保存和再现 3 个环节。可分为两大类，一类是有意识的存取和反射，称为外显性记忆或陈述性记忆；另一类是习得反应，如条件反射和运动技巧，即无意识反射，称为内隐性记忆。外显性记忆又进一步分为两个系统，一个负责摄取和回忆个人经历的、高度暂时的特定时间或情景，称为情景记忆；另一个负责摄取永久存储的具体客观事实和概念以及语言及其含义，称为语义记忆。

2. 记忆障碍的病史采集及其检查方法

记忆障碍可源于多种疾病。因此，在临床上，对以记忆障碍为主诉的患者进行全面的问诊和检查十分重要。

1）病史采集。

患者和家属可以通过很多种方式诉说"记忆困难"。因此，对记忆障碍的患者进行病史采集时须注意的问题如下。

（1）区分语义记忆障碍和情景记忆障碍。①语义记忆。患者的记忆困难主要是涉及人物、地点、事物的名称、词汇和事实知识。此领域的衰退常出现找词和命名困难（即张口"忘词儿"），以及难以理解不常用的词语的意义。②情景记忆。情景记忆是指个人经历的事件或最近获得信息（如消息、新闻、谈话）的记忆出现困难，患者表现为"忘事儿"。

（2）区分顺行记忆和逆行记忆。区分顺行记忆和逆行记忆的方法是判别记忆障碍出现在新遇到的信息上还是过去的事件中。①顺行性记忆指记住新信息的能力，如消息、电话谈话及重要的个人资料（如家庭事件等）。患者是否需要应用清单提示？是否变得啰唆？是否在家中也经常丢东西？②逆行性记忆指回忆过去的个人事件，如假日、活动、工作或过去的家，以及回忆过去的公共和新闻事件。

（3）是否伴有错构或虚构。两者均为记忆错误。错构者表现为对过去生活中经历事件的时间、地点或人物回忆错误，并且坚信不疑。虚构者常将过去事实上从未有过的经历说成确有其事，其内容很生动、多变，常带有荒诞的色彩。

主诉记忆差也可以是注意力缺损和抑郁患者的最初主诉，需要注意排除。

记忆障碍的主要检查方法为记忆测试，根据测试项目的不同，可分为单项记忆测试和成套记忆测试。①单项记忆测试：数字广度记忆测试、关联词组记忆测试、故事记忆测试、图形记忆测试、经历事件记忆测试。②成套记忆测试：临床记忆量表、韦氏记忆量表。

2. 遗忘的类型及常见病因

遗忘是指患者部分或者完全不能再现以往的经历，是记忆障碍的一种表现形式。临床上分为心因性遗忘和器质性遗忘两类。

（1）心因性遗忘。指以往经历的与某一特定时期或阶段有关的记忆丧失。通常这些记忆是不愉快的，或与强烈的恐惧、愤怒、羞辱情境有关，具有高度选择性。多见于分离性障碍。

（2）器质性遗忘。由脑部疾病引起的记忆缺失。通常近事遗忘较远事遗忘重。其原因可以是意识障碍造成的识记困难，也可以是不能形成持久的痕迹加以保存，或者是记忆回路受损，或3个过程都受到损害。临床上常见的有以下四大类：①逆行性遗忘。逆行性遗忘指患者不能回忆脑损伤以前的一段经历。多见于脑外伤、脑震荡、急性意识障碍。遗忘持续时间长短与脑外伤严重程度成正相关。②顺行性遗忘。顺行性遗忘指患者对发病以后一段时间内发生的事情不能回忆。遗忘是因疾病不能形成持久的痕迹所致。常见于急性器质性脑病，如高热谵妄、癫痫性朦胧、醉酒、脑外伤、脑炎、蛛网膜下腔出血等。③近事遗忘和远事遗忘。对新近发生的事情不能回忆再现称为近事遗忘，对过去发生的事情不能回忆再现称为远事遗忘。正常的规律是近事较容易回忆，远事则不容易回忆。脑器质性疾病所引起的记忆遗忘，常常是近事遗忘重于远事遗忘，称为记忆退行规律。④遗忘综合征。遗忘综合征又被称为柯萨科夫综合征（Kosakoff syndrome），包括定向障碍、虚构和近事遗忘三大特点。下丘脑，尤其是乳头体附近的病变可产生此综合征。常见于慢性弥漫性脑病患者，如老年痴呆、麻痹性痴呆、慢性酒精中毒性精神障碍、脑外伤、脑肿瘤等。

3. 抑郁症的早期识别与筛查

抑郁症为心境障碍的一种，根据其发生是否继发于其他躯体或精神疾病或由酒精中毒、其他药物所致可分为原发性和继发性。其主要临床表现为心境低落、兴趣和愉快感丧失、精力不济或疲劳感等，其他常见症状有：①集中注意力和注意能力降低；②自我评价降低；③产生自罪观念和无价值感（即使在轻度发作中也有）；④认为前途暗淡悲观；⑤有自伤或自杀的观念或行为；⑥有睡眠障碍；⑦食欲下降。当患者具有至少 2 条典型症状，再加上至少 2 条其他症状，且症状持续时间至少为 2 周，对其日常工作和社会活动造成一定的影响时，可诊断为抑郁症。

抑郁症相关评估量表可帮助判断是否有抑郁情绪及其严重程度。临床常用的量表有 SDS 及 HAMD。SDS 由 20 题组成，不仅可以用于判断是否有抑郁，还可判断抑郁的严重程度。HAMD 为他评量表，目前有 17 项、21 项和 24 项这 3 种版本，是临床上使用最普遍的抑郁评定量表，但评定者须是专业人员。

【解决问题】

（1）你认为患者的表现是什么方面出现异常？

患者主要是大脑的高级智能活动方面出现异常，具体表现为记忆下降、情绪低落及性格改变。

（2）患者来看病时，你应该如何进行针对性的问诊？

患者最主要的问题是记忆障碍，应针对性地了解其记忆障碍出现的时间，性质特点，演变规律，是否有相关病因诱因，是否伴随有注意缺陷、抑郁情绪、定向力障碍、日常活动能力下降及人格改变等。注意区分记忆障碍为语义性或情景性、顺行性或逆行性、是否伴有错构或虚构。

第 二 幕

在市医院门诊部的神经内科诊室，王医生热情地接待自己的老患者。患者自述上次脑梗死后恢复一般，走路还是一瘸一拐的。近半个月来患者感觉做事、思维明显变慢，也很容易忘事，严重影响日常的生活，这让他很苦恼。王医生在询问一些细节问题后，给患者做了全面的体格检查。发现患者体温 36.8 ℃，呼吸 16 次/分，血压 135/82 mmHg，心率 72 次/分，律齐，各瓣膜区未闻及病理性杂音，肺及腹部未见明显异常。患者意识清醒，具忧虑面容，易激惹，查体基本配合。言语单调，语量少，反应迟钝。时间定向力差，人物定向力尚可，记忆力、计算力差。双侧瞳孔等大、同圆，直径约为 3.5 mm，双侧直接、间接对光反射灵敏，双眼球各向运动自如，视野无缺损，双侧额纹对称，闭目正常。鼻唇沟右侧变浅，示齿口角稍向左侧歪斜，伸舌偏右侧。四肢肌张力正常，右侧肢体肌力 4$^+$ 级，左侧肢体肌力 5 级；四肢腱反射正常，病理征（－），全身深浅感觉未见明显异常；颈软无抵抗，Kernig 征（－），Brudzinski 征（－）。追问病史得知患者有 10 多年高血压病史。目前，规律口服降压药，血压控制可。有多年烟龄。王医生安排患者住院，完善相关检查，进一步明确记忆力下降的主要原因。

住院 3 天左右，患者的检验、检查结果基本出来了。

血液检验结果如下。

（1）血常规检查结果。白细胞计数 8.92×10^9/L，中性粒细胞百分数 74.6%，红细胞计数 5.33×10^{12}/L，血红蛋白质量浓度 136 g/L，血小板计数 325×10^9/L。

（2）血生化检查结果。钾离子摩尔浓度 3.68 mmol/L，钠离子摩尔浓度 138 mmol/L，氯离子摩尔浓度 102.6 mmol/L；肌酐摩尔浓度 79 μmol/L，尿素氮摩尔浓度 3.63 mmol/L，尿酸摩尔浓度 242 μmol/L；天门冬氨酸氨基转移酶质量浓度 21 U/L，丙氨酸氨基转移酶质量浓度 14 U/L，白蛋白质量浓度 39.3 g/L，球蛋白质量浓度 26.1 g/L；肌酸激酶质量浓度 46 U/L，心型肌酸激酶质量浓度 18 U/L；空腹血葡萄糖摩尔浓度 5.27 mmol/L。

（3）凝血五项检查结果。血浆凝血酶原时间 12.5 s，国际标准比值 1.12，活化部分凝血活酶时间 30.8 s，凝血酶时间 15.3 s，血浆纤维蛋白原质量浓度 0.30 g/L。

（4）血脂四项检查结果。甘油三酯摩尔浓度 1.96 mmol/L，总胆固醇摩尔浓度 5.55 mmol/L，低密度脂蛋白胆固醇摩尔浓度 3.10 mmol/L，高密度脂蛋白胆固醇摩尔浓度 0.98mmol/L。

（5）心电图检验结果。窦性心律，完全性右束支传导阻滞。

（6）脑电图检验结果。两侧对称，以 7～8 Hz、20～50 μV 的 α 活动为基本节律，节律调节可，调幅不良，各区混有低幅 β 活动及散在性低幅 θ 活动，左侧半球见阵发性 5～6 Hz、30～60 μV θ 活动。视反应示 α 波受抑制。H．V 及蝶骨电极检查结果显示慢活动增多。不正常脑电图。

（7）颈部血管超声检验结果。①双侧颈总动脉、颈内动脉、颈外动脉管径正常。血管壁内膜增厚，回声增强。右侧颈总动脉壶腹部、后壁内膜面上均见强回声斑块，较大者位于后壁，大小为 0.25 cm×0.14 cm。管径无明显狭窄。②左侧椎动脉管径偏细，右侧椎动脉管径正常，双侧椎动脉血管走行正常，管腔透声好，无明显狭窄。

（此处请教师提供左侧大脑半球多发性陈旧性脑梗死的头颅 MRI 影像资料来示教。）

神经心理学检查结果如下。

简明精神状态量表（minimum mental state examination，MMSE）评分：20 分（患者教育水平为大专）。

临床痴呆评定量表（clinical dementia rating，CDR）评分：1 分（记忆 1 分、定向 0.5 分、判断力和解决问题能力 1 分、社会事务 0.5 分、家庭和爱好 1 分、个人料理 1 分）。

汉密尔顿抑郁量表 17 项版本（Hamilton depression scale－17，HAMD－17）评分：8 分。

神经精神科问卷（neuropsychiatric inventory，NPI）评分：易激惹、情绪不稳，4 分。

日常生活基本能力量表（activity of paily living scale，ADL）评分：32 分。

【提出问题】

（1）患者主要有哪些异常体征？

（2）患者的头颅磁共振检查结果有何异常？

（3）患者的神经心理学检查有哪些异常结果，分别有什么意义？

（4）你觉得患者 3 个月前的脑梗死与这次疾病有关系吗？为什么？

【学习内容】

1. 血管性痴呆的定义、分类及临床特点

血管性痴呆（vascular dementia，VaD）是血管性认知障碍（vascular cognitive impairment，VCI）的一部分，泛指脑血管病后获得性智能损害，它包括了所有缺血性和出血性脑血管病，是继阿尔茨海默病（Alzheimer disease，AD）之后第二常见的痴呆。

VaD 的分类方法有很多。根据病变的部位及性质，可分为多梗死性、关键部位梗死性、皮质下性、低灌注性、出血性、遗传性、AD 合并 VaD 或混合性痴呆等多种类型。依据血管供血区的大小，VaD 又可分为大血管性痴呆、小血管性痴呆、低氧–缺血性/低灌注性痴呆以及出血性痴呆。

不同类型的 VaD，其临床表现可能不一样，但基本都包括认知功能障碍（如记忆障碍、执行能力或抽象思维能力下降、淡漠、行为异常等）和相关脑血管病的神经功能障碍这两个方面。VaD 的临床特点是痴呆可突然发生、阶梯式进展、波动性或慢性病程，有卒中病史等。

2. VaD 的影像学表现

VaD 的影像学特征为单一或多发脑梗死。头颅 CT 常显示脑血管病变征象，如不同部位的梗死灶及白质疏松，表现为相应部位单个或多个大小不等、新旧不等的低密度病灶。新鲜病灶边缘模糊，陈旧病灶边缘整齐，多位于左顶叶皮质、角回、枕叶、海马、尾状核、杏仁核、乳头体和胼胝体，左侧多于右侧或双侧分布。MRI 结果显示深部灰质、脑干及深部灰、白质散在的长 T1 和长 T2 信号，病灶周围可见局限性脑萎缩。白质损害常由小血管病变所致，也可见于其他痴呆，如 AD 等。

3. 认知障碍的神经心理学检查

临床神经心理学检查能够反映认知功能是否有损害、损害的程度及认知损害的特征和变化，是认知障碍和痴呆临床及科研中的重要环节。其中，认知评估包括总体认知功能、记忆力、注意力和执行功能、语言、视空间和结构能力、运用能力、社会认知等多个认知域的评估。

以痴呆检测为目标的认知功能评估分为临床筛查与临床诊断。

临床筛查或流行病学第 1 阶段调查强调的是快速简便，目前，国内外最常用的是 MMSE。MMSE 对痴呆诊断的敏感性和特异度较高，但对识别轻度认知功能障碍不够敏感，也不能作为痴呆鉴别诊断依据。其总分 30 分，识别痴呆的划界分为文盲组不超过 17 分、小学组不超过 20 分、中学或以上组不超过 24 分。也有研究认为在这个划界分的基础上加 2 分（即分别为19分、22 分、26 分）更为合理。MMSE 可用于 AD 随访，其总分每年下降 2 ～

除了 MMSE，常用的还有认知功能障碍筛查与诊断量表、记忆损害筛查量表、通科医生认知筛查量表。这些量表作为门诊初筛，耗时比 MMSE 少，但在国内尚缺少大样本随访验证。

另外，认知障碍筛查与诊断量表的信息来源，除了对受试者进行评估，还有为知情者或周围的人提供受试的信息，如 AD 的早期筛查、老年认知功能减退知情问卷、日常认知问卷，以及远方（电话或邮件）得到的信息，如认知功能电话问卷。

临床诊断方面，国际上常用美国阿尔茨海默病注册联盟成套神经心理测试进行测试，但在我国大陆（内地）地区没有引进。以往更多使用的是张明园引进修订的一组测验，包括 Flud 物品记忆测验、积木测验、言语流畅性测验、数字广度测验。这些测验中有些不需要被试者执笔书写，教育水平对结果的影响相对较小，可用于文盲与低教育人群的老年期痴呆的诊断；缺点是判别标准已经 20 多年没有更新，可能已经不适合当前的老年人群。此外，国内也有选择痴呆严重程度分级量表（如 CDR）、智能筛查测验（CASI）、阿登布鲁克认知检查量表（修订版）（ACE-R）和剑桥老年认知量表。

《2018 中国痴呆与认知障碍诊治指南（三）：痴呆的认知和功能评估》推荐，对于认知障碍为主诉的就诊者，选择 MMSE 和蒙特利尔认知评估量表（montreal cognitive assessment，MoCA），或类似的筛查量表组合进行初步筛查。对于筛查结果为阳性者，针对不同的认知领域，选择标准化测验进行系统评估。

由于痴呆患者认知功能下降常常伴有情感障碍、人格变化、行为异常、日常社交及生活能力低下等，故在诊断痴呆时除了对受试者进行详细全面的认知功能评估，还须评估其日常活动能力、精神行为症状，可分别选用 ADL 和 NPI 等。

【解决问题】

（1）患者主要有哪些异常体征？

患者的主要异常体征有：面容忧虑，易激惹，言语单调，语量少，反应迟钝，时间定向力差。人物定向力尚可，记忆力、计算力差，右侧中枢性面舌瘫和右侧肢体肌力差。

（2）患者的头颅磁共振有何异常？

（根据教师提供的头颅 MRI 影像资料作答。）

（3）患者的神经心理学检查有哪些异常结果，分别有什么意义？

MMSE 评分为 20 分，属轻度痴呆。

CDR 评分为 1 分，提示痴呆严重程度为轻度。

NPI 评分为易激惹/情绪不稳 4 分，表明患者有轻度的精神行为异常。

ADL 评分为 32 分，提示患者日常生活活动能力减退。

（4）你觉得患者 3 个月前的脑梗死与这次疾病有关系吗？为什么？

有关系。患者此次的疾病为痴呆，而卒中后认知障碍是脑梗死常见的并发症之一。患者有高血压、高血脂、吸烟、脑梗死病史等多重 VaD 的危险因素，且其认知功能障碍突然发生，以记忆力、视空间能力、执行功能障碍为主，头颅 MRI 结果提示左侧大脑半球多发性陈旧性脑梗死，支持 VaD 的诊断。相关检验检查结果与 AD、谵妄等其他原因所致的痴呆不相符，故考虑为脑梗死后所致的痴呆可能性大。

第 三 幕

王医生分析患者的相关检查结果后告知患者及其家属，患者患了 VaD，VaD 是脑梗死常见的一种并发症。除了继续给予阿司匹林以抗血小板聚集、给予他汀类调脂及降压，加用了盐酸多奈哌齐片改善智能。听到"痴呆"两个字，患者和他的老伴、儿子一时都不能接受。患者当了一辈子的教师，头脑一向灵活，怎么说痴呆就痴呆了呢？接下来的日子里，患者心情更加低落，常常呆坐或默默地流泪，不愿与人交谈，也不愿吃药，夜里辗转反侧不能入睡。家人非常着急和担心，准备到医生办公室找王医生好好了解一下。

【提出问题】

（1）VaD 的病因是什么？哪些人容易患 VaD？

（2）为什么王医生诊断患者为 VaD，而非老年性痴呆或其他类型的痴呆？

（3）假如你是王医生，请帮助解答患者及其家属的疑惑。

【学习内容】

1. VaD 的病因与发病机制

VaD 是指由脑血管病变引起的以痴呆为主要临床表现的疾病。脑血管病变引起脑组织血液供应障碍，从而导致脑功能衰退是其病因。主要的脑血管病包括与大动脉病变、心源性栓塞、小血管病变及与血流动力学机制有关的脑梗死、脑出血、脑静脉病变等。梗死、白质病变、不完全的缺血性损伤、局部和远处的缺血性功能改变等均与 VaD 有关。

VaD 的发病机制非常复杂，是多种脑血管病的结果。痴呆的发生与血管病变的性质和部位有关。有人认为，多发性小梗死灶对痴呆的发生有重要作用，小梗死灶越多，出现痴呆的机会越多；也有人提出，痴呆的发生与脑梗死的容积有关，当容积超过 50 mL 时常出现痴呆。

2．VaD 的危险因素

VaD 的危险因素主要有老龄、卒中史、左半球卒中、白质损害、脑萎缩、高血压、高血脂、糖尿病、普遍性动脉硬化、心肌梗死史、受教育程度较低和吸烟等。

3．VaD 的诊断与鉴别诊断

1）VaD 的诊断。

（1）诊断要素。VaD 的诊断包含以下 3 个基本要素：①肯定为痴呆；②有脑血管疾病的存在；③痴呆与脑血管疾病相关，并排除其他痴呆的病因。

（2）诊断步骤。对 VaD 的诊断应采用综合评价的方法，其临床诊断可分为 3 个步骤：①临床检查，包括详细的病史、体格检查和各种生化检查。②影像学检查及神经电生理检查，如头颅 CT、MRI、EEG 等。③严格的神经心理学和行为学评价。第 3 步最重要，医师运用各种神经心理测试量表对患者进行评分。各项检查结果由临床医师综合分析，最后根据国内外常用的 VaD 诊断标准做出最后诊断。

（3）诊断标准。目前，VaD 的权威诊断标准随着科技的发展在不断地更新，既往的国际标准有：《美国精神疾病诊断标准》，《疾病和有关健康问题的国际统计分类（第 10 次修订版）》《美国加利福尼亚阿尔茨海默病疾病诊断和治疗中心标准》《美国神经病学、语言障碍和卒中 – 老年痴呆和相关疾病学会标准》。新近更新的标准包括：《2011 年中华医学会血管性认知障碍的诊断标准》《2011 年美国卒中协会/美国心脏协会（American Stroke Association/ American Heart Association，ASA/AHA）诊断标准》《2013 年美国精神医学协会 DSM-5 诊断标准》及 2014 年 Vas-Cog 发布的《关于 VaD 或血管性认知疾病的诊断标准》。

《2018 中国痴呆与认知障碍诊治指南（一）》推荐使用中华医学会在 2011 年血管性认知障碍的诊断标准（表 2–1–7）及在国际血管行为和认知障碍学会在 2014 年发布的血管性认知障碍的诊断标准。

血管性认知障碍诊断须具备以下 3 个核心症状：①认知损害。主诉或知情者报告有认知损害，且客观检查也有认知损害的证据和/或客观检查证实认知功能较以往减退。②血管因素。血管因素包括血管危险因素、卒中病史、神经系统局灶体征、影像学显示的脑血管病证据，以上各项不一定同时具备。③认知障碍与血管因素有因果关系。通过询问病史、体格检查、实验室和影像学检查确定认知障碍与血管因素有因果关系，并能排除其他导致认知障碍的原因。

血管性认知障碍的程度诊断为：①非痴呆型血管性认知障碍。日常能力基本正常。复杂的工具性日常能力可能有轻微损害。不符合痴呆的诊断标准。②VaD。认知功能损害明显影响日常生活能力、职业或社交能力，符合痴呆诊断标准。

2）VaD 的鉴别诊断。

（1）AD。VaD 与 AD 在临床特点、神经心理及神经病理等方面均有较多相似之处。两者在发病早期鉴别较容易，晚期鉴别则较困难。

从临床特点来看，AD 的特征是隐匿起病、缓慢进展的智能退化，有明确的轻度认知功能障碍到重度 AD 典型认知功能障碍逐渐加重的病史，并缺乏局灶性脑损害的症状和体征。VaD 病情多为波动性变化，且具有相对明确的卒中病史或较为明显的局灶性症状和体征。

在神经心理学检查项目中，VaD 患者比 AD 患者的自由回忆更好，且回忆均较为连贯。两者均可出现情感淡漠，但 AD 多在疾病早期出现，而 VaD 往往仅出现于疾病晚期。另外，VaD 患者常常伴有执行功能障碍，且有研究表明，VaD 患者的精神性焦虑较 AD 患者的严重。

在神经影像学上，VaD 与 AD 的一个主要区别是 VaD 的病变多为局灶性、不对称性，而 AD 的则为弥漫性、对称性病灶。在结构影像学上，VaD 表现为新旧不一的梗死灶，伴不同程度的不对称性脑萎缩及脑室扩大；而 AD 患者的影像学改变通常具有弥漫性和对称性，主要是颞叶皮层的萎缩。功能影像中，AD 多为皮层氧代谢及葡萄糖代谢的全面性降低，而 VaD 多表现为病灶区域的局灶性降低。

（2）额颞叶痴呆。额颞叶痴呆是一组以大脑额颞叶局灶性进行性变性为主的疾病。临床表现为人格改变、社会抑制和进行性痴呆，而记忆障碍相对较轻。额颞叶痴呆与 VaD 都可出现认知功能下降，但额颞叶痴呆的特征性临床特点有助于与 VaD 鉴别：①成年的任何年龄均可发病，中老年（50～60 岁）人起病多见。②进行性痴呆，首发症状为缓慢发展的人格改变和社会行为障碍，然后出现记忆、语言、认知功能的损害。早期的颞叶损害症状常表现为情感失控或行为冲动，或退缩，出现不适当态度和礼仪举止，性行为抑制，食欲亢进，出现模仿行为等。③早期语言受损表现为语量减少，出现语义性命名障碍、刻板语言、模仿语言等。④患者有掌颌反射和抓握反射等额叶释放体征。⑤神经影像学检查可发现特定部位——额叶和/或颞叶萎缩。

（3）假性痴呆　VaD 与抑郁症所致的假性痴呆的鉴别有时较困难，抑郁性假性痴呆是 VaD 最常见的误诊原因之一。尤其在老年人中，抑郁症的特征常常不典型。一些患抑郁症的老年患者甚至否认抑郁症状，因而常把这种伴随抑郁出现的认知改变误诊为痴呆。抑郁性假性痴呆和痴呆的鉴别要点见表 2 - 1 - 7。

表 2 - 1 - 7　抑郁性假性痴呆与痴呆的鉴别

鉴　别	抑郁性假性痴呆	痴　呆
发病时间	突然发病	逐渐发病
自主神经征象	常见	较少见
认知缺损	暴露	掩饰
回答问题	经常回答"我不知道"	努力回答问题
认知表现	易变	一贯差
记忆	近记忆和远记忆可能同样差	近记忆减退重于远记忆
日落现象（认知损害傍晚加重）	不常见	常见
精神疾病史	常有	不常有

另外，VaD 还须与帕金森病痴呆、路易体痴呆、亨廷顿病等疾病相鉴别。

3. 卒中后抑郁的识别与处理

抑郁是 VaD 常见的精神行为症状之一。超过 22% 的卒中患者发展成重度抑郁症，而超过 17% 的卒中患者患有轻度或中度的抑郁症。VaD 的抑郁症状主要表现为担忧多虑、兴趣丧失、绝望、有自杀念头、社会退缩、自恋、缺乏自信、有病态负罪感、睡眠延迟、无主观反应性、早醒、入睡困难和丧失性欲。抑郁相关评估量表有助于识别是否存在抑郁及其严重程度。临床常用的量表有 SDS 及 HAMD。

卒中后抑郁不仅影响患者的生活质量及全面康复，还会加重认知损害，因而对其早期识别和干预十分重要。有证据表明，有效的抗抑郁治疗能改善患者的认知功能和生活质量。选择性 5 - 羟色胺再摄取抑制剂为常用的抗抑郁药。另外，选择性 5 - 羟色胺和去甲肾上腺素再摄取抑制剂，以及去甲肾上腺素和特异性 5 - 羟色胺抗抑郁药也较常见。这些药物在临床使用上副作用少，使用相对安全。如果症状符合抑郁症的诊断标准，且在 2 周内没有改善，就应该采取干预手段，包括给予心理治疗、药物治疗等。

4．血管性认知功能障碍的预防、治疗及生活指导

（1）血管性认知障碍的预防。血管性认知障碍的预防战略分为一级预防和二级预防。

一级预防。脑血管病的危险因素和脑血管病本身都是血管性认知障碍的主要病因。因此，控制脑血管病的危险因素（如高血压病、糖尿病、高脂血症等）、减少脑血管病的发生是血管性认知障碍一级预防的根本途径。

二级预防。对于已经出现卒中或血管性认知障碍的患者，应进行血管危险因素的干预以防止再次出现卒中，从而预防血管性认知障碍的发生或减缓血管性认知障碍的进展。

（2）VaD 的治疗。治疗原则包括防治卒中、改善认知功能及控制精神行为症状。①防治卒中。治疗卒中和认知障碍的危险因素，如高血压、高血脂、糖尿病和心脏病，以及戒烟等；早期诊断和治疗卒中；预防卒中再发，如给予抗血小板聚集、抗凝治疗等。②改善认知功能症状的治疗。《2016 年中国血管性认知障碍诊疗指导规范》推荐，胆碱酯酶抑制剂和美金刚对轻、中度 VaD 患者的认知功能有轻度改善作用，可用于其治疗；某些中药提取物如银杏制剂可改善 VaD 患者的认知功能，但不能提高其日常生活能力；某些中成药的疗效则仍需进一步研究；目前，尼莫地平治疗血管性痴呆的有效性还缺少充分的证据。③控制精神行为症状。抑郁是 VaD 患者的常见症状，有效的抗抑郁治疗能改善患者的认知功能和生活质量。常用的抗抑郁剂为选择性 5 - 羟色胺再摄取抑制剂和 5 - 羟色胺和去甲肾上腺素再摄取抑制剂等。抗精神病药物常用于出现幻觉、妄想、激越和攻击行为等症状的治疗，治疗精神行为症状时应首选非药物治疗，使用非典型抗精神病药物时应充分考虑患者的临床获益与潜在风险。

（3）VaD 的生活指导。①重视病前预防或减缓痴呆的发生。积极防治导致痴呆的各种危险因素，如血管源性疾病、不良的生活方式、抑郁情绪等。老人退休后，应积极参加社会活动，广交朋友，从事力所能及的体力和脑力活动。②培养和训练痴呆老人的生活自理能力。要督促患者料理自己的生活，如买菜做饭、清理个人卫生。鼓励其参加社会活动，安排一定的时间看报、看电视，使患者与周围环境有一定接触，减缓精神衰退。对中、重度痴呆老人，家属要花一定时间帮助和训练患者的自理生活能力，如梳洗、进食、如厕等，并要求其按时起床，家属或照料者陪伴其外出时引导患者注意认路、认家门。同时，可带领患者做些简单的家务活，如擦桌子、扫地等。

注意，切不可图省事，一切包办，那样反而会加速痴呆的发展。③安全护理。对中、重度痴呆患者要留意其安全。不要让患者单独外出，以免迷路、走失，必要时可将写有姓名、住址、联系方式的卡片放在患者身上，方便走失后及时找回。对行动不便者行走时应有人扶持，防摔倒或骨折。洗澡时防止烫伤。进食须有人照看，以免食物呛入气管而窒息死亡。家里的药品等危险品应保管好，并嘱患者远离电源。最好能做到时时处处不离人。④预防和治疗躯体疾病。痴呆老人反应迟钝，严重者不知冷暖及危险，很容易发生躯体疾病，患病后又不能主诉身体不适。家人或照料者应注意密切观察，若有异常，及时送往医院就诊。⑤心理护理。尊重患者的人格和自尊，千万不要以为患者"傻"了，就对其斥责、讥笑，使其心理受到伤害，产生低落情绪，甚至发生攻击性行为。对老年期痴呆患者发生的一些精神症状和性格变化，家属应理解是疾病所致，精神上要鼓励、安慰，生活上要关心，以减缓痴呆的进展。

【解决问题】

（1）VaD 的病因是什么？哪些人容易患 VaD？

脑血管病变引起脑组织血液供应障碍，从而导致脑功能衰退是其病因。容易患 VaD 的人群为有以下具有危险因素者：老龄、卒中史、左半球卒中、白质损害、脑萎缩、高血压、高血脂、糖尿病、普遍性动脉硬化、心肌梗死史、受教育程度较低和吸烟等。

（2）为什么王医生诊断患者为"VaD"，而非"老年性痴呆"或其他类型的痴呆？

患者有高血压、高龄、高脂血症和吸烟等危险因素，3 个月前有脑梗死病史；此次为亚急性起病，近 2 周来有记忆障碍主诉，神经心理学检查有客观提示认知功能障碍，记忆及视空间执行力明显受损，且对其日常生活及社交能力有明显影响；相关检验检查提示认知障碍与脑梗死之间有因果关系。临床特点可排除谵妄、AD 等其他原因导致的痴呆，故目前诊断 VaD 明确。

（3）假如你是王医生，请帮助解答患者及其家属的疑惑。

患者后期情绪更加低落，常常呆坐或默默流泪，不愿与人交谈及吃药，有夜间睡眠障碍等表现，是抑郁的临床特点。结合卒中后抑郁，尤其是 VaD 患者抑郁发病率高的特点及患者的临床症状，可使用抑郁相关评估量表如汉密尔顿抑郁量表对其进行评估，明确抑郁的诊断。如果患者相关量表评分达到抑郁的诊断标准，且上述抑郁症状持续时间超过 2 周，则应诊断为卒中后抑郁。鼓励患者尽量多与人交往，参加社会活动，建议患者的家属充分认识

VaD 和卒中后抑郁的病情的严重性及危害性，给他足够的健康护理和社会心理支持；同时，根据病情选择合适的抗抑郁药物治疗，如 5 - 羟色胺再摄取抑制剂类等。注意遵医嘱服药，不要自行加减药物或药量，并定期返院复诊。

（吕志红）

第二章　中枢神经系统感染

第一节　头，痛痛痛！

【学习纲要】

1．基础医学

（1）脑脊液的实验室检查判读。

（2）颅内感染的影像学表现。

（3）类风湿性关节炎的 X 线检查结果表现。

（4）抗结核药物的治疗原则、机理、用法、不良反应。

2．临床医学

（1）神经系统疾病的诊断原则。

（2）颅内感染性疾病的鉴别诊断。

（3）肺内外结核的分型及特点。

（4）腰椎穿刺术的适应证与禁忌证。

（5）关节痛的鉴别诊断。

（6）类风湿性关节炎的治疗原则。

3．人文医学

（1）《保护性医疗制度》的应用。

（2）提高患者依从性的技巧。

第 一 幕

元旦过后便是春节，儿子、女儿都要回来了，许×这些天有些忙碌。这几天，他白天帮着老伴儿打扫卫生、购置年货，傍晚时觉得两侧太阳穴闷闷地痛，他想："到底有些老了，吃点止痛药，睡一觉就好了。"渐渐地，患者觉得不太对劲，头痛的时间越来越长，程度逐渐加重，整个头顶部触摸后像过电似的，有时下午自感发热，但没有测量体温。患者将这种情况告诉了家属，家属劝他到医院就诊。于是，全家人陪他到附近的医院进行检查，家属表示患者既往体健。病历记录如下。

查体：血压 135/79 mmHg，体温 37 ℃，意识清楚，言语清晰，视野无缺损，双侧瞳孔等大、等圆，直接、间接对光反射灵敏，双侧额纹对称，双眼闭目正常。鼻唇沟对称，伸舌居中。眼球活动无受限，咽反射存在。四肢肌张力、肌力正常，四肢腱反射（＋＋），双侧 Babinski 征（－）。全身深、浅感觉未见异常，共济检查（－）。颈稍抵抗，Kernig 征（＋），Brudzinski 征（－）。

根据患者的病情，当地医生安排了相关检查。检查结果如下。

（1）一般性检查结果。血尿便常规、电解质、肝肾功能、心电图及胸片结果均未显示明显异常。

（2）腰椎穿刺术检查结果。压力 220 mmH$_2$O；脑脊液白细胞计数 18／μL，总蛋白质量浓度 0.72 g/L，空腹血葡萄糖摩尔浓度 2.27 mmol/L；脑脊液乳酸脱氢酶质量浓度 47.4 U/L。

（3）PET-CT 检查结果。①大脑右侧额顶叶及大脑镰前纵裂皮层表面弥漫性氟代脱氧葡萄糖代谢增高，提示有脑膜弥漫性转移的可能，未完全排除感染性病变；②双肺有多发小结节，未确定是否转移；③甲状腺双侧叶弥漫性氟代脱氧葡萄糖增高，其中，左叶下极结节伴局灶性氟代脱氧葡萄糖高代谢，建议行活检；④颈Ⅱ区小淋巴结氟代脱氧葡萄糖代谢增高；⑤肝脏有多发小囊肿，右下肺有钙化灶，有轻度脑萎缩，余腹部、盆腔未见明显异常的氟代脱氧葡萄糖浓聚（此处教师可提供类似结果的 PET-CT 头部扫描图和全身扫描图来示教）。

【提出问题】
（1）患者在外院的查体记录有哪些异常？
（2）出现这种情况，考虑病变部位可能在哪里？

（3）可能有哪些疾病会导致患者反复的发热和头痛？哪种疾病的可能性最大？

（4）如果是肿瘤性疾病，患者家属要求向患者保密，你怎么做？

【学习内容】

1. 脑膜刺激征的检查方法及意义

脑膜刺激征的检查方法包括颈强直、Kernig 征、Brudzinski 征和 Lasegue 征检查方法。

（1）颈强直检查。患者仰卧，检查者以一手托起患者枕部，并将其颈部向胸前屈曲，使下颌接触前胸壁，正常人应无抵抗存在。颈强直为脑膜受刺激所致，表现为颈后肌痉挛，尤其以伸肌为重，被动屈颈时遇到阻力，严重时其他方向的被动动作也受到限制。主要见于各种脑膜炎、蛛网膜下腔出血、脑脊液压力增高等。

（2）Kernig 征检查。患者取仰卧位，一侧下肢伸直，另一侧下肢屈髋屈膝均呈直角，检查者以一手按握膝关节上方，另一手托住其足跟部并向上抬举使膝关节被动伸展（此处请教师提供 Kernig 征检查的示意图或视频资料来示教）。正常人大腿与小腿的夹角大于 135°。伸展小腿与大腿夹角小于135°，或大腿后屈肌紧张有明显抵抗并伴有疼痛即为阳性。

（3）Brudzinski 征检查。患者仰卧，伸直下肢，检查者以手托起患者的头部使其下颌接近前胸部，若颈部有抵抗及颈后疼痛感，伴有双下肢髋关节反射性屈曲即为阳性（此处请教师提供 Brudzinski 征检查的示意图或视频资料来示教）。

（4）Lasegue 征检查。为神经根受刺激的表现。检查时嘱患者仰卧，伸直下肢，检查者一手置于患者的膝关节上，使其下肢保持伸直，另一只手将其下肢抬起。正常人可抬高至70°以上。如果抬不到30°，即出现由上而下的放射性疼痛，视为检查阳性。见于坐骨神经痛、腰椎间盘突出或腰骶神经根炎等。该方法是在与脑膜病变相鉴别时使用。

脑膜刺激征是脑膜病变时脊髓膜受到刺激并影响到脊神经根，当牵拉刺激时引起相应肌群反射性痉挛的一种病理反射。临床上可见于脑膜炎、蛛网膜下腔出血等。

2. 颅内病变导致头痛伴发热的鉴别诊断

（1）颅内感染。急性起病，病前多有感染史。大多数颅内炎症以发热、头痛为主要表现，脑脊液压力高，并有相应炎性改变。查体可见脑膜刺激征为阳性。

（2）脑膜癌病。慢性起病，进行性加重。以头痛、呕吐为主要临床表现，脑脊液压力高，并且病理学检查可见异型细胞。PET-CT 结果提示全身多发高代谢灶，查体脑膜刺激征阳性。肿瘤性发热是指由肿瘤本身所引起的发热，可能与肿瘤细胞分泌的致热原有关，也可能与肿瘤坏死物质被吸收有关。

（3）颅内占位性病变。慢性起病，进行性加重。以头痛、呕吐为主要临床表现，查体可见脑实质受累的局灶性症状、体征。常表现为间歇热或者不规则热，体温在 38 ℃左右，甚至在 40 ℃以上，应用抗生素无效。血象检查一般正常，可有轻度白细胞升高或者贫血。

（4）颅内静脉窦血栓形成。起病相对缓慢，好发于产后、老年、感染等高凝血状态的情况下，临床表现有头痛、呕吐等颅内压增高症状，呕吐多为喷射性；必要时完善颅内静脉造影以明确诊断。颅内静脉窦血栓形成可病变的性质可分为非炎症性和炎症性，炎症性又称作化脓性静脉血栓形成或血栓性静脉炎，此时常伴有不规则发热、寒战。

3. PET-CT 高代谢病灶的意义及鉴别

通常恶性肿瘤组织的葡萄糖代谢高于正常组织，行 PET 可以用来区别病变的良、恶性。PET 作为功能影像方法广泛地应用于脑部肿瘤的诊断。但在 FDG-PET 中表现为高代谢的病灶还有其他病变的可能；同时，在 FDG-PET 中表现为低代谢的肿瘤也不乏存在。这些可能影响 FDG-PET 对脑部肿瘤诊断的准确率。

PET-CT 检查结果须与以下病变导致的假阳性或假阴性结果相鉴别。

（1）可能导致检查出现假阳性结果的病变：①肉芽肿性炎性病变。临床以结核性肉芽肿和结节病多见，于躯干部常见。脑结核性肉芽肿性病变在组织病理学上表现为大量的新生血管和纤维组织母细胞；病变的中心区域可有坏死或凝血组织，大量的新生血管组织以 18F－脱氧葡萄糖为能量来源，而新生血管的细胞膜增殖也需要大量的 18F－乙基胆碱，因此，在 PET 中表现为高代谢，这可能是造成脑结核性肉芽肿炎性假阳性的主要原因。②血管性病变。脑梗死后坏死和血管畸形后变性坏死。这类血管性病变在 18F－脱氧葡萄糖和 18F－乙基胆碱 PET 显像中呈现高代谢病灶的原因可能是血脑屏障被破坏后，显像剂滞留在病变区。③脱髓鞘病变。脱髓鞘病变在 18F－乙基胆碱 PET 显像中的表现，可能是由于病灶中髓鞘变性后崩解成颗粒状，被大量吞噬细胞吞噬，此时，病变处少突胶质细胞明显减少，甚至脱失，而星形胶质细胞反应性增生十分明显，大量吞噬细胞对 18F－乙基胆碱显像剂也会产生吞噬作用，同时，星形胶质细胞反应性增生时细胞膜也会增殖，18F－

乙基胆碱的代谢就会增高。

（2）可能导致检查出现假阴性结果的肿瘤：①胚胎发育不良性神经上皮瘤；②星形细胞瘤Ⅱ级；③少突胶质瘤；④胃印戒细胞癌脑转移。

4．保护性医疗制度

对患者保守秘密，实行保护性医疗制度是医疗中一项重要内容，它能使患者对医务人员产生信赖和安全感，建立战胜疾病的信心。因此，医护人员要有高尚的医德、医风，上班时要仪表端庄、举止文明、态度和蔼、谈吐文雅、树立良好的服务形象，使患者产生医疗安全感。

（1）关怀、体贴并同情患者，对患者的询问要耐心解释，多做开导性、劝慰性的谈话，避免不良刺激性语言。

（2）患者为配合医师诊疗而讲述个人及家庭的秘密，医护人员要以尊重和爱护患者的态度，不准向他人泄漏患者陈述的隐私，不拿患者的秘密作为谈笑的资料。

（3）对某些严重的疾病或目前医学尚无法医治的疾病，要对患者保密，不做任何暗示，并嘱其亲友做好保密工作。

（4）当需要对患者做病情交代时，由主管医师进行解释，其他人员应主动回避。

（5）为教学工作的需要，进行现场示教时，或者在患者清醒的情况下手术时，不允许泄漏患者不应了解的情况。

（6）讨论病例或会诊时，不宜在患者或其亲友在场的情况下进行。

（7）医护人员不准在患者面前讨论治疗问题，也不准谈论医疗差错、事故问题，避免对患者产生不良刺激。医院的内部矛盾、治疗中存在的分歧意见，不得在患者及其亲友面前泄露，不准利用患者去打击报复其他人员。

（8）对无意中了解到自己病情的身患重病或不治之症的患者要严加注意，及时做好思想工作。对有自杀念头的患者要特别警惕，并及时向有关部门报告，防止发生意外。

（9）门诊走廊、大厅、病房室内外禁止吸烟。分诊护士要做好分诊工作。诊室内要保持只有1名医师和1名患者，除特殊情况外，陪者不准进入诊室。

（10）在做各种检查和治疗操作时，应做好解释工作。操作时要认真细心，以消除患者疑虑，减轻患者痛苦。男医师对女患者检查时必须有女医护人员或女陪人在场。

（11）工作环境内不允许嬉笑打闹，以免对患者产生不良影响。危重患者应放在抢救室，以免对其他患者产生不良刺激。

（12）合理安排作息时间，排除非医疗性因素对患者的干扰，以保证患者有充足的睡眠时间。患者住院期间未经许可不准离院，以免发生意外。

（13）医技科室所做的某些预后不良的检查（病理、放射、超声、胃镜、同位素等）的结果，根据保护性医疗制度，可在一定时间内对患者进行保密。病情及诊断情况由主管医师亲自介绍。

（14）除医务主管部门外，任何人员都不得介入医疗纠纷和医疗差错事故的调查处理。

（15）病案资料要注意保管，严防患者或亲属私自翻阅或抄录及抢夺。

【解决问题】

（1）患者在外院的查体记录可见哪些异常？

患者查体脑膜刺激征阳性：颈稍抵抗，Kernig 征（＋）。

（2）出现这种情况，考虑病变部位可能在哪里？

考虑定位于脑膜系统。

（3）可能有哪些疾病会导致患者反复的发热和头痛？哪种疾病的可能性最大？

主要考虑颅内感染、脑膜癌瘤病。根据患者当时的 PET 情况考虑肿瘤性疾病可能性大，同时，感染性疾病不能排除。

（4）如果是肿瘤性疾病，患者家属要求向患者保密，你怎么做？

应满足家属的要求，根据《保护性医疗制度》，对某些严重的疾病或目前医学尚无法医治的疾病，要对患者保密，不做任何暗示，并嘱其亲友做好保密工作。

第 二 幕

当地医院诊断为"脑膜癌瘤病、甲状腺癌全身多发转移"。这一消息对这个原本和谐美满的大家庭来说无异是晴天霹雳。全家人一致决定将患者转至省里知名度较高的医院做活检手术。此时，距发病已经 3 个月有余。手术过程很顺利，术后病理结果提示"桥本氏甲状腺炎"，家属感到欣慰，不是"癌症"，是较好的结果。

经过术后口服甲状腺素等治疗，患者再也没有出现无明显诱因头痛、发热。1 个月后，患者出院了。正当一切都趋于平静，患者却再次出现持续的头痛，每天下午都发热，一旦体温超过 38 ℃，便头痛难忍，夜间时体温逐渐下降伴有大汗。家属再次没有主意，既然不是"癌症"，为什么又头痛了？于是，发病 4 个月后患者再次来到医院住院。住院后查体情况与当地医院记录基本一致，经管医生安排了相关检查项目。检查结果如下。

（此处请教师提供结核性脑膜炎的 MRI 影像资料来示教。）

（1）腰椎穿刺检查结果。压力 300 mmH$_2$O。①脑脊液常规检查结果。脑脊液白细胞计数 245／μL，多个核 75%，总蛋白质量浓度 0.72 g／L，蛋白（＋）。②脑脊液生化检验结果。蛋白质量浓度 1.40 g／L，葡萄糖摩尔浓度 2.0 mmol／L，氯化物摩尔浓度 108 mmol／L．脑脊液细胞学检查结果：混合型细胞反应，未见异性细胞，阿利新蓝色染色（－）（此处请教师提供类似结果的脑脊液细胞学检查图片资料来示教）。

（2）血常规检验结果。血红蛋白质量浓度 110 g／L，血小板计数 386×10^9／L。

（3）肾功能检验结果。尿酸摩尔浓度 508 μmol／L。

（4）甲状腺功能检验结果。促甲状腺激素质量浓度 74.68 μIU／mL，游离甲状腺素摩尔浓度 9.71 pmol／L，游离三碘甲腺原氨酸摩尔浓度 2.09 pmol／L。

【提出问题】

（1）病理报告排除肿瘤的诊断，你同意吗？为什么？

（2）患者这种反复发热、夜间出汗的表现，在临床上被称为什么症状？

（3）患者磁共振检查、腰椎穿刺的实验室检查及细胞学检查结果提示什么？

（4）患者还需要进行哪些检查？

【学习内容】

1. 颅内感染的鉴别诊断

颅内感染的鉴别诊断见表 2－2－1。

表 2－2－1　颅内感染的鉴别诊断

类　别	化脓性	结核性	病毒性	隐球菌性
病原学	各种细菌	结核菌	各种病毒	隐球菌
起病	急性起病	亚急性起病	夏秋季节多发，多为急性起病	隐匿起病
临床表现	颅内压增高	出现结核中毒症状，颅内压增高	出现全身中毒症状，如发热、头痛、肌痛、恶心、呕吐、腹泻和全身乏力	颅高压症状明显

续表 2 - 2 - 1

类　别	化脓性	结核性	病毒性	隐球菌性
查体	出现脑膜刺激征，部分患者出现局灶性神经功能损害症状，如偏瘫、失语等	出现脑膜刺激征，以脑神经损害常见，有颅内血管炎表现	出现脑膜刺激征	出现脑膜刺激征，脑神经尤其是视神经受累常见
脑脊液的外观	混浊或呈脓性	淡黄色，稍混浊	清亮	清亮
脑脊液的细胞数	细胞数明显升高，以中性粒细胞为主	白细胞升高，但不如化脓性脑膜炎明显	细胞数轻度升高，淋巴细胞轻、中度升高	常低于 500 × 10^6/L，以淋巴细胞为主
脑脊液的蛋白	升高	明显升高	可轻度增高	高
脑脊液的糖	下降	下降	正常	下降
脑脊液的氯化物	下降	下降	正常	下降
脑脊液的细胞学特点	（1）急性炎症渗出期。以嗜中性粒细胞反应为主，杆状多见，对细菌有很强的吞噬作用。（2）亚急性增殖期。给予有效抗生素治疗后，细胞总数和嗜中性粒细胞减少；单核细胞增多，多数发育成吞噬细胞。（3）修复期。给予有效抗生素治疗数天后，中性粒细胞减少，单核细胞老化，激活淋巴细胞增多，呈淋巴细胞反应	（1）前 10 天左右，嗜中性粒细胞比例较高（60% ~ 80%），核左移现象不明显。（2）最显著特征为出现混合型细胞反应，持续时间长，短时间常无明显改变。（3）最常见的细胞学特点是混合型细胞反应中以淋巴细胞为主	（1）早期可见明显的嗜中性粒细胞反应，但持续时间短（仅数小时，一般为 24 ~ 48 h）。（2）由淋巴细胞、淋巴样细胞和浆细胞的增殖所替代，形成病毒性脑膜炎的典型脑脊液细胞学图像：淋巴细胞反应为主	以淋巴细胞反应为主，阿利新蓝染色结果呈阳性

2. 腰椎穿刺术的适应证及禁忌证

（1）适应证。①中枢神经系统炎症性疾病的诊断与鉴别诊断包括化脓性脑膜炎、结核性脑膜炎、病毒性脑膜炎、霉菌性脑膜炎、乙型脑炎等。②脑血管意外的诊断与鉴别诊断包括脑出血、脑梗死、蛛网膜下腔出血等。③肿瘤性疾病的诊断与治疗用于诊断脑膜白血病，并通过腰椎穿刺鞘内注射化疗药物治疗脑膜白血病。④测定颅内压力和了解蛛网膜下腔是否阻塞等。⑤椎管内给药。

（2）禁忌证。①可疑颅高压、脑疝；②可疑颅内占位病变；③休克；④危重患者；⑤穿刺部位有炎症；⑥有严重的凝血功能障碍患者，如血友病患者等。

3. 结核中毒症状的临床表现

有些患者抵抗力很差，感染结核菌的菌量大，毒力强时可表现为结核中毒症状，如全身不适、发热、乏力、盗汗、易疲劳、心烦意乱、食欲减退，时间长了体重还会下降，女性患者有时会有月经紊乱。常见的结核中毒症状为发热和盗汗。

（1）肺结核病的发热特点。①长期低热，一般在午后和傍晚出现。所谓低热，也就是体温在 38 ℃以下，清晨可以恢复到正常体温。很多患者不知道自己在发热，有的患者可以出现厌倦和不适。②体温可能不稳定，在工作时自觉发热和疲劳，稍作休息后体温还不能恢复正常。③在病情恶化进展时，发热明显，尤其是在肺部有其他细菌感染的情况下，可发生高热，有时高达 39 ～ 40 ℃，身体抵抗力极度低下时结核菌可能播散全身，这时会出现持续的寒战、高热现象。④个别女性月经前后可以出现低热，而患了肺结核时，在经期过后发热也不能立即恢复正常。

（2）肺结核病的盗汗特点。所谓盗汗，即患者在入睡或睡醒时全身出汗，一般发生在体质虚弱的孩子身上（有时正常的小孩也可能有此现象）。肺部病变较重的患者盗汗现象较多出现，严重的时候衣服被子都可以湿透，而且患者自觉疲劳和虚弱。

4. 常见的结核菌感染的检查方法及其优缺点

1）检查方法。

（1）实验室检查。①细菌学检查——涂片染色镜检、结核菌培养、药敏试验、菌种鉴定；②免疫学检查——结核菌素试验（也被称为 PPD 皮试）、结核抗体检测、结核感染 T 细胞斑点试验、细胞学检查；③基因诊断——应用 PCR 技术扩增结核分枝杆菌的 DNA。

（2）影像学检查。行胸片、肺部 CT（检查微小、隐匿病变）和 PET-CT

（非常规）等检查。

（3）病理检查。人体免疫力及变态反应性、结核菌入侵的数量及其毒力，与结核病变的性质、范围及从一种病例类型转变为另一类型的可能性与速度均有密切关系。主要有 3 种类型：渗出、增生、坏死（干酪样坏死）。

2）几种检查方法的对比及优缺点见表 2 - 2 - 2。

表 2 - 2 - 2　结核杆菌感染检查方法的优缺点比较

检查方法	优　点	缺　点
涂片染色镜检	多种标本，操作简便，价格低	不能区分非结核分枝杆菌，不能区分死活菌，灵敏度低
结核菌培养	敏感性、特异性较涂片高，分离纯活培养物，可做药物敏感试验	需时长，2 ～ 8 周，操作复杂，受影响因素多
药敏试验、菌种鉴定	为临床治疗参考，流行病学指标	时间长，可重复性差，实验室耐药与临床耐药有差距
结核抗体	快速、简易	灵敏度、特异度低
结核菌素试验	经济、简便，用于流行病学大规模筛查	特异性差、敏感度低。仅免疫正常的阴性及强阳性有一定意义
结核感染 T 细胞斑点试验	其敏感性与结核菌素试验的相似，但特异性显著增高，受卡介苗和环境分枝杆菌感染影响小，时间短	昂贵，操作复杂，阳性仅代表既往感染
PCR	特异性较高，时间短	对实验室要求高，存在假阳性、假阴性，死活菌均为阳性
病理检查	可确诊结核病	标本取材复杂，易漏诊

2013 年 2 月 21 日的《新英格兰医学杂志》报道了 1 篇权威的《结核病》综述。文章中提到："痰液显微镜检查、液体培养基中的培养和随后的药物敏感试验，为目前建议诊断活动性结核病的标准方法。干扰素 - γ 释放试验和结核菌素皮肤试验对诊断活动性疾病没有作用。核酸扩增试验、影像学和活检样本的组织病理学检查可对这些评价（方法）进行补充。在结核病和 HIV 感染流行率高、资源受限的环境中，估计所有结核病患者有 30% 以及超过 90% 的耐多药和广泛耐药结核病患者均未得到诊断。"

5. 脑膜结核的影像学特点

脑膜结核指结核病灶累及脑膜，包括硬脑膜、软脑膜、基底池脑膜及室管膜等。病理改变包括结核性脑膜增厚（狭义的结核性脑膜炎）、脑膜结核瘤、硬膜下（外）结核性脓肿等。脑膜结核常出现脑梗死、脑萎缩及脑积水等继发性改变。其影像学特点如下。

（1）基底池、侧裂池和软脑膜的增厚。基底池、脑裂和脑沟内的脑脊液 MRI 信号被增厚的脑膜部分或者全部替代，T1 加权图像表现高于脑脊液且与脑实质相仿的信号，T2 加权图像表现低于脑脊液但等于或者略高于脑实质的信号，脑实质表面欠光整，增强扫描后呈明显强化，为均质或不均质强化，或者为线样强化。软脑膜的增厚可为薄线样，也可为不均匀地增厚。脑膜增厚的邻近脑实质可出现炎性水肿，表现不强化的长 T1、长 T2 信号。CT 平扫检查结果示：脑裂和脑沟的脑膜增厚，表现为脑脊液腔隙内被高于脑脊液的密度填充，发生在基底池时表现为基底池脑膜的增厚，可有点状钙化。行增强扫描时明显强化。室管膜的改变表现为室管膜增厚，MRI T1 加权图像信号高于脑脊液，MRI T2 加权图像等于或略高于脑脊液。行增强扫描时明显强化。室管膜粘连时可见不同程度的脑室扩张及扭曲变形。CT 平扫图像示增厚的室管膜密度高于脑脊液且明显强化。

（2）脑膜结核瘤。MRI 中 T2 加权图像表现为等信号或略高信号，大部分病灶难以分辨干酪样坏死的中心，因而在非增强的 T1 加权图像中常与增厚的脑膜混在一起，难以分辨是不规则增厚的脑膜还是结核瘤。干酪样坏死中心在 T1 加权图像表现低信号，T2 加权图像可为高信号（完全液化）或低信号（未液化），也可为混杂信号（部分液化）。增强后的 T1 加权图像上肉芽肿环明显强化，干酪样坏死中心则不强化。DWI 检查结果则为低信号。CT 检查结果示：结核瘤直径较小时表现为高于脑脊液密度与脑实质密度相仿的病灶，行增强扫描可见明显强化的肉芽肿环和不强化的干酪样坏死中心。当结核瘤直径较大时，强化前表现为呈低密度的干酪样坏死中心和等密度的肉芽肿环。

（3）硬膜下或硬膜外结核性脓肿。硬膜下脓腔表现为颅骨内板下新月形病灶，硬膜外脓肿则表现为颅骨内板下双凸透镜形态的病灶。MRI 中 T1 加权图像示低信号，T2 加权图像示高信号；脓肿壁在 T1 加权图像和 T2 加权图像均表现为等信号或略高信号。增强扫描时脓肿壁明显强化，脓腔则不强化。DWI 图像示高信号。

【解决问题】

（1）病理报告排除肿瘤的诊断，你同意吗？为什么？

同意，病理检查是肿瘤诊断的金标准，通过手术排除原发性肿瘤病灶后可排除肿瘤转移的诊断。

（2）患者这种反复发热、夜间出汗的表现，在临床上被称为什么症状？

被称为结核中毒症状。

（3）根据患者磁共振检查，腰椎穿刺的实验室检查及细胞学结果，提示什么？

提示结核性脑膜炎。

（4）患者还需要进行哪些检查？

还需要进行结核菌素斑点试验、结核菌培养、结核抗体、结核菌素试验、胸部 CT。

第 三 幕

经过一系列的相关检查，结果如下。

（1）结核菌素斑点试验检查结果为阴性。

（2）胸部 CT 结果为双侧胸膜增厚。（此处请教师提供结核性胸膜炎的胸部 CT 影像资料来示教。）

经管医生考虑"结核性脑膜炎"的可能性比较大。医生向家属交代病情，并给予诊断性抗结核治疗。具体用药方案：利福平 0.45 g，每天 1 次；异烟肼 0.9 g，每天 1 次；吡嗪酰胺 0.25 g，每天 3 次；乙胺丁醇 0.75 g，每天 1 次。治疗 2 周后，患者的头痛明显缓解。第 4 周，体温恢复正常，没有发热。每周复查腰椎穿刺，脑脊液压力、生化、常规等检查都逐渐趋于正常。（此处请教师提供结核性脑膜炎患者 3 次脑脊液细胞学复查结果有明显变化的图片资料来示教。）

治疗的第 5 周，患者再次出现发热，没有头痛，但伴游走性大关节疼痛，右手中指掌指关节红肿。患者回忆，以前也有过类似症状，1～2 天后就好转了，因此，从未在意。

家属又担心了起来，好不容易头痛好了，怎么关节开始痛了？

【提出问题】

（1）结核性脑膜炎的抗结核治疗需要遵循哪些原则？现在的药物剂量合适吗？常见的不良反应有哪些？

（2）患者的关节疼痛，可能的原因是什么？

（3）针对关节疼痛，应进一步完善哪些检查？

【学习内容】

1. 抗结核药物的治疗原则、机理、用法、不良反应、副作用的观察及预防

抗结核药物的治疗原则为早期、联合、适量、坚持全程、规律用药。常见的抗结核药物如下。

第一线抗结核药。该类药物疗效好，毒性低，如异烟肼、利福平、乙胺丁醇、链霉素、吡嗪酰胺。

（1）异烟肼。对结核杆菌具有高度选择性，及很强的抑菌或杀菌作用，抑制细菌分枝菌酸的合成。不良反应有周围神经损害、肝损害。治疗过程中须定期监测肝功能，必要时给予护肝药物。可预防性给予营养神经治疗，如维生素 B_1、维生素 B_6 和维生素 B_{12}。

（2）利福平。为广谱杀菌药，抗菌作用强，特异性抑制细胞依赖 DNA 的 RNA 多聚酶，阻碍 mRNA 合成。不良反应有胃肠道反应、超敏反应、肝损害、流感综合征。治疗过程中须定期监测肝功能，必要时给予护肝药物。如果出现胃肠道反应，可给予对症治疗。

（3）乙胺丁醇。对繁殖期的结核杆菌作用较强，可杀菌，在细胞内、外均有抗菌作用。不良反应有球后视神经炎。可预防性给予营养神经治疗，如维生素 B_1、维生素 B_6 和维生素 B_{12}。因乙胺丁醇具有视神经毒性作用，儿童、孕妇应尽量不使用。

（4）链霉素。有杀菌作用，作用仅次于异烟肼和利福平。不良反应有易产生抗药性和有严重的耳毒性。可预防性给予营养神经治疗，如维生素 B_1、维生素 B_6 和维生素 B_{12}。因链霉素具有听神经毒性作用，孕妇尽量不使用。

（5）吡嗪酰胺。进入吞噬细胞内，转化成吡嗪酸而杀菌。对静止期缓慢生长的结核菌有杀灭作用。在酸性环境下抗菌增强。不良反应为当高剂量（大于 3 g）、长疗程使用时有肝脏毒性，可抑制尿酸盐排泄和诱发痛风。须定期监测尿酸，必要时给予降尿酸等治疗。

第一线抗结核药物的具体用量见表 2 - 2 - 3。

表 2 - 2 - 3　第一线抗结核药物用量

药　物	成人日常用量	儿童日用量	用药途径	用药时间
异烟肼	600 ～ 900 mg，每天 1 次	10 ～ 20 mg/kg	静脉及口服	1 ～ 2 年
利福平	450 ～ 600 mg，每天 1 次	10 ～ 20 mg/kg	口服	6 ～ 12 个月
吡嗪酰胺	1 500 mg，每天 1 次	20 ～ 30 mg/kg	口服	2 ～ 3 个月
乙胺丁醇	750 mg，每天 1 次	15 ～ 20 mg/kg	口服	2 ～ 3 个月
链霉素	750 mg，每天 1 次	20 ～ 30 mg/kg	肌注	3 ～ 6 个月

第二线抗结核药。该类药物毒性较大、疗效较低，如对氨基水杨酸、乙硫异烟肼、氨硫脲、环丝氨酸、卷曲霉素、卡那霉素。

第二线抗结核药对氨基水杨酸的抑菌作用和穿透力均较弱，多不单用。其影响叶酸代谢，类似磺胺。与链霉素、异烟肼等合用可增强疗效，延缓抗药性的产生。不宜与利福平同时使用。不良反应有胃肠反应、超敏反应。其毒性小，但发生率高。对胃肠反应、超敏反应可对症给予护胃、抗过敏等治疗。

2. 常见关节痛的鉴别诊断

常见关节痛的鉴别诊断见表 2 - 2 - 4。

表 2 - 2 - 4　常见关节痛的鉴别诊断

关节	类风湿关节炎	强直性脊柱炎	骨关节炎	痛风	SLE
周围关节炎	有	有	有	有	有
起病	缓	缓	缓	急骤	不定
首发部位	掌指关节、指间关节近端、腕	膝、髋、踝	膝、腰、远端指间关节	第一跖趾	手及其他
疼痛性质	持续，休息后加重	休息后加重	活动后加重	剧烈，夜间痛	不定
肿胀性质	软组织为主	软组织为主	骨性肥大	红、肿、热	少见
畸形	常见	部分常见	小部位	少见	偶见
演变	对称性多关节炎	不对称下肢大关节炎	负重关节	反复发作	—
脊柱炎	偶有	必有	腰椎骨质增生	无	无
骶髂关节	—	—	唇样改变	—	—

【解决问题】

（1）结核性脑膜炎的抗结核治疗需要遵循哪些原则？现在的药物剂量合适吗？常见的不良反应有哪些？

结核性脑膜炎的抗结核治疗应遵循早期、联合、适量、坚持全程、规律用药等原则。现在的用药剂量为给予利福平 0.45 g，每天 1 次；异烟肼 0.9 g，每天 1 次；给予吡嗪酰胺 0.25 g，每天 3 次；给予乙胺丁醇 0.75 g，每天 1 次。该方案是合适的。常见不良反应有肝损害等，具体详见【学习内容】。

（2）患者关节疼痛，可能的原因是什么？

　　患者既往有高尿酸血症，给予抗结核治疗中吡嗪酰胺可诱发痛风，故首先考虑痛风的可能性大；但患者出现近端指间关节疼痛，该部位属于类风湿性关节炎的常见病变部位，不能排除类风湿性关节炎。

　　（3）针对关节疼痛，应进一步完善哪些检查？

　　还应进一步完善的检查有血沉测定、C 反应蛋白测定；血清球蛋白测定、免疫球蛋白测定、血清补体测定、血清铁蛋白测定；类风湿因子测定；抗环瓜氨酸肽抗体（抗角蛋白抗体、抗核周因子和抗环瓜氨酸肽抗体、抗突变型瓜氨酸波形蛋白抗体）测定；影像学检查，如关节 X 线检查、关节超声检查；关节积液检查。

第 四 幕

　　针对患者发热、关节疼痛情况，邀请风湿免疫科专家进行会诊，并完成相关检查。结果如下。

　　（1）双手正位 X 线检查（请教师提供右手中指掌指关节周围软组织水肿及关节端骨质疏松的双手正位 X 线片来示教）。

　　（2）C 反应蛋白含量 50.40 mg/L，第 1 小时红细胞沉降率 95 mmH_2O；抗环瓜氨酸肽抗体浓度 455.91 RU/mL；RF（＋）；血清铁蛋白质量浓度 410.710 ng/mL；尿酸质量浓度 508 μmol/L。

　　风湿免疫科专家会诊时考虑："关节痛查因，是痛风性关节炎，还是类风湿性关节炎？"给予强的松以抗炎，美洛昔康以止痛，柳氮磺吡啶和羟氯喹以进行免疫抑制，碳酸氢钠以降尿酸，昆仙胶囊以祛风除湿，并继续四联抗结核治疗。9 周后，脑脊液常规、生化检查结果示完全恢复正常，患者再没有出现头痛、发热、关节痛等不适。患者要出院了，出院前家属悄悄找医生说："医生，你好好和他说说要注意什么，不然他一回家就谁都管不了。"

【提出问题】

　　（1）常见的肺外结核有哪些？各自的特点是什么？

　　（2）类风湿性关节炎主要治疗手段有哪些？与抗结核治疗有矛盾吗？

　　（3）患者出院时，要向他交代哪些注意事项？

【学习内容】

1．肺结核的分型及 X 线检查特点

肺结核的分型及 X 线检查特点见表 2 - 2 - 5。

表 2 - 2 - 5　肺结核的分型及 X 线检查特点

名　称	分　类	X 线检查特点
原发型肺结核	—	出现哑铃形阴影，即原发病灶、引流淋巴管炎和肿大的肺门淋巴结形成典型的原发综合征
血行播散型肺结核	急性粟粒型	开始为肺纹理增粗，症状出现 2 周左右可发现由肺尖至肺底呈大小、密度和分布均匀的粟粒状结节阴影，结节直径为 2～4 mm，多小于 3 mm
	慢性血行播散型	呈双上、中肺野为主的大小不等、密度不同和分布不均的粟粒状结节阴影。新鲜渗出与陈旧硬结和钙化病灶共存
	亚急性播散型	早期呈弥漫网织状阴影，2 周后出现细小结节状阴影，大小、形态基本一致，在两肺广泛分布。部分伴有斑片状、条索状及/或空洞阴影
继发型肺结核	浸润型肺结核	出现肺尖和锁骨下小片状或斑点状阴影，可融合和形成空洞
	空洞型肺结核	多由干酪渗出病变溶解形成洞壁不明显的、多个空腔的虫蚀样空洞，伴有周围浸润病变的新鲜的薄壁空洞
	结核球	多由干酪样病变吸收和周边纤维膜包裹或干酪空洞阻塞性愈合而形成，结核球内有钙化灶或液化坏死形成空洞
	大叶性干酪样肺炎	X 线检查结果显示：出现大叶性密度均匀的磨玻璃状阴影，逐渐出现溶解区，呈虫蚀样空洞，可出现播散病灶，痰中能查出结核分枝杆菌
	纤维空洞型肺结核	双侧或单侧出现纤维厚壁空洞和广泛的纤维增生，造成肺门抬高和肺纹理呈垂簾样，患侧肺组织收缩，纵隔向患侧移位
结核性胸膜炎		伴有胸腔积液，胸腔积液在 300 mL 以下时，后前位 X 线胸片可能无阳性发现。当积液达 300 mL 以上时立位可见肋膈角变钝，仰卧位仍可见锐利的肋膈角。有中等量积液时，表现为胸腔下部均匀的密度增高阴影，膈影被遮盖，积液呈上缘外侧高、内侧低的弧形阴影。有大量胸腔积液时，肺野大部呈均匀的浓密阴影，膈影被遮盖，纵隔向健侧移位
其他肺外结核		根据发病部位不同显示相应的 X 线表现

2．肺外结核的特点

人体除了毛发、指甲等部位不会感染结核，其他部位均会感染。肺外结核占全部结核病的 9.7%～11.9%。常见的肺外结核如下。

（1）淋巴结结核。淋巴结结核是最常见的肺外结核。

（2）结核性脑膜炎。结核性脑膜炎是肺外结核中病情最严重的一种类型，最严重的部位通常是颅底部。

（3）结核性胸膜炎。结核性胸膜炎多发生于青少年，病例解剖可分为结核性干性胸膜炎和结核性渗出性胸膜炎。

（4）消化系统结核。消化系统结核包括结核性腹膜炎、肠结核、肝结核等。

（5）骨关节结核。骨关节结核分为骨结核、滑膜结核和全关节结核。

（6）泌尿系结核。泌尿系结核多为下行感染，从肾开始，然后蔓延到输尿管、膀胱、生殖系统等。

3．类风湿性关节炎治疗原则

（1）药物治疗。给予以下药物进行治疗：①非甾体类抗炎药；②改善病情抗风湿药，如甲氨蝶呤、柳氮磺吡啶、来氟米特、抗疟药（羟氯喹）、青霉胺、硫唑嘌呤、环孢素；③糖皮质激素；④生物制剂，如抗肿瘤坏死因子α拮抗剂，包括阿达木单抗、抗 CD20 单抗等；⑤植物药制剂，如雷公藤、青藤碱等。

（2）外科治疗。内科治疗仍不能控制病情的患者，可进行手术治疗。手术方法有滑膜切除术、关节成形术、软组织松解或修复手术、关节融合术等。

4．结核性脑膜炎治疗效果评价

（1）观察症状。观察头痛、发热症状是否消失，局部神经功能损害症状是否改善。

（2）复查检验。住院期间，每周复查腰椎穿刺结果，查看压力、常规、生化、细胞学检验结果。连续 2 次脑脊液检查结果完全正常后，可改为口服药物并出院。出院后，每月 1 次返院复查腰椎穿刺结果，如结果持续正常，建议继续复查并维持药物治疗至 1 年左右。

（3）复查影像学。每 3 个月复查头颅磁共振。

5．类风湿性关节炎治疗效果评价

（1）临床症状。观察关节压痛、肿胀、变形情况；利用 10 cm 长的视觉模拟量表或李克特量表进行疼痛分级。

（2）复查检验。出院后每月复查 C 反应蛋白及血沉。每 3 个月复查 1 次类风湿因子及抗环瓜氨酸肽抗体。

（3）复查影像学。每 3 个月复查 1 次关节 B 超；每年复查 1 次双手腕、掌指关节的正、侧位片。

（4）问卷调查。可应用关节炎影响指数、健康评定问卷、健康指数问卷及多伦多关节炎患者认可残疾问卷对活动能力进行评价。

6. 提高患者依从性的技巧

治疗依从性是指患者对治疗和治疗行为遵从的程度，即患者对医嘱用药等治疗措施的遵从执行程度。治疗依从性的好坏直接影响治疗效果，良好的治疗依从性是保证治疗安全有效的重要前提。如何提高患者的治疗依从性？注意事项如下。

（1）加强治疗指导。医生在患者的依从性中起关键作用。医生指导患者时应该以患者能够理解的方式来进行，使用亲切的语言使患者感到宽慰，根据患者医疗需求和受教育程度提供浅显易懂的口头和书面信息，如为什么需要治疗，怎样合理地接受治疗，治疗的益处等。用药方案尽量适应患者的生活工作习惯，如一日三餐；设计对患者友好且易行的包装，如日历式、时钟式；简化用药方案，使用半衰期较长的药物，每天给药 1 次；告知各种药物的用法用量、注意事项和可能产生的不良反应。对老年或耳聋、记忆力差的患者就更要有耐心，最好在药袋或药盒上写清楚，防止错服或误服。

（2）阐明药物作用。医生要阐明药物的作用，使患者了解药物的重要性、药物何时产生疗效、治疗需要多长时间、疗程多长；给患者讲解如何服药、何时服药；让患者了解一次漏服的可能结果、能否补救、如何补救；如何发现或鉴别不良反应，一旦发生，应采取哪些措施；给患者讲解日常行为和饮食以及吸烟、喝酒对药物和疾病的影响；交代患者把药物放在使用方便的地方，并标明用法用量；及时、认真地解答患者提出的问题。

（3）减少不良反应。药物的副作用可以助长不依从性，因此，应加强药物情报的收集和交流工作，调查处方，进行临床用药分析，为临床合理用药提供信息；避免药物的不合理使用与配伍，降低毒副反应的发生率，提高治疗质量；正确指导患者用药，向患者宣传药品知识，消除其疑虑，提高患者的依从性。

（4）减少药物因素的影响。在患者条件许可的情况下，尽量选择速效、高效、长效、低毒、方便应用且色、香、味俱佳，患者乐于接受的新制剂产品，促使患者依从。药物的剂型和规格，可成为影响患者依从性的一个重要因素，一般内服剂型的依从性高于外用剂型，给药次数过多或具有不良气味及颜色的药物制剂，会引起患者尤其是患儿的不依从，等等。

（5）加强用药监督，开展治疗药物监测。推算给药剂量、间隔，使给药方案趋于个体化，以提高疗效，避免和减少毒副反应。当然，患者在药物治疗中的合作程度也能通过治疗药物监测来了解。积极开展治疗药物监测工作，督促患者依从。

（6）注重健康教育。医院可以充分地利用壁报栏广泛开展健康教育，开展社区医学教育或者开办用药依从性短期培训班，使患者自觉地采取有利于健康的行为，提高对自身疾病的认识，正确理解治疗方案，促使患者家属积极配合，支持和监督患者配合治疗。

（7）改善服务态度。患者受疾病折磨，往往心境不佳。多数患者的医学知识较为局限，情绪波动较大，精神不集中。医护人员热情、耐心、良好的服务态度及规范化的语言会给患者带来很大的安慰，取得患者的信任，能在一定程度上提高患者用药的依从性。

（8）调动支持系统。许多研究提示，支持系统的好坏与某些疾病的发生、发展、转归有一定关系。支持系统作为一种社会心理刺激因素会影响患者的身心健康，通过提供正确、合理的家庭和社会支持，改善家庭和社会环境，是提高治疗依从性的重要措施。

【解决问题】

（1）常见的肺外结核有哪些？各自的特点是什么？

详见【学习内容】。

（2）类风湿性关节炎主要治疗手段有哪些？与抗结核治疗有矛盾吗？

类风湿性关节炎主要治疗手段包括药物治疗和外科治疗。药物治疗中免疫抑制剂、糖皮质激素及生物制剂等均会使免疫力下降，导致结核菌播散。因此，在使用免疫抑制剂的同时，最重要的一点是需要排除结核感染，如有明确的结核感染，须在保证足量的抗结核药物使用的基础上给予免疫抑制治疗。

（3）患者出院时，要向他交代哪些注意事项？

患者出院时，医护人员须向他交代以下注意事项：①适当休息，加强营养，避免过度劳累。②结核性脑膜炎和类风湿性关节炎均为慢性疾病，患者需长期、系统、规范用药。③患者存在颅内感染，需定期复查腰椎穿刺及头颅磁共振，并调整抗结核药物的使用。④类风湿性关节炎是一种慢性全身性自身免疫性疾病，患者须在医生的指导下规律服用激素及免疫抑制剂等，不能自行决定随便增减药物，不要忘记服药；同时注意不要道听途说，去找"祖传秘方"等，以免上当受骗。⑤若出现副作用，要及时就诊或与医生联系，听从医生的指导。

（袁超）

第二节　恼人的虚汗

【学习纲要】

1．基础医学

（1）脑脊液的实验室检查判读。

（2）颅内感染的影像学表现。

（3）粟粒性肺结核的 CT 表现。

（4）抗结核药物的治疗原则、机理、用法、不良反应。

2．临床医学

（1）神经系统疾病的诊断原则。

（2）颅内感染性疾病的鉴别诊断。

（3）腰椎穿刺术的适应证与禁忌证。

（4）结核性脑膜炎的诊断原则。

3．人文医学

（1）开放性肺结核转诊制度的应用。

（2）提高患者依从性的技巧。

第　一　幕

　　2015 年 3 月初的一天晚上 2 时许，胡太太看到胡×出了一身汗，摸额头有点烫，感叹岁月不饶人。患者有排尿困难的老毛病，快 5 年了，最近越来越严重。夫妻俩商量后决定去医院就诊。几天后，患者入住当地医院的泌尿外科，胡太太告诉医生患者患高血压数年，一直没治疗过，血压一般在 160/120 mmHg；除了做过 $L_{4\sim5}$ 椎间盘内固定术，没做过其他手术；以前在家爱喝酒，每天中午喝 2 两白酒；烟龄为 20 余年，每天吸 1 包烟；有"小三阳"，但肝功能正常。入院后，患者的体温增高，诉头痛，医生考虑不能排除泌尿系感染，予头孢类抗生素治疗。2 天来，患者的体温没有明显好转，新的情况又出现了，患者老说自己的床头有人，黑衣人围着他，大喊大叫；有时候说话颠三倒四。无肢体抽搐，无二便失禁等。请神经内科专家会诊，查体发现脑膜刺激征为阳性，余无明显异常。根据患者的病情，医生安排了相关检查。结果如下。

（1）头颅 CT 检查结果。无明显异常。

（2）腰椎穿刺术检查结果。腰椎穿刺脑脊液检查压力 300 mmH$_2$O，有核细胞数 160／μL，单核 85％，多核 15％；脑脊液中的葡萄糖摩尔浓度 2.11 mmol/L，蛋白质量浓度 1.304 g/L，氯化物摩尔浓度 115 mmol/L。

（3）空腹血葡萄糖检查结果。空腹血葡萄糖摩尔浓度为 5.23 mmol/L。

【提出问题】

（1）患者的病史有什么特点？考虑哪里出了问题？

（2）结合现有的辅助检查，需要考虑哪些疾病，哪种可能性大？

（3）下一步还需要做哪些检查？

【学习内容】

1. 脑膜刺激征检查方法及意义

脑膜刺激征检查方法如下。

（1）颈强直检查方法。患者仰卧，检查者以一手托起患者枕部，并将其颈部向胸前屈曲，使下颏接触前胸壁。正常人应无抵抗存在。颈强直为脑膜受刺激所致，表现为颈后肌痉挛，尤其以伸肌为重，被动屈颈时遇到阻力，严重时其他方向的被动动作也受到限制。主要见于各种脑膜炎、蛛网膜下腔出血、脑脊液压力增高等。

（2）Kernig 征检查方法。患者取仰卧位，一侧下肢伸直，另一侧下肢屈髋屈膝均呈直角。检查者以一手按握患者膝关节上方，另一手托住其足跟部并向上抬举使膝关节被动伸展（此处请教师提供 Kernig 征检查的示意图或视频资料来示教）。正常人大腿与小腿成角可大于 135°。伸展小腿与大腿夹角小于 135°，或大腿后屈肌紧张有明显抵抗并伴有疼痛即为阳性。

（3）Brudzinski 征检查方法。患者仰卧两下肢伸直，检查者以手托起其头部使其下颌接近前胸部，如颈部有抵抗及颈后疼痛感，同时双下肢髋关节反射性屈曲即为阳性（此处请教师提供 Brudzinski 征检查的示意图或视频资料来示教）。

脑膜刺激征是脑膜病变时脊髓膜受到刺激并影响到脊神经根，当牵拉刺激时引起相应肌群反射性痉挛的一种病理反射。临床上可见于脑膜炎、蛛网膜下腔出血等。

2. 颅内病变导致头痛伴发热的鉴别诊断

颅内病变导致头痛伴发热的鉴别诊断如下。

（1）颅内感染。急性起病，病前多有感染史。大多数颅内炎症以发热、头痛为主要表现，脑脊液压力高，并有相应炎性改变。查体可见脑膜刺激征阳性。

（2）脑膜癌病。慢性起病，进行性加重。以头痛、呕吐为主要临床表现，脑脊液压力高，病理学检查可见异型细胞。PET-CT 检查结果提示全身有多发高代谢灶，查体脑膜刺激征为阳性。肿瘤性发热是指由肿瘤本身所引起的发热，可能与肿瘤细胞分泌的致热原有关，也可能与肿瘤坏死物质被吸收有关。

（3）颅内占位性病变。慢性起病，进行性加重。以头痛、呕吐为主要临床表现。查体可见脑实质受累的局灶性症状、体征。常表现为间歇热或者不规则热，体温在 38 ℃左右，甚至在 40 ℃以上，应用抗生素无效。血象检查一般正常，可有轻度白细胞升高或者贫血。

（4）颅内静脉窦血栓形成。起病相对缓慢，好发于产后、老年人、感染等高凝状态的情况下，临床表现有头痛、呕吐等颅内压增高症状，呕吐多为喷射性；必要时完善颅内静脉造影以明确诊断。颅内静脉窦血栓形成按病变的性质可分为非炎症性和炎症性两类，炎症性又被称为化脓性静脉血栓形成或血栓性静脉炎，此时常伴有不规则发热、寒战。

3. 颅内感染的脑脊液鉴别

颅内感染的脑脊液鉴别见表 2 - 2 - 6。

表 2 - 2 - 6　颅内感染的脑脊液鉴别

类　别	化脓性	结核性	病毒性	隐球菌性
病原学	各种化脓菌	结核分枝杆菌	各种病毒	隐球菌
外观	混浊或呈脓性	淡黄色，稍混浊	清亮	清亮
细胞数	细胞数明显升高，达 $[(500 \sim 1\,000) \times 10^6]$ /L，早期以中性粒细胞为主，占 $85\% \sim 95\%$，后期以淋巴细胞及浆细胞为主	白细胞升高，但不如化脓性脑膜炎明显	细胞数轻度升高，淋巴细胞轻、中度升高	常低于 500×10^6/L，以淋巴细胞为主
蛋白	升高	明显升高	可轻度升高	升高
糖	下降	下降	正常	下降
氯化物	下降	下降	正常	下降

续表 2 – 2 – 6

类 别	化脓性	结核性	病毒性	隐球菌性
细胞学特点	中性粒细胞反应出现较早，持续时间长，夹杂少量吞噬细胞或巨噬细胞，并可见淋巴细胞	前 10 天左右，中性粒细胞比例较高（0.6～0.8），核左移现象不明显。最显著特征为有混合性细胞反应，持续时间长，短时间常无明显改变。常见混合性细胞反应中以淋巴细胞为主	早期可见明显的中性粒细胞反应，但持续时间短（一般为24～48 h）；由淋巴细胞、淋巴样细胞和浆细胞的增殖所替代，形成病毒性脑膜炎的典型脑脊液细胞学图像：呈淋巴细胞反应	以淋巴细胞反应为主，阿利新蓝染色结果呈阳性

4．常见结核感染的检查方法

常见结核感染的检查方法有实验室检查、影像学检查和病理检查。

（1）实验室检查。①细菌学检查：染色镜检涂片、结核菌培养、药敏试验、菌种鉴定；②免疫学检查：结核菌素试验、结核抗体检测、结核感染 T 细胞斑点试验、细胞学检查；③基因诊断：应用 PCR 技术扩增结核分枝杆菌的 DNA。

（2）影像学检查。行胸片、肺部 CT（检查微小、隐匿病变）、PET-CT（非常规）和头颅 MRI 等检查。

（3）病理检查。主要为传统病理学检查。人体免疫力及变态反应性、结核菌入侵的数量及其毒力，与结核病变的性质、范围及从一种病理类型转变为另一种类型的可能性与速度均有密切关系。主要有 3 种类型：渗出、增生、坏死（干酪样坏死）。

【解决问题】

（1）患者的病史有什么特点？考虑哪里出了问题？

患者的病史特点为：中年男性，急性起病，病程 1 个多月，以发热伴精神异常为主要表现；予头孢类抗感染，体温无好转；既往有高血压病史，有吸烟、饮酒史。辅助检查示头颅 CT 结果正常，脑脊液检查提示压力增高，细胞数呈中度增高，以单个核细胞为主，葡萄糖含量低，氯含量低，蛋白增高。查体时发现脑膜刺激征为阳性，定位于脑膜；病程中出现反复精神异常、胡言乱语，提示脑实质受损，综合定位于脑膜及脑实质。

（2）结合现有的辅助检查，需要考虑哪些疾病，哪种可能性大？

患者以发热起病，脑脊液压力增高，细胞数呈中度增高，以单个核细胞为主，血糖低，血氯低，蛋白增高，主要考虑颅内感染。其中，结核性脑膜炎的可能性大。

（3）还需完善哪些检查？

还需完善以下检查：①细菌学检查，如涂片染色镜检、结核菌培养、药敏试验、菌种鉴定；②免疫学检查，如结核菌素试验、结核抗体检测、结核感染 T 细胞斑点试验、细胞学检查；③基因诊断，如应用 PCR 技术扩增结核分枝杆菌的 DNA；④影像学检查，如胸片、肺部 CT（检查微小、隐匿病变）和头颅 MRI 增强等检查。

第 二 幕

患者的检查结果如下。

脑脊液细胞学检查示混合性细胞反应中以淋巴细胞为主；结核菌素试验结果为阳性［此处请教师提供双肺弥漫性病变（考虑粟粒性结核可能性大）的胸部 CT 影像资料来示教］。

医生考虑结核性感染，予抗结核治疗，具体用药方案为：给予利福平 0.45 g，每天 1 次；异烟肼 0.9 g，每天 1 次；吡嗪酰胺 0.25 g，每天 3 次；乙胺丁醇 0.75 g，每天 1 次。患者腰椎穿刺结果逐渐好转，体温逐渐下降，但谷丙转氨酶浓度升高达 100 mmol/L。当地医院停用所有抗结核药物，并予易善复及甘利欣加强保肝治疗。2015 年 4 月 1 日，复查谷丙转氨酶的结果为摩尔浓度75 mmol/L。

【提出问题】

（1）哪些疾病可能导致双肺弥漫性病变？如果考虑开放性肺结核，能否诊断为结核性脑膜炎？

（2）医生给予抗结核治疗，这种做法你同意吗？为什么？

（3）上述抗结核治疗的药物剂量合适吗？肝功能异常考虑与哪些因素有关？

（4）此时停用抗结核药物，你同意吗？

【学习内容】

1. 胸部 CT 示双肺弥漫性病变的意义及鉴别

肺弥漫性病变的高分辨 CT 表现的基本类型如下。

（1）网状阴影。病理上主要为小叶间隔增厚、小叶内间隔增厚、小叶核心增厚、胸膜下线影、蜂窝肺和支气管血管周围间质增厚等改变。可见于特发性间质性肺炎、结节病、癌性淋巴管炎、特发性含铁血黄素沉积、感染性疾病等。

（2）粟粒状结节影。根据分布分为：①间质性结节，指位于肺门旁支气管血管束周围、小叶内中轴间质和周围间质旁（如胸膜下、叶间裂旁和小叶间隔壁上）的结节，边缘多清楚，血管纹理被掩盖而模糊不清，以结节病、癌性淋巴管炎常见。②气腔结节，为直径几毫米至 1 cm 的边缘模糊、密度均匀的结节影，发生于终末和呼吸性细支气管周围，定位于小叶中心，血管纹理多清晰，常见于尘肺或外源性过敏性肺泡炎等。③随机性结节，结节无规律或随机性分布，以粟粒性肺结核和血行转移瘤为常见。

（3）高密度影。指肺泡内气体被病理性组织（如渗出、炎性细胞浸润、肿瘤、出血）取代或阻塞性、外压性肺不张。根据实变密度分为 5 种：①气腔实变。②磨玻璃影。③碎石路样表现，或地图样分布于肺野中央区和外围区。④肉芽肿样病变。肉芽肿样病变的形态学介于实变和肿块之间，呈不符合肺段或肺叶的边缘模糊或不规则的斑片状阴影，病变中央密度较高，内可有支气管充气象或空洞，外围密度较低或边缘模糊呈"月晕征"。⑤低密度病变，提示肺内含气量过多、肺结构被破坏、肺内潜在腔隙扩大以及纤维化等。

2. 开放性肺结核的胸片表现

开放性肺结核的胸片表现如下。

（1）粟粒型肺结核。胸片表现特点为在症状出现 2 周左右可发现由肺尖至肺底呈大小、密度和分布三均匀的粟粒状结节阴影，结节直径为 2 mm 左右。亚急性或慢性粟粒型肺结核的病变部位以中肺为主，病灶可相互融合。

（2）浸润型肺结核。本型胸片表现多样。好发于上叶尖后段及小叶背段的多形态病变常被描述为经典的继发型肺结核的 X 线特征。浸润渗出性结核病变和纤维干酪增殖病变多发生在肺尖和锁骨下，影像学检查表现为小片状或斑点状阴影，可融合和形成空洞，渗出性病变易吸收，而纤维干酪增殖性病变吸收很慢，可长期无改变。

（3）慢性纤维空洞型。胸片常显示双侧或单侧出现纤维后壁空洞和广泛的纤维增生，造成肺门抬高和肺纹理呈垂柳样。患侧肺组织收缩，纵隔向患侧移位，常见胸膜粘连和代偿性肺气肿。

3．肺结核诊断标准及治疗原则

结核病是由结核分枝杆菌引起的慢性传染性疾病，可累及全身各个器官，以肺结核最为多见。痰中排菌的肺结核患者属传染性肺结核，是造成社会结核病传播和流行的传染源，为首要控制对象。

（1）肺结核的诊断。①两次痰标本涂片镜检抗酸杆菌呈阳性或分离培养结核分枝杆菌检测结果为阳性。②胸部 X 线片显示肺结核征象。

（2）肺结核的治疗原则。①早期。对所有检出和确诊患者均应立即给予化学治疗，早期化学治疗有利于迅速发挥早期杀菌作用，促使病变吸收和减少传染性。②规律。严格遵照医嘱要求规律用药，不漏服，不停药，以避免耐药性的产生。③全程。保证完成规定的治疗期是提高治愈率和减少复发率的重要措施。④适量。严格遵照适当的药物剂量用药，药物剂量过低不能达到有效的血药浓度，影响疗效和易产生耐药性；剂量过大易产生毒副反应。⑤联用。联合用药系指同时采用多种抗结核药物治疗，可提高疗效，同时通过交叉杀菌作用防止耐药性的产生。

3．结核性脑膜炎的治疗原则、药物治疗及不良反应

结核性脑膜脑炎的治疗应遵循以下原则：①早期用药、联合用药、规律用药、适当剂量、全程用药的结核病化疗原则；②选用有杀菌、灭菌作用，且通过血脑屏障良好的药物。

第一线抗结核药疗效好，毒性低，如异烟肼、利福平、乙胺丁醇、链霉素、吡嗪酰胺等。

（1）异烟肼。对结核杆菌有高度选择性，及很强的抑菌/杀菌作用，抑制胞壁分枝菌酸合成。不良反应为神经系统反应、肝损害。治疗过程中须定期监测肝功能，必要时给予护肝药物。可预防性给予营养神经治疗，如维生素 B_1、维生素 B_6 和维生素 B_{12}。

（2）利福平。为广谱杀菌药，抗菌作用强，可特异性抑制细胞依赖DNA 的 RNA 多聚酶，阻碍 mRNA 合成。不良反应有胃肠道反应、超敏反应、肝损害、流感综合征。治疗过程中定期监测肝功能，必要时给予护肝药物；如出现胃肠道反应，可给予对症治疗。

（3）乙胺丁醇。对繁殖期的结核杆菌作用较强，可杀菌，在细胞内、外均有抗菌作用。不良反应为可致球后视神经炎。可预防性给予营养神经治疗，如维生素 B_1、维生素 B_6 和维生素 B_{12}。因乙胺丁醇具有视神经毒性作用，儿童、孕妇应尽量不使用。

（4）链霉素。有杀菌作用，作用仅次于异烟肼和利福平。不良反应为易

产生抗药性、严重的耳毒性。可预防性给予营养神经治疗，如维生素 B_1、维生素 B_6 和维生素 B_{12}。因链霉素具有听神经毒性作用，孕妇尽量不使用。

（5）吡嗪酰胺。进入吞噬细胞内，转化成吡嗪酸杀菌。对静止期缓慢生长的结核菌有杀灭作用。在酸性环境下抗菌增强。不良反应为高剂量（大于 3 g）、长疗程应用可致肝脏毒性、抑制尿酸盐排泄、诱发痛风。须定期监测尿酸，必要时给予降尿酸等治疗。

第二线抗结核药毒性较大、疗效较低，如对氨基水杨酸、乙硫异烟肼、氨硫脲、环丝氨酸、卷曲霉素、卡那霉素等。

对氨基水杨酸的抑菌作用和穿透力均弱，多不单用。其影响叶酸代谢，作用类似磺胺。与链霉素、异烟肼等合用可增强疗效，延缓抗药性的产生。不宜与利福平同时使用。不良反应有胃肠反应和超敏反应。其毒性小，但发生率高。对于胃肠反应、超敏反应可对症给予护胃、抗过敏等治疗。

4. 开放性肺结核的转诊制度

根据《中华人民共和国传染病防治法（2013 年修订版）》，肺结核属于乙类传染病，各级医疗预防机构要专人负责，做到及时、准确、完整地报告肺结核疫情。同时做好转诊工作，转诊对象为肺结核、疑似肺结核患者。乡镇卫生院和没有能力进行 X 线诊断和痰结核分枝杆菌检查的医院应将肺结核可疑症状者推荐到结核病防治机构进行检查。做好结核病的疫情报告，按照卫生部《关于进一步做好结核病防治工作的通知》的要求，做好肺结核患者的转诊与归口管理工作，相关单位制定如下制度。

（1）各级医疗卫生保健单位发现肺结核患者、疑似肺结核患者，应将其转诊到结核病防治机构进行确诊。

（2）转诊单位必须填写肺结核转诊单一式三份，一份给结核患者到结核病防治机构就诊，一份送给结核病防治机构做患者追踪，一份留转诊单位备查。

（3）各级各类医疗卫生保健机构对诊断为肺结核或疑似肺结核的患者，按乙类传染病的报告要求，向结核病防治机构填报疫情报告卡，进行网络直报。并做好疫情登记，将患者转至结核病防治机构进行归口登记、治疗和管理。

（4）各级各类医疗单位，凡上报的结核患者、疑似的肺结核患者都要求填报内容翔实、地址准确、电话号码齐全，以备结核病防治所督导科随时追踪各级医疗单位已报告、转诊的肺结核患者的到位情况，提高转诊到位率。

（5）对推荐或转诊痰涂片结核菌呈阳性的肺结核患者生成病志，网上能查到的肺结核患者的单位或个人（经结核病防治机构确诊为阳性患者），由结核病防治机构发给劳务费（每例 10 元），作为"项目县"管理工作的激励费。对瞒报、漏报的单位或个人，将给予一定的处罚，严重者上报局领导，给予记大过处分。

【解决问题】

（1）哪些疾病可能导致双肺弥漫性病变？若患者为开放性肺结核，能否确诊结核性脑膜炎？

双肺弥漫性病变由【学习内容】所示的疾病导致。若患者患有开放性肺结核，则仅增加了其他系统外结核的证据。根据结核性脑膜炎的诊断评分（2009，表 2 - 2 - 7），仍不能确诊结核性脑膜脑炎。

表 2 - 2 - 7　结核性脑膜炎的诊断评分（2009）

编号	各种标准	诊断评分
1	临床标准	最大分值为 6 分
2	症状持续时间长于 5 天	4 分
3	有结核的全身症状（以下一项或多项）：体重下降（儿童生长缓慢），盗汗，或持续咳嗽超过 2 周。	2 分
4	过去 1 年内有肺结核接触史或结核菌素皮下试验阳性或 γ 干扰素释放试验阳性（仅适用于 10 岁以下儿童）	2 分
5	局灶性神经功能缺损（不包括脑神经麻痹）	1 分
6	脑神经麻痹	1 分
7	意识障碍	1 分
8	脑脊液标准	最大分值为 4 分
9	外观清亮	1 分
10	细胞数：$10 \sim 500 / \mu L$	1 分
11	淋巴细胞占优势（大于 50%）	1 分
12	蛋白质含量超过 1 g/L	1 分
13	脑脊液葡萄糖与血浆葡萄糖比例小于 50% 或脑脊液葡萄糖小于 2.2 mmol/L	1 分
14	脑影像学标准	最大分值为 6 分
15	脑积水	1 分
16	脑膜强化	2 分

续表 2 - 2 - 7

编号	各种标准	诊断评分
17	结核瘤	2 分
18	脑梗死	1 分
19	增强前颅底信号	2 分
20	其他部位结核的证据	最大分值为 4 分
21	胸部 X 线片显示有活动性肺结核：肺结核征（2 分）；粟粒性肺结核（4 分）	2 分或 4 分
22	行 CT/MRI 超声检查，在中枢神经系统外发现结核灶	2 分
23	痰、淋巴结、尿液、血培养示抗酸染色阳性或结核分枝杆菌阳性	4 分
24	神经系统外结核菌核酸检测阳性	4 分

根据患者的年龄、免疫状态及地域分布应行相应的微生物学、血清或病理学检查，排除以下疾病：化脓性脑膜炎、隐球菌性脑膜炎、梅毒性脑膜炎、病毒性脑膜炎、脑型疟疾、寄生虫或嗜酸性粒细胞脑膜炎、脑弓形虫病、细菌性脑脓肿、恶性肿瘤（淋巴瘤）。

具备下列一项或多项脑膜炎的症状和体征，如头痛、易激惹、呕吐、发热、颈强直、抽搐、局灶性神经功能缺损、意识障碍或倦怠，即符合临床诊断标准，确诊为结核性脑膜炎患者应符合（1）或（2）的标准。

（1）符合临床标准，同时具备以下一项或多项：

　　A. 脑脊液中查到抗酸杆菌。

　　B. 脑脊液结核菌培养阳性。

　　C. 或脑脊液结核菌核酸检测阳性。

（2）脑或脊髓中发现抗酸杆菌或结核性病理改变，同时有临床征象和相应的脑脊液改变或尸检呈脑膜炎改变。

很可能的结核性脑膜炎，患者应符合临床标准，同时具备以下项目：

（1）临床评分不低于 10 分（无脑影像学）。

（2）临床评分不低于 12 分（有脑影像学）。

（3）脑脊液或脑影像学评分至少 2 分。

（4）排除其他脑膜炎

续表 2 - 2 - 7

编号	各种标准	诊断评分
	可能的结核性脑膜炎，患者应符合临床标准，同时具备以下项目： (1) 临床评分6～9分（无脑影像学）。 (2) 或临床评分6～11分（有脑影像学）。 (3) 排除其他脑膜炎。 (4) 未行腰椎穿刺或脑影像学检查不得诊断或排除可能的结核性脑膜炎 无结核性脑膜炎，即已有其他疾病的诊断成立，无确诊的结核性脑膜炎或令人信服的二元疾病征象	

（2）目前的情况下，医生给予抗结核治疗。这种做法你同意吗？为什么？

同意。患者在病程中反复发热，脑脊液检查提示压力增多，细胞数中度增高，以单个核细胞为主，葡萄糖和氯的含量均低，蛋白的含量增高，考虑结核性脑膜脑炎的可能性大。此外，在病程中予抗结核治疗后体温较之前好转，外院复查腰椎穿刺脑脊液细胞数较之前的明显降低。患者既往有高血压等脑血管病危险因素，头颅 MRI 检查结果提示多支血管狭窄，不排除外在动脉粥样硬化基础上继发血管痉挛可能。此外，需要与结核性血管炎相区别。

（3）上述抗结核治疗的药物剂量合适吗？肝功能异常考虑与哪些因素有关？

上述抗结核药物剂量合适。肝功能异常主要与利福平等相关药物使用有关。利福平为广谱杀菌药，抗菌作用强，特异性抑制细胞依赖 DNA 的 RNA 多聚酶，阻碍 mRNA 合成。口服 1～2 h 后达到药物高峰浓度，半衰期为 3～8 h，有效血浓度可持续6～12 h，药量加大持续时间更长。口服后药物集中在肝脏，主要经胆汁排泄。不良反应有胃肠道反应、超敏反应、肝损害和流感综合征。治疗过程中应定期监测肝功能，必要时给予护肝药物。若出现胃肠道反应，可给予对症治疗。同时，异烟肼和吡嗪酰胺都有药物性肝损害，需先排除肝脏本身的疾病。患者既往有"小三阳"病史，须复查乙肝相关指标（乙肝病毒定量），请消化科专家会诊，排除乙型肝炎加重的可能。另外，患者有饮酒史，需排除酒精性肝炎。

（4）此时停用抗结核药物，你同意吗？

不同意。患者的转氨酶轻度升高，无须停用全部抗结核药物。若谷丙转氨酶升高3倍以上，则须停用抗结核药物。

第 三 幕

停药后 1 周，患者出现意识障碍，呼之可睁眼，随即入睡言语稍含糊，左侧肢体无力，颏胸距 5 横指，双侧 Kernig 征（＋）。转至上级医院。入院时 Glasgow-Pittsburgh 昏迷量表的评分为 14 分（E4V5M5）。

【提出问题】
（1）此时患者的意识障碍如何分级？
（2）导致意识障碍的原因有哪些？
（3）为明确病因，需进一步完善哪些检查？

【学习内容】
1. 意识障碍的临床分级

以觉醒度改变为主的意识障碍包括嗜睡、昏睡和昏迷。

（1）嗜睡，是一种病理性的表现，表现为睡眠状态过度延长。呼唤或推动患者的肢体时即可转醒，并能进行正确的交谈或执行指令。停止刺激后又继续入睡。

（2）昏睡，是一种比嗜睡程度深的觉醒障碍，一般的外界刺激不能使其觉醒，给予较强烈的刺激时可有短时的意识清醒，醒后可简短回答提问，当刺激减弱后又很快进入睡眠状态。

（3）昏迷，是指意识丧失，无自发睁眼，缺乏觉醒－睡眠周期，任何感觉刺激均不能唤醒的状态。按其程度可分为：①浅昏迷，表现为睁眼反应消失或偶见半闭合状态，无自发言语和有目的活动。疼痛刺激时有回避动作和痛苦表情，脑干反射（瞳孔对光反射、角膜反射、咳嗽反射和吞咽反射等）基本保留。②中昏迷，对外界一般刺激无反应，强烈疼痛刺激时可见防御反射活动，角膜反射减弱或消失，呼吸节律紊乱，可见周期性呼吸或中枢神经性过度换气。③深昏迷，对任何刺激无反应，全身肌肉松弛，眼球固定，瞳孔散大，脑干反射消失，生命体征发生明显变化，呼吸不规则。

以意识内容改变为主的意识障碍有意识模糊和谵妄。

（1）意识模糊。意识模糊表现为注意力减退，情感反应淡漠，定向力障碍，活动减少，语言缺乏连贯性，对外界刺激可有反应，但低于正常水平。

（2）谵妄。谵妄是一种急性的脑高级功能障碍，患者对周围环境的认识及反应能力均有下降，表现为认知、注意力、定向、记忆功能受损，思维推理迟钝，语言功能障碍，大量错觉、幻觉，睡眠—觉醒周期紊乱等，有时还可表现为紧张、恐惧和兴奋不安等，甚至可有冲动和攻击行为。病情常呈波动性，夜间加重，白天减轻，常持续数小时和数天。引起谵妄的常见神经系统疾病有脑炎、脑血管疾病、脑外伤及代谢性脑病等。其他系统性疾病也可引起谵妄，如酸碱平衡及水电解质紊乱、营养物质缺乏、高热、中毒等。

特殊类型的意识障碍包括去皮质综合征、无动性缄默症和植物状态。

（1）去皮质综合征。去皮质综合征多见于因双侧大脑皮质广泛损害而导致的皮质功能减退或丧失，皮质下功能仍保存，患者表现为意识丧失，但睡眠－觉醒周期存在，能无意识地睁眼、闭眼或转动眼球，但眼球不能随光线或物体转动，貌似清醒但对外界刺激无反应。光反射、角膜反射甚至咀嚼动作、吞咽、防御反射均存在，可有吸吮、强握等原始反射，但无自发动作。大小便失禁，四肢肌张力增加，双侧锥体束征阳性。身体姿势为上肢屈曲内收、腕及手指屈曲，双下肢伸直、足屈曲，有时呈去皮质强直。

（2）无动性缄默症。无动性缄默症又被称为睁眼昏迷，由脑干上部和丘脑的网状激活系统受损引起，此时大脑半球及其传出通路无改变。患者能注视周围环境及人物，貌似清醒，但不能活动或言语，大小便失禁。肌张力降低，无锥体束征。强烈刺激时不能改变其意识状态，存在觉醒－睡眠周期，常见于脑干梗死。

（3）植物状态。植物状态是指大脑半球严重受损而脑干功能相对保留的一种状态。患者对自身和外界的认知功能全部丧失，呼之不应，不能与外界交流，有自发或反射性睁眼，偶可出现视物追踪，可有无意义哭笑，存在吸吮、咀嚼和吞咽等原始反射，有觉醒睡眠周期，大小便失禁。持续植物状态是指颅脑外伤后植物状态持续 12 个月以上，其他原因持续在 3 个月以上。

2. 意识障碍的鉴别诊断

以下各综合征易被误诊为意识障碍，临床上应加以鉴别。

（1）闭锁综合征。闭锁综合征又被称为失传出状态，病变位于脑桥基底部，双侧皮质脊髓束和皮质脑干束均受累。患者意识清醒，因运动传出通路几乎完全受损而呈失运动状态，眼球不能向两侧转动，不能张口，四肢瘫痪，不能言语，仅能以瞬目和眼球垂直运动示意与周围建立联系。本综合征可由脑血管病、感染、肿瘤、脱髓鞘病等引起。

（2）意志缺乏症。患者处于清醒状态，运动感觉功能存在，记忆功能尚好，但因缺乏始动性而不语少动，对刺激无反应，无欲望，呈严重淡漠状态，可有额叶释放反射，如掌颏反射、吸吮反射等。本症多由双侧额叶病变所致。

（3）木僵。表现为不语不动，不吃不喝，对外界刺激缺乏反应，甚至出现大小便潴留，多伴有蜡样屈曲、违拗症，言语刺激触及其痛处时可有流泪、心率增快等情感反应，缓解后多能清除发病过程的记忆，见于精神分裂症的紧张性木僵、严重抑郁症的抑郁性木僵、反应性精神障碍的反应性木僵。

3. 意识障碍常见的病因及导致意识障碍的疾病

意识障碍可由不同的病因所引起，临床宜对具体问题具体分析，尤其是伴发不同症状或体征时对病因诊断有很大提示（表2-2-8）。

表2-2-8　伴发不同症状和体征的意识障碍的常见病因

伴随症状或体征	可能病因
头痛	脑炎、脑膜炎、蛛网膜下腔出血、脑外伤
视盘水肿	高血压脑病、颅内占位病变
瞳孔散大	脑疝、脑外伤、乙醇中毒或抗胆碱能与拟交感神经药物中毒
肌震颤	乙醇或镇静药过量、拟交感神经药物中毒
偏瘫	脑梗死、脑出血、脑外伤
脑膜刺激征	脑膜炎、脑炎、蛛网膜下腔出血
肌强直	低钙血症、破伤风、弥漫性脑病
痫性发作	脑炎、脑出血、脑外伤、颅内占位病变、低血糖
发热	脑炎、脑膜炎、败血症
体温过低	低血糖、肝性脑病、甲状腺功能减退
血压升高	脑梗死、脑出血、蛛网膜下腔出血、高血压脑病
心动过缓	甲状腺功能减退、心脏疾患

4. Glasgow-Pittsburgh 昏迷量表的评估

Glasgow-Pittsburgh 昏迷量表见表2-2-9。

表2-2-9　Glasgow-Pittsburgh 昏迷量表

姓名：　　　性别：　　　年龄：　　　床号：　　　住院号：

内　容	患者反应	计　分	评　分
睁眼	自动睁眼	4	
	呼之睁眼	3	
	疼痛引起睁眼	2	
	不睁眼	1	

续表 2 – 2 – 9

内　容	患者反应	计　分	评　分
言语反应	定向正常	5	
	应答错误	4	
	言语错乱	3	
	言语难辨	2	
	不语	1	
运动反应	能按指令动作	6	
	对刺痛能定位	5	
	对刺痛能躲避	4	
	刺痛肢体屈曲反应	3	
	刺痛肢体过伸反应	2	
	无动作	1	
总分	—		
		医　师　　　　年　　　月　　　日	

【解决问题】

（1）此时患者的意识障碍如何分级？

患者可睁眼，随即入睡，言语稍含糊，这种意识障碍属于嗜睡。

（2）导致患者意识障碍的原因有哪些？

导致意识障碍的原因考虑有结核性脑膜炎导致的脑水肿或脑积水，结核导致的血管炎引起的脑梗死，血管痉挛引起的脑缺血等。

（3）为明确病因，需进一步完善哪些检查？

为明确病因，需进一步完善头颅 MRI 与 MRA 检查，以明确是否为脑梗死，及梗死部位和责任血管；有无脑积水、脑水肿。可行经颅多普勒彩超，明确是否有血管痉挛。

第　四　幕

入院后详细查体，患者的生命体征平稳，左下肺可闻及散在湿啰音；昏睡，言语含糊；右侧额纹变浅，右侧鼻唇沟变浅；左上肢远端肌力为 3 级，近端肌力为 2 级，左下肢肌力为 2 级；具左侧 Babinski 征（＋），颈强，颏胸距 5 横指，双侧 Kernig 征（＋）。

（此处请教师提供右侧脑桥梗死的 MRI 影像资料来示教。）

脑血管病危险因素筛查结果为高血压病史。

诊断为脑干梗死。继续治疗后症状逐渐好转，准备转至当地（下级）医院继续治疗。

【提出问题】

（1）患者的查体可见哪些异常，考虑是哪里出现问题？

（2）结合患者的头颅磁共振表现，考虑患者出现意识障碍的原因是什么？

（3）下一步应如何处理？

（4）根据患者的病情，能否转至当地（下级）医院治疗，为什么？

【学习内容】

1. 后循环组成及缺血的临床表现

后循环由椎 - 基底动脉系统构成，椎动脉起自锁骨下动脉，两椎动脉经枕骨大孔入颅后合成基底动脉，供应大脑半球后 1/3 及部分间脑、脑干和小脑，主要分支有椎动脉的主要分支和基底动脉的主要分支。

（1）椎动脉的主要分支。①脊髓前、后动脉。②小脑下后动脉，为椎动脉的最大分支，供应小脑底面后部和延髓后外侧部，该动脉行程弯曲易发生血栓，引起交叉性感觉障碍和小脑性共济失调。

（2）基底动脉的主要分支。①小脑下前动脉，从基底动脉起始段发出，供应小脑下面的前部。②迷路动脉（内听动脉），发自基底动脉或小脑下前动脉，供应内耳迷路。③脑桥动脉，为细小分支，供应脑桥基底部。④小脑上动脉，发自基底动脉末端，供应小脑上部。⑤大脑后动脉，为基底动脉的终末支，皮质支供应颞叶内侧面和底面及枕叶，中央支供应丘脑、内外侧膝状体、下丘脑和底丘脑等。大脑后动脉起始部与小脑上动脉之间夹有动眼神经，当颅内压增高时，海马旁回移至小脑幕下切迹下方，使大脑后动脉向下移位，压迫并牵拉动眼神经，致动眼神经麻痹。

2. 脑血管病的危险因素

脑血管病的危险因素包括不可干预的因素和可干预的因素。

1）不可干预的因素包括年龄、性别、遗传因素等。

（1）年龄。脑血管病的发病率、患病率和死亡率均与年龄呈正相关。

55 岁以后发病率明显增加，每增加 10 岁，卒中的发生率约增加 1 倍。

（2）性别。男性卒中的发生率高于女性。

（3）遗传因素。父母双方的卒中史均增加子女的卒中风险（2 ～ 4 倍）。

2）可干预的因素列举如下。

（1）高血压。高血压是脑血管病最重要的、独立的危险因素。收缩压和舒张压的升高都与卒中的患病风险成正相关，并成线形关系。研究表明，收缩压高于 160 mmHg 和/或舒张压高于 95 mmHg，发生卒中的相对风险约为血压正常者的 4 倍。

（2）吸烟。吸烟可以影响全身血管和血液系统，如加速血管硬化、升高血浆纤维蛋白原水平、促使血小板聚集、降低高密度脂蛋白水平等。尼古丁还可刺激交感神经促使血管收缩、血压升高。吸烟可使缺血性卒中的患病风险增加 2 倍，出血性卒中的患病风险增加 2 ～ 4 倍。

（3）糖尿病。糖尿病是缺血性卒中的独立危险因素，但不是出血性卒中的危险因素。糖尿病使缺血性卒中的患病风险增加 3.6 倍。

（4）心房纤颤。心房纤颤使缺血性卒中的患病风险显著增加，且随年龄增加而增加。有资料显示，其卒中的患病风险增加 3 ～ 4 倍。

（5）其他心脏病。心肌梗死、心脏瓣膜修补术后、扩张型心肌病、心脏病的围手术期、心导管和血管内治疗、心脏起搏器和射频消融等均增加栓塞性卒中的发生率。

（6）高脂血症。研究表明，血胆固醇每增加 1 mmol/L，缺血性卒中发生的风险就升高 25%。对低密度脂蛋白与缺血性卒中的研究较少，无一致结论。然而，高密度脂蛋白每增加 1 mmol/L，缺血性卒中的患病风险就降低 47%。

（7）无症状性颈动脉狭窄。无症状性颈动脉狭窄的卒中发生率为每年 1.0% ～ 3.4%。长期随访研究显示，无症状颈动脉狭窄（50% ～ 99%）10 年的卒中发病率为 9.3%，15 年的卒中发病率为 16.6%。

（8）镰状细胞贫血。基因异常的纯合子患者，20 岁前卒中累计发病率超过 11%，且大部分在儿童期发病。

（9）绝经后雌激素替代治疗。研究显示，雌激素与孕激素替代治疗明显增加缺血性卒中的患病风险。

（10）膳食和营养。每天增加摄入蔬菜和水果，卒中的患病风险减少。每日维生素 C、维生素 E 及类胡萝卜素摄入量与卒中的患病风险无显著相关性。低钠、高钾摄入可降低卒中发生的风险，这可能与降低血压有关。

（11）运动和锻炼。研究表明，高强度积极锻炼与低强度积极锻炼比较，可使卒中及死亡发生的风险降低 27% ；中等强度积极锻炼较消极锻炼可使卒中及死亡发生的风险降低 20% ；高强度及中等强度的积极锻炼（与低强度积极锻炼相比）对预防缺血性卒中的出血性卒中同等有效。

（12）肥胖和体脂分布。肥胖者易患高血压、糖尿病及高脂血症，增加卒中的患病风险。

（13）其他。其他可干预的因素包括代谢综合征、酗酒、口服避孕药，以及药物滥用、睡眠呼吸障碍病、偏头痛、高同型半胱氨酸血症、高脂蛋白血症、高脂蛋白相关的磷脂酶 A_2 升高、高凝、炎症、感染、血流动力学异常、血黏度增高、纤维蛋白升高及血小板聚集功能亢进等。

3. 脑血管病二级预防策略

脑血管病二级预防是指针对已发生过 1 次或多次卒中患者，寻找卒中事件的病因并加以纠正，从而达到降低卒中复发的目的。

（1）病因预防。对可干预的危险因素进行病因预防，基本与一级预防相同。

（2）抗血小板聚集治疗。对于发生过缺血性卒中的患者，建议进行抗常规血小板治疗，每天应用阿司匹林 75 ～ 150 mg，对有胃溃疡病史、阿司匹林抵抗或不能耐受患者可每天改用氯吡格雷 75 mg 或西洛他唑 100 mg，每天 2 次。

（3）抗凝治疗。对于已明确诊断为非瓣膜病变性房颤诱发的心源性栓塞患者，应使用华法林或新型抗凝剂进行治疗。

（4）干预短暂性脑缺血发作。反复出现短暂性脑缺血发作的患者发生完全性卒中风险极大，所以应积极寻找并治疗短暂性脑缺血发作的病因。

4. 结核性脑膜炎治疗的疗程和疗效评价

世界卫生组织建议应至少选择 3 种药物联合治疗，常用异烟肼、利福平和吡嗪酰胺。轻症患者治疗 3 个月后可停用吡嗪酰胺，再继续用异烟肼和利福平 7 个月。耐药菌株可加用第四种药，如链霉素或乙胺丁醇。利福平不耐药菌株，总疗程为 9 个月已足够，利福平耐药菌株需连续治疗 18 ～ 24 个月。由于中国人为异烟肼快速代谢型，成年患者每日剂量可加至 900 ～ 1 200 mg；但应注意保肝治疗，防止肝损害，并同时服用维生素 B_6 以预防该药导致的周围神经病。

预后与患者的年龄、病情、治疗是否及时有关。发病时昏迷是预后不良的重要指征。临床症状体征完全消失，脑脊液的白细胞数、蛋白质、葡萄糖和氯化物的含量正常提示预后良好。即使经过适当的治疗，仍有 1/3 的患者死亡。

5. 三级诊疗制度

为确保制度规范运行，切实减轻参保城镇职工和城乡居民（以下简称"参保职工和居民"）医疗费用负担，引导参保职工和居民合理选择医疗机构就诊，使职工和城乡居民医保基金更加合理、安全、平稳运行。

实行分级诊疗制度，是落实"首诊在基层，分级诊疗，双向转诊"机制，实现"小病不出村，常见病不出乡，大病不出县，急、危、重症和疑难杂症不出省"的一项重要措施，是强化基金支出管理，降低参保职工和居民医药费用负担的一项重要举措。经办机构和定点医疗机构要切实加强政策宣传，使参保职工和居民住院流向趋于合理，要严格执行职工和城乡居民医保分级诊疗制度，建立健全工作制度，确保分级诊疗制度得以规范、有效落实。

（1）分级诊疗和转诊基本程序。参保患者需住（转）院，应在统筹地区内遵循"乡镇中心卫生院和社区卫生服务中心或一级定点医疗机构（首诊医疗卫生机构）→二级定点医疗机构→三级定点医疗机构"的分级诊疗和转诊程序。无乡镇中心卫生院或社区卫生服务中心的乡镇（社区），由统筹地区或县（市、区）经办机构根据实际确定参保职工和居民住院首诊医疗卫生机构，原则上可在统筹区域内自主选择定点医疗机构住院。在统筹区域外住院治疗，须经相应的医疗机构认定且通过职工和城乡居民医保经办部门审批。

（2）转诊审批程序。参保职工和居民在首诊医疗卫生机构就诊。若患者患有经医生确认无法诊治的疾病，首诊医疗卫生机构出具"审批表"，并经乡镇卫生院院长或社区卫生服务中心主任签名、单位盖章后可转往二级医疗卫生机构就诊。

若患者患有在二级医疗卫生机构无法救治的疾病，由二级医疗卫生机构出具"审批表"，经二级医疗卫生机构主管院长签名、单位盖章，经县（区、市）级职工和城乡居民医保经办机构审批、出具"审批表"后转往三级医疗卫生机构。

（3）特殊情况住院审批程序。离退休后定居内地、在省内异地居住，以及县、乡（社区）医疗卫生机构确认必须向上级医疗机构转诊的特殊、急、危、重症参保患者。参保的异地就读大学生，参保的外地务工农民工，参保职工和居民在出差、旅游、探亲途中突发急、危、重症患者可以先按"就近、就急"的原则进行抢救和住院治疗。患者或其家属应在 72 h 内告知当地职工和城乡居民医保经办机构，并在 7 个工作日内由家属凭医生开具的急诊（或病重、病危）通知书到统筹地区职工和城乡居民医保经办机构办理备案和审批手续。

（4）省外住院转诊审批程序。对于在所在省内无法救治的患者，由三级甲等定点医疗机构出具"审批表"，并经本统筹地区职工和城乡居民医保经办部门审批后出省治疗。实行省外转诊患者，个人须先承担符合规定医疗费用的 10%。

（5）实行双向转诊制度。转入上一级医疗卫生机构的患者，其疾病的诊断明确，经治疗病情稳定，可在下一级医疗卫生机构进行治疗和康复的，应转回下一级医疗卫生机构。

【解决问题】

（1）患者的查体可见哪些异常，考虑是哪里出现问题？

为患者查体后诊断为脑膜刺激征（+），定位于脑膜脑室系统；病程中有反复精神异常、意识障碍，提示脑实质受损；右侧周围性面瘫，左侧肢体偏瘫，结合头颅 MRI 检查，结果提示右侧脑桥病变，定位于右侧脑桥。综合定位于广泛脑膜及脑实质。

（2）结合患者的头颅磁共振表现，考虑患者出现意识障碍的原因是什么？

患者头颅 MRI 结果提示右侧脑桥梗死。考虑患者出现意识障碍的原因是右侧脑桥梗死所致的脑干上行网状激活系统损害。

（3）下一步应如何处理？

考虑为结核性动脉炎的可能性大。患者既往有吸烟史、高血压病史，下一步应在继续抗结核治疗的同时，予少量激素以缓解症状，并立即给予脑血管病二级预防治疗，予氯吡格雷以抗血小板聚集、阿托伐他汀（立普妥）以降脂、稳定斑块治疗。

4. 根据患者的病情，能否转至当地（下级）医院治疗，为什么？

待患者发热、感染指标控制好，肝功能进一步好转，病情稳定，可以转至当地（下级）医院继续诊治。

（王遥）

第三章　脱髓鞘疾病

第一节　看不见的病

【学习纲要】

1. 基础医学

（1）浅感觉传导通路。

（2）MRI 结果的基本判读。

（3）糖皮质激素类药物的药理作用及注意事项。

2. 临床医学

（1）神经系统疾病的病史采集和体格检查。

（2）神经系统常见症状与体征的鉴别诊断。

（3）多发性硬化的诊断及急性期治疗原则。

（4）多发性硬化并发症的预防及复发预防。

（5）焦虑抑郁的筛查及处理。

（6）多发性硬化的 MRI 特点。

3. 人文医学

（1）多发性硬化患者的生活指导。

（2）特殊诊疗行为的知情同意。

第　一　幕

2017 年初夏的某个凌晨，忽然刮起大风，老王家的窗外传来"吱吱嚓嚓"的声音。老王从噩梦中惊醒，摇摇晃晃地走向窗边，拉开窗帘，发现窗外一棵老槐树的树枝被寒风吹刮在大开的窗玻璃上。老王关上窗户，正想睡个回笼觉，隔壁隐隐约约传来压抑的呻吟声。老王走到紧闭的门前，敲了下门："你又怎么了？"

"爸，有好多蚂蚁在咬我。"屋内传来夹杂浓厚鼻音的男孩声。

老王心里一紧，推门而入。正对门窗的木床上，有一个略显消瘦的19岁男孩，头上微微薄汗，面色略显苍白，正掀开衣服找肚子上的蚂蚁。这孩子是老王的独生子，去年高考失利，今年继续复习备考。

老王和小王找了半天，也没找到一只蚂蚁。两人忙了一身汗，老王一边推开窗户透透气，一边嘱咐了几句。谁知小王又捂着头开始叫喊右侧头痛。老王有些不耐烦了。这孩子自从他离异后，越发娇气、敏感。很久前就开始反复说右侧头痛了，不过，一般不到 1 h 就自愈。于是，他回屋继续睡觉。因为有些担心，睡得不沉，一大早被淅淅沥沥的雨声吵醒了。他醒来的第一件事是去看宝贝儿子如何了。这时，小王的头痛症状已经消失，但是新的问题又来了。

"爸，我的右边脸都是麻的，舌头也是麻的。"他反复摸着右边脸，喃喃道。

老王揪了几下儿子的脸："不是心理问题吧？还是找医生看看。"

【提出问题】
（1）患者的种种不适让你想到哪些病？
（2）接下来你还要了解哪些病史？
（3）查体重点在哪里？
（4）下一步要做哪些检查以明确诊断？检查前需要向患者告知什么？

【学习内容】
1. 浅感觉传导通路
感觉是作用于各个感受器的各种形式刺激在人脑中的直接反应，包含特殊感觉（包括视觉、听觉、味觉、嗅觉）和一般感觉（包括浅感觉、深感觉、复合感觉）。感觉障碍是神经系统常见的症状和体征，对神经系统损伤的定位诊断有重要意义。

浅感觉是一般感觉的一种，指来自皮肤和黏膜的痛觉、温度觉及触觉。同其他一般感觉一样，浅感觉的神经末梢有其特异的感受器，接受刺激后经周围神经、脊髓、脑干、丘脑传至大脑皮质的感觉中枢。一般感觉的传导通路都是由三级神经元组成：感觉纤维末梢感受器接受刺激→后根神经节（Ⅰ级神经元）→脊髓后角或延髓背部的薄束核和楔束核（Ⅱ级神经元）→丘脑腹后外侧核（Ⅲ级神经元），由此发出的纤维终止于大脑皮质中央后回感觉中枢。由于Ⅱ级神经元发出的纤维相互交叉，感觉中枢与外周的关系是交叉性支配的（此处请教师提供感觉传导路径示意图和痛、温觉的具体传导径路来示教）。

2．感觉障碍的临床表现

感觉障碍根据病变的性质可分为刺激性症状和抑制性症状两大类。

1）刺激性症状。指由感觉径路受到刺激或兴奋性增高而出现的感觉过敏、感觉倒错、感觉过度、感觉异常和各种疼痛等。

（1）感觉过敏。给予轻微刺激，可引起强烈疼痛。

（2）感觉倒错。对某种刺激的感觉倒错，如冷的刺激产生热的感觉，非疼痛刺激产生疼痛的感觉等。

（3）感觉异常。无外界刺激而发生的异常感觉，如麻木、蚁走感、灼热感等。感觉异常往往为主观的感觉症状，而客观检查无感觉障碍。

（4）疼痛。疼痛是感觉纤维受到刺激的变现，是躯体的防御信号。临床上常见的疼痛有以下几种：①局部疼痛，系病变部位的局限性疼痛，如神经炎的局部神经痛。②放射性疼痛，疼痛可由局部反射到受累感觉神经的支配区。多见于神经干或后根病变，如坐骨神经痛。③扩散性疼痛，某神经分支的疼痛可扩散至另一分支分布区，如手指远端挫伤，疼痛可扩散至整个上肢。④牵涉痛，存在内脏疾患时可出现相应的体表区疼痛。这是由于内脏和皮肤的传入纤维都汇聚到脊髓后角的神经元。当内脏疾患的疼痛冲动经交感神经、脊髓后根至脊髓后角，扩散至该脊髓节段支配的体表而出现疼痛，如胆囊炎引起右肩疼痛，心绞痛引起左肩壁疼痛等。⑤灼性神经痛，为烧灼样剧烈疼痛，常见于含自主神经纤维较多的周围神经不全损伤，如正中神经损伤等。

2）抑制性症状。指由于感觉径路受破坏而出现的感觉减退或缺失。

（1）感觉减退。指患者在清醒状态下，对强的刺激产生弱的感觉。是由感觉神经纤维遭受不完全性损害所致。

（2）感觉缺失。指患者在清醒状态下对刺激无任何感觉。感觉缺失有痛觉缺失、温度觉缺失、触觉缺失、深感觉缺失。在同一部位各种感觉均缺失，被称为完全性感觉缺失；在同一部位仅有某种感觉缺失而其他感觉保存，称为分离性感觉障碍。

（3）感觉迟钝。对外部刺激阈值增高且反应时间延长，因此，对轻微刺激的辨别能力减弱。受到强烈刺激后，需要经过一段潜伏期后，才出现一种定位不明确的疼痛或不适感，见于周围神经或丘脑病变。

3. 神经系统疾病的病史采集和体格检查

病史采集和神经系统体格检查对神经疾病的正确诊断至关重要。任何疾病的症状表现、发生和发展都有其自身特点和规律。通过详细询问病史，能够获得对疾病的定位、定性和病因诊断有价值的线索。神经系统体格检查结果可验证或排除医师最初的推测，进一步准确地判断疾病的部位和性质。完成病史采集和神经系统体格检查后，根据患者的症状、体征和病情演变过程，结合既往病史、系统回顾、个人史和家族史资料进行综合分析，提出一系列可能疾病的推测，有针对性地选择辅助检查手段以明确诊断。

随着科技的发展，虽然目前可供选择的辅助检查项目越来越多，如 CT、MRI、PET 等，显著提高临床的诊断水平，但我们必须清楚地认识到，任何辅助检查手段都有其局限性，替代不了详细的病史了解和全面、仔细的体格检查。

对于某些神经系统疾病，如偏头痛等，病史是诊断的唯一线索和依据，而体格检查和辅助检查的目的是排除其他疼痛的可能性。因此，对于神经系统疾病的诊断，尤其是对疾病的定性诊断，病史的重要性往往超过任何检查手段。

神经系统疾病病史采集的基本原则和过程与一般病史采集相同。医师应先向患者明确表达提供服务的意愿，允许患者充分表述就诊目的。对病史的询问和记录包括一般情况（如年龄、性别、职业、居住地、左或右利手）、主诉、现病史、发育情况（如儿童患者）、系统回顾、既往史、个人史和家族史。病史采集过程中需注意：①系统完整；②客观真实；③重点突出；④避免暗示；⑤分析归纳。

神经系统体格检查的发现被用于对最初提出的多种推测的鉴别诊断，尤其是疾病的定位诊断。结合神经解剖学和神经生理学基础知识对采集的病史进行分析，经常能得出数种可能的疾病诊断，医师通常按其可能性的大小加以排序。每种可能性应当由神经系统体格检查发现的不同阳性体征组合加以印证，或由阴性体征而排除。另外，神经系统体格检查结果也是判断疾病变化和治疗效果的重要指标。

由于常规体格检查的描述方法不适合评估病情的细微变化，往往需要针对具体的神经功能采用特殊的定量检测方法和量表评估其变化。神经系统体格检查包括一般状态、颅神经、运动功能、感觉、反射、特殊体征和自主神经功能七大部分。其检查应当与全身体格检查同步进行，以减少操作时间，减轻患者的痛苦。体检前首先对患者的精神状态进行检查，一般情况下，应按身体自上而下的部位顺序进行检查。对于肢体，按运动、感觉、反射的顺序进行检查。如果患者的病情较重或其处于昏迷状态，进行必要的重点检查后应立即抢救，待患者病情稳定后再做补充检查。检查结果出来后，应对所有异常发现进行汇总，将肯定异常发现（硬体征）与模棱两可的异常发现（软体征）进行分类，将硬体征与病史结合分析后，明确疾病的解剖定位或提出进一步的推测。对于软体征，应分析其是支持做出的推测还是与之矛盾，如果与病史或其他检查发现吻合则具有诊断价值。

4. 多发性硬化的临床特点

多发性硬化是一种以中枢神经系统白质炎性脱髓鞘为主要病理特点的自身免疫病。本病多在成年早期发病，大多数患者表现为反复发作的神经功能障碍，多缓解后又复发，病情每况愈下。典型多发性硬化的常见症状为感觉障碍（麻木、疼痛、搔痒、发冷等）、单侧视力下降、复视（核间性眼肌麻痹）、吞咽困难、眩晕、莱尔米特征、痛性痉挛、肢体瘫痪、笨拙、共济失调、性功能障碍和尿便功能障碍。多数患者主诉有疲劳感。一些患者有皮质症状（精神异常、癫痫发作、认知功能下降、抑郁、情感不稳）。其主要临床特点为症状体征的空间多发性和病程的时间多发性。

5. 多发性硬化的主要辅助检查项目

多发性硬化的主要辅助检查项目如下。

（1）MRI。头部和脊髓MRI对诊断多发性硬化具有重要意义，表现为可出现在中枢神经系统任何部位的病变斑块，其好发部位包括视神经、脑室周围、胼胝体、深部白质、中脑、小脑和脊髓。脑内病灶时期不同，其影像学表现也有所差异。

处于急性期及亚急性期的斑块多呈卵圆形或圆形，有膨胀感；MRI平扫呈长T1、长T2异常信号，信号多不均匀，周围可见水肿带，被称为煎蛋征。MRI增强扫描是检测多发性硬化活动性病灶的敏感方法。病灶可呈结节状强化或环形强化，易见不完全的环形强化，被称为"开环征"或"弓形征"。DWI检查急性期的可出现环形高信号，被称为"晕环征"。

处于慢性静止期的斑块病灶占位效应不明显；多为线条状，长轴多垂直于侧脑室；呈长T1、T2异常信号；DWI无明显弥散受限；增强无异常强化。

若影像特点为上述两种斑块的复杂组合，则为活动性慢性斑块。

胼胝体是多发性硬化早期好发的部位之一，其影像学表现为在薄层的矢状位T2 FLAIR序列上可看到胼胝体下的条纹征和胼胝体下室管膜的点线征，均可作为多发性硬化早期的典型征象。

Dawson 手指征、直角脱髓鞘征也是多发性硬化常见的影像学表现，是指多发性硬化斑块围绕脑室周围的髓静脉分布的特点，这与其病理上表现的围绕小静脉的炎细胞浸润吻合，呈垂直于侧脑室发散分布的表现，类似于手掌五指张开。在矢状位、轴位、冠状位均可观察到。

斑块还可发生在脊髓，以颈段脊髓多见；约 31.1% 的多发性硬化斑块单独发生在脊髓而不伴有脑内病灶。斑块可呈卵圆形、斑点状，或为纵向延伸的病灶，其长轴与脊髓长轴一致，长度多小于 2 个椎体节段，横轴位显示病灶多位于脊髓的周边，如脊髓后索、侧索、软膜下区等处，斑块大小常小于脊髓横截面积的 1/2。

（2）脑脊液分析。①脑脊液单核细胞数稍微升高，通常不超过 $50 \times 10^6/L$；②脑脊液寡克隆带（oligoclonal bands，OB）是多发性硬化重要的免疫学指标。OB 检测时必须与血清同时检测，只有脑脊液存在 OB-IgG 而血清中缺如才有阳性意义。需要强调的是脑脊液的 OB 并非多发性硬化的特征性表现，在莱姆病、神经梅毒患者的脑脊液中也可以检出。③鞘内 IgG 合成指数增加可很好地反映鞘内免疫球蛋白合成的增加，即在病程中连续 2 次检测脑脊液白蛋白与血清白蛋白比值正常的前提下，脑脊液 IgG／血清 IgG 比值提高 4 倍以上。

（3）电生理检查。目的是检出亚临床病灶，协助早期诊断，同时还可观察多发性硬化的病情变化。值得注意的是，用于多发性硬化诊断的电生理检查均无特异性，应结合临床全面分析。视觉诱发电位典型的多发性硬化异常为 P_{100} 潜伏期延长，但波形保持完好。脑干听觉诱发电位异常改变表现为 Ⅰ～Ⅲ峰潜伏期延长，Ⅴ波波峰降低。体感诱发电位异常改变表现为潜伏期延长或波形改变。

（4）量表检查。用于全面评价多发性硬化病情。通常采用扩展残疾状况评分量表（EDSS）评价功能障碍。必要时，还可选用节奏听觉迭加测试、符号数字模式测试（SDMT）评价认知功能，用 HAMD、汉密尔顿焦虑量表（HAMA）、SDS、焦虑自评量表（SAS）评价焦虑抑郁情绪，用疲劳严重程度量表（FSS）评价疲劳情况，用多发性硬化生存质量量表评价生存质量。

（5）其他检查。为排除其他自身免疫性疾病，检查水通道蛋白抗体、自身抗体十四项、血管炎二项、甲功五项、甲状腺自身抗体（常见为甲状腺过氧化物酶自身抗体、甲状腺球蛋白抗体和促甲状脉素受体抗体）等。为排除淋巴瘤，检查铁蛋白、β 微球蛋白。

6. 医疗告知义务

临床医师履行告知义务是一项法定义务。《医疗机构管理条例》第 33 条规定："医疗机构实施手术，特殊检查或者特殊治疗时，必须征得患者同意，并应当取得其家属或者关系人同意并签字；无法取得患者意见又无家属或关系人在场，或者遇到其他特殊情况时，经治医生应当提出医疗处置方案，在取得医疗机构负责人或者被授权负责人员的批准后实施。"其中，常规告知范围主要包括患者当前诊断及诊断依据，实施检查的项目、目的、诊断价值、价格、必要性及患者接受或拒绝相应医学检查可能产生的后果，以及检查后患者可能出现的各种感受及患者需要配合的各种事项等内容。另外，医生有责任对患者在医疗中的各项费用进行告知，对患者提出的疑问应耐心进行解答。

【解决问题】

（1）患者的种种不适让你想到哪些病？

患者为年轻男性，亚急性起病，临床主要表现为头痛、颜面麻木、腹部蚁咬感，症状反复，既往体健，本次发病前有气温骤降及上呼吸道感冒等诱因。诊断考虑多发性硬化。需要排除视神经脊髓炎、心因性疾病等。

（2）接下来你还要了解哪些病史？

患者是否出现视力障碍、大小便障碍？是否有发热、剧烈头痛、脑膜刺激征、精神异常、意识障碍等？针对心因性疾病，详细询问患者发病前人格基础、社会冲突等诱因。

（3）查体重点在哪里？

头痛、颜面麻木、腹部蚁咬感，无肢体麻木无力，无吞咽饮水问题，定位于颅内痛敏结构、感觉神经传导束（皮层下白质、脑干、脊髓），查体重点应在这些部位。

（4）下一步要做哪些检查以明确诊断？检查前需要向患者告知什么？

除血液常规检验外，患者下一步需要行腰椎穿刺术检查脑脊液压力、常规、生化、细胞学、IgG 指数和 IgG 寡克隆带。另外，还需要完善脑电图、视觉诱发电位、脑干听觉诱发电位、体感诱发电位以及头颅 MRI 检查。

检查前需要告知患者各项检查的目的、意义、检查流程、注意事项及费用等内容。对于有创检查，如腰椎穿刺术前，还需详细向患者告知检查后可能出现的并发症以及应对方法等，并签署腰椎穿刺术知情同意书。

第 二 幕

患者到当地医院心理科看病，在心理科门诊他的头痛又发作 1 次。医生检查：患者意识清晰，言语流利，情绪紧张焦虑，注意力不集中；心肺腹检查未见异常；神经系统检查除发现右侧颜面部及肋弓水平以下痛觉轻度减退外，其余未见异常。

（1）心脏彩超检查结果。未见明显异常。SDS 和 SAS 测评结果提示为轻度抑郁、焦虑。

（2）血液化验结果。高密度脂蛋白胆固醇浓度 1.58 mmol/L；血清载脂蛋白 E 浓度 51.8 mg/L；白细胞数 9.77×10^9/L；淋巴细胞数 3.51×10^9/L；单核细胞总数 0.62×10^9/L。血常规、血电解质、肝肾功能、心肌酶谱、空腹血糖、甲功五项、皮质醇、尿常规、大便常规未见明显异常。

（3）脑电图结果。两侧对称，以 9～10 C/S 20～50 μV 的 α 活动为基本节律，节律调节调幅好，各区混有低幅 β 活动及散在低幅 θ 波。视反射的 α 受抑制。H. V 无明显变化。脑电图正常。（此处请教师提供双侧侧脑室旁、双侧额顶叶皮层下及深部白质内多发信号异常的头颅 MRI 影像资料来示教。）

医生安慰患者不必过于担心，并建议到神经内科做进一步检查。

【提出问题】

（1）患者的 MRI 检查发现什么？

（2）患者有心理问题吗？

（3）为什么心理科医生建议患者到神经内科做进一步检查？

【学习内容】

1. 多发性硬化 MRI 的基本判读

多发性硬化的 MRI 诊断阳性率高，约为 90%。其病灶主要位于侧脑室周围以及深部脑白质，脑干中以中脑的大脑脚多见，T1WI 低信号，T2WI 高信号。注射二乙烯五胺后，新鲜斑块在 T1WI 像上明显增强，结节状增强，提示有新鲜斑块，环状增强提示陈旧斑块急性发作，恢复期或激素治疗后不强化。

将多发性硬化的影像学征象与临床反复发作的特点相结合，对本病的诊断并不困难，但仍需要注意与老年性脑白质改变、脑炎、多发性脑梗死及其他脱髓鞘疾病鉴别。其中，临床特点的不同对鉴别诊断有重要意义。

2. 焦虑抑郁的筛查方法

同许多神经系统常见疾病一样，多发性硬化易与焦虑抑郁障碍伴随或共病。研究表明，多发性硬化患者终生的抑郁障碍患病率为 19%～54%。在社区的问卷调查研究发现，41%的患者有抑郁，其中29%为中到重度抑郁。而一项对 3 000 例 16 岁以上多发性硬化患者的死因调查显示，15%的患者死于自杀；35.7%的多发性硬化患者伴发各种焦虑障碍，其中的18.6%为广泛性焦虑，10%为惊恐发作。

多发性硬化患者的抑郁与病程和严重程度无显著相关，抑郁症状不似其他临床症状容易缓解和复发，如不治疗则易持续存在。精神运动迟缓、睡眠异常、淡漠、认知改变和疲乏是多发性硬化与抑郁共有的表现，易导致诊断困难。抑郁障碍多见于多发性硬化复发期和激素治疗期，伴认知功能损害者易伴发抑郁障碍。

焦虑抑郁障碍的筛查，需着重询问患者的睡眠、食欲、心境、快感、是否乏力、是否激越、是否自卑与自责等。根据患者的具体情况和医生的经验，可针对性地询问，如："你是否感到悲哀或糟糕透顶？""你做什么才能让自己高兴起来？""你的兴趣有什么变化吗？""你对未来怎么看？""你是否有过伤害自己的想法？"……对焦虑症状的询问，一般先围绕躯体或生理症状。例如，是否有心慌、气急、多汗、尿频、入睡困难等，然后侧重心理或精神症状，如心神不宁、烦躁不安、莫名紧张与担心等。例如，询问患者："最近是否经常感到放心不下来，遇事特别紧张不安？""是否有明显的胸闷、心悸，感到憋气或呼吸困难？""是否经常感到潮热、脸红或多汗？""是否对人多拥挤、闭塞、社交等某些场合或境遇感到特别恐惧或害怕？"……

采用一些简便易行的问卷可以有效地筛查抑郁、焦虑。例如，采用"90 s 四问题提问法（表2-3-1）"筛查。

表2-3-1　90 s 四问题提问法

编号	问　题	答　案
1	过去几周（或几个月）你是否感到无精打采、伤感，或者对生活的乐趣减少了？	"是"为阳性
2	除了不开心，是否比平时更悲观或想哭？	"是"为阳性
3	你经常有早醒吗？（事实上你并不需要那么早醒来）	每月超过 1 次为阳性
4	你近来是否经常想到活着没意思？	"经常"或"是"为阳性

同时，相关精神状态评定量表能进一步帮助医生识别是否存在抑郁、焦虑症状，并反映患者临床症状的严重程度，辅助诊断。常用的抑郁评定量表

分为自评和他评两种形式，其中，自评量表包括 SDS（表 2 - 3 - 2）、SAS
（表 2 - 3 - 3）、医院用焦虑抑郁量表（表 2 - 3 - 4），他评量表有 HAMD
（表 2 - 3 - 5）、HAMA（表 2 - 3 - 6）等。

表 2 - 3 - 2　抑郁自评量表（SDS）

指导语：以下表格中列出了有些人可能有的症状或问题，请仔细阅读每一条，然
后根据该句话与您自己的实际情况相符合的程度（最近 1 周），在 A、B、C、D 下画
"√"，每题限选一个答案。

A：没有或很少时间；B：小部分时间；C：相当多时间；D：绝大部分或全部时间

1. 我觉得闷闷不乐，情绪低沉。　　　　　　A　　B　　C　　D
2. 我觉得一天之中早晨最好。　　　　　　　A　　B　　C　　D
3. 我经常哭出来或想哭。　　　　　　　　　A　　B　　C　　D
4. 我晚上睡眠不好。　　　　　　　　　　　A　　B　　C　　D
5. 我吃得跟平常一样多。　　　　　　　　　A　　B　　C　　D
6. 我与异性密切接触时和以往一样感到愉快。A　　B　　C　　D
7. 我发觉我的体重在下降。　　　　　　　　A　　B　　C　　D
8. 我有便秘的苦恼。　　　　　　　　　　　A　　B　　C　　D
9. 我的心跳比平时快。　　　　　　　　　　A　　B　　C　　D
10. 我无缘无故地感到疲乏。　　　　　　　　A　　B　　C　　D
11. 我的头脑跟平常一样清楚。　　　　　　　A　　B　　C　　D
12. 我觉得经常做的事情并没有困难。　　　　A　　B　　C　　D
13. 我觉得不安而平静不下来。　　　　　　　A　　B　　C　　D
14. 我对将来抱有希望。　　　　　　　　　　A　　B　　C　　D
15. 我比平常容易生气、激动。　　　　　　　A　　B　　C　　D
16. 我觉得做决定是容易的。　　　　　　　　A　　B　　C　　D
17. 我觉得自己是个有用的人，有人需要我。　A　　B　　C　　D
18. 我的生活过得很有意思。　　　　　　　　A　　B　　C　　D
19. 我认为如果我死了别人会生活得更好些。　A　　B　　C　　D
20. 平常感兴趣的事我仍然感兴趣。　　　　　A　　B　　C　　D

表2-3-3　焦虑自评量表（SAS）

指导语：以下表格中列出了有些人可能有的症状或问题，请仔细阅读每一条，然后根据该句话与您自己的实际情况相符合的程度（最近1周），在A、B、C、D下画"√"，每题限选一个答案。

A：没有或很少时间；B：小部分时间；C：相当多时间；D：绝大部分或全部时间

1. 我觉得比平时容易紧张或着急。	A	B	C	D
2. 我无缘无故地感到害怕。	A	B	C	D
3. 我容易心里烦乱或感到惊恐。	A	B	C	D
4. 我觉得我可能将要发疯。	A	B	C	D
5. 我觉得一切都很好。	A	B	C	D
6. 我手脚发抖、颤动。	A	B	C	D
7. 我因为头痛、颈痛和背痛而苦恼。	A	B	C	D
8. 我觉得容易衰弱和疲乏。	A	B	C	D
9. 我觉得心平气和，并且容易安静坐着。	A	B	C	D
10. 我觉得心跳得很快。	A	B	C	D
11. 我因为阵发性头晕而苦恼。	A	B	C	D
12. 我有过晕倒发作，或觉得要晕倒似的。	A	B	C	D
13. 我吸气、呼气都感到很容易。	A	B	C	D
14. 我的手脚麻木和刺痛。	A	B	C	D
15. 我因为胃痛和消化不良而苦恼。	A	B	C	D
16. 我常常要小便。	A	B	C	D
17. 我的手脚常常是干燥温暖的。	A	B	C	D
18. 我脸红发热。	A	B	C	D
19. 我容易入睡并且一夜睡得很好。	A	B	C	D
20. 我做噩梦。	A	B	C	D

表2-3-4　医院用焦虑抑郁量表（HDS）

请患者选择最适合自己情况的答案。

1. 我感到紧张或痛苦。（　　）

A. 根本没有　　B. 有时　　C. 大多数时候　　D. 几乎所有时候

2. 我感到有点害怕，好像预感到有什么可怕的事情要发生。（　　）

A. 偶然如此　　B. 有一点，但并不使我苦恼　　C. 是有，但并不太严重

D. 非常肯定和十分严重

3. 我的心中充满烦恼。（　　）

续表 2 - 3 - 4

A. 偶然如此　　B. 时时，但并不经常　　C. 常常如此　　D. 大多数时间

4. 我能够安闲和轻松地坐着。（　　）

A. 肯定　　B. 经常　　C. 并不经常　　D. 根本没有

5. 我有点坐立不安，好像感到非要活动不可。（　　）

A. 根本没有　　B. 并不很多　　C. 是不少　　D. 确实非常多

6. 我突然有恐慌感。（　　）

A. 根本没有　　B. 并非经常　　C. 时常　　D. 确实很经常

7. 我感到有点害怕，好像某个内脏器官变坏了。（　　）

A. 根本没有　　B. 有时　　C. 经常　　D. 非常经常

8. 我对以往感兴趣的事情还是有兴趣。（　　）

A. 肯定一样　　B. 不像以前那样多　　C. 只有一点儿　　D. 基本上没有了

9. 我能够哈哈大笑，并看到事物好的一面。（　　）

A. 我经常这样　　B. 现在已经不大这样了　　C. 现在肯定是不太多了

D. 根本没有

10. 我感到愉快。（　　）

A. 大多数时候　　B. 有时　　C. 并不经常　　D. 根本没有

11. 我对自己的仪容（打扮自己）失去兴趣。（　　）

A. 我仍像以往一样关心　　B. 我可能不是非常关心

C. 并不像我应该做的那样关心　　D. 肯定失去兴趣

12. 我对一切都是乐观地向前看。（　　）

A. 差不多是这样做的　　B. 并不完全是这样做的　　C. 很少这样做

D. 几乎从来不这样做

13. 我好像感到情绪在渐渐低落。（　　）

A. 根本没有　　B. 有时　　C. 经常　　D. 几乎所有的时间

14. 我对一切都是乐观地向前看。（　　）

A. 差不多是这样做的　　B. 并不完全是这样做的　　C. 很少这样做

D. 几乎从来不这样做

表 2 - 3 - 5　汉密尔顿抑郁量表（HAMD）

总评分：（　　）

五级评分项目：（0）为无；（1）为轻度；（2）为中度；（3）为重度；（4）为很重

三级评分项目：（0）为无；（1）为轻度～中度；（2）为重度

1. 抑郁情绪。（　　）

（1）只在问到时才诉述　　（2）在言语中自发地表达

续表 2 - 3 - 5

（3）不用言语也可从表情、姿势或欲哭中流露出这种情绪

（4）患者的自发语言和非自发语言（表情、动作）几乎完全表现为这种情绪

2. 有罪恶感。（　　　）

（1）责备自己，感到自己已连累他人

（2）认为自己犯了罪，或反复思考以往的过失和错误

（3）认为目前的疾病是对自己所犯错误的惩罚，或有罪恶妄想

（4）罪恶妄想伴有指责或威胁性幻觉

3. 自杀。（　　　）

（1）觉得活着没有意义　　（2）希望自己已经死去，或常想到与死有关的事

（3）消极观念（自杀念头）　　（4）有严重的自杀行为

4. 入睡困难。（　　　）

（1）主诉有时有入睡困难，即上床后 30 min 仍不能入睡

（2）主诉每晚均有入睡困难

5. 睡眠不深。（　　　）

（1）睡眠浅，多噩梦　　（2）半夜（晚上 00∶00 以前）曾醒来（不包括上厕所）

6. 早醒。（　　　）

（1）有早醒，比平时早醒 1 小时，但能重新入睡　　（2）早醒后无法重新入睡

7. 工作和兴趣。（　　　）

（1）提问时才诉述

（2）自发地直接或间接表达对活动、工作或学习失去兴趣，如感到没精打采，犹豫不决，不能坚持或需强迫自己去工作或活动

（3）病室劳动或娱乐不满 3 h

（4）因目前的疾病而停止工作，住院患者不参加任何活动或者没有他人帮助便不能完成病室日常事务

8. 迟缓，指思维和语言缓慢，注意力难以集中，主动性减退。（　　　）

（1）精神检查中发现轻度迟缓　　（2）精神检查中发现明显迟缓

（3）精神检查进行困难　　（4）完全不能回答问题（木僵）

9. 激越。（　　　）

（1）检查时表现得有些心神不定　　（2）明显的心神不定或小动作多

（3）不能静坐，检查中曾站立　　（4）搓手，咬手指，扯头发，咬嘴唇

10. 精神性焦虑。（　　　）

（1）问到才时诉述　　（2）自发地表达

（3）表情和言谈流露明显忧虑　　（4）明显惊恐

11. 躯体性焦虑。躯体性焦虑指焦虑的生理症状，包括口干、腹胀、腹泻、打呃、腹绞痛、心悸、头痛、过度换气和叹息，以及尿频和出汗等。（　　　）

续表 2 - 3 - 5

（1）轻度 （2）中度，肯定有上述症状

（3）重度，上述症状严重，影响生活或需加处理 （4）严重影响生活和活动

12. 胃肠道症状。（ ）

（1）食欲减退，但不需他人鼓励便自行进食

（2）进食需他人催促或请求或需要应用泻药或助消化药

13. 全身症状。（ ）

（1）四肢、背部或颈部沉重感，背痛，头痛，肌肉疼痛，全身乏力或疲倦

（2）上述症状明显

14. 性症状：指性欲减退、月经紊乱等。（ ）

（1）轻度 （2）重度 （3）不能肯定，或该项对被评者不适合（不计入总分）

15. 疑病。（ ）

（1）对身体过分关注 （2）反复考虑健康问题

（3）有疑病妄想 （4）伴幻觉的疑病妄想

16. 体重减轻。（ ）

（1）1 周内体重减轻 0.5 ～ 1.0 kg 以上 （2）1 周内体重减轻 1 kg 以上

17. 自知力。（ ）

（1）知道自己有病，表现为忧郁

（2）知道自己有病，但归于伙食太差、环境问题、工作过忙、病毒感染或需要休息等

（3）完全否认有病

18. 日夜变化（如果症状在早晨或傍晚加重，先指出哪一种，然后按其变化程度评分）。（ ）

（1）轻度变化 （2）重度变化

19. 人格解体或现实解体：指非真实感或虚无妄想。（ ）

（1）问及时才诉述 （2）自发诉述

（3）有虚无妄想 （4）伴幻觉的虚无妄想

20. 偏执症状。（ ）

（1）有猜疑 （2）有牵连观念

（3）有关系妄想或被害妄想 （4）伴有幻觉的关系妄想或被害妄想

21. 强迫症状：指强迫思维和强迫行为。（ ）

（1）问及时才诉述 （2）自发诉述

22. 能力减退感。（ ）

（1）仅于被问时方引出主观体验 （2）患者主动表示能力减退感

（3）需鼓励、指导和安慰才能完成病室日常事务或个人卫生

（4）穿衣、梳洗、进食、铺床或个人卫生均需要他人协助

续表 2 - 3 - 5

---

23. 绝望感。（　　）
(1) 有时怀疑"情况是否会好转"，但解释后能接受
(2) 持续感到"没有希望"，但解释后能接受
(3) 对未来感到灰心、悲观和绝望，解释后不能排除
(4) 自动反复诉述"我的病不会好了"或诸如此类的情况

24. 自卑感。（　　）
(1) 仅在被询问时诉述有自卑感（我不如他人）
(2) 自动诉述有自卑感（我不如他人）
(3) 主动诉述："我一无是处"或"低人一等"，与评 2 分者只是程度的差别
(4) 自卑感达妄想的程度，例如认为"我是废物"等类似情况

表 2 - 3 - 6　汉密尔顿焦虑量表（HAMA）

请患者选择最适合自己情况的答案（1：无症状；2：轻；3：中等；4：重；5：极重）

1. 焦虑心境：担心、担忧，感到有最坏的事情将要发生，容易激惹。（　　）
1　　2　　3　　4　　5

2. 紧张：紧张感，易疲劳，不能放松，有情绪反应，易哭、颤抖、感到不安。
（　　）
1　　2　　3　　4　　5

3. 害怕：害怕黑暗、陌生人、一人独处、动物、乘车或旅行及人多的场合。
（　　）
1　　2　　3　　4　　5

4. 失眠：难以入睡，易醒，多梦、梦魇，夜惊、醒后感到疲倦。（　　）
1　　2　　3　　4　　5

5. 认知功能，或被称为记忆、注意障碍：注意力不能集中，记忆力差。（　　）
1　　2　　3　　4　　5

6. 抑郁心境：丧失兴趣，对以往爱好缺乏快感，忧郁、早醒、昼重夜轻。
（　　）
1　　2　　3　　4　　5

7. 肌肉系统症状：肌肉酸痛、抽动、不灵活，牙齿颤动，声音发抖。（　　）
1　　2　　3　　4　　5

8. 感觉系统症状：视觉模糊，发冷发热，软弱无力感，浑身刺痛。（　　）
1　　2　　3　　4　　5

续表 2 - 3 - 6

> 9. 心血管系统症状：心动过速，心悸，胸痛，血管跳动感，昏倒感，心搏脱漏。
> （ ）
> 1　　2　　3　　4　　5
> 10. 呼吸系统症状：胸闷，窒息感，叹息，呼吸困难。（ ）
> 1　　2　　3　　4　　5
> 11. 胃肠道症状：吞咽困难，消化不良，肠动感，腹泻，体重感轻，便秘。
> （ ）
> 1　　2　　3　　4　　5
> 12. 生殖泌尿系统症状：尿意频数，尿急，停经，性冷淡，阳痿。（ ）
> 1　　2　　3　　4　　5
> 13. 自主神经系统症状：口干、潮红、苍白、易出汗、起"鸡皮疙瘩"等。
> （ ）
> 1　　2　　3　　4　　5
> 14. 会谈时行为表现：①一般表现，紧张、面肌抽动、不停地顿足、手发抖、皱眉、肌张力高、叹息样呼吸、面色苍白；②生理表现，吞咽，打呃，安静时心率快、呼吸快（20 次/分以上），腱反射亢进，震颤、瞳孔放大、眼睑跳动、易出汗、眼球突出。（ ）
> 1　　2　　3　　4　　5

　　需要强调的是，量表是筛查的方法，而不能直接用于诊断。在诊疗过程中要仔细观察患者的言谈举止和面部表情，以觉察患者内心的情感活动。若患者手足无措、言语急促、肢体颤抖、愁眉苦脸、叹息、流露出悲观、自责和绝望等，这些非语言性的行为活动更能真实地反映患者的情感。即使患者口头上否认有情绪低落、不开心或不紧张，但可能是言不由衷或对医生缺乏足够信任而不愿表达。因此，临床医生的耐心、细心询问和"察言观色"尤为重要，只有这样，抑郁焦虑患者才不至于被误诊或漏诊。

　　若有明确的抑郁焦虑症状，则需更多的时间与患者会谈或建议精神心理科会诊，对照诊断标准以进一步明确诊断。

3. 多发性硬化的鉴别诊断

　　对于早期的多发性硬化，尤其应注意与其他临床及影像上同样具有时间多发和空间多发特点的疾病进行鉴别，尽可能完善实验室及其他相关辅助检查，如 AQP4 抗体、其他自身免疫相关抗体筛查，排除其他疾病的可能，对多发性硬化的鉴别诊断具有重要意义。

临床上多发性硬化常须与以下疾病鉴别：

（1）急性播散性脑脊髓炎。首次发作与多发性硬化鉴别较困难。急性播散性脑脊髓炎常发生于感染或疫苗接种后，好发于儿童，起病较多发性硬化急，病情更为凶险，常伴发热、剧烈头痛、脑膜刺激征、精神异常、意识障碍等，球后视神经炎少见，病程比多发性硬化短，多无缓解复发病史。

（2）多发性腔隙性脑梗死。两者累及的部位有重叠的区域，但总的来说多发性腔隙性脑梗死的病灶比较偏外，多分布于侧脑室体部侧方，且病灶多呈三角形。而多发性硬化斑多位于室管膜下区，分布于侧脑室体部前后方居多。

（3）视神经脊髓炎。一般呈急性或亚急性起病。表现为同时或先后出现视神经炎和脊髓炎的症状，视力损害较多发性硬化严重，且双侧同时或相继发生；脊髓损害严重且难以完全恢复，MRI 上病灶多于 3 个脊髓节段。脑MRI 病灶多见于脑室管膜周围区域和延髓背侧。AQP4 抗体检测常为阳性。

（4）脑白质营养不良。是指遗传因素所致的中枢神经系统髓鞘发育异常的疾病，多发生于儿童或青少年，起病隐匿，进行性加重，无缓解复发，MRI 结果示病灶对称。

此外，还应注意与皮层下动脉硬化性脑病、热带痉挛性截瘫、颅内转移瘤、淋巴瘤以及中枢神经系统血管炎等疾病相区别。

【解决问题】

（1）患者的头颅 MRI 检查发现了什么？

患者的头颅 MRI 检查发现双侧侧脑室旁、双侧额顶叶皮层下及深部白质内多发信号异常。

（2）小王有心理问题吗？

患者的体格检查结果提示"意识清晰，言语流利，情绪紧张焦虑，注意力不集中"，SDS、SAS 评估结果提示"轻度抑郁、焦虑"，可初步判断患者存在轻度的焦虑抑郁状态。

（3）为什么心理科医生建议患者到神经内科做进一步检查？

结合患者的病史、体格检查以及 SDS、SAS 评估结果，判断其可能存在轻度的焦虑抑郁状态，但鉴于他还有神经系统阳性体征如"右侧颜面部及肋弓水平以下痛觉轻度减退"，且行头颅 MRI 平扫示多发皮层及白质病灶，考虑其焦虑抑郁障碍可能与某些神经系统疾病共存。患者目前的焦虑抑郁程度较轻，暂时不是此次就诊的主要问题，需要神经内科尽快完善相关检验检查，明确器质性病变后进行综合治疗，故医生建议小王到神经内科做进一步检查。

第 三 幕

神经内科周医生详细询问病情后做了头颅与脊髓磁共振增强扫描等检查（此处请教师提供双侧侧脑室旁、双侧额顶叶皮层下及深部白质区、延髓内多发信号异常，脊髓全程节段性异常信号及强化影，符合多发性硬化的改变头颅＋脊髓磁共振增强扫描影像资料来示教）。

1）眼科会诊结果。

（1）查体，结果示双眼角膜透明，前房（－），双侧瞳孔正圆等大，对光反射迟钝，晶体透明，双眼视盘边界清，色正常，C／D＝0.3，网膜平伏，黄斑中心凹反光可见。

（2）OCT 检查结果示双眼黄斑区结构正常，双眼 RNFL 层厚度正常。视野检查：双眼中心 30°视敏度正常。

（3）影像检查：① 双眼底暂未见明显异常；② 余同神经内科。

2）诱发电位检查结果。脑干听觉诱发电位提示右侧异常，视觉诱发电位异常，体感诱发电位正常。

3）腰椎穿刺结果示。颅内初压 120 mmH$_2$O，末压 100 mmH$_2$O；脑脊液常规检查示脑脊液无色透明，蛋白定性呈弱阳性，白细胞数 0 个；脑脊液生化检测结果示：氯化物摩尔浓度 125.5 mmol／L，空腹血葡萄糖浓度 3.25 mmol／L，总蛋白浓度 0.61 g／L。

4）脑脊液细胞学、寡克隆带均未见明显异常。AQP4 抗体（－），自身免疫十四项（－），抗甲状腺抗体（－）。

【提出问题】

（1）此次磁共振检查结果是否异常？

（2）你考虑对患者的主要诊断是什么？

（3）下一步的治疗是什么？

（4）患者在中学时查体就发现"乙肝小三阳"，这对治疗有影响吗？

【学习内容】

1. 多发性硬化的诊断标准

多发性硬化的诊断标准见表 2－3－7。

表2－3－7　多发性硬化诊断国际专家组制订的 2017 年版
多发性硬化诊断 McDonald 标准

类型	已有临床表现	诊断多发性硬化必需的进一步证据
复发‐缓解型多发性硬化	（1）2 次及以上的临床发作。 （2）2 个及以上病灶的客观证据	无
	（1）2 次及以上的临床发作。 （2）1 个病灶的客观临床证据	空间的多发性须具备下列 2 项中的任何 1 项： （1）累及不同部位的临床再次发作。 （2）4 个中枢神经区域（脑室旁、皮质或近皮质、幕下和脊髓）中至少 2 个区域有 1 个及以上具有多发性硬化特征的 T2 加权成像高信号病灶
	（1）1 次临床发作。 （2）2 个及以上病灶的客观临床证据	时间的多发性需具备下列 3 项中的任何 1 项： （1）累及不同部位的临床再次发作。 （2）任何时间的 MRI 检查结果显示同时存在钆增强和非增强病灶。或忽略显示基线 MRI 检查的时间，与基线期相比，随访 MRI 检查结果显示新发的 T2 加权成像高信号病灶或钆增强病灶。 （3）脑脊液特异的寡克隆区带阳性
	（1）1 次临床发作。 （2）1 个病灶的客观临床证据（临床孤立综合征）	空间的多发性须具备下列 2 项中的任何 1 项： （1）累及不同部位的临床再次发作。 （2）4 个中枢神经区域（脑室旁、皮质或近皮质、幕下和脊髓）中至少 2 个区域有 1 个及以上具有多发性硬化特征的 T2 加权成像高信号病灶。 时间的多发性须符合以下 3 项中的任何 1 项： （1）累及不同部位的临床再次发作。 （2）任何时间的 MRI 检查结果显示同时存在钆增强和非增强病灶。或忽略基线 MRI 检查的时间，与基线期相比，随访 MRI 检查结果显示新发的 T2 加权成像高信号病灶或钆增强病灶。 （3）脑脊液特异的寡克隆区带阳性

续表 2 - 3 - 7

类型	已有临床表现	诊断多发性硬化必需的进一步证据
原发-进展型多发性硬化	提示多发性硬化的隐匿进展性神经功能障碍	回顾性或前瞻性调查结果表明疾病进展持续 1 年并具备下列 3 项中的 2 项： （1）3 个脑部区域（脑室旁、皮质或近皮质、幕下）中有 1 个及以上多发性硬化特征的 T2 加权成像高信号病灶。 （2）脊髓内有 2 个及以上 T2 加权成像高信号病灶。 （3）脑脊液特异的寡克隆区带阳性

若临床表现符合表 2 - 3 - 7 诊断标准且无其他更合理的解释时，可明确诊断为"多发性硬化"；若疑似多发性硬化，但不完全符合上述诊断标准时，诊断为"可能的多发性硬化"；当用其他诊断能更合理地解释临床表现时，诊断为"非多发性硬化"。

3. 多发性硬化的治疗

1）急性发作期的治疗。

参照华山医院多发性硬化 14 天激素冲击治疗方案：静脉注射甲泼尼龙 1 g，持续 3 天；0.5 g，持续 1 天；240 mg，持续 1 天；120 mg，持续 1 天。然后改为口服甲泼尼龙片 48 mg，持续 2 天；24 mg，持续 2 天；12 mg，持续 2 天；4 mg，持续 2 天。当症状不能缓解时可采用再次冲击治疗；或静脉注射免疫球蛋白大剂量冲击治疗，每天 0.4 g/kg，3 ～ 5 天为 1 个疗程；或每天给予硫唑嘌呤 2 mg/kg；或给予环磷酰胺50 mg，每天 2 次。注意监测毒副反应。仍无效者，推荐采取血浆置换作为升级疗法。

2）对症支持治疗。

（1）痛性痉挛。可选巴氯芬每次 5 ～ 30 mg，每天 3 次；加巴喷丁每次 0.3 g，每天 1 ～ 3 次；给予普瑞巴林每次 75 ～ 225 mg，每天 2 次。上述药物均须逐渐加量，停药也须逐渐减量。

（2）膀胱直肠功能障碍。尿失禁者可选用抗胆碱药，如普鲁本辛 15 ～ 30 mg，每天 3 次，无效时改用丙咪嗪 10 mg，每天 4 次，可逐渐加量至 25 mg，每天 4 次。严重尿潴留患者宜采用间断插管导尿的方法，严重便秘者可间断灌肠。

（3）疲劳。可选用金刚烷胺 100 mg，每天 2 次；莫达非尼也可改善多发性硬化患者的疲劳症状，且耐受性好，用药剂量为 200 mg/d，疗程为 3 周。

（4）抑郁。治疗包括心理治疗和药物治疗；药物选用新型抗抑郁药，包括选择性 5 - 羟色胺再摄取抑制剂，或选用 5 - 羟色胺、去甲肾上腺素再摄取抑制剂等。

（5）健康教育。合理饮食，避免大量摄入饱和脂肪酸（动物油、可可油等）；适当锻炼，防止过度疲劳；保持良好心情；避免感染、日晒、高温水浴、吸烟等诱发因素。

4. 糖皮质激素的药理作用

糖皮质激素的药理作用主要有抗炎、免疫抑制与抗过敏、抗休克等。

（1）抗炎作用。糖皮质激素有强大的抗炎作用，能对抗各种原因如物理化学及生物性损伤、免疫性损伤、无菌性炎症等引起的炎症。在各种急性炎症的早期，应用糖皮质激素可减轻炎症早期渗出、水肿、毛细血管扩张、白细胞浸润和吞噬等反应，从而改善炎症早期出现的红肿热痛等临床症状；在炎症后期，糖皮质激素可抑制毛细血管和成纤维细胞的增生，抑制胶原蛋白、黏多糖的合成及肉芽组织增生，从而防止炎症后期的粘连和瘢痕形成，减轻炎症的后遗症。

（2）免疫抑制与抗过敏。糖皮质激素对免疫反应有多方面的抑制作用，能缓解许多过敏性疾病的症状，抑制因超敏反应而产生的病理变化，如过敏性充血、水肿、渗出、皮疹、平滑肌痉挛等，抑制组织器官的移植排斥反应，对自身免疫性疾病可发挥一定的近期疗效。

糖皮质激素免疫抑制作用与以下因素有关：①抑制吞噬细胞对抗原的吞噬和处理；②抑制淋巴细胞的 DNA、RNA 和蛋白质的生物合成，也可使淋巴细胞破坏、解体或移行至血管外组织，从而使循环淋巴细胞数减少；③诱导淋巴细胞凋亡；④干扰淋巴细胞在抗原作用下的分裂和增殖，与抑制核转录因子 NF-κB 有关；⑤抑制炎症因子生成。

（3）抗休克作用。超大剂量的糖皮质激素已广泛用于各种严重休克，特别是中毒性休克的治疗。其作用机制可能与下列机制有关：①稳定溶酶体膜、组织，或减少蛋白水解酶的释放，减少心肌抑制因子的形成，避免或减轻了由 MDF 引起的心肌收缩力下降、内脏血管收缩和单核 - 吞噬细胞吞噬功能下降等，阻断了休克的恶性循环；②降低血管对某种血管活性物质的敏感性，使微循环的血流动力学恢复正常；③增强心肌收缩力，增加心排血量，扩张痉挛血管，增加肾血流量；④提高机体对细菌的耐受能力。

（4）其他作用。糖皮质激素还有迅速而良好的退热作用，可用于严重中毒性感染如肝炎、伤寒、脑膜炎等引起的发热。另外，其对血液和造血系统、骨骼、中枢神经系统和胃肠道等也有不同的影响。

5．甲泼尼龙使用的注意事项

甲泼尼龙为糖皮质激素类药物，在使用过程中需注意以下几点。

（1）尽量避免使用此类药物的情况。对糖皮质激素类药物过敏，有严重精神疾病史或癫痫，存在活动性消化性溃疡、活动性肺结核、未能控制的感染（如水痘、真菌感染）、严重高血压、严重糖尿病、较严重的骨质疏松、妊娠初期及产褥期等。但是，对于必须用此类药物才能控制疾病，挽救患者生命时，如合并上述情况，可在积极治疗原发疾病、严密监测上述病情变化的同时，慎重使用糖皮质激素类药物。

（2）慎重使用此类药物的情况。库欣综合征、动脉粥样硬化、肠道疾病或者慢性营养不良的患者及近期手术后的患者慎用。另外，急性心力衰竭、糖尿病、有精神病倾向、青光眼、高脂蛋白血症、高血压、重症肌无力、严重骨质疏松、消化性溃疡病患者以及妊娠期和哺乳期妇女慎用。感染性疾患必须与有效的抗生素合用。病毒性感染患者慎用。儿童也应慎用。

（3）其他注意事项。①注意防止交叉过敏；②使用糖皮质激素时可酌情采取低钠高蛋白饮食，补充钙剂和维生素 D，加服预防消化性溃疡及出血等不良反应的药物，若有感染，应同时应用抗生素以预防感染扩散及加重；③注意糖皮质激素和其他药物之间的相互作用。

【解决问题】

（1）此次磁共振检查结果是否异常？

（请根据教师提供的影像资料作答。）

（2）你考虑对患者的主要诊断是什么？

患者为青年男性，慢性病程，病情反复发作，以"感觉异常、头痛、颜面部麻木"为主要症状，查体可见右侧颜面部及肋弓水平以下痛觉轻度减退。此次辅助结果提示诱发电位存在异常；头颅和脊髓磁共振结果提示"双侧侧脑室旁、双侧额顶叶皮层下及深部白质区、延髓内多发信号异常，脊髓全程节段性异常信号及强化影"，符合多发性硬化的影像学特点。参照 2017 年的 McDonald 诊断标准，患者目前的疾病符合"多发性硬化"的诊断。

（3）下一步的治疗是什么？

详见【学习内容】"多发性硬化的治疗"部分。

（4）患者在中学时查体就发现"乙肝小三阳"，这对治疗有影响吗？

有影响。因为糖皮质激素冲击治疗可能会诱发乙肝病毒活动，须完善乙肝病毒定量等检查，请感染内科专家会诊，明确是否需加用恩替卡韦等抗病毒药物预防治疗。

第 四 幕

经过检查，患者被确诊多发性硬化、广泛性焦虑障碍。予以甲强龙冲击治疗，辅以补钾补钙护胃、营养神经等治疗。经药物治疗后病情稳定，患者略有颜面部麻木不适，于是出院。出院前，老王不安地问周医生："这孩子以后还会复发吗？我能做些什么？"

【提出问题】

（1）应用激素前，你应该如何与患者及其家属沟通？

（2）出院前，你应如何回答家属的问题？

【学习内容】

1. 大剂量激素冲击治疗的知情同意

大剂量糖皮质激素冲击治疗适用于危重症患者的抢救，如暴发性感染、过敏性休克、严重哮喘持续状态等。由于糖皮质激素类药物特殊的药理机制，临床上应用大剂量激素冲击治疗时可能会出现一系列副作用或并发症，需严格掌握适应证及禁忌证，并在使用前详细告知患者，在取得患者或其授权人同意后进行此项治疗。

签署激素治疗知情同意书时，除向患者或其授权人交代激素治疗的必要性、意义外，还须告知激素治疗可能出现的副作用或并发症，主要有：①诱发、加重感染；②消化道应激性溃疡、出血；③出现钠水潴留、高血压、心衰症状等；④出现精神神经症状，如颅内压升高、幻觉、癫痫样发作等；⑤免疫抑制、免疫力低下；⑥骨质疏松；⑦其他不测意外。

2. 多发性硬化的缓解期治疗

多发性硬化为终身性疾病，其缓解期治疗以控制疾病进展、预防疾病复发为主要目标，推荐使用疾病修正治疗（disease modifying therapy，DMT）。

迄今，美国 FDA 批准上市的治疗多发性硬化的 DMT 药物有 10 种（表 2 - 3 - 8）。目前，国家药品监督管理局已经批准上市的 DMT 药物有倍泰龙（betaseron）和利比（rebif）。

表2－3－8　美国 FDA 批准上市的治疗多发性硬化的疾病修正治疗药物

药　物		适应证	用法
一线药物	倍泰龙（betaserson，干扰素 β-1b）	CIS、RRMS、SPMS	250 μg，皮下注射，隔日 1 次
	extavia（干扰素 β-1b）	CIS、RRMS、SPMS	250 μg，皮下注射，隔日 1 次
	利比（rebif，干扰素 β-1a）	CIS、RRMS、SPMS	22/44 μg，皮下注射，每周 3 次
	avonex（干扰素 β-1a）	CIS、RRMS	30 μg，肌内注射，每周 1 次
	考帕松（醋酸格拉替雷，glaliramer-acelate）	CIS、RRMS	20 mg，皮下注射，每天 1 次
	tecfidera（富马酸二甲酯，dimethyl fumarate）	RRMS	240 mg，口服，每天 2 次
	aubagio（特立氟胺，teriflunomide）	RRMS	7/14 mg，口服，每天 1 次
二线药物	gilenya（芬戈莫德，fingolimod）	RRMS	0.5 mg，口服，每天 1 次
	tysabri（那他珠单抗，natalizumab）	难治性 RRMS	300 mg，静脉滴注，每月 1 次
三线药物	novantrone（米托蒽醌，mitoxantrone）	难治性 RRMS、SPMS、PRMS	4 ～ 12 mg/m^2，静脉滴注，每 3 个月 1 次，终身总累积剂量小于 104 mg/m^2
	环磷酰胺	RRMS、早期 SPMS	800 mg/m^2，每 8 周 1 次，持续 12 ～ 24 个月

引自《多发性硬化诊断和治疗中国专家共识（2014 版）》。

（1）β 干扰素。β 干扰素为一线治疗药物。推荐意见：①β 干扰素可降低 RRMS 和可能发展为多发性硬化的高危 CIS 患者的临床发作和 MRI 发作（Ⅰ级推荐）。②β 干扰素可减少多发性硬化患者的 T2 病灶容积和延缓残疾进展（Ⅱ级推荐）。③有可能发展为多发性硬化的高危 CIS 或已确诊的 RRMS 或仍有复发的 SPMS 患者应给予 β 干扰素治疗（Ⅰ级推荐）。④β 干扰素对临床无复发的 SPMS 患者的疗效不清（Ⅳ级推荐）。治疗原则为早期、序贯、长期。

（2）米托蒽醌（mitoxantrone）。米托蒽醌是第一个被 FDA 批准用于治疗多发性硬化的免疫抑制剂，为三线治疗药物。推荐意见：几项研究证实，米托蒽醌治疗可以减少 RRMS 患者的复发率（Ⅱ级推荐）；延缓 RRMS、SPMS 和 PRMS 患者的疾病进展（Ⅲ级推荐），但由于其严重的心脏毒性和白血病的不良反应，建议用于快速进展、其他治疗无效的患者（Ⅱ级推荐）。

（3）环磷酰胺。环磷酰胺为三线治疗药物，可用于 40 岁以下的早期进展型（进展时间不足 1 年）的多发性硬化患者。推荐意见：研究发现环磷酰胺冲击治疗不能改变进展型多发性硬化的病程（Ⅱ级推荐）。研究显示环磷酰胺冲击加强化治疗可能对年轻的进展型多发性硬化患者有一定疗效（Ⅳ级推荐）。

临床上对 RRMS 首选一线治疗药物，对于一线治疗药物疗效不理想的 RRMS 和伴有复发过程的 SPMS 及 PRMS 可采用二线治疗，二线治疗仍无效者，可选用三线治疗。对 PRMS 尚无有效治疗。

患者在接受正规 DMT 过程中，疾病出现频繁复发或病情恶化（大于 3 次/年），EDSS 评分在 1 年内增加 1 分以上或颅内活动病变数量较前明显增加，界定为治疗无效或失败。评价治疗失败的最短治疗时间为 6 ～ 12 个月。

3．多发性硬化的预后

急性发作后患者至少可部分恢复，但复发的频率和严重程度难于预测。提示预后良好的因素包括女性、40 岁以前发病、临床表现视觉或体感障碍等，出现锥体系或小脑功能障碍提示预后较差。尽管最终可能导致某种程度功能障碍，但大多数多发性硬化患者预后较乐观，约 50% 患者发病后 10 年只遗留轻度或中度功能障碍，病后存活期可长达 20 ～ 30 年，但少数会于数年内死亡。

4．多发性硬化的生活指导

（1）合理饮食。避免高不饱和脂肪酸（如动物油、可可油等）饮食，多进食不饱和脂肪酸，如豆油、坚果类食物及鱼肉。另外，研究报道，维生素 D 缺乏可以加重疾病的复发。

（2）尽早戒烟。有研究表明，吸烟是引发多发性硬化的一个危险因素，且吸烟者比非吸烟者疾病复发率高 3 倍。

（3）避免体内外温度差骤变。由于体内外温度升高均能通过影响神经传导使症状加重，故应尽量避免长时间暴晒、高温热水泡浴、剧烈运动导致体温上升；相反，凉水浴、游泳等有助于缓解症状。

（4）适当地进行体育锻炼。越来越多的证据支持，适当的体育锻炼可增强力量、提高耐力、改善多发性硬化患者的生活质量。如瑜伽、太极拳、负重训练、慢跑、球类运动、水上运动等，患者可根据自身情况进行选择。

（5）妊娠、生产及哺乳。资料显示，只有约 10% 的患多发性硬化的女性在妊娠过程中会复发。另有研究表明，妊娠期病情进展的可能性会降低。对于多发性硬化患者，其后代多发性硬化的发生率虽然比平均水平稍高，但概率较低。在妊娠前 3 个月，患者疲劳和感染较常见，应适当地活动和注意个人卫生，防止潜在感染。妊娠过程中若需继续治疗，应先告知医师，尽量选用相对安全的治疗方案。在产后 6 个月内，约 29% 的患者可能会复发，应及时就医，并在医师的指导下选择免疫调节药物。基于多发性硬化患者病情复发和恶化的可能，在有足够精力的情况下，专家提倡母乳喂养，患者也可以结合自身状况选择其他喂养方式。

（6）重视社会心理应激对疾病的影响。患者在日常生活中应注意情绪的自我调节，尽可能地参与社交活动，保持轻松愉悦的心境，必要时寻求专业心理咨询人员的帮助。

【解决问题】

（1）应用激素前，你应该如何与患者及其家属沟通？

应用激素前，应详细告知患者及其家属使用激素治疗的必要性、意义以及可能出现的副作用或并发症，具体详见【学习内容】。

（2）出院前，你应如何回答老王的问题？

根据目前小王的情况，应从以下几个方面回答老王：①坚持合理使用预防复发的药物，如干扰素 β。②注意观察药物的不良反应及副作用，如干扰素 β 主要的不良反应为注射部位反应、流感样症状、无症状肝功能异常以及白细胞减少、甲状腺功能异常等。③保持心理健康，如日常生活中注意情绪的自我调节，尽可能地参与社交活动，保持轻松愉悦的心境。④日常生活中的注意事项详见【学习内容】。⑤定期复诊。

（周晓）

第二节　周而复始

【学习纲要】

1．基础医学

（1）中枢神经系统的髓鞘结构。

（2）多发性硬化的病理表现。

（3）干扰素的分类。

2．临床医学

（1）多发性硬化的病程特点。

（2）多发性硬化常见症状与体征的鉴别诊断。

（3）多发性硬化的诊断及治疗原则。

（4）多发性硬化常见并发症与处理。

3．人文医学

（1）诊疗过程中检查项目的知情与告知。

（2）多发性硬化的护理注意事项。

（3）多发性硬化患者的心理干预。

（4）多发性硬化的预防。

第　一　幕

　　江医生在今天的门诊接诊的第一位患者是 43 岁的李女士。她焦虑而无奈地说："医生，我这病怎么这么麻烦？还能不能好啊？"说来话长，在 6 年前的年初，她发现视力模糊，有时会把眼前的 1 个东西看成 2 个，随后到当地眼科医院就诊，没查出什么毛病。后来，渐渐痊愈了。到了当年的 5 月，她开始出现双下肢麻木。她找了个老中医开了副中药吃。到了当年的 9 月，症状又缓解了。第 2 年 9 月的一天，晨起时，她发现左侧面部、肢体皮肤苍白、发凉、多汗。她认为是吹空调的原因，没太在意。大约 1 周后，出现双下肢无力，不能独自行走，小便也排不出来了，这才赶紧到当地人民医院就诊。当地医院说是"脊髓炎"，用了激素及中药治疗（用法不详），3 个月后，症状缓解。第 3 年 9 月底，她渐感右侧肢体麻木、活动不灵活，且逐渐感觉胸部被绑紧一样，不能顺畅呼吸。国庆长假过后，她赶紧到市里一家医院就诊，诊断为"多发性硬化"，予激素治疗（用法不详），住院 47 天后症状缓解出院，之后一直维持激素治疗 2 年。1 周前，经过几天高强度的工作并与丈夫发生争吵后，她再次感觉右下肢拇趾麻木，并逐渐发展为双下肢无力，而且觉得双下肢有束缚感。反反复复的病情让她失去了信心。江医生安慰她，同时准备做进一步检查。

【提出问题】

（1）在患者自述的 6 年的病史中，病程有何特点？症状有何特点？

（2）当地医院诊断为"多发性硬化"对吗？该病症有何病理特点？可能的病因有哪些？

（3）需要为该患者做哪些初步检验检查？

【学习内容】

1. 与本病例相关的神经系统传导通路

1）感觉传导通路。

（1）躯干和四肢意识性本体感觉和精细触觉传导通路 该通路由 3 级神经元组成。第 1 级神经元为脊神经节细胞，其周围突分布于肌、腱、关节等处的本体感觉感受器和皮肤的精细触觉感受器，中枢突经脊神经后根的内侧部进入脊髓后索，分为长的升支和短的降支。其中，来自第 5 胸节以下的升支行于后索的内侧部，形成薄束；来自第 4 胸节以上的升支行于后索的外侧部，形成楔束。两束上行，分别止于延髓的薄束核和楔束核。第 2 级神经元的胞体在薄、楔束核内，由此二核发出的纤维向前绕过中央灰质的腹侧，在中线上与对侧的交叉，被称为内侧丘系交叉，交叉后的纤维在锥体束的背部呈前后方向排列，行于延髓中线两侧，再转折向上，被称为内侧丘系。内侧丘系在脑桥呈横位居被盖的前缘，在中脑被盖则居红核的外侧，最后止于背侧丘脑的腹后外侧核。第 3 级神经元的胞体在腹后外侧核，发出纤维经内囊后肢主要投射至中央后回的中、上部和中央旁小叶后部，部分纤维投射至中央前回。

（2）躯干和四肢痛、温觉和粗触觉、压觉传导通路。该通路由 3 级神经元组成。第 1 级神经元为脊神经节细胞，其周围突分布于躯干和四肢皮肤内的感受器，中枢突经后根进入脊髓。其中，传导痛觉、温觉的纤维（细纤维）在后根的外侧部入脊髓经背外侧束再终止于第 2 级神经元。传导粗触觉、压觉的纤维（粗纤维）经后根内侧部进入脊髓后索，再终止于第 2 级神经元。第 2 级神经元胞体主要位于第 Ⅰ 、第 Ⅳ 到第 Ⅶ 层，它们发出的纤维上升 1 ~ 2 个节段经白质前连合到对侧的外侧索和前索内上行，组成脊髓丘脑侧束和脊髓丘脑前束（侧束传导痛觉和温觉，前束传导粗触觉和压觉）。脊髓丘脑束上行，经延髓下橄榄核的背外侧，脑桥和中脑内侧丘系的外侧，终止于背侧丘脑的腹后外侧核。第 3 级神经元的胞体在背侧丘脑的腹后外侧核，它们发出纤维被称为丘脑中央辐射，经内囊后肢投射到中央后回中、上部和中央旁小叶后部。

（3）视觉传导通路。该通路由 3 级神经元组成。眼球视网膜神经部最外层的视锥细胞和视杆细胞为光感受器细胞，中层的双极细胞为第 1 级神经元，最内层的节细胞为第 2 级神经元，其轴突在视神经盘处集合成视神经。视神经经视神经管入颅腔，形成视交叉后，延为视束。在视交叉中，来自两眼视网膜鼻侧半的纤维交叉，交叉后加入对侧视束；来自视网膜颞侧半的纤维不交叉，进入同侧视束。因此，左侧视束内含有来自两眼视网膜左侧半的纤维，右侧视束内含有来自两眼视网膜右侧半的纤维。视束绕过大脑脚向后，主要终止于外侧膝状体。第 3 级神经元胞体在外侧膝状体内，由外侧膝状体核发出纤维组成视辐射经内囊后肢投射到端脑距状沟两侧的视区（纹区），产生视觉。

（4）听觉传导通路。该通路由 4 级神经元组成。第 1 级神经元为蜗螺旋神经节内的双极细胞，其周围突分布于内耳的螺旋器（Corti 器）；中枢突组成蜗神经，与前庭神经一道在延髓和脑桥交界处入脑，止于蜗神经腹侧核和背侧核。第 2 级神经元胞体在蜗神经腹侧核和背侧核，发出纤维大部分在脑桥内形成斜方体并交叉至对侧，至上橄榄核外侧折向上行，被称为外侧丘系。外侧丘系的纤维经中脑被盖的背外侧部大多数止于下丘。第 3 级神经元胞体在下丘，其纤维经下丘臂止于内侧膝状体。第 4 级神经元胞体在内侧膝状体，发出纤维组成听辐射，经内囊后肢，止于大脑皮质的听区颞横回。

（5）平衡觉传导通路。该通路由 2 级神经元组成。第 1 级神经元是前庭神经节内的双极细胞，其周围突分布于内耳半规管的壶腹嵴及前庭内的球囊斑和椭圆囊斑；中枢突组成前庭神经，与蜗神经一道经延髓和脑桥交界处入脑，止于前庭神经核群。第 2 级神经元胞体在前庭神经核群中发出纤维至中线两侧组成内侧纵束，其中，上升的纤维止于动眼、滑车和展神经核，完成眼肌前庭反射（如眼球震颤）；下降的纤维至副神经脊髓核和上段颈髓前角细胞，完成转眼、转头的协调运动。

2）锥体系运动传导通路。

锥体系的上运动神经元由位于中央前回和中央旁小叶前部的巨型锥体细

胞（Betz 细胞）和其他类型的锥体细胞以及位于额、顶叶部分区域的锥体细胞组成。上述神经元的轴突共同组成锥体束，其中，下行至脊髓的纤维束被称为皮质脊髓束，止于脑干脑神经运动核的纤维束被称为皮质核束。

（1）皮质脊髓束由中央前回上、中部和中央旁小叶前半部等处皮质的锥体细胞轴突集中而成，下行经内囊后肢的前部、大脑脚底中 3/5 的外侧部和脑桥基底部至延髓锥体。在锥体下端，75% ~ 90% 的纤维交叉至对侧，形成锥体交叉。交叉后的纤维继续于对侧脊髓侧索内下行，被称为皮质脊髓侧束，此束沿途发出侧支，逐节终止于前角细胞（可达骶节），支配四肢肌。在延髓锥体，皮质脊髓束小部分未交叉的纤维在同侧脊髓前索内下行，称皮质脊髓前束。该束仅达上胸节，并经白质前连合逐节交叉至对侧终止于前角细胞，支配躯干和四肢骨骼肌的运动。皮质脊髓前束中有一部分纤维始终不交叉而止于同侧脊髓前角细胞，主要支配躯干肌。

（2）皮质核束主要由中央前回下部的锥体细胞的轴突集合而成，下行经内囊膝部至大脑脚底中 3/5 的内侧部，由此向下陆续分出纤维，大部分终止于双侧脑神经运动核（动眼神经核、滑车神经核、展神经核、三叉神经运动核、支配面上部肌的面神经运动核、疑核和副神经核），支配眼外肌、咀嚼肌、面上部表情肌、胸锁乳突肌、斜方肌和咽喉肌。小部分纤维完全交叉到对侧，终止于面神经运动核支配面下部肌的细胞群和舌下神经核，支配对侧面下部表情肌和舌肌。因此，除支配面下部肌的面神经核和舌下神经核为单侧（对侧）支配外，其他脑神经运动核均接受双侧皮质核束的纤维支配。

2. 中枢神经系统脱髓鞘疾病的特点

中枢神经系统的髓鞘是由少突胶质细胞的片状突起包绕神经元轴突而形成的螺旋形膜性结构。它具有保护轴索、传导冲动、绝缘等作用。

神经系统脱髓鞘疾病指的是一组以神经髓鞘脱失为主，神经元胞体及其轴索相对受累较轻为特征的疾病，包括遗传性和获得性两大类。遗传性脱髓鞘疾病主要指脑白质营养不良，它是由于髓鞘形成缺陷，不能正常发育所致，在儿童中多见，预后不良。获得性脱髓鞘疾病又分为原发性与继发性。原发性中枢神经系统脱髓鞘疾病包括多发性硬化、视神经脊髓炎、急性播散性脑脊髓炎等，原发性周围神经系统脱髓鞘疾病常见急性或慢性炎症性脱髓鞘性多发性神经病；继发性脱髓鞘疾病常见于缺血性卒中、CO 中毒、脑桥髓鞘中央溶解症等。

3. 多发性硬化的病因

多发性硬化的确切病因及发病机制尚未阐明，较为公认的观点是多发性硬化可能是遗传易患个体与环境因素相互作用而发生的中枢神经系统自身免疫性疾病。

可能与发病相关的因素有：①自身免疫反应；②病毒感染；③遗传因素；④环境因素；⑤其他，如感染、过度劳累、外伤、心理应激及激素治疗中停药等。

4. 多发性硬化的病理

（1）特征性表现。中枢神经系统白质内多发脱髓鞘斑块。

（2）发生部位。多见于侧脑室周围、视神经、脊髓、小脑和脑干的白质，尤其多见于半卵圆中心、侧脑室体及前角部位。

（3）大体标本。急性期可见软脑膜轻度充血、水肿和脊髓节段性肿胀；慢性期可见软脑膜增厚、脑萎缩和脊髓节段性萎缩。脑与脊髓冠状切面可见白质内散在的形态各异的粉灰色斑块。

（4）显微镜下观察。急性期髓鞘崩解和脱失，轴突相对完好，少突胶质细胞轻度变性和增生，可见小静脉周围炎性细胞（淋巴和浆细胞）袖套状浸润。病变晚期轴突崩解，神经细胞减少，代之以神经胶质形成的硬化斑。

东方人与西方人之间多发性硬化的病理改变不尽相同，东方人多表现为软化、坏死病灶，硬化斑相对较少，而西方人以硬化斑多见。

5. 多发性硬化的诊断原则

多发性硬化的诊断原则为以客观病史和临床体征为基本依据，充分结合辅助检查特别是 MRI 的特点，寻找病变的时间多发性及空间多发性证据，并排除其他可能疾病。除满足以上 3 项条件外，应尽可能寻找电生理、免疫学等辅助证据。鉴于 MRI 在多发性硬化诊断中的重要地位，《多发性硬化诊断和治疗中国专家共识（2014 版）》推荐，最好应用 1.5 T 及以上场强 MRI 扫描仪；头部序列应该包括平扫（矢状面 FLAIR 序列，横断面 T1、T2、DWI）及增强（横断面 T1）；扫描层数为全脑覆盖（30～32 层），层厚 4 mm；中心定位线为平行胼胝体膝部、压部下缘连线；推荐注射造影剂后延迟 10～15 min 做增强扫描。

【解决问题】

（1）在患者自述的 6 年病史中，病程有何特点？症状有何特点？

患者自述的 6 年病史中，为急性或亚急性起病，病情逐渐加重，具有复发 - 缓解的特点；症状多种多样，具有时间和空间多发性的特点。

（2）当地医院诊断为"多发性硬化"对吗？有何病理特点？可能的病因有哪些？

患者的病史中，有 5 次临床发作，症状累及颅神经、脊髓等部位，符合多发性硬化的临床诊断标准，当地医院诊断为多发性硬化是对的。该病的特征性病理表现为中枢神经系统白质内多发脱髓鞘斑块，可发生于侧脑室周围、视神经、脊髓、小脑和脑干的白质，尤其多见于半卵圆中心、侧脑室体及前角部位。其确切病因尚不明确，可能的病因有：①自身免疫反应；②病毒感染；③遗传因素；④环境因素；⑤其他，如感染、过度劳累、外伤、心理应激及激素治疗中停药等。

（3）需要为该患者做哪些初步检验检查？

需要为患者安排的初步检查有：①血尿便常规、肝肾功能、电解质等检查；②常规胸片、心电图检查；③脑脊液检查：包括脑脊液压力、外观、生化、细胞学以及IgG鞘内合成（IgG指数和IgG寡克隆带）；④神经电生理检查，包括视觉诱发电位、脑干听觉诱发电位以及体感诱发电位；⑤头颅和脊髓的磁共振。

第 二 幕

江医生为患者进行详细的体格检查，结果如下。

（1）一般情况。体温36.5 ℃，脉搏78次/分，呼吸18次/分，血压120/80 mmHg。神志清楚，发育正常，营养良好，面容健康，自主体位，查体合作，全身皮肤无黄染，浅表淋巴结无肿大。心肺腹无异常。

（2）专科检查。①颅神经方面。嗅觉、视力、视野粗测无改变，双侧眼底视盘轻度水肿，中央凹陷存在，A/V比约为2/3，视网膜无异常渗出及出血斑块，瞬目反射灵敏。眼睑无下垂，眼球各向活动自如，双瞳孔等大同圆，直径约3.5 mm，直接及间接对光反应灵敏，辐辏反射正常。左侧颜面痛觉减弱，咀嚼有力，张口对称，角膜反射灵敏，下颌反射未引出。双侧额纹、鼻唇沟、口角对称，皱额、闭目、露齿、鼓气良好，外耳道感觉无异常，舌前2/3味觉无异常。听力粗测无改变，Rinne试验中，气导大于骨导，Weber试验中，感觉声音居中，无眼球震颤。无声嘶、呛咳、吞咽困难，悬雍垂居中，双侧软腭上提对称有力，咽反射存在。转颈、耸肩对称有力；伸舌居中，舌肌无萎缩及纤颤。②运动系统方面。四肢肌肉形态无改变，无不自主运动，双下肢肌张力增高，双下肢肌力4级，双上肢肌张力、肌力正常；指鼻试验、轮替动作及跟膝胫试验良好，Romberg征（－）。③感觉系统方面。左下肢皮肤发凉，右侧肢体痛觉过敏，触觉、关节位置及音叉振动觉对称存在，两点辨别、图形及实体觉良好。④反射方面。腹壁反射对称存在，双侧肱二、三头肌腱反射（＋＋），桡骨膜反射（＋＋），膝腱反射

（＋＋＋），跟腱反射（＋＋＋），双侧 Hoffmann 征（－），Babinski 征（＋），Chaddock 征（－），Oppenheim 征（－）。⑤脑膜刺激征方面。颈软无抵抗，Kernig 征（－），Brudzinski 征（－）。⑥自主神经系统方面。皮肤、指甲、关节无改变，皮肤划痕征（－），大小便功能无改变。

入院当天中午，患者诉排尿困难，予导尿。当天下午，告知患者需行腰椎穿刺术，患者和家属拒绝了。经上级医师对其进行解释，告知腰椎穿刺检查的重要性后，患者同意并签署知情同意书。入院第 2 天，辅助检查结果如下。

（1）脑脊液检查。脑脊液生化、常规及寡克隆带未见异常。

（2）电生理检查。体感诱发电位示双侧 SEP 异常，视觉诱发电位示 P-VEP 异常，脑干诱发电位正常。

（3）常规检查。胸片、心电图未见异常。血液化验、尿便常规未见异常。

头颅和脊髓的磁共振正在预约中。

【提出问题】

（1）根据医生对患者的体格检查结果，你能归纳哪些异常体征？如何定位诊断？

（2）为进一步明确诊断，该患者还需要完善哪项检查？

（3）如何向患者告知其诊疗过程中需做的相关检查项目？

（4）患者所患疾病的临床分型有哪些？该患者所患的疾病属于其中的哪一类？

【学习内容】

1. 多发性硬化的临床表现

多发性硬化累及中枢神经系统，造成白质脱髓鞘改变。因此，病变部位为大脑、脑干、小脑、脊髓等。临床症状和体征多种多样，其中，多发性硬化的体征多于症状。常见症状、体征特点如下。

（1）肢体无力。可累及一个或多个肢体，以不对称瘫痪常见，下肢较上肢明显。腱反射随病程进展由正常发展为亢进，腹壁反射消失，病理征阳性。

（2）感觉异常。可出现针刺麻木感、发冷、蚁走感、定位不明确的感觉异常等浅感觉障碍，也有深感觉障碍。

（3）眼部症状。出现视力下降、复视、视盘水肿、视神经萎缩、眼球活动障碍等症状。

（4）共济失调。晚期患者可见 Chaddock 征：眼球震颤、意向性震颤、吟诗样语言。

（5）发作性症状。常表现为发作性的神经功能障碍（每次持续数秒至数分钟不等，频繁、过度换气，焦虑或维持肢体某种姿势可诱发）、强直痉挛、感觉异常、构音障碍、共济失调、癫痫和疼痛不适。其中，局限于肢体或面部的强直性痉挛常伴放射性异常疼痛，亦被称为痛性痉挛，发作时一般无意识丧失和脑电图异常；莱尔米特征指被动屈颈时会诱导出刺痛感或闪电样感觉，自颈部沿脊柱放散至大腿或足部。

（6）精神症状。常表现为抑郁、易怒和脾气暴躁。部分患者出现欣快、兴奋，也可表现为淡漠、嗜睡、强哭强笑、反应迟钝、智能低下、重复语言、猜疑和被害妄想等。可出现记忆力减退、认知障碍。

（7）其他症状。可出现膀胱功能障碍，包括尿频、尿急、尿潴留、尿失禁，常与脊髓功能障碍合并出现。此外，男性患者还可出现原发性或继发性性功能障碍。多发性硬化尚可伴有周围神经损害和多种其他自身免疫性疾病，如风湿病、类风湿综合征、干燥综合征、重症肌无力等。

2. 多发性硬化的诊断标准

以往国内外多采用 1983 年的 Poser 诊断标准（表 2 - 3 - 9，符合其中一条）。

表 2 - 3 - 9　Poser（1983 年）的诊断标准

类　型	诊断标准
临床确诊多发性硬化（clinical definite MS，CDMS）	（1）病程中 2 次发作和 2 个分离病灶临床证据。 （2）病程中 2 次发作，1 处病变临床证据和另一部位亚临床证据
实验室检查支持确诊多发性硬化（laboratory supported definite MS，LSDMS）	（1）病程中 2 次发作，1 处病变临床证据，CSF OB/IgG（＋）。 （2）病程中 1 次发作，2 个分离病灶临床证据，CSF OB/IgG（＋）。 （3）病程中 1 次发作，1 处病变临床证据和另一处病变部位亚临床证据，CSF OB/IgG（＋）
临床可能多发性硬化（clinical probable MS，CPMS）	（1）病程中 2 次发作，1 处病变临床证据。 （2）病程中 1 次发作，2 个不同部位病变临床证据。 （3）病程中 1 次发作，1 处病变临床证据和另一部位病变亚临床证据

续表 2 - 3 - 9

类　型	诊断标准
实验室检查支持可能多发性硬化（laboratory supported probable MS，LSPMS）	（1）病程中两次发作，CSF OB/IgG（＋），两次发作需累及 CNS 不同部位，须间隔至少一个月，每次发作需持续 24 h。（2）应注意不能根据任何单一症状或体征诊断多发性硬化，应以提示中枢神经系统不同时间、不同部位病变的全部临床表现作为诊断依据

　　2001 年，McDonald 诊断标准将 Poser 诊断标准中对多发性硬化的诊断由 4 类（临床确诊、实验室支持确诊、临床可能、实验室可能）简化为 2 类（确诊、可能），并引入 MRI 检查结果，提出原发进展型多发性硬化的诊断标准。2005 年修订版 McDonald 诊断标准更加强调 MRI 病灶在时间多发性上的重要性，进一步阐释脊髓病变在诊断中的意义，简化 PPMS 的诊断。2010 年第二次修订 McDonald 诊断标准（表 2 - 3 - 10）。这一诊断标准在近年来得到广泛应用。从多发性硬化诊断标准的发展过程来看，发展趋势是早期诊断，在不降低特异性的同时提高诊断的敏感性，明确诊断概念，简化诊断过程。

表 2 - 3 - 10　2010 年修订版 McDonald 多发性硬化诊断标准

临床表现	诊断多发性硬化需要的附加证据
2 次及以上临床发作[a]；2 个及以上病灶的客观临床证据或 1 个病灶的客观临床证据并有 1 次先前发作的合理证据[b]	无[c]
2 次及以上临床发作[a]；1 个病灶的客观临床证据	空间的多发性需具备下列 2 项中的任何 1 项： （1）多发性硬化 4 个 CNS 典型病灶区域（脑室旁、近皮层、幕下和脊髓）[d] 中至少 2 个区域有 1 个或以上 T2 病灶。 （2）等待累及 CNS 不同部位的再次临床发作[a]
1 次临床发作[a]；2 个及以上病灶的客观临床证据	时间的多发性需具备下列 3 项中的任何 1 项： （1）任何时间 MRI 检查同时存在无症状的钆增强和非增强病灶。 （2）随访 MRI 检查有新发 T2 病灶和/或钆增强病灶，不管与基线 MRI 扫描的间隔时间长短。 （3）等待再次临床发作[a]

续表 2 – 3 – 10

临床表现	诊断多发性硬化需要的附加证据
1 次临床发作[a]；1 个病灶的客观临床证据（临床孤立综合征）	空间的多发性需具备下列 2 项中的任何 1 项： （1）多发性硬化 4 个 CNS 典型病灶区域（脑室旁、近皮层、幕下和脊髓）[d] 中至少 2 个区域有 1 个或以上 T2 病灶。 （2）等待累及 CNS 不同部位的再次临床发作[a]。 时间的多发性需具备以下 3 项中的任何 1 项： （1）任何时间 MRI 检查同时存在无症状的钆增强和非增强病灶。 （2）随访 MRI 检查有新发 T2 病灶和/或钆增强病灶，不管与基线 MRI 扫描的间隔时间长短。 （3）等待再次临床发作[a]
提示多发性硬化的隐袭进展性神经功能障碍（primary progressive multiple sclerosis, PPMS）	回顾或前瞻研究证明疾病进展 1 年并具备下列 3 项中的 2 项[d]： （1）多发性硬化典型病灶区域（脑室旁、近皮层或幕下）有 1 个及以上 T2 病灶以证明脑内病灶的空间多发性。 （2）脊髓内有 2 个及以上 T2 病灶以证明脊髓病灶的空间多发性。 （3）CSF 阳性结果（等电聚焦电泳证据有寡克隆区带和/或 IgG 指数增高）

　　临床表现符合上述诊断标准且无其他更合理的解释时，可明确诊断为多发性硬化；疑似多发性硬化，但不完全符合上述诊断标准时，诊断为"可能的多发性硬化"；用其他诊断能更合理地解释临床表现时，诊断为"非多发性硬化"。

　　[a]一次发作（复发、恶化）的定义为：由患者主观叙述或客观检查发现的具有 CNS 急性炎性脱髓鞘病变特征的当前或既往事件，持续至少 24 h，无发热或感染征象。临床发作需由同期的神经系统检查证实，在缺乏神经系统检查证据时，某些具有多发性硬化典型症状和进展特点的既往事件亦可为先前的脱髓鞘事件提供合理证据。患者主观叙述的发作性症状（既往或当前）应是持续至少 24 h 的多次发作。确诊多发性硬化前需确定：①至少有 1 次发作必须由神经系统检查证实；②既往有视觉障碍的患者视觉诱发电位阳性；③MRI 检查发现与既往神经系统症状相符的 CNS 区域有脱髓鞘改变。

　　[b]根据 2 次发作的客观证据所做出的临床诊断最为可靠。在缺乏神经系统检查证实的客观证据时，对 1 次既往发作的合理证据包括：①具有炎性脱髓鞘病变典型症状和进展特点的既往事件；②至少有 1 次被客观证据支持的临床发作。

　　[c]不需要附加证据，但做出多发性硬化相关诊断仍需满足诊断标准的影像学要求。当影像学或其他检查（如 CSF）结果为阴性时，应慎下多发性硬化诊断，须考虑其他诊断。诊断多发性硬化前必须满足：临床表现无其他更合理的解释，且必须有支持多发性硬化的客观证据。

　　[d]不需要钆剂增强病灶。对有脑干或脊髓综合征的患者，其责任病灶不在多发性硬化病灶数统计之列。

3. 需要与多发性硬化进行鉴别的疾病

以下疾病须与多发性硬化进行鉴别：

（1）感染。包括结核分枝杆菌、梅毒螺旋体、HIV、惠普尔杆菌等，可结合病史、其他系统伴随表现、脑脊液实验室检验结果等进行鉴别。

（2）炎症。急性播散性脑脊髓炎、视神经脊髓炎、桥本脑病、白塞氏病、神经系统结节病。

（3）代谢性/营养性。韦尼克脑病、亚急性联合变性、脑白质营养不良。

（4）线粒体病。线粒体肌病脑病、利氏病、Leber 遗传性视神经病变，可通过线粒体基因检查进一步鉴别。

（5）血管病。血管炎、脊髓动静脉瘘和畸形，需通过活检、血管造影等进一步明确诊断。

（6）肿瘤相关。原发中枢神经系统淋巴瘤、副肿瘤综合征。此类疾病临床及影像表现可与多发性硬化相似，需通过肿瘤相关检查进一步鉴别。

（7）其他。小脑萎缩症、CO 中毒、可逆性后部白质脑病、颈椎病导致脊髓压迫症、热带痉挛性截瘫（tropical spastic paraplegia，TSP）。

其中，主要须与急性播散性脑脊髓炎及视神经骨髓炎进行鉴别，具体如表 2 - 3 - 11 和表 2 - 3 - 12 所示。

表 2 - 3 - 11　多发性硬化及急性播散性脊髓炎的鉴别要点

鉴别特点	多发性硬化	急性播散性脊髓炎
发病年龄	较大（少年），女性多于男性	较幼（不足 10 岁），无性别差异
"感冒样"前驱	不一定有	很经常
脑病症状	疾病早期很少	必备
惊厥	很少	不一定有
发作周期性	分次发作，间隔至少 4 周	单次性，最长持续可达 12 周
MRI 的灰白质大片病灶	很少	经常见到
MRI 影像增强图	经常见到	经常见到
MRI 追踪改变	又复发和新病灶出现	病灶可消失或仅有少许后遗症
脑脊液中的白细胞增多	很少见（若有，不多于 50 个）	不同程度
寡克隆带	经常阳性	不同程度阳性
对皮质激素反应	很好	非常好

表 2 - 3 - 12　多发性硬化和视神经脊髓炎鉴别要点

	鉴别特点	多发性硬化	视神经脊髓炎
流行病学	男：女	1：（2～3）	1：（5～10）
	发病年龄	20～40 岁	30～40 岁
	特点	复发 - 缓解型	复发型，早期复发率高
	病情	较轻，恢复较好	严重，不完全恢复
	永久性残疾	通常在进展期	和复发相关
临床表现	受累部位	视神经、脊髓、小脑、脑干、大脑半球	视神经和脊髓
	脊髓炎	急性部分性脊髓炎	急性脊髓炎，累及延髓导致顽固恶心、呃逆或呼吸衰竭
	视神经炎	轻度或中度	严重，可双侧同时或相继快速发生
	脑部症状	常见（复视、核间性眼肌麻痹、偏身感觉障碍或无力）	可有（脑病，下丘脑功能障碍）
辅助检查	脊髓 MRI	少于 2 个脊髓节段	3 个或以上脊髓节段
		非对称性偏心分布，累及脊髓后部	灰质中央或整个脊髓横断面
		没有或很少肿胀	伴肿胀和钆增强
	脑部 MRI	脑室旁、近皮质、幕下	MRI 正常或不符合多发性硬化特征（环绕脑室管膜周围区域）
		长轴垂直于脑室壁的圆形结构	融合、线样病灶
	脑脊液	白细胞增多，少于 $15 \times 10^6/L$ 单核细胞为主	白细胞增多可达 $50 \times 10^6/L$ 中性粒细胞为主
		蛋白质浓度升高不常见（少于 100 mg/dL）	蛋白浓度升高常见（大于 150 mg/dL）
		寡克隆区带阳性	寡克隆区带阴性
	血清 NMO-IgG	罕见	常见
	合并自身抗体或系统性炎症疾病	罕见	常见

4. 多发性硬化的临床分型

美国多发性硬化学会于 1996 年根据病程将该病分为 4 种类型（表 2-3-13），该分型与多发性硬化的治疗决策有关。

表 2-3-13　多发性硬化的临床分型

类　型	临床表现
复发缓解型（relapsing remitting，RR）	临床最常见，约占 85%。在疾病早期出现多次复发和缓解，可急性发病或病情恶化，之后可以恢复，两次复发间病情稳定
继发进展型（secondary-progressive，SP）	RR 型患者经过一段时间可转为此型，患病 25 年后 80% 的患者转为此型，病情进行性加重不再缓解
原发进展型（primary-progressive，PP）	约占 10%，起病年龄偏大（40～60 岁），发病后轻偏瘫或轻截瘫在相当长时间内缓慢进展，发病后神经功能障碍逐渐进展，出现小脑或脑干症状
进展复发型（primary-relapsing，PR）	临床罕见，在原发进展型病程基础上同时伴急性复发

5. 多发性硬化患者诊疗过程中检查项目的知情与告知

在诊疗过程中，医生应向患者或家属告知所进行检查的目的、意义及相关费用等。不仅有进一步明确病因的意义，还有对医患双方的保护意义。由于多发性硬化在时间与空间上的多发性，往往造成患者对腰椎穿刺、MRI 等有创性或价格昂贵的检查有抵触情绪。

对此，接诊医生必须与患者或家属沟通，让他们充分了解多发性硬化的发病特点。接诊医生需要耐心地向患者解释，在患者每次出现症状的时候均有新发病灶出现的可能，上述检查是对病情的动态观察，是对患者权益的保护，要努力劝说患者配合诊疗。

【解决问题】

（1）根据医生对患者的体格检查结果，你能归纳哪些异常体征？如何定位诊断？

患者双眼底视盘轻度水肿，定位于双侧视神经；左侧颜面部痛觉减退，右侧肢体痛觉过敏，定位于左侧脑桥；双下肢肌力 4 级，肌张力增高，腱反射活跃，定位于胸段脊髓。

（2）为进一步明确诊断，该患者还需要完善哪项检查？

还需完善头颅和脊髓 MRI 平扫与增强检查，明确是否有新发病灶。

（3）如何向患者告知其诊疗过程中需要做的相关检查项目？

详见【学习内容】。

（4）患者所患疾病的临床分型有哪些？该患者所患的疾病属于其中的哪一类？

结合患者病史及临床特征，临床诊断为多发性硬化。多发性硬化的类型有 4 种，分别为复发缓解型、继发进展型、原发进展型和进展复发型，具体特点详见【学习内容】。该患者的病程特点属于复发缓解型。

第 三 幕

2 天后，患者完成头颅和脊髓 MRI 平扫与增强检查（此处请教师提供多发性硬化的头颅和脊髓 MRI 平扫和增强的影像资料来示教）。

经过检查，结合病史、体征及辅助检查，患者被确诊为多发性硬化。江医生根据病情为患者制订相应的治疗方案。患者既往对激素治疗敏感，继续予以短期大剂量激素冲击治疗，甲泼尼龙 1g，静脉滴注，5 天。5 天后，患者自觉症状好转，可自行排尿。查体：双下肢肌力 5⁻ 级，双下肢深浅感觉正常，双侧病理征（＋），双下肢皮肤温度正常，余体征同入院查体时。

虽然患者症状好转，家人已经联系转当地医院继续治疗，但她还是忧心忡忡，有时还默默地落泪。她愁眉苦脸地说："好了也没用啊，还不是要复发，这辈子是完了。"

【提出问题】

（1）多发性硬化的治疗原则是什么？

（2）针对患者的情绪状态，医生还能做什么？

（3）多发性硬化患者在生活上和护理上有哪些注意事项？

（4）如何预防疾病复发？

【学习内容】

1. 多发性硬化治疗原则

多发性硬化治疗的主要目的是抑制炎性脱髓鞘病变进展，防止急性期病变恶化及缓解期复发，晚期采取对症和支持疗法，减轻神经功能障碍带来的痛苦。其主要治疗原则如下。

（1）疾病复发，损伤严重者应使用大剂量糖皮质激素静脉滴注。

（2）所有 RR 型多发性硬化患者都应长期给予免疫调节治疗。

（3）SP 型多发性硬化患者需要早期给予积极治疗。

（4）PP 型多发性硬化患者对于改善病情的治疗反应不佳。

（5）多发性硬化是一种终身疾病，近期没有关于终止治疗的病例。如果患者不能耐受一种治疗，或治疗失败，需要采用另一种治疗。

（6）需要在临床上和/或通过 MRI 检测患者的疾病活动性。应在功能出现不可逆损伤之前开始改变或增加治疗。

2. 多发性硬化具体治疗方法

1）RR 型多发性硬化。

（1）急性期治疗。①皮质类固醇是多发性硬化急性发作和复发的主要治疗药物，有抗炎和免疫调节作用，可促进急性复发的恢复和缩短复发期病程，但不能改善恢复程度。长期应用不能防止复发，且可能出现严重不良反应。给予甲泼尼龙可减轻炎症和水肿。目前，主张在多发性硬化的急性活动期使用，大剂量短程疗法较为常用，对成人的中至重症复发病例用 1 g/d 加入 500 ml 生理盐水或 5% 葡萄糖溶液中，静脉滴注，连用 3～5 天，然后每天改口服泼尼松 60 mg，4～6 周逐渐减量至停药。在使用皮质类固醇药物治疗的过程中，注意定期检查电解质、血糖、血压，常规补钾、补钙和使用抗酸剂保护胃黏膜。②静脉注射免疫球蛋白，每天 0.4 g/kg，连续 3～5 天，对降低 RR 型患者复发率有肯定疗效，但最好在复发早期应用。可根据病情需要每月加强治疗 1 次，每天用量仍为 0.4 g/kg，连续 3～6 个月。③血浆置换主要用于对大剂量皮质类固醇治疗不敏感的多发性硬化患者。对血浆置换治疗的确切机制、疗效的持续时间及对复发的影响尚不明确，可能的作用机制与清除自身抗体有关。

（2）缓解期治疗。美国 FDA 批准的 4 类药物用于 RR 型稳定期，4 类药物为干扰素、醋酸格拉替雷、那他株单抗和芬戈莫德。①β 干扰素（interferonβ，IFNβ）疗法。IFNβ 具有免疫调节作用，可抑制淋巴细胞的增殖及抗原呈递、调节细胞因子的产生、通过下调黏附分子的表达及抑制 T 细胞的金属基质蛋白酶来抑制 T 细胞通过血脑屏障。两类重组制剂已作为治疗 RR 型的推荐用药在美国和欧洲被批准上市。IFNβ-1a 与人类生理性 IFN-β 结构基本无差异，IFNβ-1b 缺少 1 个糖基，17 位上由丝氨酸取代了半胱氨酸。IFNβ-1a 和 IFNβ-1b 对急性恶化的治疗效果明显，IFNβ-1a 对维持病情稳定有效。IFNβ-1a 治疗首次发作多发性硬化可用 22 μg 或 44 μg，皮下注射，1～2 次/周；治疗确诊的 RR 型，22 μg，2～3 次/周。其耐受性较好，发生残疾较轻。IFNβ-1b 为 250 μg，隔日皮下注射。IFNβ-1a 和 IFNβ-1b 均需持续用药 2 年以上，通常用药 3 年后疗效下降。常见不良反应为流感样症状，持续 24～48 小时，2～3 个月后通常不再发生。IFNβ-1a 可引起注射部位红肿及疼痛、肝功能损害及严重超敏反应等。IFNβ-1b 可引起注射部位红肿、触痛，偶引起局部坏死、血清转氨酶轻度增高、白细胞减少或贫血。②醋酸格拉替雷为人工合成的髓鞘碱性蛋白的类似物，其可能的作用机制在于使 T 细胞由 Th₁ 表型向 Th₂ 表型转化，从而促进抗炎性细胞因子的产生，诱导髓鞘反应性 T 细胞的免疫耐受。可皮下注射，20 mg/d。③那他珠单抗（natalizumab）为重组 α4－整合素（淋巴细胞表面的蛋白）单克隆抗体，能阻止激活的 T 淋巴细胞通过血脑屏障。适用于 1 年内复发 2 次以上，且 MRI 检查出 1 个以上强化病灶。单药治疗尽量避免 PML。④芬戈莫德（fingolimod，FTY270）是从蝉幼虫的子囊菌培养液中提取的抗生素成分经化学修饰后合成的新型免疫抑制剂，化学名为 2－（4－正辛基苯乙基）－2－氨基丙二醇盐酸盐，为鞘氨醇－1－磷酸受体调节剂，在体内经磷酸化后与淋巴细胞表面的（鞘氨醇－1－磷酸受体）结合，改变淋巴细胞的迁移，促使细胞进入淋巴组织，减少中枢神经系统内郎格罕氏细胞浸润。

2）SP 型和 PR 型多发性硬化。

（1）2000 年，美国 FDA 批准米托蒽醌应用于 SP 型，推荐剂量为 12 mg/m²，静脉滴注。米托蒽醌用于治疗多发性硬化的总剂量不得超过 140 mg（过量药物会引起中毒），可降低 60% 的多发性硬化复发率，缓解多发性硬化的进程。常见副作用包括恶心、秃发、白细胞减少和贫血症等。心肌毒性是米托蒽醌的另一常见副作用，故使用米托蒽醌治疗多发性硬化必须严密监护患者的左心室射血分数并定期测定血常规及肝功能等。

还可使用其他免疫抑制剂，如甲氨蝶呤、环磷酰胺、环孢霉素 A 等，能减轻多发性硬化的症状，但对 MRI 显示的脱髓鞘病灶无减少趋势，仅用于肾上腺糖皮质激素治疗无效的患者。①甲氨蝶呤（methotrexate，MTX）可抑制细胞和体液免疫，并有抗炎作用。慢性进展型并有中至重度残疾的多发性硬化患者每周用 MTX 7.5 mg，口服治疗 2 年。这种治疗方案可显著减轻病情的恶化趋势，对继发进展型疗效尤佳。②环磷酰胺（cyclophosphamide）宜用于 MTX 治疗无效的快速进展型多发性硬化。主张长期小剂量口服，每次 50 mg，每天 2 次，维持 1 年。白细胞减少、出血性膀胱炎等是该药常见的不良反应。③硫唑嘌呤可缓解病程的进展，降低多发性硬化的复发率。每天 2 mg/kg，口服，治疗 2 年。④环孢霉素 A（cyclosprine A）是强力免疫抑制药，用药 2 年可延迟致残时间。每天剂量应在 2.5 mg/kg 以内，大于 5 mg/kg

易发生肾中毒，须监测血清肌酐水平（小于 1.3 mg/dL），为减少毒性可分 2 ～ 3 次口服。84% 的患者出现肾脏毒性，高血压常见。

（2）最近临床及 MRI 研究提示，IFNβ-1a 及 IFNβ-1b 可降低继发进展型多发性硬化病情进展速度。确诊的 SPMS 可用 IFNβ-1a 44 μg，每周 2 ～ 3 次，皮下注射。

（3）造血干细胞移植。造血干细胞移植治疗的原理是进行免疫重建，使中枢神经系统对免疫耐受，以达到治疗目的；但只有在其他治疗手段无效的情况下才考虑应用。

3）原发进展型多发性硬化。

对于原发进展型多发性硬化，采用特异性免疫调节治疗无效，主要是对症治疗。血浆置换对暴发病例可能有用，但随机对照试验显示对慢性病例疗效不佳。

4）对症治疗。

以下情况适用于对症治疗：

（1）疲劳症状。应保证足够的卧床休息，避免过劳，尤其是在急性复发期。疲劳是许多患者常见的主诉，有时用金刚烷胺（100 mg，早晨和中午口服）或选择性 5 - 羟色胺再摄取抑制剂如氟西汀、西酞普兰等可能有效。

（2）膀胱、直肠功能障碍。氯化氨基甲酰甲基胆碱（bethanechol chloride）对尿潴留可能有用，无效时可间断导尿。监测残余尿量是预防感染的重要措施。尿失禁可选用溴丙胺太林。

（3）严重痉挛性截瘫和大腿痛性屈肌痉挛。口服巴氯芬（baclofen）或安置微型泵及内置导管鞘内注射可能有效。对于震颤，每天口服异烟肼 300 mg，每周增加 300 mg，直至每日给予 1 200 mg。每日合用吡哆醇 100 mg 可有改善。少数病例用卡马西平或氯硝西泮有效。

3．疾病预后

急性发作后患者至少可部分恢复，但复发的频率和严重程度难以预测。提示预后良好的因素包括女性、40 岁以前发病、临床表现视觉或体感障碍等，出现锥体系或小脑功能障碍提示预后较差。尽管最终可能导致某种程度功能障碍，但大多数多发性硬化患者预后较乐观，约 50% 的患者发病后 10 年只遗留轻度或中度功能障碍，病后存活期可长达 20 ～ 30 年，但少数会于数年内死亡。

4．多发性硬化的健康指导

1）焦虑抑郁的干预。

（1）建立良好的家庭支持系统。多发性硬化病程长，病情反复，治疗时间长，给家庭和患者带来巨大的精神压力和经济压力，长期的压力导致患者情绪异常。焦虑抑郁影响患者的治疗和康复。良好的社会支持系统能减少患者不良情绪的发生，保证患者的及时治疗，延缓病情。

（2）自我减压，保持良好的心态。患者要自我调节心态，选择适合自己的减压方式。可以向朋友倾诉，找到渠道发泄自己的不满和愤怒。选择自己喜欢的运动方式并坚持，刚发病还未有肢体功能障碍的患者可以选择慢跑、游泳、打太极拳，也可以自我放松，听一些轻快的音乐。

（3）必要时给予心理治疗和药物治疗。心理治疗可采用支持性心理治疗、认知行为治疗等；药物治疗常选用 5 - 羟色胺再摄取抑制剂和 SNRIs 药物。

2）饮食指导。

（1）保证营养充足均衡的饮食。少吃脂肪、油、糖、盐，多吃瘦肉、鱼类、豆制品、水果、蔬菜和含钙丰富的食物。精神状态好时，可增加食量，小口吃饭，细嚼慢咽，少量多餐。

（2）吞咽或咀嚼困难者的指导。吞咽障碍者应首选糊状食物，或使用加稠剂；选择匙面小、柄长、柄粗的汤匙；选择杯口不接触鼻部的杯子；选择广口平底瓷碗，同时可使用防滑垫。吞咽困难者还要注意进食的体位。能坐起来的患者，要在坐位进食，不能坐起的患者喂食时床头抬高不小于30°，头部前屈，喂食者站于患者患侧，以健侧吞咽，禁忌平躺体位喂食。插胃管者宜选择稀流质或浓流质，牛奶、蛋羹、肉汤、婴儿米糊均可，每个月去医院换 1 次胃管，每次喂流质前要回抽胃液，确定在胃里才能喂。

3）积极配合治疗，做好药物自我观察。

（1）激素是治疗多发性硬化最常见而重要的药物，服用时必须按照医嘱逐渐减量至停药，不能随意增加或减少，甚至停药。激素常见副作用有肥胖、高血压、骨质疏松、胃十二指肠溃疡等。长期服用激素还导致免疫降低而出现感染症状。患者要注意观察血压、大便颜色、胃部有无不适情况，有异常及时就医。

（2）β 干扰素的全身性副作用类似流感样症状，头痛、发热、寒战、关节或肌肉疼痛，一般在开始用药时最明显，治疗的第一或第二个月就逐渐减轻，典型症状在用药3～4 h 出现。局部副作用有注射部位出现局灶性红晕，可持续数周，严重者可发生坏死，但不多见。这些症状通常都不严重，不用担心，会慢慢减轻消失。注射干扰素由家属或患者进行皮下或肌内注射，每次注射须变换部位。

4）预防尿路感染和便秘。

多发性硬化患者的大小便障碍明显，应保证充足的水分摄入，每天喝水 1 500 ～ 2 000 mL，睡前 2 h 不宜喝水。尿失禁者可用尿垫及时更换，每天清洗会阴 2 次；尿潴留者可采用间歇导尿（间隔 4 ～ 6 h）。若尿液浑浊应多喝水并就医。认识早期尿频、尿急、尿痛等尿路感染的症状和体征。可食用高纤维食物预防便秘，并在腹部呈顺时针方向按摩以促进肠道运动。

5）肢体功能锻炼。

肢体功能锻炼的目的是延缓病情进展和减少复发，维持和改善各种功能，最大限度地提高患者的生活质量。

（1）原则。①早期开始。康复治疗应在疾病的早期，病情有所缓解时就开始。②循序渐进。治疗内容要有计划，持续有规律的康复可以帮助患者恢复肌肉的张力，增加肌肉耐力和骨骼的强度，帮助患者调节情绪波动，安稳睡眠，预防和治疗抑郁症。③因人而异。治疗方式和强度要根据疾病累及的部位和严重程度而定。④针对性治疗。一侧肢体功能障碍，可利用健侧肢体帮助患肢活动。上肢功能障碍，可以借助下肢活动带动上肢锻炼；下肢功能障碍，可以借助上肢活动，如轮椅和床上活动，帮助下肢锻炼。开始时强度宜小，逐步加大运动量。

（2）康复评定。包括运动功能评定（关节活动范围评定、肌力、肌张力）、日常生活自理能力评定及神经功能评定等。

（3）改善运动功能。①关节功能训练。重点是维持正常的关节活动范围和纠正畸形姿势。一般采取主动和被动运动方法，对关节囊紧张者应重点应用关节松动手法，出现挛缩可考虑使用持续牵拉，也可以利用夹板帮助患者维持最理想的姿势。②肌力训练。可以采用抗阻运动和有氧耐力训练，但应根据患者的身体具体状况确定训练的强度、类型、频率等。由于患者易疲劳和不耐热，因此运动常受限制。克服的办法是在运动期间加入 1 ～ 5 min 的休息，并把体力活动尽量安排在很少使体温升高的冷环境中进行。③缓解肌痉挛。以伸肌痉挛为主，可以进行躯干的屈曲转动活动，螺旋形或对角线的四肢运动模式是训练的重点。其他如拍打、振动或轻触痉挛肌的拮抗肌，可以降低肌痉挛。每天坚持关节的被动活动、持续牵拉或压迫痉挛肌的长腱也能减轻痉挛。④共济失调的步态训练。主要通过改善患者肢体近端的稳定性来纠正共济失调。⑤感觉障碍的处理。浅感觉丧失可以通过感觉刺激如有力地刷、擦等，增加肢体的感觉反应；本体感觉丧失可以通过感觉反馈治疗如口头指示、视听反馈等，改善或补偿这种感觉的丧失。

【解决问题】

（1）多发性硬化的治疗原则是什么？

多发性硬化治疗的主要目的是抑制炎性脱髓鞘病变进展，防止急性期病变恶化及缓解期复发，晚期采取对症和支持疗法，减轻神经功能障碍带来的痛苦。其主要治疗原则如下：①疾病复发、损伤严重者应使用大剂量糖皮质激素静脉滴注。②所有 RR 型多发性硬化患者都应长期给予免疫调节治疗。③SP 型多发性硬化患者需早期给予积极治疗。④PP 型多发性硬化患者对于改善病情的治疗反应不佳。⑤多发性硬化是一种终身疾病，近期没有关于终止治疗的病例。如果患者不能耐受一种治疗，或治疗失败，须采用另一种治疗。⑥须在临床上和/或通过 MRI 检测患者的疾病活动性。应在功能出现不可逆损伤之前开始改变或增加治疗。

（2）针对患者的情绪状态，医生还能做什么？

多发性硬化因病程反复发作等特点，易合并焦虑、抑郁等情绪障碍。针对李女士目前的情绪状态，医生应为其进行焦虑、抑郁评估，明确是否存在焦虑、抑郁情绪障碍及其严重程度，若存在则需更多的时间与患者会谈，必要时予药物调节情绪或请心理科医生会诊。

（3）多发性硬化患者在生活上和护理上有哪些注意事项？

多发性硬化患者在生活上和护理上有以下注意事项：①焦虑抑郁的干预，包括建立良好的家庭支持系统、自我减压以及保持良好的心态；②饮食指导，如保证营养充足均衡的饮食、指导吞咽或咀嚼困难者的进食等；③积极配合治疗，做好药物作用及副作用的自我观察，尤其是激素和 β 干扰素；④预防尿路感染和便秘；⑤制订合理的肢体功能锻炼方案；⑥避免诱发因素。详见【学习内容】。

（4）如何预防疾病复发？

预防疾病复发有以下几点：①注意休息，保持良好的生活习惯，增强抵抗力，尽量避免多发性硬化的各种诱因；②于病程的缓解期予免疫干预治疗，如使用 β 干扰素、硫唑嘌呤、甲氨蝶呤、环磷酰胺等免疫抑制剂；③定期门诊随诊。

（陈东）

第三节 挂号的困惑

【学习纲要】

1．基础医学

（1）脊髓病变的解剖定位。

（2）神经系统脱髓鞘疾病的病理特点。

（3）视神经脊髓炎的常见影像学表现。

（4）糖皮质激素的不良反应。

2．临床医学

（1）脊髓病变的临床特点。

（2）视神经脊髓炎的发病机制研究。

（3）多发性硬化和视神经脊髓炎的鉴别诊断要点。

（4）视神经脊髓炎的诊断标准及治疗原则。

3．人文医学

（1）有创检查的知情告知及知情选择。

（2）非精神专科医生对抑郁状态的识别和处理。

第 一 幕

6 个月前，才开始上高一的 16 岁患者忧心忡忡。3 个月前，她感冒后感觉右眼疼痛，看东西也有点模糊。妈妈急忙带她去社区诊所看病。医生说可能是刚升学功课过多、用眼过度导致的"角膜炎"。想想以前身体还不错，中考时也进行过体检，没发现有什么大的问题，便没给予足够的重视。用了几天眼药水，感觉眼睛好得差不多了，就没往心里去。大概 20 天前，患者突然觉得胸前像被带子捆起来，麻麻痛痛地，透不过气。因为每天需要早起赶班车，所以一直没形成规律的排便时间。最近好几天患者都没排大便，小便也感觉排不干净，肚子又胀又有刺痛感，开始感觉烦躁，上课也很难集中注意力。这天早上起床，患者右眼又开始模糊、看不清东西，甚至比上次严重，一下子慌了神，把这段时间的不舒服告诉妈妈。妈妈马上联系学校老师请了假，带患者去了市里的医院。一到医院，妈妈困惑了，挂什么科呢？一着急挂了眼科、消化科、呼吸科 3 个号。一上午看下来，3 个科的医生都在病历上写下"处理：神经内科会诊"。妈妈震惊了，难道神经出了问题？

【提出问题】

（1）根据患者的病史特点，你估计是什么部位出现问题？

（2）你认为患者可能得了什么病？

（3）需要进行哪些检查以明确诊断？

【学习内容】

1. 脊髓病变的临床特点

脊髓病变的三主征为：运动障碍、感觉障碍和自主神经功能障碍。

（1）运动障碍。脊髓侧索中皮质脊髓束损害产生上运动神经元瘫痪，脊髓前角及/或前根病变产生下运动神经元瘫痪。（此处请教师提供脊髓横断面各传导束分布的图片资料来示教。）

（2）感觉障碍。后角损害表现为节段性分离性感觉障碍，即同侧节段性痛、温觉障碍，而深感觉及部分触觉仍保留，因深感觉和部分触觉纤维不经后角而直接进入后索，如病变累及两侧常有明显束带感；后根损害则深、浅感觉均有障碍；后索损害病变以下同侧深感觉和部分触觉障碍，产生感觉性共济失调；脊髓丘脑束损害引起传导束型感觉障碍，表现损害阶段平面以下的对侧痛、温觉障碍，深感觉保留；白质前连和损害时，因损害两侧脊髓丘脑束的交叉纤维，表现为对称性节段性的痛、温觉丧失，因有未交叉的纤维在后索及前索中直接上升，可没有明显触觉障碍，称为感觉分离现象，见于脊髓空洞症和髓内肿瘤。

（3）自主神经功能障碍。脊髓灰质侧角损害或脊髓病变阻断侧角与大脑联系的路径，出现相应节段的自主神经功能障碍，表现为膀胱、直肠括约肌功能，血管运动，发汗反应及皮肤、指（趾）甲的营养等障碍，特别是膀胱、直肠功能障碍为脊髓疾病与其他疾病鉴别的重要体征之一。自主神经功能障碍是否出现、出现的早晚与病损的部位、严重程度密切相关。

2. 脊髓不同部位损害的临床表现

1）脊髓半侧损害表现为脊髓病变平面以下同侧肢体瘫痪和深感觉障碍，对侧痛、温觉障碍，称为布朗－塞卡尔综合征（Brown-Sequard syndrome），又被称为脊髓半切综合征，多见于脊髓肿瘤的早期。病变节段平面以下同侧肢体还可有血管舒缩运动功能障碍。皮肤初期潮红、发热，后期发绀、发冷，这是由于侧索中下行的血管舒缩纤维被阻断的缘故，并非脊髓半侧损害均有这些症状。

2）脊髓横贯性损害出现损害平面以下各种运动、感觉和括约肌功能障碍。同时，当脊髓的某些节段遭受损害时，会呈现这些节段的病变特点，如病变节段出现肌肉弛缓性瘫痪和萎缩、反射消失、根性疼痛或根性分布的感觉减退、缺失。这些症状被称为节段性症状，对病变的定位诊断具有重要的价值。感觉障碍平面的确定和反射改变对病变脊髓的节段定位也有极大的帮助（此处请教师提供皮肤的节段神经支配的图片资料来示教）。

3）脊髓损害节段不同，其临床特征亦不相同，分述如下。

（1）高颈段（C1—C4）。受损时四肢呈上运动神经元瘫痪，损害平面以下全部感觉缺失或减退，尿便障碍，四肢及躯干常无汗。可有枕、颈后部及肩部根性神经痛，咳嗽、打喷嚏、转头时疼痛加重。C3—C5 段损害时，造成两侧膈神经麻痹，可出现呼吸困难，腹式呼吸运动减弱甚至消失，咳嗽无力；若该处受到刺激，则发生呃逆。病变若损害一侧三叉神经脊束核下端，则可出现同侧面部外侧痛、温觉缺失。若病变延及延髓下部的心血管运动和呼吸中枢，则会引起呼吸衰竭、循环衰竭而死亡。上颈段病变常伴发高热。

（2）颈膨大（C5—T2）。受损时表现为四肢瘫痪，双上肢呈下运动神经元瘫痪，双下肢呈上运动神经元瘫痪。损害平面以下各种感觉缺失，上肢可有节段性感觉减退或缺失，向肩及上肢放射的根性神经痛，尿便障碍。C8—T1 节段侧角细胞受损时，可产生 Horner 综合征。

（3）胸段（T3—T12）。胸髓是脊髓中最长而血供较差、最易受损的部位。当胸髓横贯性损害时，两上肢正常，两下肢呈现上运动神经元瘫痪，病变平面以下各种感觉缺失、尿便障碍，出汗异常，常伴受损节段相应胸、腹部根性神经痛和/或束带感。感觉障碍的平面是确定脊髓损害节段上界的重要依据，如乳头水平为 T4 节段，剑突水平为 T6 节段，肋缘水平为 T8 节段，平脐为 T10 节段，腹股沟为 T12 节段。上、中、下腹壁反射的反射中枢分别位于 T7—T8、T9—T10、T11—T12，病灶平面以下腹壁反射消失。

（4）腰膨大（L1—S2）。受损时表现为两下肢下运动神经元瘫痪，两下肢及会阴部感觉缺失，尿便障碍。

（5）脊髓圆锥（S3—S5 和尾节）。受损时无肢体瘫痪及锥体束征，表现为鞍区感觉缺失，肛门周围及会阴部皮肤感觉缺失。有肛门反射消失和性功能障碍。圆锥病变可出现真性尿失禁。

（6）马尾。病变与脊髓圆锥病变的临床表现相似，但损害时症状及体征可为单侧或不对称，根性神经痛多见且严重，位于会阴部或小腿，下肢可有下运动神经元瘫痪，尿便障碍常不明显或出现较晚。

3. 视神经脊髓炎的概述

（1）定义。视神经脊髓炎（neuromyelitis optica）是一种主要累及视神经和脊髓的原发性中枢神经系统炎性脱髓鞘疾病。临床上呈视神经和脊髓同时或相继受累的单相或复发型病程。

（2）发病机制。自 Lemon 等于 2004 年在视神经脊髓炎患者血清中发现水通道蛋白 4（AQP4）抗体，视神经脊髓炎作为与多发性硬化不同的独立疾病，一种以体液免疫为主的中枢神经系统自身免疫性疾病已得到普遍的公认。AQP4 是中枢神经系统一种重要的水通道蛋白，体内存在 2 种异构体，即 M1 蛋白和 M23 蛋白，主要存在于血－脑屏障的星形胶质细胞，以及视神经、脊髓、丘脑、海马及脑室管膜周围等部位，参与脑组织与血液、脑组织与脑脊液之间的水转运与渗透压调节。据此推测视神经脊髓炎不只局限于视神经和脊髓，可能存在脑部病变，神经影像学研究已证实这点。此外，在视神经脊髓型多发性硬化、复发型长节段横贯性脊髓炎、复发型视神经炎，以及系统性自身免疫疾病如系统性红斑狼疮、干燥综合征等伴发视神经炎或脊髓炎患者血清中也检出 AQP4 抗体，提出这些 AQP4 抗体阳性疾病为视神经脊髓炎谱系疾病的概念。

（3）分型。视神经脊髓炎根据病程是否反复分为单时型和复发型。单相病程表现为迅速、相继出现较严重的视神经炎和脊髓炎，并于 5 天左右达到高峰。多数复发病程患者视神经炎和脊髓炎间隔期为 5 个月左右。发生在 1 个月内的双侧视神经炎和脊髓炎通常预示为单相病程。复发型脊髓炎常伴有 Lhermitte 征、痛性痉挛和神经根痛，而单相病程患者少见。复发型视神经脊髓炎的其他独立危险因素包括女性、首次发作脊髓炎时运动障碍不重、发病年龄较晚以及伴发系统性自身免疫病。

4. 视神经炎的识别

视神经炎（optic neuritis）是一种视神经急性炎性脱髓鞘疾病，常常发生在 18 ~ 45 岁的成年人中。其主要临床表现为视力急剧下降，眼球疼痛，眼球活动时疼痛加剧等。可以是一种单时相或者多时相孤立的视神经疾病，也可以是视神经脊髓炎或多发性硬化早期的首发表现。当然，也可以是临床孤立综合征的一种情况。

当患者出现视神经炎时，头颅 MRI 在诊断和预测转化成多发性硬化或视神经脊髓炎的危险性上起着重要作用。在国外一项视神经炎治疗研究中发现 46.9% 的急性视神经炎患者合并头颅 MRI 阳性，在 26.7% 患者中可见多于 2 个的白质病灶。同时，要注意高危因素，如青年、女性、单侧受累、疼痛、视盘正常等，在这些情况下，视神经炎容易向多发性硬化发展。男性儿童起病、双侧视神经受累、眼球无疼痛、有严重视盘水肿等特点的患者向多发性硬化转化的可能性较小。

【解决问题】

（1）根据患者的病史特点，你估计是什么部位出现问题？

患者右侧视力减退，可能是右眼视觉通路发生病变；胸部束带感、大小便障碍，可能是胸段脊髓病变。

（2）你认为患者可能得了什么病？

患者为青少年女性，急性起病，呈复发病程，首次出现视神经症状，间隔2个月相继出现视神经及脊髓损害征象，未见其他累及大脑和脑干的症状，如癫痫、构音障碍、周围神经损害等，考虑为视神经脊髓炎（复发型）可能性大。

（3）需要进行哪些检查以明确诊断？

需要进行详细的神经系统体检。除血常规、血生化、凝血四项、尿便常规及心电图、胸片等常规检查外，需完善腰椎穿刺、视觉和体感诱发电位、头颅及胸椎 MRI、脑脊液 AQP-4 抗体的检测。

第 二 幕

患者至神经内科门诊就诊，查体示体温 36.7 ℃，呼吸 20 次/分，血压 100/60 mmHg，心率 85 次/分，律齐，各瓣膜听诊区未闻及病理性杂音。内科查体未见明显异常。神经系统查体示左侧视力正常，右侧视力 0.3，视野正常。两侧瞳孔等大等圆，直径约 3 mm，对光反射灵敏，右侧眼底视盘水肿。其余脑神经查体未见异常。四肢肌容量及肌张力正常，肌力正常。T3 水平以下皮肤痛觉减退，左侧较右侧重，T8 以下音叉振动觉减弱，位置觉正常。双侧腹壁反射消失。双侧指鼻试验、跟膝胫试验稳准。四肢腱反射活跃，双下肢巴氏征（+）。颈软，无抵抗，克氏征（-）。

血液化验结果如下。

（1）血常规检查结果。白细胞计数 4.60×10^9/L，中性粒细胞含量百分比 75.3%，淋巴细胞含量百分比 24.6%，红细胞计数 3.86×10^{12}/L，血小板计数 300×10^9/L。

（2）血生化检查结果。钾离子摩尔浓度 4.42 mmol/L，钠离子摩尔浓度 135 mmol/L，氯化物摩尔浓度 110.7 mmol/L；肌酐摩尔浓度 45 μmol/L，尿素摩尔浓度 3.3 mmol/L，AST 质量浓度 25 U/L，谷丙转氨酶质量浓度 30 U/L，白蛋白质量浓度 42 g/L，球蛋白质量浓度 34.8 g/L。

（3）空腹血葡萄糖检查结果。空腹血葡萄糖摩尔浓度 5.4 mmol/L。

（4）凝血五项检查结果。血浆凝血酶原时间 13.2 s，国际标准比值 1.32，活化部分凝血活酶时间 29.2 s，凝血酶时间 15.3 s，血浆纤维蛋白原 3.76 质量浓度 g/L。

（5）心电图检查结果。窦性心律，正常心电图。

（6）尿、大便常规检查结果。未见异常。

（7）脑脊液化验检查结果。压力 120 mmH₂O，脑脊液蛋白质量浓度 0.45 g/L，空腹血葡萄糖摩尔浓度 2.6 mmol/L，氯化物摩尔浓度 120 mmol/L。细胞数 70 /μL。蛋白电泳结果未显示寡克隆区带。血 AQP4 抗体（＋）。

（8）血 AQP4 抗体（＋）。

（9）视觉诱发电位检查结果。P100 潜伏期延长及波幅降低。体感诱发电位结果示。双侧 N9 波潜伏期延长。

（此处请教师提供 1 个头颅 MRI 结果正常，胸椎 MRI 提示 T2—T7 椎体水平脊髓内稍长 T1、稍长 T2 信号影，T2WI 压脂序列呈增高信号，增强扫描有轻度强化或无强化的胸椎 MRI 影像资料来示教。）

【提出问题】

（1）根据患者的体格检查结果，你能归纳哪些异常体征？
（2）患者的头颅及胸椎 MRI 结果分别有异常吗？
（3）患者的哪些检查结果能帮助明确诊断？
（4）对患者进行的腰椎穿刺由本人签署同意书可以吗？

【学习内容】

1. 神经系统脱髓鞘疾病的病理特点

神经系统脱髓鞘疾病是以脑、脊髓白质神经纤维髓鞘脱失、破坏为主要病理特征而轴突和神经细胞及支持组织受损相对较轻的神经系统疾病，包括遗传性（髓鞘形成障碍型）和获得性（髓鞘破坏型）两大类。髓鞘神经纤维分布于大脑、小脑、脑干、脊髓、视神经的白质。临床多见类型为获得性，即髓鞘破坏型（形成正常，发病后被破坏，多属于自身免疫性损害），常见病为多发性硬化、视神经脊髓炎、急性播散性脑脊髓炎、同心圆性硬化、弥散性硬化等。神经系统炎性脱髓鞘病变的病理标准包括：①神经纤维髓鞘破坏，呈多发播散性小病灶或多数病灶融合；②脱髓鞘病变分布于大脑、脊髓、脑干、小脑和视神经等中枢神经系统白质，小静脉周围有炎性细胞浸润；③神经细胞、轴突及支持组织相对完整，无华勒变性或继发传导束变性。

中枢神经系统特发性炎性脱髓鞘疾病（idiopathic inflammatory demyelinating diseases，IIDD）与其他脑白质疾病的病理区别是，IIDD 是以小静脉周围炎性脱髓鞘病变及炎性细胞浸润为病理特征，不累及其他神经组织。其他脑白质病变，如进行性多灶性白质脑病、脑白质营养不良、缺血缺氧性脑病，通常无炎细胞浸润的病理改变。

2. 视神经脊髓炎的常见影像学表现

（1）脊髓 MRI 检查。急性期可见脊髓肿胀，T2WI 异常高信号，可见钆增强；后期可见脊髓萎缩、中心空洞形成。脊髓表现长节段损害，一般不少于 3 个椎体节段，呈横贯性或不完全横贯性，颈髓及上胸髓多见。疾病超早期或缓解期可表现短节段（少于 3 个节段）或非连续短节段受损，或为偏侧损害或无脊髓病灶。诊断敏感性 98%，特异性 83%。

（2）脑 MRI 检查。视神经脊髓炎首次起病时脑 MRI 多为正常或呈非特异性白质损害。在视神经脊髓炎病程中脑 MRI 异常率可达 60% ~ 88%。影像学特点是多见于脑脊液通路周围，累及皮质脊髓束病灶如内囊后肢和大脑脚为 44%，血管性水肿可引起广泛半球病变，T2WI 和 FLAIR 像多呈喷墨样点状高信号；延髓病变多延续至颈髓，呈线样征，约占 31%。颅内病灶强化效应较少见。

3. 视神经脊髓炎的脑脊液检查结果

压力与外观一般正常。细胞数轻度增多，CSF 细胞数可大于 50×10^6/L，可见淋巴细胞和中性粒细胞增多，偶见嗜酸性粒细胞。蛋白含量正常或轻度增高，多在 1 /L 以下，免疫球蛋白轻度增高，以 IgA 和 IgG 为主，复发型患者 CSF 蛋白含量显著高于单相病程患者；蛋白电泳检查可见寡克隆区带，阳性率为 20% ~ 40%，明显低于多发性硬化。

4. 视神经脊髓炎和多发性硬化的鉴别诊断要点

视神经脊髓炎和多发性硬化为常见的两种神经系统脱髓鞘疾病，两种疾病可以在临床上表现类似的临床模式，应注意加以鉴别（表 2 - 3 - 14）。

表 2 - 3 - 14　视神经脊髓炎与多发性硬化的鉴别要点

鉴别	视神经脊髓炎	多发性硬化
定义	视神经炎及急性脊髓炎，至少满足以下 2 点：脊髓受累多于 3 个椎体节段；脑 MRI 不符合多发性硬化诊断标准；AQP-4 抗体（+）	主要表现中枢神经系统白质受累的症状体征，满足时间与空间多发性，且不能用其他疾病解释
种族	以非白种人为主	以白种人为主
发病机制	以体液免疫为主	以细胞免疫为主

续表 2 – 3 – 14

鉴　别	视神经脊髓炎	多发性硬化
临床起病及病程	80%～90% 为复发病程，10%～20% 为单相病程	约 85% 为复发 – 缓解病程，约 15% 为原发性进展病程
疾病严重程度	中至重度	轻至中度
首次发病年龄	任何年龄，中位数为 39 岁	中位数为 29 岁，儿童和高于 50 岁的人群少见
性别（女：男）	9：1	2：1
继发进展病程	少见（2.1%）	常见
发病遗留残疾	中至重度，可致盲或严重视力障碍，以及轻截瘫	无或轻度残疾，不致盲
脑 MRI 病变	多正常	4 个主要区域（近皮质、室周、幕下、脊髓）病灶，新病灶可强化
脊髓 MRI	长节段（多于 3 个椎体节段），完全或不完全横贯性，多位于脊髓中央，病灶多连续	短节段（通常 1 个椎体节段），多位于偏侧或呈不连续性
血清 AQP-4 抗体	多为阳性	阴性
CSF-MNC 及分类	MNC 可高于 50×10^6/L，以中性粒和单核为主	MNC 通常低于 5×10^6/L，以淋巴和单核为主
CSF 寡克隆带	多为阴性	多为阳性
治疗反应	对疾病修饰疗法（DMT）疗效差	对 DMT 疗效好

5．视神经脊髓炎的诊断标准

2006 年，Wingerchuck 等修订视神经脊髓炎的诊断标准，内容如下。

（1）必要条件：①视神经炎；②急性脊髓炎。

（2）支持条件：①脑 MRI 病变不符合多发性硬化诊断标准；②脊髓 MRI 在 T2WI 显示病灶范围不少于 3 个椎体节段；③血清视神经脊髓炎 IgG 抗体阳性。

（3）同时具备全部必要条件和 3 项支持条件中 2 项及以上即可诊断视神经脊髓炎。

2007 年，Wingerchuck 等在 2006 年视神经脊髓炎修订的诊断标准基础上，又提出视神经脊髓炎谱系疾病（neuromyelitis optica spectrum disorders）的概念。视神经脊髓炎谱系疾病涵盖了视神经脊髓炎及视神经脊髓炎相关疾病，以血清中存在视神经脊髓炎 IgG 抗体为标志。视神经脊髓炎相关疾病主要包括：①视神经脊髓炎的局限型，包括特发性单次型或复发型长节段脊髓炎（MRI 显示脊髓病灶不少于 3 个锥体节段）；②亚洲视神经脊髓型多发性硬化；③视神经炎或长节段脊髓炎伴发系统性自身免疫疾病；④视神经炎或脊髓炎伴视神经脊髓炎典型的脑病变，如下丘脑、胼胝体、脑室旁或脑干等。2010 年，欧洲神经科学协会联盟对视神经脊髓炎谱系疾病进行明确的定义，特指一组潜在发病机制与视神经脊髓炎相近，但临床累积范围局限、不完全符合视神经脊髓炎诊断标准的相关疾病。此后的一系列研究发现，视神经脊髓炎和视神经脊髓炎谱系疾病患者在疾病的生物学特性和治疗策略方面无显著差异，且绝大部分视神经脊髓炎 IgG 阳性的局限型视神经脊髓炎谱系疾病最终可发展为视神经脊髓炎。因此，国际视神经脊髓炎诊断小组于 2015 年提出将视神经脊髓炎归入视神经脊髓炎谱系疾病，而取消视神经脊髓炎的个别定义，并制订相应的诊断标准（表 2 - 3 - 15）。

表 2 - 3 - 15　2015 年成人视神经脊髓炎谱系疾病诊断标准

类　别	视神经脊髓炎谱系疾病的诊断标准
AQP4-IgG 阳性的	至少有 1 个核心临床特征（①视神经炎；②急性脊髓炎；③极后区综合征：其他原因不能解释的呃逆或恶心和呕吐发作；④急性脑干综合征；⑤症状性睡眠发作或急性间脑临床综合征伴视神经脊髓炎谱系疾病典型的间脑 MRI；⑥症状性大脑综合征伴视神经脊髓炎谱系疾病典型的脑病变）
	应用最佳检测方法 AQP4-IgG 呈阳性（强烈推荐细胞学方法检测）
	排除其他可能的诊断
AQP4-IgG 阴性或未能检测 AQP4-IgG	至少有 2 个核心临床特征，出现 1 次或多次临床发作，并符合以下所有的必要条件： （1）至少 1 个核心临床特征必须是视神经炎、长节段横贯性脊髓炎或极后区综合征。 （2）空间播散性（2 个或以上不同的核心临床特征）。 （3）满足附加的 MRI 诊断的必要条件。 　　A. 急性视神经炎，要求脑 MRI 结果显示：①正常或仅有非特异性白质改变。②视神经 MRI 结果显示 T2 高信号病灶或 T1 加权增强病灶延伸超过 1/2 视神经长度或病变涉及视交叉。 　　B. 急性脊髓炎，要求相关的髓内 MRI 病灶延伸不少于 3 个连续的节段。 　　C. 极后区综合征，要求伴发延髓背侧和极后区病灶。 　　D. 急性脑干综合征，要求伴发室管膜周围的脑干病变）
	应用最佳检测方法 AQP4-IgG 呈阴性或未能检测
	排除其他可能的诊断

6. 有创检查的知情告知及知情选择

医疗活动中的知情告知选择，应当是医患双方互相告知和双向选择。即在医疗活动中，不但医方须如实告知患者病情、诊疗措施、医疗风险等有关的诊疗信息，让患方做出选择，对于重大疾病、有可能发生严重并发症、医疗后果难以准确判定的有创检查和治疗，医疗费用高昂或临床试验性的诊疗措施，应当履行书面知情同意手续。《中华人民共和国民法通则》规定："十八周岁以上的公民是成年人，具有完全民事行为能力，可以独立进行民事活动，是完全民事行为能力人。十六周岁以上不满十八周岁的公民，以自己的劳动收入为主要生活来源，视为完全民事行为能力人。"当患者本人为未成年人、精神病患者等无民事行为能力人或限制民事行为能力人时，患者的监护人就是其法定代理人。

7. 腰椎穿刺后最常见的并发症及其防治

腰椎穿刺后最容易出现的并发症为头痛，约占 25%。发生机制通常是由于放出较多脑脊液或脑脊液经穿刺孔外漏造成颅压降低，牵拉三叉神经感觉支支配的脑膜及血管组织受牵拉、移位引起低颅压性头痛。表现为额、枕部头痛，伴颈背部痛，咳嗽、喷嚏、坐位或站立时加重，平卧可减轻，严重者恶心、呕吐、头晕，有时伴耳鸣及听力减退，可能是迷路内压力同时降低所致。腰椎穿刺后头痛大多在穿刺后 24 h 出现，可持续 2～8 天，通常可自然缓解。

腰椎穿刺完成后嘱咐患者去枕平卧 6 h 以上可有效预防。出现头痛后保持平卧位可使头痛减轻。大量饮水，必要时可静脉输入生理盐水。若这些治疗无效，可应用血液补片方法，即在靠近穿刺部位的硬脊膜外注入自身血液，使局部形成纤维蛋白样填塞，封闭硬脊膜上穿刺孔。

【解决问题】

（1）根据患者的体格检查结果，你能归纳哪些异常体征？

右眼视力下降，可定位于右侧视神经；T4 水平以下浅感觉减退，T8 水平以下音叉振动觉减退，可定位于脊髓丘脑束及后索；双侧腹壁反射消失、四肢腱反射活跃、双下肢巴氏征（+），可定位于双侧锥体束。

（2）患者的头颅及胸椎 MRI 结果分别有异常吗？

（请根据教师提供的头颅和胸椎 MRI 影像资料作答。）

（3）患者的哪些检查结果能帮助明确诊断？

这些检查结果能帮助明确诊断：①头颅 MRI 不符合多发性硬化影像学诊断标准（多发性硬化特征性 MRI 表现为白质内多发长 T1、长 T2 异常信号，通常垂直于脑室壁)。②脊髓 MRI 提示胸段脊髓长节段异常信号。③脑脊液白细胞数稍高,寡克隆 (-),AQP4 抗体 (+)。④视觉诱发电位异常。

(4) 对患者进行的腰椎穿刺由本人签署同意书可以吗?

不可以。患者刚满 16 周岁,为在校学生,没有完全的民事行为能力,须由法定代理人(父母)签署同意书。签署前要说明腰椎穿刺的目的和可能发生的不良反应,减少不必要的顾虑和取得患者充分配合。

第 三 幕

医生在明确诊断后对患者的父母进行病情告知,并对该病进行进一步的医学相关的解释。患者入院后医生每天查房都进行详细的体格检查,包括感觉障碍平面的测定,发现皮肤痛觉减退的平面有所上升,达到 T2 水平。于是医生制订详细的治疗方案并建议立即开始进行治疗。

【提出问题】

(1) 患者所患疾病目前主要治疗方法有哪些?

(2) 进行激素治疗前须签署知情同意书吗?

(3) 激素治疗的过程中需要为预防并发症用药吗?

(4) 在用药后仍须每天进行神经系统体格检查吗?

【学习内容】

1. 视神经脊髓炎的治疗原则

(1) 急性期治疗。以减轻急性期症状、缩短病程、改善残疾程度和防治并发症为主要目标。

主要药物及其用法:①糖皮质激素。能在短期内促进急性期患者神经功能恢复,延长激素用药对预防其神经功能障碍加重或复发有一定作用。激素治疗原则为:大剂量冲击,缓慢阶梯减量,小剂量长期维持。大剂量甲泼尼龙冲击治疗从每天 0.5 ~ 1.0 g,使用 3 ~ 5 天,此后半量递减,共 14 天,当顺序递减至每天中等剂量 30 ~ 40 mg 时,依据原则,加入免疫抑制剂与激素相衔接,逐步放缓甲泼尼龙减量速度,如每 2 周递减 5 mg,至 10 ~ 15 mg,口服,每天 1 次,长期维持。②血浆置换。部分重症视神经脊髓炎患者尤其是老年患者对大剂量甲基泼尼松龙冲击疗法反应差,用血浆置换治疗可能有效,特别是早期应用。建议置换 5 ~ 7 次,每次用血浆 1 ~ 2 L。③静脉注射大剂量免疫球蛋白 (IVIg)。对大剂量甲基泼尼松龙冲击疗法反应差的患者，可选用 IVIg 治疗。免疫球蛋白用量为每天 0.4 g/kg，静脉滴注，连续 5 天为 1 个疗程。④激素联合免疫抑制剂。在激素冲击治疗收效不佳时，因经济情况不能行 IVIg 或血浆置换治疗者，可以联用环磷酰胺治疗。

（2）序贯治疗。以预防复发，减少神经功能障碍累及为治疗目的。具体药物包括硫唑嘌呤、吗替麦考酚酯、甲氨蝶呤、环磷酰胺等。定期 IVIg 也可用于视神经脊髓炎的预防治疗，特别适用于不宜应用免疫抑制剂者，如儿童及妊娠期患者。

（3）对症治疗。针对痛性痉挛、慢性疼痛、感觉异常、顽固性呃逆、焦虑抑郁、认知功能障碍、震颤等症状可分别选用相应的对症支持治疗药物。

（4）康复治疗及生活指导。视神经脊髓炎的康复治疗同样重要。对伴有肢体、吞咽等功能障碍的患者，应早期在专业医生的指导下进行相应的功能康复训练，另外，医务工作者还应在遗传、婚姻、妊娠、饮食、心理及用药等生活的各个方面提供合理建议。

2. 反复进行神经系统体格检查的必要性

视神经脊髓炎在急性期病情会不断进展，受累脊髓节段会增加，症状的严重程度及范围均可能发生变化，当病变累及高颈段脊髓时有出现呼吸循环衰竭的可能性，必要时需行辅助通气及循环支持。反复进行神经系统体格检查能更快捷地了解病情的变化，及时进行病变部位和范围的判断。同时，在治疗过程中反复体格检查还可以及时了解治疗方案的有效性，以便于临床医生随时根据情况调整治疗方案，以免延误患者病情。

3. 使用糖皮质激素治疗的注意事项

（1）注意根据不同糖皮质激素的药代动力学特性和疾病的具体情况合理选择糖皮质激素的品种和剂型。

（2）防止交叉过敏，对某一种糖皮质激素类药物过敏者也可能对其他糖皮质激素过敏。

（3）大剂量使用糖皮质激素可能引起消化道溃疡、继发感染、水钠潴留、低钾血症、骨质疏松等不良反应，需在用药前对患者家属进行详细告知并签署同意书，在征得同意后方可用药。

（4）使用糖皮质激素时可酌情采取以下措施：低钠高钾高蛋白饮食；补充钙剂和维生素 D；加服预防消化性溃疡及出血等不良反应的药物；若有感染，应同时应用抗生素以防感染扩散及加重。

（5）应注意糖皮质激素和其他药物之间的相互作用：近期使用巴比妥酸盐、卡马西平、苯妥英、扑米酮或利福平等药物，可能会增强代谢并降低全身性皮质激素的作用；相反，口服避孕药或利托那韦可以升高皮质激素的血药浓度，皮质激素与排钾利尿药（如噻嗪类或呋塞类）合用，可以造成过度失钾；当皮质激素和非甾体类消炎药物合用时，消化道出血和溃疡的发生率高。

【解决问题】

（1）患者所患疾病目前主要治疗方法有哪些？

患者所患的疾病为视神经脊髓炎，其主要治疗方法如下。

A. 急性期治疗。①大剂量激素冲击治疗；②血浆置换治疗；③静脉注射大量免疫球蛋白治疗；④激素联合免疫抑制剂治疗。

B. 序贯治疗。采用硫唑嘌呤、环磷酰胺等药物。

C. 对症治疗。针对痛性痉挛、慢性疼痛、感觉异常、顽固性呃逆、焦虑抑郁、认知功能障碍、震颤等症状可分别选用相应的对症支持治疗药物。

D. 康复治疗及生活指导。

（2）进行激素治疗前需签署知情同意书吗？

需要。大剂量使用糖皮质激素可能引起消化道溃疡、继发感染、水钠潴留、低钾血症、骨质疏松等不良反应，需在用药前对患者家属进行详细告知并签署同意书，在征得同意后方可用药。

（3）激素治疗的过程中需要为预防并发症用药吗？

需要。大剂量使用激素过程中切记联用抑酸、补钙、补钾等预防性药物。

（4）在用药后仍需每天进行神经系统体格检查吗？

需要。当治疗方案有效时，急性期患者在体征、感觉障碍等方面均会有明显的改善，若无改善甚至加重需考虑调整治疗方案。

第 四 幕

患者经甲强龙 2 周冲击方案治疗，辅以补钾、补钙、抑制胃酸分泌等预防激素不良反应，其肢体麻木不适感基本消失，大小便正常，右眼视力为 0.6，自觉视物仍略有模糊感。出院前，患者的父母向医生了解视神经脊髓炎的预后情况，医生就该病的复发倾向、致残可能性、预防复发的措施及注意事项，一一做了详尽解释。

2 个月后返院复查，医生发现患者郁郁寡欢，不愿说话。患者的妈妈私下告诉医生，一开始并没有详细告诉患者她的病情，只说吃药是为了巩固治疗。后来因为体重增加、脸上长出很多痘痘，患者查了药物说明书，在反复追问下只能全部告知。患者听完后觉非常担心、无助，根本不知道自己在日常生活中要注意些什么。自此以后，她的情绪逐渐变得低落，经常哭泣，不愿理人，对以前喜欢做的事情也不感兴趣了，自觉全身乏力，不想出门。这种状态已经持续接近 1 个月了，一直不肯来医院复查，今天也是很勉强地同意一起过来。

【提出问题】

（1）视神经脊髓炎的预后有哪些？

（2）视神经脊髓炎急性期过后，还有哪些治疗手段可以选择？其优缺点如何？

（3）患者的体重增加、脸上长痘痘最可能是什么原因造成的？有何解决方法？

（4）患者不知道日常生活中该注意什么，你能帮她解决吗？

（5）目前，患者是什么情绪状态？如何处理？

【学习内容】

1. 视神经脊髓炎的预后

视神经脊髓炎临床表现较严重，多因复发而加剧。80% ～ 90% 的视神经脊髓炎患者有视神经炎和脊髓炎复发事件，单向病程仅为 10%。首次发病后 1 年复发率约为 60%，3 年复发率为 90%。复发病程可能与女性、发病年龄较晚、临床事件间隔期较长、并发系统性自身免疫病等有关。

大多数复发型视神经脊髓炎患者约在数周或数月内缓慢恢复，但恢复多不完全，视神经脊髓炎患者通常在多次严重的复发后遗留残疾，残疾呈累积性增加。单相型患者 5 年生存率为 90%，复发型为 68%，多死于呼吸衰竭。单相型患者平均随访期 16.9 年，复发型 7.7 年，单相型受损较复发型重，但长期预后如视力、肌力和感觉功能均较复发型好。在起病后 5 年，约 50% 复发型视神经脊髓炎患者出现单眼或双眼全盲，独立行走困难。

2. 视神经脊髓炎的免疫抑制治疗

为预防复发，减少神经功能障碍累积，对 AQP4 阳性的视神经脊髓炎患者或 AQP4 阴性的复发型视神经脊髓炎患者可早期使用免疫抑制剂预防治疗。目前，临床常用的药物有硫唑嘌呤、吗替麦考酚酯等。两者对比见表 2 - 3 - 16。

表 2 - 3 - 16　硫唑嘌呤与吗替麦考酚酯的比较

项目	硫唑嘌呤	吗替麦考酚酯
作用	减少 NMO 复发；减缓神经功能受损进展	同硫唑嘌呤
用法	每天 2 ～ 3 mg/kg 单用或联合口服泼尼松每天（0.75 mg/kg）；通常在硫唑嘌呤起效以后（4 ～ 5 个月）将泼尼松逐渐减量至小剂量长期维持	每天 1.0 ～ 1.5 g，口服
优点	（1）临床应用广泛。 （2）对生育期患者相对安全，妊娠期及哺乳期均可使用	（1）起效较硫唑嘌呤快。 （2）白细胞减少和肝功能损害等副作用较硫唑嘌呤少
缺点	（1）部分患者用硫唑嘌呤可引起白细胞降低、肝功能损害、恶心呕吐等胃肠道反应，应注意定期监测血常规和肝功能。 （2）建议患者使用前测定硫代嘌呤甲基转移酶活性或相关基因检测，避免发生严重不良反应	（1）易引起胃肠道症状和增加感染机会。 （2）妊娠期禁用，哺乳期不建议使用
注意事项	长期免疫抑制治疗的风险尚不明确，根据长期应用免疫抑制剂治疗其他疾病的经验推测可能有潜在增加机会性感染和肿瘤的风险	

3. 糖皮质激素治疗的不良反应

长期应用糖皮质激素可引起一系列不良反应，其严重程度与用药剂量及用药时间成正比，主要不良反应如下。

（1）医源性库欣综合征，如向心性肥胖、满月脸、皮肤紫纹瘀斑、类固醇性糖尿病（或已有糖尿病加重）、骨质疏松、自发性骨折甚或骨坏死（如股骨头无菌性坏死）、女性多毛、月经紊乱或闭经不孕、男性阳痿、出血倾向等。

（2）诱发或加重细菌、病毒和真菌等各种感染。

（3）诱发或加剧胃十二指肠溃疡，甚至造成消化道大出血或穿孔。

（4）高血压、充血性心力衰竭和动脉粥样硬化、血栓形成。

（5）高脂血症，尤其是高甘油三酯血症。

（6）肌无力、肌肉萎缩、伤口愈合迟缓。

（7）激素性青光眼、激素性白内障。

（8）精神症状，如焦虑、兴奋、欣快或抑郁、失眠、性格改变，严重时可诱发精神失常、癫痫发作。

（9）儿童长期应用影响生长发育。

（10）长期外用糖皮质激素类药物可出现局部皮肤萎缩变薄、毛细血管扩张、色素沉着、继发感染等不良反应；在面部长期外用时，可出现口周皮炎、酒糟鼻样皮损等。

（11）吸入型糖皮质激素的不良反应包括声音嘶哑、咽部不适和念珠菌定植、感染。长期使用较大剂量吸入型糖皮质激素者也可能出现全身不良反应。

4. 视神经脊髓炎患者的生活指导

视神经脊髓炎患者在应用大剂量激素治疗时，应避免过度活动，以免加重骨质疏松及股骨头负重。当激素减量到小剂量口服时，可鼓励活动，进行相应的康复训练。

在日常生活中，视神经脊髓炎患者应避免预防接种，避免过热的热水澡、强烈阳光下高温暴晒，保持心情愉快，不吸烟，不饮酒，作息规律，合理饮食，适量运动，补充维生素 D 等。同时，需要注意定期复诊，如有不适，要及时就诊。

5. 神经系统疾病伴发抑郁状态的识别和处理

（1）抑郁状态的识别。除询问神经系统疾病的表现外，着重询问患者的睡眠、食欲、体重、心境，是否乏力、迟滞、注意力分散、自卑和自责，是否有轻生观念等内容，以筛查抑郁综合征。如患者有明确的抑郁症状，则需要更多的时间与患者会谈或建议转诊，对照诊断标准以进一步明确抑郁症诊断。

采用一些简便易行的问卷可以有效地筛查抑郁状态，如采用"90 s 四问题提问法"（表 2 - 3 - 17）筛查。其诊断敏感性达 96%，特异性为 57%~67%。当然，也可根据患者的具体情况和医生的经验，针对性地询问，如"你是否感到悲哀或糟糕透顶？""你做什么才能让自己高兴起来？""你的兴趣有什么变化吗？""你是否认为生不如死？"等。

表 2 - 3 - 17　90 s 四问题提问法

问　题	阳性标准
过去几周（或几个月）你是否感到无精打采、伤感，或者对生活的乐趣减少了？	"是"
除了不开心，是否比平时更悲观或想哭？	"是"
你经常有早醒吗？（事实上你并不需要那么早醒来）	每月超过 1 次
你近来是否经常想到活着没意思？	"经常"或"是"

同时，相关精神状态评定量表能帮助医生和患者识别是否存在抑郁症

状，并反映患者临床症状的严重程度，辅助诊断。常用的抑郁评定量表分为自评和他评两种形式，其中自评量表包括 PHQ-9、SDS、HDS，他评量表有 HAMD 等。

另外，在诊疗过程中，要仔细观察患者的言谈举止和面部表情，以察觉患者内心的情感活动。患者愁眉苦脸，叹息，流露出悲观、自责和绝望等，这些非语言性的行为活动更能真实地反映患者的情感。即使患者口头上否认有情绪低落、不开心或紧张，但可能是言不由衷或对医生缺乏足够信任而不愿表达。因此，临床医生的耐心、细心询问和"察言观色"尤为重要，只有这样，抑郁患者才不至于被误诊或漏诊。

（2）抑郁状态的处理。神经系统疾病伴发抑郁障碍的处理目标为缓解症状，达到临床治愈，最大限度地减少病残率与自杀率，提高生命质量，恢复社会功能，预防复发。其处理的基本原则包括以下几项：①药物治疗。急性期应积极控制症状，达到临床治愈，疗程为 6～8 周。如足剂量治疗 4～8 周无效，宜改用同类其他药物或作用机制不同的另一类药物；巩固期应维持急性期治疗有效药物的剂量，酌情持续 4～6 个月。如需终止维持治疗，应缓慢减药，以减少撤药综合征。常用的药物有选择性 5-羟色胺再摄取抑制剂（如氟西汀、帕罗西汀、舍曲林、艾司西酞普兰等）、选择性 5-羟色胺及去甲肾上腺素再摄取抑制剂（如文拉法辛和度洛西汀）、去甲肾上腺素能及特异性 5-羟色胺能抗抑郁药（如米氮平和米安色林）以及 5-羟色胺受体拮抗和再摄取抑制剂（如曲唑酮）等。②在药物治疗的同时，应注意个体化和灵活性，高度重视心理治疗（解释治疗、支持性治疗、认知治疗等）和家庭、社会支持，以实现综合干预。③注意药物相互作用，蛋白结合率高的药物如与其他蛋白结合率高的药物联用，可使血浆中游离型抗抑郁药物浓度升高，作用增强。诱导或抑制代谢酶 CYP（细胞色素 P450 的药物）会影响抗抑郁药的代谢。④对情况严重或治疗反应差者应及时与精神专科会诊或转诊。

【解决问题】

（1）视神经脊髓炎的预后有哪些？

详见【学习内容】。

（2）视神经脊髓炎急性期过后，还有哪些治疗手段可以选择？其优缺点如何？

还可使用免疫抑制剂治疗，具体优缺点详见【学习内容】。

（3）患者的体重增加、脸上长痘痘最可能是什么原因造成的？有何解决方法？

患者的体重增加、脸上长痘痘，可能是糖皮质激素引起体液和电解质代谢紊乱从而导致钠水潴留以及作用于皮肤引起痤疮的不良反应。这些不良反应暂无特效的解决办法，停用激素后可能减轻，但考虑到服用激素对预防疾病复发及减缓神经功能进展的重要性，目前，可嘱咐患者通过调整饮食、适当运动来控制体重，脸上长痘则可于皮肤科就诊，予相应外用药物治疗。

（4）患者不知道日常生活中该注意什么，你能帮她解决吗？

患者在日常生活中，应避免预防接种，避免洗过热的热水澡、在强烈阳光下高温暴晒，保持心情愉快，不吸烟，不饮酒，作息规律，合理饮食，适量运动，补充维生素 D 等。同时，需要注意定期复诊，如有不适，要及时就诊。

（5）目前，患者是什么情绪状态？如何处理？

目前，患者出现了情绪低落、兴趣减退、疲乏无力等抑郁的核心症状，并且持续时间超过 2 周，是抑郁状态，这在慢性疾病中常常伴发，应注意识别。首先，可采用临床常用的抑郁自评量表（如 PHQ-9）进行筛查并判断其严重程度。然后，根据其严重程度给予相应的心理疏导、加用抗抑郁药物或请心理科医生会诊。

（李园）

第四节　"全身'麻麻辣辣'的"

【学习纲要】

1. 基础医学

（1）脊髓病变的体格检查。

（2）脊髓病变的影像学表现。

（3）糖皮质激素的治疗原则、机理、用法、适应证与禁忌证。

（4）自身抗体实验室检测指标判读。

2. 临床医学

（1）脊髓病变与周围神经系统病变的鉴别。

（2）长脊髓节段病变的鉴别诊断。

（3）视神经脊髓炎谱系疾病诊断标准。

（4）视神经脊髓炎与多发性硬化的鉴别诊断要点。

（5）视神经脊髓炎谱系疾病治疗原则和主要用药。

（6）干燥综合征的诊断标准及治疗原则。

（7）脊髓病变患者尿潴留的处理原则。

3. 人文医学

《医院会诊制度》的应用。

第 一 幕

江×，女性，40 多岁，于 1 年前再次怀孕，全家都觉得很幸运。但江×在怀孕期间竟然脖子以下无力、疼痛，最严重时不能行走。为了小生命的健康就忍着没有就诊。分娩后的 1 年来这种情况反复出现了 3 次，每次都觉得全身"麻麻辣辣"的，持续 1～2 周又能慢慢缓解。1 周前，患者觉得又不太对劲，突然全身又觉得"麻麻辣辣"的，左边身体痛得厉害，刚开始只是没什么力气，但还能走，渐渐地竟然右边肢体也没了力气，不能行走。患者一家慌了神，孩子还那么小，如果她就这么瘫痪了可怎么办。于是一家人来到了医院。患者入院后，医生做了基本的体格检查。

基本的体格检查结果示一般情况好，生命体征平稳，心、肺、腹无异常；专科查体示神清，语利，双侧瞳孔直径为 2.5 mm，直接、间接对光反射灵敏，颅神经未见异常；四肢肌张力正常，左上肢肌力为 4⁻ 级，左下肢肌力为 2⁻ 级，右上肢肌力为 5 级，右下肢肌力为 5⁻ 级。双侧肱二、三头肌腱反射（＋），桡骨膜反射（＋），膝腱反射（＋＋＋），跟腱反射（＋＋＋＋），双侧 Hoffmann 征（－），Babinski 征（＋），髌阵挛（＋），踝阵挛（＋）。颈部以下痛、温觉减退，触觉、关节位置觉及音叉振动觉对称存在，脑膜刺激征（－）。

【提出问题】

（1）针对患者的查体情况，你认为其病变的定位是上位神经元，还是下位神经元？

（2）脊髓病变在哪个节段？

（3）为明确病因，下一步应首先进行哪项辅助检查？为什么？

【学习内容】

1．脊髓病变与周围神经系统病变的鉴别

脊髓病变与周围神经系统病变的鉴别见表 2 – 3 – 18。

表 2 – 3 – 18　脊髓病变与周围神经系统病变的鉴别

症状/体征	脊髓疾病	周围神经病变
感觉缺失	可辨别的感觉平面	按皮节或单个神经分布
肌无力	有	有
上运动神经元体征［腱反射亢进，呈痉挛状态，Babinski 征（ + ）］	有	无
直肠与膀胱功能障碍	有	无
背部和/或脊柱压痛点	可能存在	无
失神经改变，包括肌萎缩、肌束颤动	无	有
浅反射	可能消失	不变

2．不同脊髓节段病变临床表现及查体特点

（1）高颈髓（C1—C4）病变。①可出现四肢上运动神经元瘫痪，C2—C4 感觉缺失，损害平面以下深、浅感觉缺失。②C3—C5 节段损害膈肌瘫痪、腹式呼吸减弱或消失，呼吸困难；根性痛位于枕颈部及颈部，脊髓后索受损时屈颈可引起 Lhermitte 征，表现触电样刺痛沿脊柱向下放射至躯干或下肢。③出现中枢性括约肌障碍，早期尿潴留，晚期尿失禁。④四肢和躯干可无汗，损伤下丘脑下降至脊髓的体温调节纤维，可出现体温变化过度，表现为体温随室温升降而改变。

（2）颈膨大（C5—T2）病变。①出现双上肢下运动神经元瘫，双下肢上运动神经元瘫。②上肢腱反射有助于病损定位。例如，C5 以上病变，上肢反射均亢进。③肱二头肌反射消失而肱三头肌反射亢进，提示病变在 C5—C6；肱二头肌反射正常而肱三头肌反射减弱或消失，提示病变在 C7。④上肢节段性感觉减退缺失，病变平面以下传导束性深浅感觉障碍。⑤向双肩部及双上肢放射性根性痛，C8—T1 受损根性痛可沿上肢尺侧放射至 4 ～ 5 指，或出现感觉障碍。⑥可伴有中枢性括约肌障碍。

（3）胸髓（T3—T12）病变。①运动系统双上肢正常，双下肢呈上运动神经元瘫痪（截瘫）。②上、中、下腹壁反射脊髓反射中枢分别位于 T7—T8、T9—T10、T11—T12，腹壁反射消失有助于定位。③病损平面以下各种感觉缺失，感觉障碍水平有助于病变定位，如乳头水平相当于 T4，剑突水平

为 T6，肋缘为 T8，脐水平为 T10，腹股沟水平为 T12。④根性痛常出现相应胸腹部或表现受损节段束带感。⑤中枢性括约肌障碍。⑥病变以下出汗异常。

（4）腰膨大（L1—S2）病变。①双下肢下运动神经元瘫痪和足下垂。②损害平面以下双下肢及会阴部各种感觉缺失。③损害平面在 L2—L4 节段膝腱反射消失，S1—S2 受损踝反射消失，S1—S3 受损出现阳痿，有助于病变节段定位。④腰膨大上端受损根痛区在腹股沟或下背部，下段受损根痛表现坐骨神经痛，自下腰部向骶尾部、股部和小腿后外侧及足底放射。⑤可伴有中枢性括约肌障碍。

（5）脊髓圆锥（S3—S5，尾节）。①无下肢瘫及锥体束征，可发生臀肌萎缩。②肛周及会阴部皮肤感觉缺失呈鞍状分布，多见于髓内病变。③根痛不明显；髓内病变出现分离性感觉障碍。④S2—S4 侧角是支配膀胱逼尿肌副交感中枢，圆锥病变出现逼尿肌麻痹，导致无张力性神经源性膀胱，尿潴留引起充盈性尿失禁。⑤阳痿及肛门反射消失。

（6）马尾（L2—尾节神经根）。①双下肢迟缓性瘫、足下垂、肌萎缩和踝反射消失。②下肢及会阴部各种感觉障碍，分布不对称。③下肢剧烈自发性根性痛，呈烧灼感，放射至会阴部和臀部，加腹压如咳嗽、喷嚏时可加剧。④性功能及括约肌障碍出现较迟或较轻。

3．脊髓疾病的临床诊断线索

脊髓疾病的临床诊断线索见表 2－3－19。

表 2－3－19　长节段性横贯性脊髓炎（LETM）的临床诊断线索

LETM 的病因		诊断的临床线索
自身免疫	视神经脊髓炎	有恶心、呕吐、呃逆等前驱症状，有视神经炎病史，既往 LETM，有自身免疫性疾病病史，临床未愈
	系统性红斑狼疮	出现神经精神症状，有皮疹、口腔溃疡、关节痛等病史
	干燥综合征	口、眼干燥症状（Sicca 综合征）
	抗磷脂综合征	有栓塞史或习惯性流产史
	多发性硬化	先前症状提示中枢神经系统脱髓鞘
	急性播散性脑脊髓炎	前驱感染或免疫接种，脑病，预后良好，多见于儿童或年轻人
	神经白塞病	地中海地区高发。有口或生殖器溃疡史
	神经结节病	多系统受累，特别是呼吸系统症状

续表 2 - 3 - 19

	LETM 的病因	诊断的临床线索
感染	类感染：EB 病毒、巨细胞病毒、单纯疱疹病毒、水痘 - 带状疱疹病毒、支原体	在神经症状出现前 1 ~ 3 周有系统感染表现
	人类嗜 T 淋巴细胞病毒 I 型	在非洲高发；脊髓病通常缓慢进展
	血吸虫	近期前往疫区旅行或居住在疫区
	犬弓蛔虫	出现系统性症状，如咳嗽、哮喘、荨麻疹
	猪蛔虫	有疫区旅行史；腹痛，体重下降
肿瘤	副肿瘤性，尤其是 CRMP-5	脊髓病通常进展缓慢，可能是全身肿瘤（特别是肺和乳腺来源）的表现之一
	髓内肿瘤：室管膜瘤、淋巴瘤	缓慢进展的脊髓病
代谢	维生素 B$_{12}$缺乏	有其他自身免疫性疾病病史；摄入不足或吸收不良
	铜缺乏	有胃束带手术史；吸收不良
血管	脊髓梗死或缺血	症状突发，有血管危险因素（也可能无），年龄多在 55 岁以上
	硬脊膜瘘	行走或做 Valsalva 动作时肢体无力现象加重，多见于老年人，通常缓慢进展但也可急性发作
其他	放疗	颈部、纵隔或胸腔的放疗史，有放疗痕迹

【解决问题】

（1）针对患者的查体情况，你认为其病变的定位是上位神经元，还是下位神经元？

根据查体情况，上肢腱反射减弱、病理征阴性系下运动神经元瘫，下肢腱反射活跃、病理征阳性系上运动神经元瘫。

（2）脊髓病变在哪个节段？

因双侧上肢下运动神经元瘫，双下肢上运动神经元瘫，颈部以下痛、温觉减退，定位于颈膨大。

（3）为明确病因，下一步应首先进行哪项辅助检查？为什么？

首先进行颈胸段磁共振：①MR 为多参数成像，可以提供丰富的诊断信息。②其具有高对比度成像，在所有医学影像技术中，MRI 的软组织对比分辨力最高；具有任意方向可视化断层的能力，能够从不同角度直观地观察分析组织结构及其病变。③无骨伪影干扰，后颅凹病变清晰可辨。对于中枢神经系统，MR 已成为颅颈交界区、颅底、后颅窝及椎管内病变的常用检查方法。MRI 对脑肿瘤、脑血管病、感染性疾病、脑变性疾病、脑白质病及颅脑先天发育异常等具有极高的敏感性，而对于脊髓病变，如肿瘤、脱髓鞘疾病、脊髓空洞症、外伤、先天性畸形等，则为首选方法。

第 二 幕

住院以后，患者的症状还在逐渐加重，一低头就感到背部麻痛感从上向下放射，像过电一样，排小便也越来越困难。主管医生抓紧时间给她安排一系列检查，结果很快出来了。颈部 MR 结果提示：①C2—C5、C7—T2 层面脊髓增粗并且信号异常；②C2—C3、C3—C4 及 C6—C7 层面椎间盘轻度突出；③C7 椎体信号异常，考虑脂肪沉积；④其颈椎退行性病变。脑脊液常规检查结果示其为无色、透明液体，蛋白定性试验（－）；细胞计数 0 个；脑脊液生化检测结果示：蛋白质质量浓度为 0.3 g/L；葡萄糖摩尔浓度为 2.9 mmol/L，脑脊液血浆葡萄糖比例为 0.45；氯化物检测结果为 125 mmol/L。第 1 小时血沉检测结果为 23 mm/h，肌酶谱肌酸激酶检测结果为 20 U/L。

根据此时的检查结果及主要症状，主管医生考虑为脱髓鞘疾病，并给予激素冲击治疗。

【提出问题】

（1）患者的这种放射性疼痛是什么体征？有什么意义？

（2）患者入院后出现尿潴留，应如何处理？

（3）针对磁共振检查结果提示长脊髓节段病变，有哪些疾病需鉴别？

（4）为明确病因，下一步还应进行哪些辅助检查？

【学习内容】

1. Lhermit 征、痛性痉挛发作在脱髓鞘疾病中的意义

（1）Lhermit 征。颈髓受累征象。颈部过度前屈时出现触电状异样不适感，沿脊柱向下放射至大腿或足部，此征只见于少数多发性硬化患者，其他颈髓病变也可出现。

（2）痛性痉挛发作。四肢放射性异常疼痛导致强直性痉挛发作，数十秒后消失，手势活动或刺激可诱发。多发性硬化患者的此征常与 Lhermit 征并存。

2. 脊髓病变患者尿潴留的处理原则

（1）可先用针刺治疗，选取气海、关元和三阴交等穴位，无效时可留置导尿。

（2）尿袋应垂放在耻骨联合（腰部）以下，预防尿液反流。尿袋小便量超过 700 mL 或尿袋的 2/3 时，应及时倒掉。倒尿时勿使尿袋出口处受到污染，尿袋不可置于地上。保持尿管引流通畅，避免尿管牵拉、受压、扭曲、堵塞。一次性尿袋须每 3 天更换 1 次，橡胶导尿管每周更换 1 次，硅胶导尿管每月更换 1 次。经常清洁外阴部，以保持尿道口清洁，防止感染。为保护膀胱功能，导尿管应采用间歇性引流夹管方式，使膀胱定时冲盈排空，即每 3 ～ 4 h 放尿 1 次，或有尿意时才放尿。多饮水，每天饮水保持在 2 000 mL 以上，尿量至少维持 1 500 mL，以减少尿路感染及尿路阻塞的机会。禁饮浓茶和咖啡，预防尿石的形成。如发现尿液混浊、沉淀、有结晶，应做膀胱冲洗，每周进行尿常规检查 1 次。

（3）若有尿路感染，应及时检菌，根据病原菌的种类选用适宜的足量、敏感抗生素静脉滴注治疗。

3. 长脊髓节段病变的神经影像学鉴别要点

长脊髓节段病变的神经影像学鉴别要点见表 2 - 3 - 20。

表 2 - 3 - 20　长脊髓节段病变的实验室及神经影像学鉴别要点

LETM 的病因		实验室及影像学特点	
		检查项目	检查结果
自身免疫	视神经脊髓炎	检测 AQP4 抗体，	为视神经脊髓炎高度特异性和敏感性的标记物。
		脊髓 MRI、头颅 MRI 检查	病变累及颈髓或胸髓，轴位上病变位于脊髓中央或全脊髓，具 T1 低信号。脊髓肿胀及强化常见。发病初期，脑室旁病灶不常见；导水管周围、下丘脑、丘脑病变典型
		脑脊液检查	脑脊液细胞数增多时病灶可能比较明显；蛋白呈轻至中度升高；寡克隆带罕见
	系统性红斑狼疮	ANA	可合并视神经脊髓炎或本身导致脊髓炎
	干燥综合征	ENA（可提取性核抗原）	可合并视神经脊髓炎；无干燥综合征的视神经脊髓炎患者中可见抗 SSA（Ro）抗体。视神经脊髓炎患者中可见抗 Ro 抗体

续表 2 - 3 - 20

LETM 的病因		实验室及影像学特点	
		检查项目	检查结果
自身免疫	抗磷脂综合征	抗磷脂抗体检测	可合并视神经脊髓炎
	多发性硬化	头颅 MRI、脊髓 MRI 检查	符合 Barkhof 标准。存在 Dawson 手指征和近皮层的 U 型病灶。脊髓肿胀与强化较视神经脊髓炎少见;可有其他小病灶存在
		行视觉诱发电位检查	常存在亚临床异常
		脑脊液检查	寡克隆带通常呈阳性,但其他多为正常
	急性播散性脑脊髓炎	头颅 MRI 检查	病灶较大且融合成片;基底节区常受累。
		髓鞘少突胶质细胞糖蛋白抗体检查	急性起病时检查结果可为阳性
	神经白塞病	头颅 MRI	若存在,病灶常从脑干延伸至间脑结构
		针刺反应检查	检查结果常为阳性
	神经结节病	头颅 MRI、脊髓 MRI 检查	可有多发性硬化样病灶或软脑膜强化,特别是在基底部脑膜。可有软脊膜强化。
		血清血管紧张素转化酶检查	血清血管紧张素转化酶可升高,特别是系统性受累时
感染	类感染:感染 EB 病毒、巨细胞病毒、单纯疱疹病毒、水痘 - 带状疱疹病毒、支原体	EB 病毒、巨细胞毒、单纯疱疹病毒、水痘 - 带状疱疹病毒、支原体、肝炎、莱姆病	感染可诱发视神经脊髓炎,因此,有明确的系统感染时检测 AQP4 抗体很重要
	梅毒	VDRL	罕见但可治
	结核	脑脊液	培养脑脊液细胞时可见抗酸杆菌或分枝杆菌。蛋白常显著升高
		胸片	可见典型病灶的影像表现
	血吸虫	血吸虫血清学	该检查的灵敏度和特异度高
		脊髓 MRI	病变常累及圆锥和马尾部的背索
	犬弓蛔虫	全血计数	可出现嗜酸性粒细胞
		弓蛔虫血清学	弓蛔虫检查结果呈阳性
	猪蛔虫	大便标本	大便中可见虫卵

续表2-3-20

LETM的病因		实验室及影像学特点	
		检查项目	检查结果
肿瘤	副肿瘤性，尤其是CRMP-5	CRMP-5抗体、抗神经元抗体、ampiphys-in-IgG	对副肿瘤性脊髓炎有较高特异度，但灵敏度有限。
		胸片	最常见的相关肿瘤为小细胞肺癌
代谢	维生素B_{12}缺乏	维生素B_{12}、全血计数、内因子和壁细胞抗体	维生素B_{12}含量低。贫血和巨红细胞症常见。内因子和壁细胞抗体阳性
	铜缺乏	血清铜，全血计数	血清铜含量低。常有血液学异常
血管性疾病	脊髓梗死/缺血	脊髓MRI	早期出现T2高信号，但不绝对。常见于特定部位，包括C1—C3，C4—C7，T3—T7以及T8—圆锥
	硬脊膜瘘	脊髓MRI	常见于中胸段水平以下的T2高信号。硬膜囊背侧可见流血信号

【解决问题】

（1）患者的这种放射性疼痛是什么体征？有什么意义？

考虑为Lhermit征，通常在脱髓鞘疾病中表现，为颈髓受累征象。

（2）患者入院后出现尿潴留，应如何处理？

可给予留置导尿，每4 h开放1次，定期膀胱冲洗，如有尿路感染应及时检菌。

（3）针对磁共振检查结果提示长脊髓节段病变，有哪些疾病需鉴别？

长脊髓节段病变见于自身免疫病如视神经脊髓炎、SLE、SS、多发性硬化、ADEM、神经结节病，感染性疾病如结核、梅毒，其他如肿瘤性疾病、血管性疾病及代谢性疾病等。

（4）为明确病因，下一步还应进行哪些辅助检查？

为鉴别上述疾病，需要完善自身抗体全套检查、AQP4、术前四项检查等。

第 三 幕

根据现有的检查结果给予对症治疗后，患者的腿逐渐有点力气了，可以在家属搀扶下走一走了，全家人都觉得终于看到了希望。但患者及其家属都有疑问：病因是什么？患者到底患了什么病？

入院的第 7 天，AQP4 的检查结果出来了：阳性。此时大家心中稍微缓了一口气，病因找到了。

【提出问题】

（1）AQP4 是什么指标？其诊断意义是什么？

（2）根据目前的检查结果，患者得的是什么病？有哪些表现和检验指标符合该诊断？

（3）后续该如何治疗呢？

【学习内容】

1. 诊断标准

1）视神经脊髓炎谱系疾病诊断标准。

视神经脊髓炎谱系疾病诊断原则：以病史、核心临床症候及影像特征为诊断基本依据，以 AQP4-IgG 作为诊断分层，并参考其他亚临床及免疫学证据做出诊断，还需排除其他疾病的可能。

2）2006 年 Wingerchuk 等制定的视神经脊髓炎诊断标准。

（1）必要条件。①视神经炎；②急性脊髓炎。

（2）支持条件。①脊髓 MRI 异常病变超过 3 个椎体节段以上；②头颅 MRI 不符合 MS 诊断标准；③血清视神经脊髓炎-IgG 阳性。

具备全部必要条件和 2 条支持条件，即可诊断视神经脊髓炎。

3）2015 年国际视神经脊髓炎诊断小组制定的视神经脊髓炎谱系疾病诊断标准。

2015 年国际视神经脊髓炎诊断小组制定的视神经脊髓炎谱系疾病诊断标准见表 2 - 3 - 21。

表 2 -3 -21 　成人视神经脊髓炎谱系疾病诊断标准（IPND，2015）

类　别	视神经脊髓炎谱系疾病诊断标准
AQP4-IgG 阳性	（1）至少 1 项核心临床特征。 （2）用可靠的方法检测 AQP4-IgG 阳性（推荐 CBA 法）。 （3）排除其他诊断
AQP4-IgG 阴性或 AQP4-IgG 未知状态	（1）在 1 次或多次临床发作中，至少 2 项核心临床特征并满足下列全部条件：①至少 1 项临床核心特征为 ON、急性 LETM 或延髓最后区综合征；②空间多发（2 个或以上不同的临床核心特征）；③满足 MRI 附加条件。 （2）用可靠的方法检测 AQP4-IgG 阴性或未检测。 （3）排除其他诊断
核心临床特征	（1）ON。 （2）急性脊髓炎。 （3）最后区综合征其他原因能解释的发作性呃逆、恶心、呕吐。 （4）其他脑干综合征。 （5）症状性发作性睡病、间脑综合征，脑 MRI 有视神经脊髓炎谱系病特征性间脑病变。 （6）大脑综合征伴有视神经脊髓炎谱系疾病特征性大脑病变
AQP4-IgG 阴性或未知状态下的 NMOSDMRI 附加条件	（1）急性 ON。需脑 MRI 有下列之一表现：①脑 MRI 正常或仅有非特异性白质病变；②视神经长 T2 信号或 T1 增强信号大于 1/2 视神经长度，或病变累及视交叉。 （2）急性脊髓炎。长脊髓病变多于 3 个连续椎体节段，或有脊髓炎病史的患者相应脊髓萎缩多于 3 个连续椎体节段。 （3）最后区综合征。延脊背侧/最后区有病变。 （4）急性脑干综合征。脑干室管膜周围有病变

视神经脊髓炎谱系疾病 AQP4-IgG：水通道蛋白 4 抗体；ON：视神经炎；LETM：长节段横贯性脊髓炎。

不支持视神经脊髓炎谱系疾病的表现见表 2 -3 -22。

表2-3-22　不支持视神经脊髓炎谱系疾病的表现

类　别		表　现
临床或实验室表现	临床特征和实验室结果	（1）进展性临床病程（神经系统症候恶化与发作无关，提示多发性硬化可能）。 （2）发作时间小于4 h（提示脊髓缺血或梗死）。 （3）发病后持续恶化超过4周（提示结节病或肿瘤可能）。 （4）部分性横贯性脊髓炎，病变较短（提示多发性硬化可能）。 （5）脑脊液寡克隆区带阳性（不除外多发性硬化）
临床或实验室表现	与视神经脊髓炎谱系疾病表现相似的疾患	（1）神经结节病。通过临床、影像和实验室检查诊断（纵隔腺病、发热、夜间出汗、血清血管紧张素转换酶或白细胞介素-2受体增高）。 （2）恶性肿瘤。通过临床、影像和实验室检查排查淋巴瘤和副肿瘤综合征［脑衰蛋白（collapsing）反应性调节蛋白-5相关的视神经病和脊髓或抗Ma相关的间脑综合征］。 （3）慢性感染。通过临床、影像和实验室检查排查艾滋病、梅毒外等常规影像表现
常规影像表现	脑	（1）影像特征（MRI T2加权像）提示多发性硬化病变。侧脑室表面垂直（Dawson指）；颞叶下部病变与侧脑室相连，近皮层病变累及皮质下U-纤维。 （2）影像特征不支持视神经脊髓炎谱系疾病和多发性硬化。病变持续性强化（多于3个月）
	脊髓	支持多发性硬化的MRI表现为：脊髓矢状位T2加权像病变小于3个椎体节段；横轴位像病变主要位于脊髓周边白质（大于70%）；T2加权像示脊髓弥散性、不清晰的信号改变（可见于陈旧性病变或进展型多发性硬化）

2. 视神经脊髓炎与多发性硬化的鉴别诊断要点

视神经脊髓炎与多发性硬化的鉴别诊断要点见表2-3-23。

表 2 - 3 - 23 视神经脊髓炎与多发性硬化的鉴别诊断要点

鉴别诊断要点	视神经脊髓炎或视神经脊髓炎谱系疾病	多发性硬化
种族	非白种人	白种人
发病年龄中位数（岁）	39	29
性别（女∶男）	$(5 \sim 11) \colon 1$	$(1.5 \sim 2.0) \colon 1.0$
严重程度	中重度多见	轻度多见
早期功能障碍	早期可致盲或截瘫	早期功能正常
临床病程	90% 以上为复发性，无继发进展过程	85% 为复发—缓解型，最后半数发展成继发进展型，15% 为原发进展型
血清 AQP4-IgG 阳性	$70\% \sim 80\%$	低于 5%
脑脊液寡克隆区带阳性	低于 20%	$70\% \sim 95\%$
IgG 指数	多正常	多增高
脑脊液细胞	多数患者白细胞计数大于 $10 \times 10^6/L$，部分患者白细胞计数大于 $50 \times 10^6/L$，可见中性粒细胞，甚至可见嗜酸细胞	多数正常，少数轻度增多，白细胞计数小于 $10 \times 10^6/L$，以淋巴细胞为主
脊髓 MRI	脊髓多于 3 个椎体节段，急性期多明显肿胀、亮斑样强化，轴位呈中央对称横贯性损害；缓解期脊髓萎缩、空洞	少于 2 个锥体节段，轴位多呈非对称性部分损害，脊髓病变短节段、非横贯、无肿胀、无占位效应
脑 MRI	延髓极后区、第三和第四脑室周围、下丘脑、丘脑病变，皮质下或深部较大融合的白质病变，胼胝病变较长较弥散（大于 1/2 胼胝体）、沿锥体束走形对称较长病变	脑室旁（直角征）、近皮质、圆形、类圆形病变、小圆形开环样强化

3. 视神经脊髓炎谱系疾病的临床表现与 MRI 影像特征

视神经脊髓炎谱系疾病的临床表现与 MRI 影像特征见表 2 - 3 - 24。

表 2 - 3 - 24　视神经脊髓炎谱系病的临床表现与 MRI 影像特征

疾病	临床表现	MRI 影像特征
视神经炎	可为单眼、双眼同时或者相继发病，多起病急，进展迅速，视力多显著下降，甚至失明，多伴有眼痛，也可发生严重视野缺损。部分病例治疗效果不佳，残余视力小于 0.1	更易累及视神经后段及视交叉，病变节段可大于 1/2 视神经长度。急性期可表现为视神经增粗、强化，部分伴有视神经鞘强化等；慢性期可以表现为视神经萎缩，形成双轨征
急性脊髓炎	多起病急，症状重，急性期多表现为严重截瘫或四肢瘫，尿便障碍，脊髓损害平面常伴有根性疼痛或 Lhermitte 征，高颈髓病变严重者可累及呼吸，导致呼吸衰竭。恢复期较易发生阵发性痛性或非痛性痉挛，长时间瘙痒、顽固性疼痛等。	脊髓病变多较长，纵向延伸的脊髓长节段横贯性损害是其特征性影像表现，矢状位多表现为连续病变，其纵向延伸往往超过 3 个椎体节段，少数病例可纵贯全脊髓，颈髓病变可向上与延髓最后区病变相连。轴位病变多累及中央灰质和部分白质，呈圆形或 H 形，脊髓后索易受累及。急性期，病变可以出现明显肿胀，呈长 T1 长 T2 表现，增强后部分呈亮斑样或斑片样、线样强化，相应脊髓亦可强化。在慢性恢复期可见脊髓萎缩、空洞，长节段病变可转变为间断、不连续长 T2 信号。少数脊髓病变首次发作可以小于 2 个椎体节段，急性期多表现为明显肿胀及强化
延髓极后区综合征	可为单一首发症状。表现为顽固性呃逆、恶心、呕吐，不能用其他原因解释	延髓背侧为主，主要累及极后区，呈片状或线状长 T2 信号，可与颈髓病变相连
急性脑干综合征	头晕、复视、共济失调等，部分病变无明显临床表现	脑干背盖部、四脑室周边、弥漫性病变
急性间脑综合征	嗜睡、发作性睡病样表现、低钠血症、体温调节异常等。部分病变无明显临床表现	位于丘脑、下丘脑、三脑室周边弥漫性病变

续表2-3-24

疾病	临床表现	MRI影像特征
大脑综合征	意识水平下降、认知语言等高级皮层功能减退、头痛等，部分病变无明显临床表现	不符合典型多发性硬化影像特征，幕上部分病变体积较大，呈弥漫云雾状，无边界，通常不强化。可以出现散在点状、泼墨状病变。胼胝体病变多较为弥漫，纵向可大于1/2胼胝体长度。部分病变可沿基底节、内囊后支、大脑脚锥体束走行，呈长T2、高Flair信号。少部分病变亦表现为类急性播散性脑脊髓炎、肿瘤、脱髓鞘或可逆性后部脑病样特征

（此处请教师提供视神经脊髓炎谱系疾病患者MRI结果分别提示视神经病变、脊髓病变、脑内病变的典型影像资料。）

4. 视神经脊髓炎谱系疾病治疗原则和主要用药

视神经脊髓炎谱系病的治疗分为急性期治疗、序贯治疗（免疫抑制治疗）、对症治疗和康复治疗。

1）急性期治疗。

主要目标：视神经脊髓炎谱系疾病的急性期治疗以减轻急性期症状、缩短病程、改善残疾程度和防治并发症为主要目标。

适应对象：为有客观神经功能缺损证据的发作或复发期患者。

主要药物有糖皮质激素、血浆置换、静脉注射大剂量免疫球蛋白（IVIg）和激素配合免疫抑制剂等。

（1）糖皮质激素（A级推荐）。

治疗原则：大剂量冲击，缓慢阶梯减量，小剂量长期维持。

推荐方法：给予甲泼尼龙1g静脉滴注，每天1次，共3天；500mg静脉滴注，每天1次，共3天；240mg静脉滴注，每天1次，共3天；120mg静脉滴注，每天1次，共3天；泼尼松60mg口服，每天1次，共7天；50mg，口服，每天1次，共7天；当顺序递减至中等剂量每天30～40mg时，依据序贯治疗，免疫抑制剂作用时效快慢，逐步放缓减量速度，如每2周递减5mg，至10～15mg，口服，每天1次，长期维持。

（2）血浆置换（B级推荐）。部分重症视神经脊髓炎谱系疾病患者尤其是 ON 或老年患者对大剂量甲泼尼龙冲击疗法反应差，用 PE 治疗可能有效，对 AQP4-IgG 阳性或抗体阴性视神经脊髓炎谱系疾病患者均有一定疗效，特别是早期应用。建议置换5 ～ 7次，每次用血浆1 ～ 2 L。

（3）静脉注射大剂量免疫球蛋白（IVIg）（B 级推荐）。对大剂量甲泼尼龙冲击疗法反应差的患者，可选用 IVIg 治疗。免疫球蛋白用量为 0.4 g/(kg·d)，静脉滴注，连续 5 天为 1 个疗程。

（4）激素联合免疫抑制剂。

在激素冲击治疗收效不佳时，因经济情况不能行 IVIg 或 PE 治疗者，可以联用环磷酰胺治疗。

2）序贯治疗（免疫抑制治疗）。

（1）治疗目的。治疗目的为预防复发，减少神经功能障碍累及。

（2）适应对象。对于 AQP4-IgG 阳性的视神经脊髓炎谱系疾病及 AQP4-IgG 阴性的复发型视神经脊髓炎谱系疾病应早期预防治疗。

（3）主要药物. 一线药物包括硫唑嘌呤、吗替麦考酚酯、甲氨蝶呤、利妥昔单抗等。二线药物包括环磷酰胺、他克莫司、米托蒽醌。

定期 IVIg 也可用于视神经脊髓炎谱系疾病预防治疗，特别适用于不宜应用免疫抑制剂者，如儿童及妊娠期患者。

3）对症支持治疗。

（1）痛性痉挛。给予卡马西平、加巴喷丁、普瑞巴林、巴氯芬等药物。

（2）慢性疼痛、感觉异常等。给予阿米替林、普瑞巴林、选择性 5 - 羟色胺再摄取抑制剂、去甲肾上腺素再摄取抑制剂及去甲肾上腺素能与特异性 5 - 羟色胺能抗抑郁药物。

（3）顽固性呃逆。给予巴氯芬。

（4）抑郁焦虑。给予 5 - 羟色胺再摄取抑制剂、去甲肾上腺素再摄取抑制剂、5 - 羟色胺能抗抑郁药物及心理治疗。

（5）乏力、疲劳。给予莫达非尼、金刚烷胺。

（6）震颤。给予盐酸苯海索、盐酸阿罗洛尔等药物。

（7）膀胱直肠功能障碍。对于尿失禁，可选用丙咪嗪、奥昔布宁、哌唑嗪，盐酸坦索罗辛等；对于尿潴留，应导尿，便秘可用缓泻药，重者可给予灌肠处理。

（8）下肢痉挛性肌张力增高。给予巴氯芬，口服；也可给予肉毒毒素 A。

4）康复治疗及生活指导。

在应用大剂量激素治疗时，避免过度活动，以免加重骨质疏松及股骨头负重。避免预防接种，避免洗过热的热水澡、强烈阳光下高温暴晒，保持心情愉快，不吸烟，不饮酒，作息规律，合理饮食，适量运动，补充维生素D 等。

【解决问题】

（1）AQP4 是什么指标？其诊断意义是什么？

AQP4 - IgG 为选择性结合的水通道蛋白，它主要表达于中枢神经系统血脑屏障上的星形胶质细胞足突上。目前多项国内外研究显示 NMO 患者血清中的自身免疫性抗体（视神经脊髓炎-IgG）的靶抗原是 AQP4。随着深入研究，人们发现，视神经脊髓炎的临床特征更为广泛，包括一些非视神经和脊髓表现。这些病变多分布于室管膜周围 AQP4 高表达区域，如延髓极后区、丘脑、下丘脑、第三和第四脑室周围、脑室旁、胼胝体、大脑半球白质等。AQP4-IgG 的高度特异性进一步扩展对视神经脊髓炎及其相关疾病的研究。临床上有一组尚不能满足视神经脊髓炎诊断标准的局限形式的脱髓鞘疾病，可伴随或不伴随 AQP4-IgG 阳性，例如，单发或复发性视神经炎、单发或复发性长节段脊髓病变、伴有风湿免疫疾病或风湿免疫相关自身免疫抗体阳性的视神经炎或长节段脊髓病变等，它们具有与视神经脊髓炎相似的发病机制及临床特征，部分病例最终演变为视神经脊髓炎。2007 年，Wingerchuk 等把上述疾病统一命名为视神经脊髓炎谱系疾病。

（2）根据目前的检查结果，患者得的是什么病，有哪些表现和检验指标符合该诊断？

目前，患者的疾病考虑为视神经脊髓炎谱系疾病，临床表现及磁共振检查结果提示明确的脊髓病变，检验指标 AQP4 阳性。

（3）后续该如何治疗？

急性期治疗的主要方式是大剂量皮质类固醇激素冲击后改口服激素，若患者对激素不敏感，则考虑尽早使用血浆置换或静脉注射免疫球蛋白的方式。缓解期治疗的主要目的是防止复发，主要方式是口服小剂量激素，同时选用硫唑嘌呤、吗替麦考酚酯、利妥昔单抗等。对于患者全身疼痛的感觉异常，可以给予加巴喷丁等对症治疗。

第 四 幕

10 天过去了，患者自觉好转，可以在走廊慢慢地溜达，和同病房的病友们聊天，心情很不错。只是最近觉得有点口干，眼睛也是干干的，心想着可能是秋天有点上火，自己喝点菊花茶就好了。

这天医生查房，无意间听到这种情况，却觉得事情不是这么简单，于是安排她进行自身抗体相关检查。结果显示：ANA（＋，1∶1 000 颗粒型），SSA（＋）。连忙安排风湿免疫科会诊。会诊意见考虑为"干燥综合征合并视神经脊髓炎"，将患者转至风湿免疫科继续完成后续治疗。

【解决问题】

（1）为何风湿免疫科考虑患者患了"干燥综合征合并视神经脊髓炎"？还需要完成哪些检查？

（2）患者觉得自己很倒霉，同时得了两种病。这种情况常见吗？

（3）患者此时的病情适合转科吗？会诊制度是如何规定的？后续治疗的治疗原则是什么？

【学习内容】

1. 干燥综合征的诊断标准

（1）口腔症状。具下列 3 项中有 1 项或 1 项以上：①感到口干，持续 3 个月以上；②成年后腮腺反复或持续肿大；③吞咽干性食物时需用水帮助。

（2）眼部症状。3 项中有 1 项或 1 项以上。①感到不能忍受的眼干，持续 3 个月以上；②有反复的沙子进眼或沙磨感觉；③每天需要用人工泪液 3 次或 3 次以上。

（3）眼部体征。下述检查任 1 项或 1 项以上阳性：①Schirmer 试验（＋）（不高于 5 mm/5 min）；②角膜染色（＋）。

（4）组织学检查。下唇腺病理示淋巴细胞灶不小于组织（指 4 mm^2，组织内至少有 50 个淋巴细胞聚集于唇腺间质者为 1 个淋巴细胞灶）。

（5）唾液腺受损。下述检查任 1 项或 1 项以上阳性：①唾液流率（＋）（不高于 1.5 mL/15 min）；②腮腺造影（＋）；③唾液腺放射性核素检查（＋）。

（6）自身抗体。抗 SSA 或抗 SSB（＋）（双扩散法）。

2. 视神经脊髓炎常合并哪些自身免疫系统疾病

大量研究发现部分视神经脊髓炎患者同时并存系统性自身免疫病和非器官特异性自身抗体，如系统性红斑狼疮、干燥综合征和桥本甲状腺炎等。

3. 干燥综合征的治疗原则

目前，对干燥综合征的治疗目的主要是缓解患者症状，阻止疾病的发展和延长患者的生存期，尚无可以根治疾病的方法。对干燥综合征的理想治疗不但是要缓解患者口、眼干燥的症状，更重要的是终止或抑制患者体内发生的异常免疫反应，保护患者脏器功能，并减少淋巴瘤的发生。干燥综合征的治疗包括3个层次：①涎液和泪液的替代治疗以改善症状；②增强干燥综合征外分泌腺的残余功能，刺激涎液和泪液分泌；③系统用药改变干燥综合征的免疫病理过程，最终保护患者的外分泌腺体和脏器功能。

1）对症治疗。

（1）口干燥症。减轻口干较为困难，人工涎液的效果很不理想，实用的措施是保持口腔清洁，勤漱口，减少龋齿和口腔继发感染的可能，并且停止吸烟、饮酒及避免服用引起口干的药物（如阿托品等）。

（2）干燥性角结膜炎。予人工泪液滴眼可以减轻眼干症状，预防角膜损伤，减少眼部并发症。

（3）肾小管酸中毒合并低钾血症。钾盐的代替疗法用于肾小管酸中毒合并有低钾血症者，有低血钾性瘫痪者宜静脉补充氯化钾，缓解期可口服枸橼酸钾或缓释钾片，大部分患者需终身服用。

（4）肌肉、关节痛。可用非甾体抗炎镇痛药，如布洛芬、吲哚美辛等治疗。因为侵蚀性关节病变罕见，所以没有必要常规使用改善疾病的抗风湿药物，但羟氯喹每天最大剂量少于400 mg，可用于缓解患者的疲劳、关节痛和肌痛等症状，在少见的情况下，可能需要短程使用小剂量糖皮质激素缓解关节剧痛等症状。

2）改善外分泌腺体功能的治疗。

当使用涎液或泪液替代治疗效果不满意时，可使用毒蕈碱胆碱能受体激动剂刺激外分泌腺分泌。

3）免疫抑制和免疫调节治疗。

对系统损害患者应根据受损器官及其受损严重程度进行相应治疗。对于有重要脏器受累的患者，应使用糖皮质激素治疗，对于病情进展迅速者可合用免疫抑制剂如环磷酰胺、硫唑嘌呤等。出现恶性淋巴瘤者，宜积极、及时地进行联合化疗。干燥综合征早期以B细胞增生为主，因此，高免疫球蛋白血症是干燥综合征免疫学异常的一个重要特点。因为干燥综合征中高免疫球蛋白血症常提示疾病可能处在活动进展期，所以很多医师认为对于高免疫球蛋白血症而无系统损伤的患者同样应给予全身积极的免疫抑制治疗，包括糖皮质激素和免疫抑制剂的治疗，以免疾病进展出现系统受损。但是血清免疫球蛋白达到什么样的水平才给予治疗无法达成一致意见。

（1）糖皮质激素。对合并有神经系统、肾小球肾炎、肺间质性病变、肝脏损害、血细胞减少尤其是血小板降低、肌炎等要给予糖皮质激素治疗，糖皮质激素剂量应根据病情轻重决定。剂量与其他结缔组织病治疗用法相同。肾小管酸中毒的患者主要是替代疗法，但是如果是新发病例，或者是肾脏病理显示为肾小管及其周围以炎性病变为主的，也可以考虑激素疗法或加免疫抑制剂的治疗。

（2）羟氯喹。羟氯喹可以降低干燥综合征患者免疫球蛋白水平，在一些研究中也可以改善涎腺功能。根据目前的临床资料，当患者除眼干的症状外，还出现关节肌肉疼痛、乏力以及低热等全身症状时，羟氯喹是一个合理的治疗选择。

（3）其他免疫抑制剂和免疫调节剂。对合并有重要脏器损害者，宜在应用糖皮质激素的同时加用免疫抑制剂，常用的免疫抑制剂包括甲氨蝶呤、硫唑嘌呤、环孢素、环磷酰胺，其中环磷酰胺最常用。对于出现神经系统受累或血小板减少的患者，可静脉用大剂量免疫球蛋白（IVIG），需要时可以重复使用。如果出现由干燥综合征导致的中枢神经系统病变，应该采用大剂量糖皮质激素静脉冲击治疗，同时，应用环磷酰胺。对于合并原发性胆汁性肝硬化的患者，应使用熊去氧胆酸治疗。

除上述治疗外，局部用环孢素乳化剂滴眼和口腔含服小剂量干扰素，口干和眼干症状均有缓解，而且没有出现明显的不良反应。国内尚未得到应用，需要进一步研究。

4．医院会诊制度

（1）科内会诊。危重或疑难病例，不能及时明确诊断或治疗效果不佳者，由主管医师提出，科主任组织科内会诊，认真分析，充分讨论，及时确诊，制订有效诊疗方案。

（2）科间会诊。根据患者的病情需要或者患者要求等情况，当需要邀请其他科室的医师会诊时，经治科室应当向会诊医师说明患者的诊疗情况，陪同检查患者，根据会诊指导意见进行下一步诊疗计划。

（3）全院会诊。根据患者的病情需要或者患者要求等情况，需要进行全院会诊的，由经治科室主任提出，报医务科批准，医务科组织全院会诊。科间会诊申请单由治疗组质控医师签字，全院会诊申请单由经治科室主任签字，送医务科审批，由医务科室送达拟邀请科室。

（4）会诊医师资质。科间会诊由总住院医生以上人员承担，全院会诊由科主任或科室骨干承担。会诊医师不能解决的，应立即请示本专业上级医师会诊，力争达到会诊目的。

（5）邀请会诊科室的准备。①确定会诊时间，提前一天将会诊申请单和病历摘要（急会诊除外）送到拟邀科室；②填写会诊病历，写明会诊目的及要求；③专家会诊时，必须派知情医师简述病情并陪同专家检查患者；④管床医生做好会诊前准备，包括病历、必要的辅助检查结果，并做好会诊记录。

（6）会诊程序。①会诊主持。科内会诊由经治组质控医师主持；全院会诊由邀请科室主任主持，医务科派人参加，特殊情况由医务科主持。②会诊流程。管床医师报告病史，上级医师补充→会诊医师追问病史，检查患者→会诊医师发表会诊意见→主持人总结会诊专家意见。

（7）会诊到达时间。①急会诊：应邀人员必须 10 min 内到位，不得以任何理由延误会诊；②一般会诊：应邀人员应在 48 h 内完成。

【解决问题】

（1）为何风湿免疫科考虑患者为"干燥综合征"？还需要完成哪些检查？

因为患者既往有口干、眼干的症状，自身抗体检测结果显示 ANA （＋，1∶1 000 颗粒型）和 SSA 阳性，所以考虑为干燥综合征，确诊尚需完善唇腺活检、角膜 Schirmer 等试验。

（2）患者觉得自己很倒霉，同时得了两种病。这种情况常见吗？

较为常见，大量研究发现部分视神经脊髓炎患者同时存在系统性自身免疫病和非器官特异性自身抗体，如系统性红斑狼疮、干燥综合征。

（3）患者此时的病情适合转科吗？会诊制度是如何规定的？后续治疗的治疗原则是什么？

适合。患者在神经内科专科病情已经稳定，须转至风湿免疫科继续针对干燥综合征治疗。会诊制度规定根据患者的病情需要邀请其他科室的医师会诊的，根据会诊指导意见进行下一步诊疗计划。后续的治疗应根据风湿免疫科会诊意见给予小剂量激素维持治疗，如羟氯喹或环磷酰胺调节免疫。

（袁超）

第四章　运动障碍性疾病

第一节　手抖的患者

【学习纲要】

1. 基础医学

（1）锥体外系组成及功能。

（2）锥体外系中神经递质和神经调节。

（3）左旋多巴治疗帕金森病的作用机制。

2. 临床医学

（1）神经系统疾病的诊断原则。

（2）神经系统疾病常见症状与体征的鉴别诊断。

（3）帕金森病的运动症状和非运动症状。

（4）帕金森病的诊断及治疗原则。

3. 人文医学

帕金森病诊治中的人文关怀。

第　一　幕

今年 67 岁的李×是一名退休的工厂厨师，从年轻时就爱运动的他既往体健，无高血压、糖尿病等病史。可这大半年来，患者却感到身体有些不对劲，动作迟缓，怎么都快不起来，走路的速度远比不上从前，同时，还感到右腿僵硬、发沉。但是，患者没有太在意，想着可能年纪大了，身体各方面都开始跟不上了吧。这天是老伴的生日，儿子、媳妇和小孙子都回来了，一家人高高兴兴地围坐在一起聊天。细心的儿子小强发现父亲不像以前那样爱笑了，放在腿上的右手在微微地抖动，拇指和食指好像在搓药丸，就关心地问父亲有什么不舒服。这么一问，父亲的手抖得更厉害了。这时，母亲搭话说："没什么，他经常这样，睡觉时就没有了。"小强有些担心，说："爸，明天我陪你到医院看看吧。"

【提出问题】

（1）请归纳患者的症状特点，病变定位在哪里？

（2）患者可能得了什么病？

（3）对患者的病史，还需要了解什么内容？查体重点是什么？

【学习内容】

1．锥体外系病变特点

锥体外系是指除锥体系以外的一切调节躯体运动的下行传导系。主要作用是调节肌紧张，配合锥体系协调随意运动。锥体外系包括纹状体系统及前庭小脑系统，纹状体系统指纹状体、红核、黑质、丘脑底核，总称为基底节。它的功能是维持及调节身体的姿势和保障动作时必需的肌张力，并担负那些半自动性的、刻板的、反射性的运动。锥体外系病变能引起肌张力变化和不自主运动两大类症状。肌张力变化有增强、降低和游走性增强及降低。不自主运动有舞蹈样运动、手足徐动症、扭转痉挛、震颤等。锥体外系病变引起的肌张力增高的特点是伸肌屈肌均增高，被动运动检查时，向各方向的活动所遇的阻力是一致的，故被称为铅管样强直；或可感到阻力是断续相间的，称为齿轮样强直。锥体束受损所致折刀样痉挛与锥体外系受损所致的铅管样强直是不同的。

2．帕金森病的诊断标准

1）帕金森综合征的诊断标准。

帕金森综合征诊断的确定是诊断帕金森病的先决条件。诊断帕金森综合征基于 3 个核心运动症状，即必备运动迟缓和至少存在静止性震颤或肌强直 2 项症状的 1 项，上述症状必须是显而易见的，且与其他干扰因素无关。

2）帕金森综合征的核心运动症状。

（1）运动迟缓。即运动缓慢和在持续运动中运动幅度或速度下降（或者逐渐出现犹豫或暂停）。在可以出现运动迟缓症状的各个部位（包括发声、面部、步态、躯干、四肢）中，肢体运动迟缓是确立帕金森综合征诊断所必需的。

（2）肌强直。即当患者处于放松体位时，四肢及颈部主要关节的被动运动缓慢。强直特指"铅管样"抵抗，不伴有"铅管样"抵抗而单独出现齿轮样强直是不满足强直的最低判定标准的。

（3）静止性震颤。即肢体处于完全静止状态时出现 4 ～ 6 Hz 震颤（运动起始后被抑制）。单独的运动性和姿势性震颤不满足帕金森综合征的诊断标准。

3）帕金森病的诊断。

一旦患者被明确诊断存在帕金森综合征表现，可按照以下标准进行临床诊断。

（1）临床确诊帕金森病需要具备：①不存在绝对排除标准（absolute exclusion criteria）；②至少存在 2 条支持标准（supportive criteria）；③没有警示征象（red flags）。

（2）临床疑似帕金森病需要具备：①不符合绝对排除标准；②如果出现警示征象则需要通过支持标准来抵消；如果出现 1 条警示征象，必须需要至少 1 条支持标准抵消；如果出现 2 条警示征象，必须需要至少 2 条支持标准抵消；如果出现 2 条以上警示征象，则诊断不能成立。

4）支持标准、绝对排除标准和警示征象。

（1）支持标准。①患者对多巴胺能药物的治疗明确且显著有效。②出现左旋多巴诱导的异动症。③临床体检观察到单个肢体的静止性震颤（既往或本次检查）。④以下辅助检测阳性有助于鉴别帕金森病与非典型性帕金森综合征：存在嗅觉减退或丧失，或头颅超声显示黑质异常高回声（大于 20 mm^2），或心脏间碘苄胍闪烁显像法显示心脏去交感神经支配。

（2）绝对排除标准。出现下列任何 1 项即可排除帕金森病的诊断：①存在明确的小脑性共济失调，或者小脑性眼动异常（持续的凝视诱发的眼颤、巨大方波跳动、超节律扫视）。②出现向下的垂直性核上性凝视麻痹，或者向下的垂直性扫视选择性减慢。③在发病后 5 年内，患者被诊断为高度怀疑的行为变异型额颞叶痴呆或原发性进行性失语。④发病 3 年后仍局限于下肢的帕金森样症状。⑤多巴胺受体阻滞剂或多巴胺耗竭剂治疗诱导的帕金森综合征，其剂量和时程与药物性帕金森综合征一致。⑥患者对高剂量（不少于 600 mg/d）左旋多巴治疗缺乏显著的治疗应答。⑦存在明确的皮质复合感觉丧失（如在主要感觉器官完整的情况下出现皮肤书写觉和实体辨别觉损害），以及存在明确的肢体观念运动性失用或进行性失语。⑧分子神经影像学检查突触前多巴胺能系统功能正常。⑨存在明确可导致帕金森综合征或疑似与患者症状相关的其他疾病，或者基于全面诊断评估，由专业医师判断其可能为其他综合征，而非帕金森病。

（3）警示征象。

A. 发病后 5 年内出现快速进展的步态障碍，以至于需要经常使用轮椅。

B. 运动症状或体征在发病后 5 年内或 5 年以上完全不进展，除非这种病情的稳定是与治疗相关。

C. 发病后 5 年内出现球麻痹症状，表现为严重的发音困难、构音障碍或吞咽困难（需进食较软的食物，或通过鼻胃管、胃造瘘进食）。

D. 发病后 5 年内出现吸气性呼吸功能障碍，即在白天或夜间出现吸气性喘鸣或者频繁的吸气性叹息。

E. 发病后 5 年内出现严重的自主神经功能障碍，包括：①体位性低血压，即在站起后 3 min 内，收缩压下降至少 30 mmHg 或舒张压下降至少 20 mmHg，并排除脱水、药物或其他可能解释自主神经功能障碍的疾病；②发病后 5 年内出现严重的尿潴留或尿失禁（不包括女性长期存在的低容量压力性尿失禁），且不是简单的功能性尿失禁（如不能及时如厕）。对于男性患者，尿潴留必须不是由前列腺疾病所致，且伴发勃起障碍。

F. 发病后 3 年内由于平衡障碍导致反复（多于 1 次/年）跌倒。

G. 发病后 10 年内出现不成比例的颈部前倾或手足挛缩。

H. 发病后 5 年内不出现任何一种常见的非运动症状，包括嗅觉减退、睡眠障碍（睡眠维持性失眠、日间过度嗜睡、快动眼期睡眠行为障碍）、自主神经功能障碍（便秘、日间尿急、症状性体位性低血压）、精神障碍（抑郁、焦虑、幻觉）。

I. 出现其他原因不能解释的锥体束征。

J. 起病或病程中表现为双侧对称性的帕金森综合征症状，没有任何侧别优势，且客观体检亦未观察到明显的侧别性。

3. 帕金森病鉴别诊断

1）继发性帕金森综合征（Parkinsonian syndrome）的明确病因。

均有明确的病因，如药物、中毒、感染、脑外伤和卒中等。

（1）药物性。与帕金森病在临床表现上很难区别，重要的是有无吩噻嗪类、丁酰苯类、利血平、锂剂、α-甲基多巴、甲氧氯普胺、氟桂利嗪等用药史。当停用药物数周至数月后帕金森综合征的症状是否可以明显减轻或消失，可以鉴别。

（2）中毒性。以 CO 和锰中毒较为多见，还有 MPTP、甲醇、汞、氰化物中毒等。如 CO 中毒患者有急性中毒史，苏醒后逐渐发生弥散性脑损害的征象，可有强直及震颤但症状轻微。又如锰中毒，多有长期的接触史，在出现锥体外系症状前常有精神异常如情绪不稳、记忆力下降等。

（3）感染后。甲型脑炎（昏睡性脑炎）在病愈后数年内可发生持久和严重的帕金森综合征表现，但甲型脑炎仅在 1920 年前后广泛流行，现已罕见。其他病毒性脑炎，如乙型脑炎，在病愈期也可能呈现帕金森综合征，症状一般轻微、短暂。

（4）外伤性。颅脑外伤的后遗症可以表现为帕金森综合征，见于频繁遭受脑震荡的患者，如拳击运动员等。

（5）血管性。见于部分多发性腔隙性脑梗死患者，有卒中病史、假性球麻痹、腱反射亢进、锥体束损害体征，但震颤多不明显。

2）伴发帕金森病表现的其他神经变性疾病。

（1）多系统萎缩（multiple system atrophy，MSA）。病变累及基底节、脑桥、橄榄体、小脑和自主神经系统，临床上除具有帕金森病的锥体外系症状外，尚有小脑系统、锥体系统及自主神经系统损害的多种临床表现，且绝大多数患者对左旋多巴反应不敏感。MSA 包括：①橄榄体 - 脑桥，小脑萎缩（olivo-ponto cerebellar atrophy，OPCA），临床上表现为少动、强直、震颤，但同时有明显的小脑性共济失调和锥体系统损害等体征。CT 或 MRI 均显示脑干和小脑萎缩、第四脑室扩大、桥（前）池增宽。②Shy-Drager 综合征（Shy-Drager syndrome，SDS），自主神经损害症状明显，表现为体位性低血压、头晕、无汗、排尿障碍和性功能障碍等。③纹状体 - 黑质变性（striatonigral degeneration，SND），表现为肌强直、运动迟缓，但震颤不明显；伴有小脑性共济失调、锥体束征和自主神经功能障碍；左旋多巴治疗无效。

（2）进行性核上性麻痹（progressive supranuclear palsy，PSP）。表现为步态姿势不稳、平衡障碍、易跌倒、构音障碍、核上性眼肌麻痹、运动迟缓和肌强直，但震颤不明显。常伴有额颞叶痴呆、假性球麻痹及锥体束征，对左旋多巴治疗反应差。

（3）皮质 - 基底节变性（corticobasalganglion degeneration，CBD）。除表现为肌强直、运动迟缓、姿势不稳、肌阵挛外，尚可表现为皮质复合感觉消失、一侧肢体失用、失语和痴呆等皮质损害症状，左旋多巴治疗无效。

（4）其他。还需与原发性震颤、脑血管病、多巴反应性肌张力障碍、抑郁症等相鉴别。

【解决问题】

（1）请归纳患者的症状特点，病变定位在哪里？

患者的临床症状主要表现为运动迟缓，右侧下肢僵硬感、欠灵活，右手静止性震颤，考虑病变定位于锥体外系。

（2）患者可能得了什么病？

患者为老年男性，慢性起病，以单侧症状为主，逐渐加重；临床主要表现为运动迟缓，右侧下肢僵硬感、欠灵活，右手静止性震颤；既往无特殊病史。他很可能得了帕金森病。

（3）对患者的病史，还需要了解什么内容？查体重点是什么？

还需要了解患者是否存在明确的小脑性共济失调，或者小脑性眼动异常，以及是否存在明确的皮肤复合感觉丧失或者明确的肢体观念运动性失用，或进行性失语等绝对排除标准。同时，还需要了解患者是否出现球麻痹症状或吸气性呼吸功能障碍，以及是否存在严重的尿潴留或尿失禁等警示征象。查体重点观察患者是否存在运动迟缓、肢体的肌张力增高、静止性震颤、姿势反射减少、起步困难等锥体外系体征。另外，要关注有无锥体束/小脑/自主神经病变症状与体征，以便与帕金森综合征或叠加综合征相鉴别。

第 二 幕

患者在家属的陪同下来到了神经内科的诊室。医生详细地询问了患者的病史。患者既往体健，无卒中病史，无脑外伤史，无吸烟、嗜酒等不良嗜好，也没有高血压、糖尿病等慢性病病史。在问及患者最近的生活作息、饮食习惯和大小便情况时，患者表示，最近白天老是打瞌睡，晚上又睡不着，而且排便费劲，有时候三四天才有 1 次大便。

查体：体温 36.6 ℃，呼吸 18 次/分，血压 125/86 mmHg，心率 66 次/分，律齐，各瓣膜听诊区未闻及病理性杂音。神志清楚，查体配合。查体时医生注意到患者的右手在静止时可见"搓丸样"的震颤，四肢肌力 5 级，肌张力均匀增高呈铅管样，右侧明显，双侧 Babinski 征（－），颈软，Kerning 征（－），Brudzinski（－）。全身深、浅感觉未见异常。在做起立、转身等动作以及双侧指鼻试验、轮替动作时，发现患者虽然都能准确完成这些动作，但是明显缓慢，后拉试验（－）。医生还让患者走一小段路，发现患者走路时头前倾、躯干前屈、上肢内收和肘屈曲，步幅小；同时，起步和停步困难。艾医生告诉患者及其家属，初步诊断为帕金森病。接下来，医生为患者安排一些检查。

（1）血常规检查结果。白细胞计数 3.96×10^9/L，中性粒细胞含量百分比 52.7% ，红细胞计数 4.50 ×10^{12}/L，血红蛋白质量浓度 136 g/L，血小板计数摩尔质量194×10^9/L。

（2）血生化检查结果。钾离子质量浓度 3.60 mmol/L，钠离子质量浓度 142 mmol/L，氯化物质量浓度 108.8 mmol/L，尿酸氮浓度 269 μmol/L，肌酐摩尔浓度 44 μmol/L，丙氨酸氨基转移酶质量浓度 17 U/L，天门冬氨酸氨基转移酶质量浓度 19 U/L，白蛋白摩尔浓度 45 g/L，直接胆红素摩尔浓度 4.4 μmol/L，间接胆红素摩尔浓度 5.5 μmol/L。

（3）空腹血葡萄糖检查结果。空腹血葡萄糖摩尔浓度为 4.46 mmol/L。

（4）心电图检查结果。窦性心律，正常心电图。

（请教师提供帕金森病的头颅 MRI 影像资料来示教。）

【提出问题】

（1）患者的病史和体格检查中哪些体征支持医生的诊断？

（2）医生让患者做这些检查的目的是什么？

（3）有哪些因素可导致帕金森病的发生？

（4）患者有哪些帕金森病的非运动症状？

【学习内容】

1. 肌力与肌张力

（1）肌力。肌力是受试者主动运动时肌肉产生的收缩力。检查肌力主要有两种方式：①嘱患者随意活动各关节，观察活动的速度、幅度和耐久度，并施以阻力与其对抗，测试肌力大小；②让患者维持某种姿势，检查者施力使其改变，判断肌力强弱。检查肌力时应左右对比，不同个体肌肉力量的强弱差别较大，两侧对比较为客观，也有利于发现程度较轻的一侧肢体或局部肌群的肌力减退。在肢体肌力的左右对比时应考虑左利或右利的影响，两侧肢体（特别是上肢）肌力强弱存在正常差异。

肌力分级：采用 0～5 级的 6 级肌力记录法，见表 2-4-1。

表 2-4-1　肌力分级

分　　级	描　　述
0 级	肌肉无任何收缩现象（完全瘫痪）
1 级	肌肉可轻微收缩，但不能活动关节，仅在触摸肌肉时感受到
2 级	肌肉收缩可引起关节活动，但不能对抗地心引力，肢体不能抬离床面

续表 2 - 4 - 1

分　级	描　述
3 级	肢体能抬离床面，但不能对抗阻力
4 级	能做对抗阻力的活动，但较正常差
5 级	正常肌力

（2）肌张力。肌张力是指肌肉在静止松弛状态下的紧张度。检查时根据触摸肌肉的硬度和被动活动的阻力进行判断。当肌张力降低时，肌肉松弛，被动活动时的阻力减小，关节活动的范围增大，见于肌肉、周围神经、脊髓前角和小脑病变。当肌张力增大时，肌肉较硬，被动活动时阻力较大，根据肢体被动活动时的阻力情况可分为折刀样肌张力增高、铅管样肌张力增高和齿轮样肌张力增高。锥体束病变时表现为上肢的屈肌和下肢的伸肌张力增高明显，被动活动开始时阻力大，终了时突然变小，被称为折刀样肌张力增高。锥体外系病变导致的肌张力增高，表现为肢体伸肌和屈肌被动活动时阻力均增大，整个被动活动过程中遇到的阻力是均匀一致的，被称为铅管样肌张力增高。锥体外系病变引起的肌张力增高，若同时存在肢体震颤，则在肢体被动活动过程中出现规律间隔的短时停顿，如同 2 个齿轮镶嵌转动，称为齿轮样肌张力增高。

2. 姿势与步态的鉴别

观察患者卧、坐、立和行走的姿势，可能发现对于诊断有价值的线索。例如：肢体瘫痪的患者卧位时表现患侧肘、腕、指屈曲，前臂内旋，下肢外旋；小脑或前庭病变的患者坐位时表现摇晃不定、倾倒或有不随意的点头动作；帕金森病患者站立和行走时表现头前倾、躯干前屈、上肢内收和肘屈曲。

观察步态时可嘱患者按指令行走、转弯和停止，注意其起步、抬足、落足、步幅、步基、方向、节律、停步和协调动作的情况。

根据需要尚可嘱其足跟行走、足尖行走和足跟挨足尖呈直线行走。常见步态异常如下。

（1）偏瘫步态。瘫痪侧上肢屈曲、内旋，行走时下肢伸直向外、向前呈划圈动作，足内翻，足尖下垂。见于一侧锥体束病变（此处请教师提供偏瘫步态的图片或视频资料来示教）。

（2）剪刀步态。双下肢强直内收，行走时一前一后交叉呈剪刀样，足尖拖地。常见于脊髓横贯性损害或双侧大脑半球病变（此处请教师提供剪刀步态的图片或视频资料来示教）。

（3）蹒跚步态。行走时步基增宽，左右摇晃，前扑后跌，不能走直线，犹如醉酒者，故又称为"醉汉步态"。见于小脑、前庭或深感觉传导路病变（此处请教师提供蹒跚步态的图片或视频资料来示教）。

（4）慌张步态。行走时躯干前倾，双上肢缺乏连带动作，步幅小，起步和停步困难。由于躯干重心前移，致患者行走时往前追逐重心，小步加速似慌张不能自制，又被称为前冲步态。见于帕金森病（此处请教师提供慌张步态的图片或视频资料来示教）。

（5）肌病步态。由于骨盆带肌群和腰肌无力，行走缓慢，腰部前挺，臀部左右摇摆。见于肌营养不良症（此处请教师提供肌病步态的图片或视频资料来示教）。

（6）跨阈步态。足尖下垂，行走时为避免足趾摩擦地面，需过度抬高下肢，如跨越门槛或涉水时之步行姿势。见于腓总神经病变（此处请教师提供跨阈步态的图片或视频资料来示教）。

3. 引起帕金森病的可能因素

国内外对帕金森病的研究已有 190 多年的历史，已经找到越来越多的相关致病基因及可能病因，但这些基因突变及病因如何引起神经系统临床症状的机制尚未有统一定论。虽然其病因和发病机制十分复杂，仍未彻底明确，但可能与下列因素密切相关。

（1）年龄因素。对于许多疾病，老年化都是一个主要的危险因素。随着年龄的增长，帕金森病患者颅内的多巴胺能神经元数目随之减少。研究发现，年龄每增长 10 年，多巴胺能神经元丢失率可达 5% ～ 10%，但具体机制仍不明了。除此之外，随着年龄的增长，防御机制随之老化，而氧化应激损伤增强。氧化应激产生活性氧，导致 DNA 损伤，蛋白质崩解，酶及脂质物质被破坏，从而引起神经细胞的凋亡。另外，小胶质细胞也随着年龄的增长而导致染色体端粒不断缩短，最终使细胞裂解。但目前多认为年龄增长只是帕金森病的一个诱发因素，因为正常的神经系统老化并不能直接引起帕金森病样的运动障碍，所以年龄介导的神经元衰老机制仍需进一步研究。

（2）遗传因素。大量研究使我们目前已对许多导致帕金森综合征或是帕金森叠加综合征的基因有了一定的了解，包括帕金森病的重要危险因素 GBA、MAPT、EIF4G1，导致迟发型常染色体遗传型 PD 的 VPS35（空泡蛋白分型 35）和与伴有黑质纹状体 – 苍白球神经退变及路易小体形成的常染色体遗传型帕金森病相关的 ATP13A2、MAPT、EIF4G1 等。帕金森病不同的遗传形式及症状也与特殊的基因突变具有相关性，但其中具体的生化途径仍不清楚，目前认为与相关的基因突变引起氧化应激损伤、谷氨酸兴奋性毒性、线粒体功能障碍、神经炎症和细胞凋亡等导致神经细胞损害有关。了解帕金森病相关的基因不仅为进一步明确发病机制提供机遇，也为寻找有效的药物作用靶点提供机会。

4. 帕金森病的辅助检查

（1）血、尿、脑脊液常规化验均无异常。采用高效液相色谱分析可检测到脑脊液和尿中多巴胺的代谢产物高香草酸含量和 5 - 羟色胺的代谢产物5 - 羟吲哚乙酸的含量降低。

（2）DNA 印记技术、PCR 及 DNA 序列分析等可能发现基因突变。

（3）脑 CT 检查正常，MRI 可见黑质变薄或消失。

（4）脑电图可呈现基本节律紊乱、变慢，波幅降低，分布不规则，两侧不对称。

（5）PET 或 SPECT 进行特定的放射性核素检测，可显示脑内多巴胺能神经元减少，壳核和尾状核多巴胺转运体功能显著降低，多巴胺递质合成减少及 D2 型多巴胺受体活性早期超敏、晚期低敏等，对早期诊断、鉴别诊断、监测病情有一定价值。

5. 帕金森病的运动症状和非运动症状

帕金森病是常见的中枢神经系统变性疾病，主要临床表现为震颤、少动、强直、姿势平衡障碍等运动症状。除运动功能障碍外，还有非运动症状，如表现精神方面有抑郁、焦虑、认知障碍、幻觉、淡漠、睡眠紊乱；自主神经症状有便秘、血压偏低、多汗、性功能障碍、排尿障碍、流涎；感觉障碍有麻木、疼痛、痉挛、不宁腿综合征、嗅觉障碍等。

【解决问题】

（1）患者的体格检查中哪些体征支持医生的诊断?

本例患者体格检查中以下体征均支持艾医生的诊断：运动迟缓（起立、转身等动作以及双侧指鼻试验、轮替动作明显减慢）、肌强直（四肢被动运动时肌张力均匀增高）、静止性震颤（右手震颤，呈"搓丸样"动作）、姿势步态异常（走路时头前倾、躯干前屈、上肢内收和肘屈曲等）。

（2）医生让患者做这些检查的目的是什么?

做以上这些检验、检查主要为鉴别诊断用。主要和继发性帕金森综合征、伴发帕金森病表现的其他神经变性疾病以及原发性震颤、脑血管病等疾病相鉴别。帕金森病患者一般血、尿、脑脊液常规化验和颅脑 CT 结果均无异常。而需要鉴别的疾病，如继发性帕金森综合征一般都有明确的病因，除询问患者病史外，可通过血常规、血生化等检查以及颅脑 CT 或 MRI 来进一步确诊。

（3）有哪些因素可导致帕金森病的发生？

主要有两大因素：年龄因素和遗传因素。

对于许多疾病，老龄化是一个主要的危险因素，但目前多认为年龄增长只是帕金森病的一个诱发因素，因为正常的神经系统老化并不能直接引起帕金森病样的运动障碍，所以年龄介导的神经元衰老机制仍需进一步研究。帕金森病不同的遗传形式及症状也与特殊的基因突变具有相关性。但其中具体的生化途径仍不清楚，目前，认为与相关的基因突变引起氧化应激损伤、谷氨酸兴奋性毒性、线粒体功能障碍、神经炎症和细胞凋亡等导致神经细胞损害有关。

（4）患者有哪些帕金森病的非运动症状？

在询问病史时，患者反映白天打瞌睡，晚上睡不着，排便费劲，表明患者的非运动症状为睡眠紊乱及便秘。

第 三 幕

得知自己患有帕金森病，患者心里很郁闷，整日唉声叹气，睡不着觉，吃不下饭。医生根据患者的病情给他制订了个体化的治疗方案，并叮嘱患者要按时按量服药，定时复查，三餐要注意补充营养，走路的时候要主动调整身体重心，也可以在走路的时候听音乐或默打拍子，加强锻炼，要有战胜疾病的信心。同时，让患者家属充分理解、关心与支持患者，关注他的心理状态，和他并肩作战，齐心战胜病魔。

【提出问题】

（1）帕金森病的治疗方法主要有哪些？

（2）根据患者目前的疾病分期，最合适的治疗方案是什么？为什么？

（3）为什么医生要让患者的家属关注患者的抑郁情绪？

【学习内容】

1. 帕金森病的分期

因为不是所有的患者在同一阶段具有相同的症状表现，所以衡量这些患者疾病是否进展是有困难的。一般是采用量表来进行评判。目前，可以使用的量表很多，其中最简单、使用范围最广的是 Hoehn-Yahr 分期量表（表2-4-2）。此量表将帕金森病分为 5 个阶段，从早期单侧受累到完全功能障碍。设计这个量表的初衷是想衡量进入疾病各个阶段所需的年限，结果显示，每位患者的疾病进展不是一模一样的，有的进展较慢，有的则进展较快。

表 2-4-2　Hoehn-Yahr 分期量表

分　期	评　判　标　准
Ⅰ期	单侧身体受影响，功能减退很小或无减退
Ⅱ期	身体双侧或中线受影响，但无平衡功能障碍
Ⅲ期	受损害的第一个症状是直立位反射，当转动身体时出现明显的站立不稳或当患者两脚并立，身体被推动时不能保持平衡。功能方面，患者的活动稍受影响，有某些工作能力的损害，但患者能完全过独立生活
Ⅳ期	严重的无活动能力，但患者仍可自己走路和站立
Ⅴ期	除非得到帮助，否则只能卧床或坐轮椅

第二个可应用的衡量工具是统一帕金森病评定量表（UPDRS）。此量表由 42 项评分条目组成，共分为 4 个部分：精神状态、日常生活活动、运动反应、治疗的并发症。

2. 帕金森病的药物治疗

根据临床症状严重程度的不同，可以将帕金森病的病程分为早期和中晚期，即将 Hoehn-Yahr 1～2.5 级定义为早期，Hoehn-Yahr 3～5 级定义为中晚期。

早期帕金森病的治疗如下。

1）首选药物原则。

（1）早发型患者。在不伴有智能减退的情况下，可有以下选择：①非麦角类 DR 激动剂；②MAO-B 抑制剂；③金刚烷胺；④复方左旋多巴；⑤复方左旋多巴加儿茶酚-O-甲基转移酶（COMT）抑制剂。首选药物并非按照以上顺序，须根据不同患者的具体情况而选择不同方案。若遵照美国和欧洲的治疗指南，应首选方案①、②或⑤；若患者由于经济原因不能承受高价格的药物，则可首选方案③；若因特殊工作之需，力求显著改善运动症状，或出现认知功能减退，则可首选方案④或⑤；也可在小剂量应用方案①、②或③时，同时小剂量联合应用方案④。对于震颤明显而其他抗帕金森病药物疗效欠佳的情况，可选用抗胆碱能药，如苯海索（benzhexol）。

（2）晚发型或有伴智能减退的患者。一般首选复方左旋多巴治疗。随着症状的加重，疗效减退时可添加 DR 激动剂、MAO-B 抑制剂或 COMT 抑制剂治疗。尽量不应用抗胆碱能药物，尤其是老年男性患者，因其具有较多的副作用。

2）治疗药物。

（1）抗胆碱能药。目前，国内主要应用苯海索，剂量为 $1 \sim 2$ mg，每天 3 次，主要适用于伴有震颤的患者，而对无震颤的患者不推荐应用。对于 60 岁以下的患者，要告知长期应用本类药物可能会导致其认知功能下降，因此要定期复查认知功能，一旦发现患者的认知功能下降则应立即停用；60 岁及以上的患者最好不应用抗胆碱能药。闭角型青光眼及前列腺肥大患者禁用。

（2）金刚烷胺。剂量为 $50 \sim 100$ mg，$2 \sim 3$ 次/天，末次应在 16:00 前服用。金刚烷胺对少动、强直、震颤均有改善作用，并且对改善异动症有帮助（C 级证据）。肾功能不全、癫痫、严重胃溃疡、肝病患者慎用，哺乳期妇女禁用。

（3）复方左旋多巴（苄丝肼左旋多巴、卡比多巴左旋多巴）。初始用量为 $62.5 \sim 125.0$ mg，每天 $2 \sim 3$ 次，根据病情而逐渐增加剂量至疗效满意和不出现副作用的适宜剂量维持，餐前 1 小时或餐后 1.5 小时服药。以往多主张尽可能推迟应用，因为早期会诱发异动症；现有证据提示早期小剂量（每天不超过 400 mg）应用并不增加异动症的发生。复方左旋多巴常释剂具有起效快的特点，而控释剂具有维持时间相对较长，但起效慢、生物利用度低，在使用时，尤其是 2 种不同剂型转换时需加以注意。活动性消化道溃疡者慎用，闭角型青光眼、精神病患者禁用。

（4）DR 激动剂。目前，一般推崇非麦角类 DR 激动剂为首选药物，尤其适用于早发型帕金森病患者的病程初期。这类长半衰期制剂能避免对纹状体突触后膜的 DR 产生"脉冲"样刺激，从而预防或减少运动并发症的发生。激动剂均应从小剂量开始，逐渐增加剂量至获得满意疗效而不出现副作用为止。DR 激动剂的副作用与复方左旋多巴相似，不同之处是它的症状波动和异动症发生率低，而体位性低血压、脚踝水肿和精神异常（如幻觉、食欲亢进、性欲亢进等）的发生率较高。

DR 激动剂有 2 种类型，包括麦角类和非麦角类，前者因可导致心脏瓣膜病变和肺胸膜纤维化，已不主张使用。非麦角类 DR 激动剂有：①吡贝地尔缓释剂，初始剂量为 50 mg，每天 1 次，易产生副作用的患者可改为 25 mg，每天 2 次，第 2 周增至 50 mg，每天 2 次，有效剂量为每天 150 mg，分 3 次口服，每天最大剂量不超过 250 mg。②普拉克索有 2 种剂型——常释剂和缓释剂。常释剂的初始剂量为 0.125 mg，每天 3 次（个别易产生副反应患者则为 $1 \sim 2$ 次），每周增加 0.125 mg，每天 3 次，一般有效剂量为 $0.50 \sim 0.75$ mg，每天 3 次，每天最大剂量不超过 4.5 mg。缓释剂每天的剂量与常释剂相同，但为每天 1 次服用。③罗匹尼罗有 2 种剂型——常释剂和缓释剂。常释剂的初始剂量为 0.25 mg，每天 3 次，每周增加 0.75 mg 至每天 3 mg，一般有效剂量为每天 3～9 mg，分 3 次服用，最大日剂量为 24 mg。缓释剂的初始剂量为 2 mg，每天 1 次，1～2 周后每周增加 2 mg/d，最大日剂量为 24 mg。上述 3 种药物之间的剂量转换为：吡贝地尔∶普拉克索∶罗匹尼罗 =100∶1∶5，因个体差异，数据仅作为参考。

（5）MAO-B 抑制剂。主要有司来吉兰（selegiline）和雷沙吉兰（rasagiline），其中，司来吉兰有常释剂和口腔黏膜崩解剂。司来吉兰（常释剂）的用法为 2.5～5.0 mg，每天 2 次，在早晨、中午服用，勿在傍晚或晚上应用，以免引起失眠，或与维生素 E 2 000 U 合用（DATATOP 方案）；口腔黏膜崩解剂的吸收、作用、安全性均好于司来吉兰常释剂，用量为每天 1.25～2.50 mg。雷沙吉兰的用量为 1 mg，每天 1 次，早晨服用。司来吉兰禁与 5 - 羟色胺再摄取抑制剂合用。雷沙吉兰禁与氟西汀、氟伏沙明合用。

（6）COMT 抑制剂。在疾病早期首选复方左旋多巴加 COMT 抑制剂如恩他卡朋双多巴片（为恩他卡朋 - 左旋多巴 - 卡比多巴复合制剂，按左旋多巴剂量不同分成 4 种剂型）治疗，不仅可以改善患者症状，而且有可能预防或延迟运动并发症的发生，但 FIRAT-STEP 及 STRIDE-PD 研究提示恩他卡朋双多巴早期应用并不能推迟运动并发症且增加异动症发生的概率，因此尚存争议，有待进一步验证；在疾病中晚期，应用复方左旋多巴疗效减退时可以添加恩他卡朋（entacapone）或托卡朋（tolcapone）治疗而达到进一步改善症状的作用。恩他卡朋用量为每次 100～200 mg，服用次数与复方左旋多巴相同。若每日服用复方左旋多巴次数较多，也可少于复方左旋多巴次数。须与复方左旋多巴同服，单用无效。托卡朋每次用量为 100 mg，每天 3 次，第一剂与复方左旋多巴同服，此后间隔 6 h 服用，可以单用，每天最大剂量为 600 mg。副作用有腹泻、头痛、多汗、口干、转氨酶升高、腹痛、尿色变黄等。托卡朋可能会导致肝功能损害，须严密监测肝功能，尤其是在用药之后的前 3 个月。

3. 帕金森病的非药物治疗方法

1）手术治疗。

早期药物治疗显效而长期治疗效果明显减退、同时出现异动症者可考虑手术治疗。手术仅能改善症状，而不能根治疾病，术后仍须应用药物治疗，但可减少剂量。手术对肢体震颤和（或）肌强直有较好疗效，而对躯体性中轴症状如姿势步态异常、平衡障碍无明显疗效。手术方法主要有神经核毁损术和脑深部刺激术（deep brain stimulation，DBS），因 DBS 相对无创、安全和可调控性而成为主要选择。手术靶点包括苍白球内侧部、丘脑腹中间核和丘脑底核，其中，STN 靶点对震颤、强直、运动迟缓和异动症的疗效最为显著。

2）细胞移植治疗及基因治疗。

胚胎中脑组织移植到患者纹状体的治疗可改善临床症状，但存在的问题有供体来源有限、远期疗效不肯定和免疫排斥等。人视网膜色素上皮细胞、酪氨酸羟化酶和神经营养因子基因转染治疗等是在探索中的治疗方法，仍处在动物实验阶段。干细胞治疗的研究很多，前景令人振奋，但尚未正式进入临床应用阶段。

3）康复与运动治疗。

康复与运动疗法对帕金森病症状的改善乃至对延缓病程的进展可能都有一定的帮助。帕金森病患者多存在步态障碍、姿势平衡障碍、语言障碍、吞咽障碍等，可以根据不同的功能障碍进行相应的康复或运动训练。例如，进行健身操、太极拳、慢跑等运动；进行语言障碍训练、步态训练、姿势平衡训练等。若能每日坚持，则有助于提高患者的生活自理能力，改善运动功能，并能延长药物的有效期。

4）非运动症状的处理。

帕金森病的非运动症状主要包括精神障碍、自主神经功能障碍、睡眠障碍和感觉障碍。

（1）精神障碍的治疗。最常见的精神障碍包括抑郁、焦虑、幻觉、认知障碍或痴呆等。首先需要甄别患者的精神障碍是由抗帕金森病药物诱发，还是由疾病本身导致。若为前者，则需根据易诱发患者精神障碍的概率而依次逐减或停用如下抗帕金森病药物：抗胆碱能药、金刚烷胺、MAO-B 抑制剂、DR 激动剂。若采取以上措施患者的症状仍然存在，在不明显加重帕金森病运动症状的前提下，可将复方左旋多巴逐步减量。若药物调整效果不理想，则提示患者的精神障碍可能为疾病本身导致，就要考虑对症用药。针对幻觉和妄想的治疗，推荐选用氯氮平（clozapine）或喹硫平（quetiapine），前者的作用稍强于后者，但是氯氮平会有 1%～2% 的概率导致粒细胞缺乏症，故需监测血细胞计数。对于抑郁和焦虑的治疗，可应用选择性 5－羟色胺再摄取抑制剂，也可应用 DR 激动剂，尤其是普拉克索既可以改善运动症状，也可以改善抑郁症状。劳拉西泮（lorazepam）和地西泮缓解易激惹状态十分有效。针对认知障碍和痴呆的治疗，可应用胆碱酯酶抑制剂，如利伐斯明（rivastigmine）、多奈哌齐（donepezil），以及美金刚（mementine），其中，利伐斯明的证据较为充分。

（2）自主神经功能障碍的治疗。最常见的自主神经功能障碍包括便秘、泌尿障碍和体位性低血压等。对于便秘，摄入足够的液体和富含高膳食纤维的等食物（如水果、蔬菜），或使用其他温和的导泻药物能改善便秘症状，如乳果糖（lactulose）、龙荟丸、大黄片、番泻叶等；也可加用胃蠕动药，如多潘立酮、莫沙必利等。需要停用抗胆碱能药并增加运动。对泌尿障碍中的尿频、尿急和急迫性尿失禁的治疗，可采用外周抗胆碱能药，如奥昔布宁（oxybutynin）、溴丙胺太林（propantheline）、托特罗定（tolterodine）和莨菪碱（hyoscyamine）等；而对逼尿肌无反射者则给予胆碱能制剂（但需慎用，因会加重帕金森病的运动症状），若出现尿潴留，应采取间歇性清洁导尿，若由前列腺增生肥大引起，严重者必要时可行手术治疗。体位性低血压患者应增加盐和水的摄入量；睡眠时抬高头位，不要平躺；可穿弹力裤；不要快速地从卧位或坐位起立；首选 α-肾上腺素能激动剂米多君（midodrine）治疗，且疗效最佳；也可使用选择性外周多巴胺受体拮抗剂多潘立酮。

（3）睡眠障碍的治疗。睡眠障碍主要包括失眠、快速眼动期睡眠行为异常、白天过度嗜睡。失眠最常见的问题是睡眠维持困难（又被称为睡眠破碎）。频繁觉醒可能使震颤在浅睡眠期再次出现，或者由于白天服用的多巴胺能药物浓度在夜间已耗尽，患者夜间运动不能而导致翻身困难，或者夜尿增多。如果与夜间的帕金森病症状相关，加用左旋多巴控释剂、DR 激动剂或 COMT 抑制剂则会有效。如果正在服用司来吉兰或金刚烷胺，尤其是在傍晚服用者，首先须纠正服药时间，司来吉兰需在早晨、中午服用，金刚烷胺需在 16:00 前服用；若无明显改善，则需减量甚至停药，或选用短效的镇静安眠药。对快速眼动期睡眠行为异常患者可睡前给予氯硝西泮，一般给予 0.5 mg 就能奏效。EDS 可能与帕金森病的严重程度和认知功能减退有关，也可与抗帕金森病药物 DR 激动剂或左旋多巴应用有关。若患者在每次服药后出现嗜睡，则提示药物过量，将用药减量会有助于改善 EDS；也可予左旋多巴控释片代替常释剂，可能会有助于避免或减轻服药后嗜睡。

（4）感觉障碍的治疗。最常见的感觉障碍包括嗅觉减退、疼痛或麻木、下肢不宁综合征（restless leg syndrome）。嗅觉减退在帕金森病患者中相当常见，且多发生在运动症状出现之前多年，但是，尚无明确措施能够改善嗅觉障碍。疼痛或麻木在帕金森病尤其是在晚期帕金森病患者中比较常见，可以由其疾病引起，也可以伴随骨关节病变所致。若抗帕金森病药物治疗"开期"疼痛或麻木减轻或消失，"关期"复现，则提示由帕金森病所致，可以调整治疗以延长"开期"；反之，则由其他疾病或其他原因引起，可以选择相应的治疗措施。对伴有下肢不宁综合征的帕金森病患者，在入睡前 2 h 内选用 DR 激动剂如普拉克索治疗十分有效，或给予复方左旋多巴也可奏效。

5）心理疏导。

帕金森病患者多存在抑郁等心理障碍，抑郁可以发生在帕金森病运动症状出现前和出现后，是影响患者生活质量的主要危险因素之一，同时，也会影响抗帕金森病药物治疗的有效性。因此，对帕金森病的治疗不仅需要关注改善患者的运动症状，而且要重视改善患者的抑郁等心理障碍，予以有效的心理疏导和抗抑郁药物治疗并重，从而达到更满意的治疗效果。

4. 左旋多巴治疗帕金森病的作用机制

左旋多巴（L-dopa）是儿茶酚胺类神经递质酶促合成过程的中间代谢产物，也是多巴胺递质的前体物质，由酪氨酸催化酶催化左旋酪氨酸生成。多巴胺不能透过血脑屏障，外周给药对帕金森病无效。而左旋多巴是多巴胺的代谢前体，通过血脑屏障后在脑内转变为多巴胺，补充了纹状体中多巴胺的不足，抑制胆碱能神经元的功能。

左旋多巴对大多数帕金森病患者具有显著疗效，发病初期用药疗效更为显著。服药后，首先改善运动障碍和肌肉强直，然后改善震颤；对步态不协调、面部无表情和流涎者也有效，使患者精神活动增加，情绪好转，提高对周围事物的兴趣，改善思维表达能力。但对吩噻嗪类抗精神病药引起的锥体外系症状无效，因吩噻嗪类药物阻断中枢多巴胺受体，使多巴胺无法发挥作用。应用左旋多巴治疗的数年内，患者疗效稳定，近乎达到完全改善。此阶段左旋多巴疗效时程超过血药浓度的时程，提示纹状体的多巴胺神经末梢保留有一定贮存和释放多巴胺的缓冲能力。然而，长期服药的效果有较大的个体差异。连续用药 6 年后，约半数患者失效，只有 25% 的患者仍可获得良好效果。据流行病学调查，与未服左旋多巴的帕金森病患者比较，服用者生存时间明显延长，生活质量改善。左旋多巴的作用具有以下特点：①起效慢，用药 2～3 周后出现体征的改善，1～6 个月后方获得最大疗效；②对轻症及年轻患者疗效较好，而对重症及年老患者效果较差。服用左旋多巴应从少量开始，逐渐增加，且临床上单独应用已很少，多使用复方制剂（左旋多巴和外周脱羧酶抑制剂）。达灵复（stalevo）是左旋多巴、卡比多巴和恩他卡朋的复方制剂，目前已获批准用于帕金森病的治疗。

【解决问题】

（1）帕金森病的治疗方法主要有哪些？

目前，用于治疗帕金森病的方法主要有以下几种：①药物治疗；②手术治疗；③细胞移植治疗及基因治疗；④康复及运动治疗；⑤心理疏导。

（2）根据患者目前的疾病分期，最合适的治疗方案是什么？为什么？

根据临床症状，可以明确患者处于帕金森病病程的早期，药物治疗可首选复方左旋多巴，初始用量为 62.5 ~ 125.0 mg，每 8 ~ 12 h 1 次，根据病情而逐渐增加剂量至疗效满意和不出现副作用的适宜剂量维持，餐前 1 h 或餐后 1.5 h 服药。左旋多巴对大多数帕金森病患者具有显著疗效，发病初期用药疗效更为显著。

（3）为什么医生要让患者的家属关注患者的抑郁情绪？

因为抑郁是帕金森病最常见的非运动症状之一，发生率高达 30% ~ 50%。帕金森病患者的抑郁情绪不仅使其心境低落、兴趣减退，还加重其运动症状和其他非运动症状（如认知障碍、睡眠障碍等），严重影响生存质量。常规的抗帕金森病治疗不能控制其抑郁情绪，家人往往关注患者运动症状是否改善，而容易忽略抑郁症状的存在。因此，对于所有帕金森病患者，都应该常规地、仔细地观察他们有无抑郁的表现，及早发现及早处理。

（艾佩莹）

第二节　不受控制的抖动

【学习纲要】

1. 基础医学

（1）锥体外系统的解剖结构及生理功能。

（2）铜在体内的代谢。

（3）肝豆状核变性的影像学表现。

（4）遗传性疾病的基因检测。

2. 临床医学

（1）肝豆状核变性的发病机制。

（2）肝豆状核变性的临床表现。

（3）肝豆状核变性的辅助检查。

（4）肝豆状核变性的诊断及鉴别诊断。

（5）肝豆状核变性的治疗。

3．人文医学

（1）肝豆状核变性的饮食。

（2）遗传性疾病的生育咨询。

第 一 幕

25 岁的患者抱着小儿子，哄他玩耍，才一小会儿就感觉双手都累了。她笑着对儿子说："你看你，越来越重，妈妈都抱不动了。"其实，患者感觉近来带孩子、做家务越来越容易疲惫。渐渐地，她发现自己两只手有时候会不受控制地抖动，尤其是吃饭端碗的时候，不注意还好，聚餐时被大伙儿一说，心里一紧张就更加明显了。吃东西更是没胃口。她自小在海边长大，从小到大都爱吃扇贝、带子、花螺等，但最近都提不起兴趣了。有时候还健忘，早上出门去菜市场经常想不起父亲交代要买的菜。近 1 个月来，患者两只手抖动的时间越来越长，几乎不睡觉的时候都会不停地抖动。患者的丈夫发现她近来表情有些不自然，说话不如从前清楚了，这才想起带她到医院就诊。医生给她简单查体后发现：双侧瞳孔等大等圆，直径约为 3 mm（此处请教师提供眼外观有角膜 K-F 环的图片资料来示教）。

粗测视力正常，各组颅神经检查（－），四肢肌张力稍高，四肢肌力 5 级，腱反射（＋＋），双侧病理征（－），脑膜刺激征（－），Romberg 征（＋），四肢可见粗大的静止性、运动性和姿势性震颤，指鼻动作笨拙，跟膝胫试验欠稳准。随后，医生安排了 MRI 检查。（请教师提供双侧豆状核对称性异常信号的 MRI 影像资料来示教。）

【提出问题】

（1）患者的表现主要定位在神经系统的什么部位？

（2）患者的瞳孔和头颅 MRI 有什么问题？

（3）根据患者的主要临床表现，结合查体及头颅影像学检查结果，你认为患者可能是哪方面的问题？

【学习内容】

1．锥体外系统的解剖结构及生理功能

广义的锥体外系统是指锥体系以外的所有躯体运动的神经系统结构，包括纹状体系统和前庭小脑系统。锥体外系统的解剖生理尚不完全明了，其结构复杂，纤维联系广泛，涉及脑内许多结构，包括大脑皮质、纹状体、丘

脑、丘脑底核、中脑顶盖、红核、黑质、脑桥、前庭核、小脑、脑干的某些网状核及它们的联络纤维等。这些结构共同组成多条复杂的神经环路：①皮质－新纹状体－苍白球－丘脑－皮质环路；②皮质－脑桥－小脑－皮质环路；③皮质－脑桥－小脑－丘脑－皮质环路；④新纹状体－黑质－新纹状体环路；⑤小脑齿状核－丘脑－皮质－脑桥－小脑齿状核环路等。

　　狭义的锥体外系统主要指纹状体系统，包括纹状体（尾状核、壳核和苍白球）、红核、黑质及丘脑底核，总称为基底节。大脑皮质（主要是额叶）发出的纤维止于新纹状体（尾状核和壳核），由此发出的纤维止于旧纹状体（苍白球），旧纹状体发出的纤维分别止于红核、黑质、丘脑底核和网状结构等处。由红核发出的纤维组成红核脊髓束，由网状结构发出的纤维组成网状脊髓束，均止于脊髓前角运动细胞，调节骨骼肌的随意运动（此处请教师提供锥体外系主要结构的图片资料来示教）。

　　锥体外系统的主要功能是：①调节肌张力，协调肌肉运动；②维持和调整体态姿势；③承担半自动的刻板动作及反射性运动，如走路时两臂摇摆等联带动作、表情运动、防御反应和饮食动作等。锥体系统和锥体外系统在运动功能方面是相互不可分割的整体，只有在锥体外系统使肌肉保持稳定协调的前提下，锥体系统才能完成某些精确的随意运动，如写字、绘画及刺绣等。另外，锥体外系统对锥体系统有一定的依赖性，有些习惯性动作先由锥体系统发动起来，再在锥体外系统的管理下完成，如走路时两臂摆动的联合动作及表情动作等。

　　锥体外系统损伤后主要出现肌张力变化和不自主运动两大类症状：苍白球和黑质病变多表现为运动减少和肌张力增高症候群，如帕金森病；尾状核和壳核病变多表现为运动增多和肌张力降低症候群，如小舞蹈病；丘脑底核病变可发生偏侧投掷运动。

2．铜在体内的代谢

　　铜是生物体内必需的微量元素，缺乏铜将导致氧化还原反应等生理过程受到严重影响。而细胞内的游离铜过量可增加过氧化活动，导致产生细胞毒性。食物中的铜被吸收进入肠上皮细胞后，约80%储存在细胞内，主要和金属硫蛋白结合。铜在细胞质内由 P 型 ATP 酶家族成员之一的 ATP7A 蛋白通过囊泡运输形式跨过基底外侧膜转运入组织间液和质膜毛细血管网，而后进入门静脉系统。进入门静脉系统后，铜主要和白蛋白、谷胱甘肽、氨基酸等结合。门脉循环中的铜主要被肝脏摄取，进入肝细胞后，铜被整合到铜蓝蛋白等需要铜的蛋白上，然后分泌到血循环，进入各器官和组织参与各种生理生化过程，多余的铜则通过胆道系统排出。

3. 肝豆状核变性的影像学表现

（1）头颅 CT 表现。①双侧基底核尤其是豆状核对称性低密度灶，尾状核头部也可降低密度，后期尾状核头部萎缩双侧侧脑室前脚扩大。②不同程度的脑萎缩：表现为脑沟、裂增宽和脑室扩大，若无明显的豆状核密度降低，仅呈脑萎缩表现，则无特征性。（此处请教师提供肝豆状核变性患者的头颅 CT 影像资料来示教。）

（2）头颅 MRI 表现。①出现对称性基底核异常信号，该信号是本病较具特征性的影像学改变。双侧基底核区可表现为对称性 T1WI 低信号、T2WI 高信号，也可表现为 T1WI 高信号、T2WI 低信号，有时 T1WI、T2WI 均呈混杂信号。②常伴有广泛性脑萎缩。③出现的少见征象有双侧大脑皮质和白质髓鞘的溶解、坏死。治疗后病灶可明显缩小。

（3）DWI 表现。一般认为肝豆状核变性患者脑病理变化分为 2 个阶段：细胞毒性水肿期和血管源性水肿期。当弥散敏感系数 $b = 1\,000$ s/mm^2 时，DWI 在基底节区可出现略高（细胞毒性水肿）、略低（血管源性水肿）或等信号 3 种表达。

（4）肝脏 CT 表现。主要是肝硬化的影像学表现。肝脏左右叶比例失调，肝裂增宽，肝表面结节样高低不平，肝内多发、大小不等的稍高密度结节。随病情进展，结节明显增大，密度逐渐增高，增强扫描可有轻微强化，但强化程度不如正常肝组织，呈结节性肝硬化表现。后期表现为肝脏体积逐渐缩小、脾脏肿大、腹水及静脉曲张等门静脉高压征象。

【解决问题】

（1）患者的表现主要定位在神经系统的什么部位？

患者的临床主要表现为双手不自主抖动，查体四肢可见粗大的静止性、运动性和姿势性震颤，Romberg 征（＋），四肢肌张力稍高，共济动作不协调，应定位于锥体外系。

（2）患者的瞳孔和头颅 MRI 有什么问题？

（此处头颅 MRI 表现请根据教师提供的影像资料作答。）

（3）根据患者的主要临床表现，结合查体及头颅影像学检查结果，你认为静静可能有哪方面的问题？

患者为 25 岁青年女性，慢性起病，主要表现为双手不自主抖动，查体四肢可见粗大的静止性、运动性和姿势性震颤，Romberg 征（＋），共济动作不协调，定位于锥体外系；头颅 MRI 结果示双侧豆状核对称性异常信号，结合角膜特征性 K-F 环，诊断考虑肝豆状核变性可能性大。

第　二　幕

为了进一步明确患者的病情，医生安排患者住院治疗，并立即进行一系列检查，结果如下。

（1）血常规检查结果。白细胞计数 6.96×10^9/L，红细胞计数 4.81×10^{12}/L，血红蛋白质量浓度 124 g/L，血小板计数 131×10^9/L。

（2）电解质检查结果。钾离子摩尔浓度 3.85 mmol/L，钠离子摩尔浓度 142 mmol/L，氯化物摩尔浓度 106.7 mmol/L。

（3）肝功能检查结果。天冬氨酸氨基转移酶质量浓度 68 U/L，丙氨酸氨基转移酶质量浓度 99 U/L，白蛋白质量浓度 45.3 g/L，球蛋白摩尔质量浓度 26.8 g/L。

（4）肾功能检查结果。肌酐摩尔浓度 53 μmol/L，尿素氮摩尔浓度 4.74 mmol/L，尿酸摩尔浓度 210 μmol/L。自身抗体十四项、血管炎二项检查结果均提示阴性。

（5）乙肝两对半均阴性。血清叶酸质量浓度 4.8 ng/mL，维生素 B_{12} 质量浓度 692 pg/mL，铁蛋白质量浓度 43.4 ng/mL。血清铜摩尔浓度 16.98 μmol/L。铜蓝蛋白质量浓度 20 mg/L。24 h 尿铜 113.4 μg。

另外，医生建议患者行腰椎穿刺术，结果发现脑脊液中氯化物摩尔浓度 118.4 mmol/L，余压力、血常规、生化检查未见异常。未查到病毒，涂片未见细菌及真菌。行腹部 B 超检查，结果未见明显异常。MoCA 量表 22 分（初中文化）。医生仔细看过之后告知患者及其家属，患者被诊断为肝豆状核变性基本明确。

【提出问题】

（1）请你归纳一下患者检查结果的异常之处。医生为什么诊断患者为肝豆状核变性？

（2）从患者身上，你能总结一下肝豆状核变性的常见临床表现有哪些吗？是否会出现其他系统的异常表现？

（3）根据患者的病史及异常体征、辅助检查，你认为肝豆状核变性主要应同哪些疾病相鉴别？

【学习内容】

1. 肝豆状核变性的发病机制

肝豆状核变性是基因突变导致的常染色体隐性遗传病，其基因突变的数目众多，而且突变的类型相当复杂，纯合突变较少而复合杂合突变多见。目前证实 ATP7B 基因突变是本病的主要原因。ATP7B 基因主要在肝脏表达，表达产物 P 型铜转运 ATP 酶（ATP7B 酶）位于肝细胞高尔基体，负责肝细胞内的铜转运。在肝细胞中，铜经 P 型铜转运 ATP 酶转运到高尔基复合体，再与 α2－球蛋白结合形成铜蓝蛋白，然后分泌入血。在血循环中超过 95% 的铜由铜蓝蛋白携带。肝豆状核变性患者由于 P 型铜转运 ATP 酶功能部分或全部丧失，造成肝细胞不能将铜转运到高尔基体合成铜蓝蛋白，使过量铜离子在肝细胞聚集造成肝细胞坏死，其所含的铜进入血液，然后沉积在脑、肾、角膜等组织而致病。然而，ATP7B 酶如何改变导致发病至今未阐明。此外尚有数十种蛋白如"伴侣蛋白"与肝豆状核变性的发病相关，它们对肝豆状核变性的发病究竟起什么作用，目前尚不清楚。

2. 肝豆状核变性的诊断要点

肝豆状核变性的诊断要点如下。

（1）起病年龄。多出现在 5～35 岁，但对于 3～55 岁未明原因的肝功能异常患者，也需要考虑有无肝豆状核变性。单独发病年龄不是排除肝豆状核变性的条件。

（2）肝病史或肝病症状。对于任何一个不能解释的肝病伴有神经或精神症状的患者，不能排除肝豆状核变性。对于任何一个爆发性肝衰竭患者，都应考虑完善相关检查，排除肝豆状核变性的可能。

（3）神经或精神症状。对青少年期出现的不明原因的锥体外系症状和精神症状需要做肝豆状核变性的相关检查，对疑诊脑型肝豆状核变性的患者应作神经症状评估和脑 MRI 检查。

（4）铜生化指标。血清铜蓝蛋白低于 200 mg/L，尤其是低于 80 mg/L，24 h 尿铜含量高于 100 μg，肝铜含量高于 250 μg/g，前两者已构成肝豆状核变性诊断要点之一。

（5）青霉胺负荷试验。对疑诊肝豆状核变性的儿童可予青霉胺负荷试验，先服青霉胺 500 mg（青霉素皮试阴性之后才服），12 h 后再服 500 mg，当日收集 24 h 尿铜多于 1 600 μg 对肝豆状核变性有诊断价值。

（6）角膜 K-F 环。早期需在裂隙灯下观察。阴性未能排除诊断。

（7）临床确诊。具有锥体外系或/和肝病症状，K-F 环阳性，血清铜蓝蛋白低于正常下限，加上 24 h 尿铜高于 100 μg，可临床确诊为肝豆状核变性。

（8）阳性家族史。对新发现肝豆状核变性患者的亲属尤其是一级亲属应做肝豆状核变性相关项目筛查，并进行基因型或单倍体检测。

3. 肝豆状核变性的临床分型

肝豆状核变性的临床分型如下。

（1）肝型。①持续性血清转氨酶增高；②急性或慢性肝炎；③肝硬化（代偿或失代偿）；④暴发性肝功能衰竭（伴或不伴溶血性贫血）。

（2）脑型。①帕金森综合征；②运动障碍，如扭转痉挛、手足徐动、舞蹈症状、步态异常、共济失调等；③口 - 下颌肌张力障碍，如流涎、讲话困难、声音低沉、吞咽障碍等；④精神症状。

（3）其他类型。以肾损害、骨关节肌肉损害或溶血性贫血为主。

（4）混合型。以上各型的组合。

4. 肝豆状核变性的鉴别诊断

肝豆状核变性的临床表现复杂多样，鉴别诊断应从肝脏和神经系统两个方面的主要征象考虑，需重点鉴别的疾病如下。

（1）帕金森病。帕金森病具有肌张力增高、运动迟缓和震颤等锥体外系症状，而临床上使用复方左旋多巴或多巴胺受体激动剂也可缓解肝豆状核变性患者的锥体外系症状，这些都增加了两者的鉴别难度。超过 40 岁发病的肝豆状核变性患者易误诊为帕金森病。但帕金森病并无铜代谢障碍，脑部影像学也无特征性改变，可资鉴别。

（2）小舞蹈病。多发生在儿童和少年，病前常有 A 组 β 溶血性链球菌感染史，可同时有关节炎、心脏病、血沉增快等急性风湿病表现，主要表现为性格改变、行为异常和舞蹈样不自主动作，常有挤眉弄眼、噘嘴伸舌等面部不自主动作。该病不具有铜代谢障碍的生化异常，可资鉴别。

（3）亨廷顿病。部分患者可于青少年期甚至儿童期起病，这时尤其要注意与肝豆状核变性相鉴别。①亨廷顿病主要表现为舞蹈样不自主运动、精神症状和痴呆，但亨廷顿的遗传方式为常显遗传；②角膜 K-F 环阴性；③铜生化检查无异常；④影像学和放射性核素脑显像上的脑损害以尾状核头部为主；⑤基因检查为 CAG 重复序列的异常扩增。以上均有助于鉴别。

（4）中毒、感染及其他代谢性疾病。许多原因可导致基底核区损害出现相应的临床症状，并在影像学上呈现基底核区对称性异常信号，如 CO 中毒、Wernicke 脑病、缺血缺氧性脑病及其他药物毒物中毒等。详尽的病史及毒物检测、铜生化检查可资鉴别。

（5）自身免疫性肝炎。由于自身免疫所引起的一组慢性肝炎综合征，其临床表现及肝脏组织病理学改变与肝豆状核变性极为相似，常被误诊。自身免疫性肝炎女性多见，起病年龄较肝型肝豆状核变性稍晚，以中青年多见，常伴有肝外系统免疫性疾病，最常见的为甲状腺炎、溃疡性结肠炎等。实验室检查以 γ 球蛋白升高最为显著，以 IgG 为主，一般为正常值的2 倍以上。常伴有多种自身抗体，如 ANA、SMA、LKM1 等阳性，眼部 K-F 环阴性，偶可出现轻微铜代谢异常，但血清铜蓝蛋白水平常无明显下降，24 h 尿铜正常，肝铜正常，鉴别有困难者可行肝豆状核变性相关的基因检测。但仍有部分患者可能需要经过若干年随访最后才能明确诊断。

（6）病毒性肝炎。目前，临床上报道肝豆状核变性误诊最多的肝脏疾病是病毒性肝炎。某些患者为未分型的肝炎病毒感染或其他少见病毒感染所致的肝脏损害。另外，有些肝豆状核变性患者可能合并病毒性肝炎，极易漏诊。病毒性肝炎可致铜蓝蛋白轻度降低或轻度升高，重型肝炎可出现铜蓝蛋白降低至符合肝豆状核变性的诊断水平。血清铜、尿铜也可出现轻度异常。病毒性肝炎相关病毒抗体阳性，铜蓝蛋白可随肝功能改善而逐渐升高，有助于病毒性肝炎的诊断。对于某些慢性肝炎患者，尤其是年纪较轻的患者，或病毒性肝炎患者抗病毒治疗效果欠佳的患者，均应该考虑是否存在其他肝脏疾病，包括肝豆状核变性的可能，检查眼部有否 K-F 环，检测血清铜蓝蛋白、24 小时尿铜，有条件时应行肝铜和致病基因检测，以协助诊断。

（7）肝硬化。肝型肝豆状核变性可因为肝功能异常、上消化道出血、脾大等症状误诊为各种原因或不明原因的肝硬化。相关的铜代谢检查有助鉴别。

（8）其他。①以吞咽困难和构音障碍为主要表现的肝豆状核变性应同炎症、肿瘤等导致的后组颅神经病变相鉴别。②肌无力表现突出的肝豆状核变性需与肌炎、肌营养不良、重症肌无力相鉴别。③以精神症状为首发的患者应注意同精神分裂症、情感性精神障碍等相鉴别。④以肾损害为主要表现的注意同肾炎、肝肾综合征相鉴别。⑤以骨关节损害为主要表现的易误诊为风湿性关节炎、类风湿关节炎等，注意鉴别。⑥以血液系统障碍为主要表现的应同溶血性贫血、血小板减少性紫癜相鉴别。

【解决问题】

（1）请你归纳一下患者检查结果的异常之处。医生为什么诊断患者为肝豆状核变性？

患者的转氨酶轻度升高，提示肝功能异常；铜蓝蛋白显著降低（正常值为200 ～ 500 mg/L）；24 h 尿铜增高（正常人尿铜每24 h 排泄量少于50 g）。

肝豆状核变性临床诊断主要根据 4 个标准：①肝病史、肝病征或锥体外系表现；②血清铜蓝蛋白显著降低和（或）肝铜增高；③角膜有 K-F 环；④阳性家族史。符合①、②、③或①、②、④可确诊 Wilson 病；符合①、③、④很可能为典型 Wilson 病；符合②、③、④很可能为症状前肝豆状核变性；若具有 4 条中的 2 条，则可能为肝豆状核变性。

患者以双手不自主抖动（锥体外系症状）为主要表现，血清铜蓝蛋白显著降低，角膜可见 K-F 环，可临床确诊为肝豆状核变性。

（2）从患者身上，你能总结一下肝豆状核变性的常见临床表现有哪些吗？是否会出现其他系统的异常表现？

肝豆状核变性多见于 5 ～ 35 岁，发病年龄跨度较大。目前，报道的病例中，发病年龄为 1 岁到 72 岁（均经基因诊断证实）。男性稍多于女性。以肝脏症状起病者平均年龄约为 11 岁，以神经症状为首发者平均年龄约为 19 岁。

肝豆状核变性的神经系统表现为如下。

A. 震颤。这是肝豆状核变性最早最常见的症状。震颤在上肢先出现，随病情进展，四肢、头颅、下颌甚至躯干等均可见。可呈静止性、意向性或姿势性正常，以后两者多见，常有几种震颤形式混合出现。正常幅度可细小或粗大。震颤在情绪激动及紧张时尤为明显，入睡时消失，安静状态下可明显减轻。

B. 肌张力障碍。常伴随震颤出现，可表现为肌张力增高或降低。以上肢肌张力障碍最为多见，多表现为手部的姿势异常，严重者手部及上肢表现为严重的畸形、扭转痉挛。下肢的肌张力障碍常表现为步态异常，如起步困难、步履僵硬、拖曳而行，或出现类似帕金森病的慌张步态。由于肌张力增高，有些患者表现为足部的畸形，足趾过伸或过屈、足内翻等。累及面部及口部肌肉时引起面具样脸、苦笑貌、怪异表情或口面部不自主运动。累及延髓支配肌肉时出现构音障碍和吞咽困难。在疾病的晚期，严重者呈头颈后仰、脊柱过伸、四肢伸直的"角弓反张"姿势。

C. 构音障碍和吞咽困难。由咽喉、舌及面部肌强直所致，患者讲话缓慢、声音低沉含糊且无变化，常有张大嘴不容易合上的现象。部分患者出现言语缓慢，暴发性语言或吟诗样语言，主要是小脑损害所致。由于咽喉肌肉肌张力增高，流涎和喝水呛咳常见，严重者可有吞咽困难。

D. 不自主运动，除震颤外，其他如舞蹈动作、手足徐动等也不少见。

E. 精神症状。15% ～ 25% 的患者以精神症状为首发。主要表现有以下几种：①情感障碍，是肝豆状核变性最常见的精神症状，多为轻躁狂表现，如易激惹、欣快、暴躁、焦虑等；部分为抑郁表现，如情绪低落、淡漠、思维迟缓等。②精神病性症状，表现为行为障碍、人格改变、思维障碍、社会功能下降等。③神经功能紊乱，患者主诉头晕、头痛、记忆力下降、四肢乏力、注意力不集中等。

F. 认知功能障碍。表现为智力活动普遍低下、反应迟钝、思维缓慢、记忆障碍，处理基本的视空间信息能力下降，可有非运动障碍造成的语言和书写障碍，晚期可有痴呆。

G. 神经系统的其他症状。轻度锥体系损害出现腱反射亢进、病理征阳性、假性延髓麻痹等；皮层功能损害引起进行性智力减退、精神症状、癫痫发作；下丘脑损害可产生肥胖、高血压、持续高热、发作性昏迷等。

约80%患者有肝脏受损的征象。大多数表现为非特异性慢性肝病症状群，如倦怠、无力、食欲缺乏、肝区疼痛、肝脾肿大、脾功能亢进、黄疸、腹水、蜘蛛痣、食管胃底曲张静脉破裂出血及肝性脑病等。10%～30%的患者发生慢性活动性肝炎，少数患者呈现无症状性肝、脾肿大，或仅转氨酶持续升高。因肝损害还可使体内激素代谢异常，导致内分泌紊乱，出现青春期延迟、女性月经不调或闭经、男性乳房发育等。极少数患者以急性肝衰竭和急性溶血性贫血起病，病情凶险，死亡率较高。

肝豆状核变性的其他系统表现为：①眼部症状和角膜色素环。角膜 K-F 环是肝豆状核变性最重要的体征和特异性诊断依据之一，见于95%～98%的患者。其位于角膜与巩膜的交界处，在角膜的内表面上，呈绿褐色或金褐色，黄棕色也不少见，宽约 1.3 mm，由不同大小的铜电子致密物沉积于角膜后弹力层造成。明显者肉眼或电筒斜照即可见，但在早期常需借助裂隙灯及有经验的眼科医师检查才能发现。经驱铜治疗，80%～90%肝豆状核变性患者的角膜 K-F 环会逐渐减弱或消失。需要注意的是，K-F 环亦可见于其他疾病，如原发性胆汁性肝硬化、儿童进行性肝内胆汁淤积、急慢性重症肝炎、多发性骨髓瘤、日本血吸虫感染等，应注意鉴别。向日葵样白内障也是肝豆状核变性重要的体征之一，约17%未经治疗的肝豆状核变性患者出现白内障。角膜 K-F 环和向日葵样白内障通常不影响视力。但是肝豆状核变性所造成的严重肝损害可导致机体维生素 A 的代谢紊乱，导致结膜、角膜干燥和夜盲等眼部并发症。②血液系统症状。10%～15%的肝豆状核变性患者以溶血性贫血为首发症状。溶血多为一过性，少数患者可发生急性血管内溶血，严重者甚至出现溶血危象，多因合并暴发性肝衰竭而死亡。因此，对于有些不能解释的溶血性贫血，伴有非球形红细胞增多而 Coombs 试验阴性的患者，应考虑有否肝豆状核变性的可能。另外，鼻出血、牙龈出血、皮下出血等也较常见。③肾脏症状。肝豆状核变性患者以肾病为首发症状的占 3%～13%，在儿童肝豆状核变性患者中具有肾损害症状的约占 27.7%。主要表现为血尿、水肿、蛋白尿等，白细胞少见。肾小管重吸收功能障碍常出现糖尿、氨基酸尿、蛋白尿等，少数严重者可出现肾小管性酸中毒。尿素氮、肌酐等肾功能指标一般正常，极少数患者可增高。④骨骼、肌肉症状。肝豆状核变性中有少数患者以骨骼和肌肉为主要表现，称为 Dastur 型，在印度较多见。肝豆状核变性骨关节表现最常见的症状是关节酸痛，其他的有僵硬、红肿、关节变形、病理性骨折等。四肢的关节均可发生病变，最常侵犯手、腕、膝关节。X 线检查对发现肝豆状核变性临床上的骨关节损害极为重要，其中骨质疏松最为常见，2/3 的患者可发现骨密度降低。肌肉症状主要表现为肌无力、肌痛、肌萎缩。⑤其他症状。肝豆状核变性患者常有多种内分泌的异常。在女性最常见的是月经紊乱，甚至闭经，习惯性流产也不少见，严重者可有不孕。研究表明，肝豆状核变性患者有下丘脑－垂体－卵巢轴的内分泌功能障碍。部分肝豆状核变性患者表现为甲状腺功能低下，以 T3 降低为主，T4 改变不明显，TSH 正常或轻度增高。另外，还可见葡萄糖耐量异常、糖尿病等。部分患者皮肤色素沉着，皮肤较黑，尤以面部及小腿外侧明显，当症状好转时可见色素沉着减轻。胆石症较常见，部分患者还可有心肌病、心律不齐，是导致肝豆状核变性患者突然死亡的主要原因。

（3）根据患者的病史及异常体征、辅助检查，你认为肝豆状核变性主要应同哪些疾病相鉴别？

需重点鉴别的疾病有帕金森病、小舞蹈病、亨廷顿病、中毒及感染、代谢性脑病、急慢性肝炎等。鉴别要点详见【学习内容】。

第 三 幕

接下来，医生给患者制订治疗方案。首先，给患者提供一张尽量避免食用的食物清单。在做过青霉素皮试后给予了青霉胺、葡萄糖酸锌、维生素 B6、维生素 C 等药物治疗。针对患者双手不自主抖动的情况，予以小剂量美多芭治疗。患者服用小剂量美多芭 3 天后，双手不自主抖动并没有明显好转，医生决定停用美多芭。在给予苯海索加氯硝安定对症治疗后，患者双手抖动的症状明显好转。但新的问题又出现了，患者服用青霉胺后，觉得浑身瘙痒难以忍受，可医生检查后未见明显皮疹，给患者开了氯雷他定口服后，患者的瘙痒症状消失。随后，医生告知患者和她的家属可以考虑出院，建议患者的父母、妹妹及儿子做铜生化检查及肝豆状核变性的基因检测，并嘱咐患者出院后 1 个月前来医院复查。

【提出问题】

（1）患者的饮食需要注意些什么？

（2）如果患者在服用抗过敏药物后，瘙痒症状仍无改善应该怎么办？

（3）为什么医生要建议患者的一级亲属行铜生化检查及肝豆状核变性的基因检测？

（4）你认为患者出院后 1 个月应该复查一些什么项目？

（5）如果患者再次妊娠，你的建议是什么？

【学习内容】

1. 肝豆状核变性的治疗

1）治疗原则。

（1）早期治疗。

（2）终生治疗，除非做了肝移植手术（Ⅱ级证据）。

（3）选择适当的治疗方案。

（4）脑型肝豆状核变性治疗前应先做神经症状评估和脑 MRI 检查（Ⅲ级证据）。

（5）出现症状前患者的治疗及治疗有效患者的维持疗法，可用络合剂或锌剂（Ⅱ级证据）。

（6）药物治疗的监测。开始用药后应检查肝肾功能、24 h 尿铜、血尿常规等，前 3 个月每月复查 1 次，病情稳定后每 3 个月检查 1 次。接受络合剂治疗的患者，不管用了多长时间，仍需规则地检查血常规和尿常规（Ⅲ级证据）；每 3～6 个月检查 1 次肝脾 B 超；同时必须密切观察药物的副反应。

2）驱铜及阻止铜吸收的药物。

主要有两大类药物，一是络合剂，能强力促进体内铜离子排出，如青霉胺、二巯丙磺酸钠（DMPS）、二巯丁二酸钠（Na-DMS）、二巯丁二酸（DM-SA）等；二是阻止肠道对外源性铜的吸收，如锌剂、四硫钼酸盐。

（1）D–青霉胺（PCA）。①用法。青霉素皮试阴性才可服用。剂量为每天 750～1 000 mg，最大剂量可达每天 2 000 mg。应从小剂量（每天 250 mg）开始，每 3～4 天递增 250 mg，至尿铜量较用药前明显增高或 PCA 总量达每天 1 000～2 000 mg 为止。小儿剂量为每天 20～30 mg/kg。维持量成人为每天 750～1 000 mg，儿童为每天 600～800 mg。应空腹服药，最好在餐前 1 h、餐后 2 h 或睡前服，勿与锌剂或其他药物混服。在使用 PCA 过程中，建议每2～4周测24 h 尿铜，将其作为调整药量的指标，如多次测定24 h 尿铜量均为200～500 μg，且症状稳定者，表示 PCA 用量足够，可减量或间歇用药，例如，服用2周停2周；或服用10天停10天。长期服用 PCA 应每天加用维生素 B$_6$ 30～60 mg，分3次服用。②不良反应。37%～50% 的患者用药早期发生神经症状加重，其中，约50% 的患者加重的神经症状不可逆，且在服药早期有恶心、纳差、呕吐、皮疹、发热等症状；长期服药可引起多种自身免疫疾病和血液疾病等。10%～30% 的患者因各种毒副反应而不能耐受 PCA。超敏反应（高热、皮疹）多在用药后数日发生，若发生应立即停药。③除严重肢体痉挛、畸形，严重构音障碍的脑型患者及对 PCA 过敏的患者慎用或不用外，其他类型肝豆状核变性患者均适用。由于 PCA 疗效肯定、药源充足、价格低廉、使用方便，目前在我国仍作为治疗肝豆状核变性的主要药物。

（2）二巯丙磺酸钠（DMPS）。①用法。DMPS 按5 mg/kg 计算，将其溶于5% 500 mL 葡萄糖溶液中，缓慢静滴，每天1次，6天为1个疗程，2个疗程之间休息1～2天，连续注射6～10个疗程。②不良反应主要是食欲减退及轻度恶心、呕吐。约5% 的患者于治疗早期发生短暂脑症状加重。③治疗过程中转氨酶可出现一过性升高，提示其不适宜肝型肝豆状核变性患者的治疗。

（3）二巯丁二酸钠（Na-DMS）和二巯丁二酸（DMSA）。①用法：Na-DMS 既往常规静脉注射用药，近年药源困难，可选用 DMSA 胶囊口服，此药可与 PCA 交替用，作为长期维持治疗。②不良反应主要是胃肠道和过敏等，约55% 的患者于治疗早期发生短暂脑症状加重。

（4）曲恩汀。该药对铜的络合作用较 PCA 弱，不良反应则较 PCA 轻。本药价格昂贵，药源困难，迄今在国内仍未有销售。推荐用于有肝损害、神经或精神症状以及不能耐受 PCA 的肝豆状核变性患者。

（5）锌制剂。常用的有硫酸锌、醋酸锌、葡萄糖酸锌、甘草锌等。

A. 用法。成人剂量为每天150 mg（以锌元素计），分3次口服；5岁以下每天50 mg，分2次口服；5～15岁每天75 mg，分3次口服。在餐后1 h 服药以避免食物影响其吸收，尽量少食粗纤维以及含大量植物酸的食物。若单用锌剂，则24小时尿铜量少于125 μg 提示治疗量已满意。

B. 不良反应。锌剂副反应较小，主要有胃肠道刺激、口唇及四肢麻木感、免疫功能降低、血清胆固醇紊乱等。对胎儿无致畸作用。

C. 锌剂疗效确切、价廉、药源充足、副作用少，近年已成为治疗下列类型肝豆状核变性的首选药物之一。症状前患者、儿童肝型（只有持续转氨酶增高）患者、妊娠患者、不能耐受 PCA 治疗者以及各型肝豆状核变性的维持治疗。锌剂的缺点是起效慢（4～6 个月），严重病例不宜首选。

（6）四硫钼酸盐。能促进体内的金属铜较快排出，改善肝豆状核变性的症状与 PCA 相当，副作用则比 PCA 少得多。本药在国外仍未商品化，至今国内未有使用的经验。推荐用于脑型患者的早期治疗。

（7）中药治疗。单独使用中药治疗效果常不满意，中西医结合治疗效果会更好。推荐用于症状前患者、早期或轻症患者、儿童患者以及长期维持治疗。

3）对症治疗。

（1）震颤。静止性且幅度较小的震颤，首选苯海索 1 mg，开始为每天 2 次，渐加至 2～4 mg，每天 3 次，如症状缓解不明显，可加用复方多巴类制剂。以意向性或姿势性震颤为主，尤其是粗大震颤者，首选氯硝西泮 0.5 mg，每天 1 次或每天 2 次，逐渐加量，不超过 2 mg，每天 3 次。对精神较紧张的患者每天可加用普萘洛尔 30～40 mg，分为三四次服用。

（2）肌张力障碍。轻者可单用苯海索，帕金森综合征患者可用复方多巴制剂，从小剂量起，渐加至有效量。也可单用或合用多巴胺受体激动剂，如吡贝地尔 50 mg，每天 1～2 次。以扭转痉挛、强直或痉挛性斜颈为主者。除上述药物外，还可选用苯二氮䓬类药物，如氯硝西泮、硝西泮等；也可选用巴氯芬 5 mg，开始为每天 2 次，可逐渐加至 10～20 mg，每天 3 次；或选用乙呱立松 50 mg/次，每天 3 次，儿童酌减。经上述治疗无效的局限性肌张力障碍并造成肢体畸形者可试用局部注射 A 型肉毒毒素。

（3）舞蹈样动作和手足徐动症。可选苯二氮䓬类药物。对无明显肌张力增高者也可用小量氟哌啶醇，逐渐增量，合用苯海索。

（4）精神症状。可选用利培酮、氯氮平或奥氮平。对淡漠、抑郁的患者可用抗抑郁药物，有抑郁与兴奋躁动交替者可加用丙戊酸钠或卡马西平。

（5）肝脏损害。绝大多数患者需长期护肝治疗。

（6）白细胞和血小板减少。给予增长白细胞药物，当仍不能纠正时应减用或停用 PCA，改用其他驱铜药物。若仍无效，可施行脾切除术，或先行脾动脉栓塞，再行脾切除。

（7）暴发性肝功能衰竭。迅速清除体内沉积的铜（血液透析、新鲜冰冻血浆进行血浆置换），尽快给予肝脏移植手术。

4）肝移植治疗。

常采用原位肝移植，或亲属活体肝移植。推荐肝豆状核变性患者进行肝移植治疗的适应证为：①暴发性肝功能衰竭；②对络合剂无效的严重肝病者

（肝硬化失代偿期，Ⅱ级证据）。对有严重神经或精神症状的肝豆状核变性患者因其损害已不可逆，不宜做肝移植治疗。

5）饮食治疗。

（1）勿用铜制的食具及用具。

（2）避免进食含铜量高的食物。避免进食豆类、坚果类、薯类、蕈类、菌藻类、干菜类、干果类、软体动物、贝壳类、虾蟹类、动物的肝和血、巧克力、可可、咖啡、蜂蜜、麦片和某些中药（如龙骨、牡蛎、蜈蚣、全蝎）等。含铜量高的保健品、药品也应注意尽量避免。

（3）适宜日常摄食的低铜食物。适宜日常摄取的食物有精白米、精面、鸡蛋、苹果、桃子、橘子、鱼类、猪牛肉、鸡鸭鹅肉、牛奶、小白菜、萝卜、菜心等。

（4）适宜高氨基酸和高蛋白饮食。

6）康复及心理治疗。

2. 遗传性疾病基因检测的意义

随着数以万计的基因被定位和克隆，遗传学中基因型和表型的相关性研究也得到极大的发展。其意义有以下几点：①在非基因检测手段不能确诊的时候，对于症状前患者，或临床表现为多种疾病共有，基因型分析对早期确诊和治疗有重要意义。②单基因疾病不同的突变形式可能有不同临床表现，甚至表现为不同的疾病形式，如果没有有效的临床干预措施，根据可靠的基因型－表型关系，对于预测病情发展，特别是遗传咨询尤为重要。③对于能够有效治疗的疾病，某些基因型可能预示较轻的临床表现或较好的预后，准确预测可以避免不必要的医疗措施。当然，即使是存在普遍性的基因型－表型关系，对于某个患者的病情预测也存在一定风险。④基因突变类型与临床表现的关系有助于我们了解生物学的相关机制，如基因的表达、转录、翻译、翻译后修饰、蛋白功能、蛋白降解及代谢途径。

3. 青霉胺的脱敏疗法

凡青霉素皮试阳性或既往有 PCA 或青霉素过敏史，以及治疗中出现发热、皮疹等超敏反应者，均须先行 PCA 脱敏，待脱敏成功方可执行 PCA 治疗。以 5.0 mg 为首剂量的青霉胺缓慢递增法进行脱敏治疗，逐渐加量，经过 14 天达到正常剂量。青霉胺每片为 125.0 mg，为了得到 5.0 mg、7.5 mg、10.0 mg、15.0 mg 等剂量，选择锋利的刀片切取青霉胺 1/4 片、1/2 片、3/4 片，放入一次性注射器或输液器外包装袋中，用研钵研磨成均匀的粉末，分别加入 25 mL 冷果汁或冷开水中混匀，用注射器抽取相应毫升数，可得到准确剂量，具体脱敏方法见表 2 - 4 - 3。

表 2-4-3　青霉胺脱敏方法

时间	每次剂量/mg	每天服药次数/次	每天总量/mg	每次剂量取法
第 1 天	5.0	1	5.0	1/4 片，取 4 mL
第 2 天	5.0	3	15.0	1/4 片，取 4mL
第 3 天	7.5	3	22.5	1/4 片，取 6 mL
第 4 天	10.0	3	30.0	1/4 片，取 8 mL
第 5 天	15.0	3	45.0	1/4 片，取 12 mL
第 6 天	20.0	3	60.0	1/4 片，取 16 mL
第 7 天	30.0	3	90.0	1/4 片，取 24 mL
第 8 天	50.0	3	150.0	1/2 片，取 20 mL
第 9 天	75.0	3	225.0	3/4 片，取 20 mL
第 10 天	100.0	3	300.0	1 片，取 20 mL
第 11 天	150.0	3	450.0	1 片加 1/4 片，取 20 mL；或 5/4 片，取 24 mL
第 12 天	200.0	3	600.0	1 片加 3/4 片，取 20 mL；或 2 片，取 20 mL
第 13 天	200.0	4	800.0	1 片加 3/4 片，取 20 mL；或 2 片，取 20 mL
第 14 天	250.0	4	1 000.0	2 片

【解决问题】

（1）患者的饮食需要注意些什么？

A. 避免进食含铜量高的食物（如豆类、坚果类、薯类、菠菜、茄子、南瓜、蕈类、菌藻类、干菜类、干果类、软体动物、贝类、螺类、虾蟹类、动物的肝和血、巧克力、可可）和某些中药（如龙骨、牡蛎、蜈蚣、全蝎）等。

B. 尽量少含铜量较高的食物，如小米、荞麦面、糙米等。

C. 适宜的低铜食物有精白米、精面、新鲜青菜、苹果、桃子、梨、鱼类、猪牛肉、鸡鸭鹅肉、牛奶等。

D. 避免或尽量少食高氨基酸或高蛋白的食物。

E. 勿用铜制的食具及用具。

（2）如果患者在服用抗过敏药物后，瘙痒症状仍无改善应该怎么办？

应行青霉胺脱敏疗法。

（3）为什么医生要建议患者的一级亲属行铜生化检查及肝豆状核变性的基因检测？

因为肝豆状核变性是常染色体隐性遗传的疾病，故一旦确诊一个患者，应该进行的遗传咨询工作如下。

A. 家系调查。详细询问家族病史，尤其是肝病患者或因为肝病死亡的患者。在肝豆状核变性家庭中，任何一个患慢性肝病的同胞（主要是儿童）都有可能是本病的症状前患者。

B. 所有近亲，特别是先证者同胞均应该接受检查。肝功能异常是发现症状前患者的一个重要指征。

C. 婚姻生育指导。肝豆状核变性是常染色体隐性遗传病，因此，杂合子婚配后，每生一个孩子都有25%的患病概率；而肝豆状核变性患者与杂合子婚配后，则每生一个孩子其患病概率和成为杂合子的概率各是50%。为了减少肝豆状核变性患者的出生，应避免患者与杂合子婚配及杂合子与杂合子间的婚配，最简单的方法是通过血清铜蓝蛋白水平初步判断是否杂合子，一般杂合子铜蓝蛋白水平在 $0.1 \sim 0.2$ g/L，但确诊需要基因检测。

（4）你认为患者出院后1个月应该复查一些什么项目？

因青霉胺可引起血液系统及肝肾功能等损害，故出院后1个月应复查血常规、尿常规、肝肾功能，并检测24小时尿铜以监测药物疗效及判断青霉胺剂量是否合适。

（5）如果患者再次妊娠，你的建议是什么？

首先，患者的丈夫应行肝豆状核变性基因检测，判断其是否为杂合子，可以预测两人生出肝豆状核变性患儿的概率。其次，应进行产前诊断，常规是进行限制性片段长度多态性或者是全长基因测序，如确诊为患肝豆状核变性的胎儿，可考虑终止妊娠，这也是预防本病的主要措施。

（张红豆）

第三节　我是精神病吗?

【学习纲要】

1．基础医学

(1) 锥体外系的神经解剖及生理功能。

(2) 铜在人体中的代谢。

2．临床医学

(1) 肝豆状核变性的病因及发病机制。

(2) 肝豆状核变性常见症状与体征。

(3) 脑器质性精神障碍与功能性精神障碍的临床诊断思维原则。

(4) 肝豆状核变性诊断与鉴别诊断。

(5) 肝豆状核变性的治疗原则。

(6) 肝豆状核变性并发症与处理。

3．人文医学

(1) 病情告知义务。

(2) 肝豆状核变性的预防。

(3) 肝豆状核变性患者的生活质量提升（心理干预、护理要点）。

第　一　幕

19 岁的窦×是个超市职员，为人和善，工作勤劳，是单位的先进工作者。但是，自 2012 年的夏天，他觉得十分容易疲劳，尤其是双上肢，并出现便秘。自行服用中药（具体不详），症状未缓解。自 2014 年 2 月，他开始出现饮水呛咳，排尿困难。2014 年 10 月后出现双下肢乏力、僵硬感。因动作迟缓、反应迟钝，他不得不停止工作，家人称他与外界的交流越来越少，常常呆坐，行走的姿势也有些奇怪，不摆臂、拖步、摇摇晃晃，叫他就诊又被他拒绝了。之后的情况越来越糟，2015 年初，他经常喃喃自语地念叨些不着边际的话，说"经常可以听见哭声""我有万贯家产要和你们分享"等，自笑、自哭，之后又出现漫无目的地行走、频繁地洗漱牙齿等异常行为。有一次，他外出后失踪，家人报警后才在一处拆迁工地里找到他，可他怎么也说不清楚事件的发生过程。尽管他百般不愿意，家人还是把他送到了当地的一家精神病院住院治疗。初诊为"精神分裂症"。头颅 MRI 显示中脑、左侧额顶叶有异常斑片状长 T1 长 T2 信号。给予再普乐、碳酸锂等药物，28 天后症状好转便出院。但出院后症状时好时坏，家人一筹莫展，他有时也问："我是精神病吗？"

【提出问题】

（1）请归纳患者的病史特点。

（2）该患者的精神症状是因为患有精神分裂症吗？

（3）患者的运动症状最可能是由哪部分的神经系统受损导致的？

（4）初步考虑患者的定位诊断是什么？为明确该类疾病的定性诊断，需要进一步完善哪些检查？

【学习内容】

1. 对有精神症状患者的临床诊断思维

作为综合医院的医师，经常可以遇到有精神症状的患者，如何进行快速有效的甄别是十分重要的。

在临床实践中，通常将精神障碍分为器质性和功能性两类。这种区分是相对的。随着诊疗技术的发展，原先认为的功能性精神障碍也可以发现脑实质及超微结构方面的改变，只是在现阶段的临床实践中，沿用器质性精神障碍这一概念指导临床的诊疗工作。

器质性精神障碍又可以分为脑器质性、躯体疾病所致与精神活性药物所致的三类精神障碍。脑器质性精神障碍是指脑部已发现的明显的病理形态和病理生理改变，如变性、感染、创伤、肿瘤等引起的精神障碍；躯体疾病所致精神障碍是指由中枢神经系统以外的各种躯体疾病造成中枢神经系统功能紊乱所致的精神障碍；精神活性药物所致精神障碍是指与精神活性药物有关的精神障碍。

在临床实践中，需要通过详细的病史（现病史与既往史）、查体与辅助检查（化验与影像学检查）来排查是否存在导致精神障碍的器质性改变。

2. 精神分裂症的诊断标准

CCMD3 诊断标准如下。

1）症状标准。

至少有下列 2 项，并非继发于意识障碍、智能障碍、情感高涨或低落：

（1）反复出现的言语性幻听。

（2）明显的思维松弛、思维破裂、言语不连贯，或思维贫乏或思维内容贫乏。

（3）思想被插入、被撤走、被播散，思维中断，或强制性思维。

（4）被动、被控制，或被洞悉体验。

（5）原发性妄想（包括妄想知觉、妄想心境）或其他荒谬的妄想。

（6）思维逻辑倒错、病理性象征性思维，或语词新作。

（7）情感倒错，或明显的情感淡漠。

（8）紧张综合征、怪异行为，或愚蠢行为。

（9）明显的意志减退或缺乏。

2）严重标准。

自知力障碍，并有社会功能严重受损或无法进行有效交谈。

3）病程标准。

（1）符合症状标准和严重标准至少已持续1个月，单纯型另有规定。

（2）若同时符合分裂症和情感性精神障碍的症状标准，当情感症状减轻到不能满足情感性精神障碍症状标准时，分裂症状需继续满足分裂症的症状标准至少2周以上，方可诊断为分裂症。

4）排除标准。

排除器质性精神障碍，及精神活性物质和非成瘾物质所致精神障碍。尚未缓解的分裂症患者，若又罹患本项中前述两类疾病，应并列诊断。

3. 锥体外系的神经解剖及生理功能

锥体外系的主要组成是基底神经节，包括尾状核、豆状核、杏仁核、黑质、丘脑底核等，其中，尾状核与豆状核合称为纹状体，主要形成3个神经环路：①皮质－皮质环路；②黑质－纹状体环路；③纹状体－苍白球环路。

锥体外系的生理功能是：①调节肌张力，协调肌肉运动；②维持及调节身体姿势；③担负半自动性、刻板性及反射性运动，如走路时两臂摇摆等联带动作、表情运动等。这些核团或环路的病变与运动障碍疾病的产生密切相关。此外，锥体外系的神经元间的信息传递与多巴胺、乙酰胆碱、GABA、5－羟色胺等神经递质和神经肽有关，递质间平衡失调是产生运动障碍症状的直接原因。

4. 常见运动障碍疾病的特点

常见运动障碍疾病有以下特点：

（1）与基底神经节或多巴胺神经递质传导功能紊乱有关。

（2）临床上导致运动调节功能障碍，出现两大症候群：肌张力降低－运动过多、肌张力增高－运动减少，而非运动能力本身，故肌力、感觉和小脑一般不受影响。

（3）所有不自主运动受患者精神状态影响，紧张时加重，睡眠时消失。

【解决问题】

（1）请归纳患者的病史特点。

患者为青年男性，慢性起病，病情逐渐进展，表现疲劳感、饮水呛咳、二便障碍、肢体无力等神经系统症状及情绪低落、精神运动性迟滞、姿势行为异常、幻听、言语逻辑混乱等精神心理障碍，头颅 MRI 结果提示中脑及左侧额顶叶病变，于外院诊断为"精神分裂症"，予抗精神症状类药物治疗后症状可缓解，但病情不稳定，易反复发作。

（2）该患者的精神症状是因为患有精神分裂症吗？

不是。患者病程中虽然相继出现情感淡漠、怪异行为、言语性幻听、夸大妄想等超过 2 种的精神症状，符合精神分裂症的症状诊断，但这些症状出现在饮水呛咳、肢体无力等神经系统症状之后，且患者头颅 MRI 结果提示中脑及左侧额顶叶病变，存在神经系统损害，不符合精神分裂症的排除标准，目前考虑其精神症状为器质性精神障碍的可能性大，而不是因为患有精神分裂症。

（3）患者的运动症状最可能是由哪部分的神经系统受损导致？

患者的运动症状主要为双下肢乏力、僵硬感、体态姿势维持异常、习惯性动作减少等，表现为随意运动调节功能障碍，无明确瘫痪表现，考虑为锥体外系受损可能性大。

（4）你初步考虑患者的定位诊断是什么？为明确该类疾病的定性诊断，需要进一步完善哪些检查？

患者以肢体乏力起病，随后出现饮水呛咳、二便障碍、肌张力增高、运动障碍、情绪及精神障碍等症状，病程缓慢发展，进行性加重，结合其头颅 MRI 结果，初步考虑定位诊断为基底节、中脑及额顶叶病变。为明确该类疾病的定性诊断，需要进一步完善血常规、电解质、血清铜、铜蓝蛋白等化验及脑电图检查，必要时行腰椎穿刺术完善脑脊液检查。

第　二　幕

主诊医生江医生详细询问完病史，为患者进行细致的体格检查，并初步完成了辅助检查。

体格检查如下。

体温 36.5 ℃，脉搏 78 次/分，呼吸 14 次/分，血压 128/70 mmHg。神志清楚，发育正常，营养良好，面容健康，自主体位，查体合作，全身皮肤无黄染，浅表淋巴结无肿大。心、肺、腹无异常。

专科检查如下。

（1）一般情况。意识清楚，语言清晰流利，情感淡漠，反应迟钝，自制力差，定向力、记忆力、判断力无明显障碍，计算力粗测减退。

（2）颅神经。①嗅觉、视力、视野粗测无改变，眼底视盘边界清楚，中央凹陷存在，A/V 约为 2/3，视网膜无异常渗出及出血斑块，瞬目反射灵敏；②眼睑无下垂，双眼外展不全，各露白 1 mm，双瞳孔等大同圆，直接及间接对光反应灵敏，双侧角膜可见可疑 K-F 环，辐辏反射正常；③颜面浅深感觉对称存在，咀嚼有力，张口对称，角膜反射灵敏，下颌反射未引出；④双侧额纹对称，右侧鼻唇沟稍浅，口角略左偏，皱额、闭目、露齿、鼓气良好，外耳道感觉无异常，舌前 2/3 味觉无异常；⑤听力粗测无改变，Rinne 试验气导大于骨导，Weber 试验居中，无眼球震颤，Romberg 试验（-）；⑥饮水呛咳，无声嘶、吞咽困难，悬雍垂居中，双侧软腭上提对称有力，双侧咽反射消失；⑦转颈、耸肩对称有力；⑧伸舌居中，舌肌无萎缩及纤颤。

（3）运动系统。四肢肌肉形态无改变，无不自主运动，肌张力稍高，四肢肌力 5 级，指鼻试验出现接近目标动作迟缓，跟-膝-胫试验时抬腿触膝时变距不良，轮替试验动作笨拙，步态慌张。

（4）感觉系统。全身痛、温、触、关节位置及音叉振动觉对称存在，两点辨别、图形及实体觉良好。

（5）反射。腹壁反射对称存在，双侧肱二、三头肌腱反射（++），桡骨膜反射（++），膝腱反射（++），跟腱反射（++），双侧 Babinski 征（+），Hoffmann 征（-），Chaddock 征（-），Oppenheim 征（-）。

（6）脑膜刺激征。无颈项强直，Kernig 征（-），Brudzinski 征（-）。

（7）自主神经系统。皮肤、指甲、关节无改变，皮肤划痕征（-），大小便功能障碍。

辅助检查如下。

2016 年 4 月 3 日，血常规结果示血红蛋白质量浓度 118 g/L，红细胞计数 3.71×10^{12}/L，嗜酸性粒细胞计数 0.32×10^9/L，凝血功能部分活化凝血酶原时间 38.8 s。血生化结果示甘油三酯摩尔浓度 1.81 mmol/L，胆固醇摩尔浓度 5.77 mmol/L。肝肾功能正常。胸片、心电图未见明显异常。脑电图示两侧对称，以 8～9 C/S 20～50 μV 的 α 活动为基本节律，节律调节可，调幅不良，各区混有低幅 β 活动及散在低幅的 θ 波，并见阵发性长程 2.5 ~ 3 C/S 40 ~ 150 μV 的 δ 活动。视反应中，α 波受抑制，慢活动不受抑制。H. V 中，慢活动增多。BAEP、SEP、P-VEP 均异常。眼部裂隙灯检查双侧角膜可见 K-F 环。腹部超声示胆囊内胆汁淤积，肝、脾、胰未见明显异常。

2016 年 4 月 6 日，患者的血清铜浓度检查结果为 0.5 μmmol/L，铜蓝蛋白浓度 8.5 mg/L。

【提出问题】

（1）根据医生对患者的体格检查结果，你能归纳出患者有哪些异常体征吗？

（2）患者可能的临床诊断是什么？具体分型是什么？

（3）需要继续为该患者完善哪些检查？

【学习内容】

1．肝豆状核变性的概念与病因

肝豆状核变性，亦称为 Wilson 病（Wilson disease），是一种常染色体隐性遗传的铜代谢障碍性疾病。肝豆状核变性也是至今少数几种可治的神经遗传病之一，关键是早发现、早诊断、早治疗。

肝豆状核变性绝大多数限于同胞一代发病或隔代遗传，罕见连续两代发病。致病基因 ATP7B 定位于染色体 13q14.3，编码一种 1 411 个氨基酸组成的铜转运 P 型 ATP 酶，该 ATP 酶内含金属离子结合区、ATP 酶功能区、跨膜区共 3 个功能区。ATP7B 基因突变导致 ATP 酶功能减弱或消失，引致血清铜蓝蛋白合成减少以及胆道排铜障碍，蓄积于体内的铜离子在肝、脑、肾、角膜等处沉积，引起进行性加重的肝硬化、锥体外系症状、精神症状、肾损害及 K-F 环等。ATP7B 基因的变异位点繁多，人类基因组在数据库中记载达 300 多个位点。基因突变位点具有种族特异性，因此，基因检测位点的选择要有针对性。我国肝豆状核变性患者的 ATP7B 基因有 3 个突变热点，即 R778L、P992L 和 T935M，占所有突变的 60% 左右。90% 以上的患者血清铜蓝蛋白与铜结合存在障碍，因而认为铜蓝蛋白的合成障碍是本病最基本的遗传缺陷。致病因子造成铜蓝蛋白合成障碍和胆道铜排泄障碍，线粒体铜沉积导致自由基和氧化损害在本病发病机制中起重要作用。

由于上述因素导致血清中大量的游离铜沉积于肝脏，故造成小叶性肝硬化。当肝细胞溶酶体无法容纳时，铜即通过血液向各个器官散布和沉积。基底神经节的神经元和其正常酶的转运对无机铜的毒性特别敏感，大脑皮质和小脑齿状核对铜的沉积也产生症状。铜在眼角膜弹力层沉积形成 K-F 环。

2. 铜在人体中的代谢

正常人每天自肠道摄取少量的铜，铜在血中先与白蛋白疏松结合，在肝细胞中铜与 α2 球蛋白牢固结合成具有氧化酶活性的铜蓝蛋白。循环中 90% 的铜与铜蓝蛋白结合，铜作为辅助因子参与多种重要生物酶的合成。铜在各脏器中形成各种特异的铜－蛋白组合体，剩余的铜通过胆汁、尿和汗液排出。

3. 肝豆状核变性的病理改变

病理改变主要累及肝、肾、脑、角膜等。肝表面和切片均可见大小不等或假小叶，肝细胞由脂肪变性发展为大、小结节混合性肝硬化，肝小叶由于铜沉积而呈棕黄色。脑的损害以壳核最明显，其次是苍白球与尾状核，大脑皮质及小脑齿状核也可受累，显示软化、萎缩、色素沉着甚至空洞形成，光镜下可见神经元脱失和星形胶质细胞增生，电镜下可见线粒体变致密、嵴消失、粗面内质网断裂。角膜边缘后弹力层及内皮细胞质内有棕黄色的细小铜颗粒沉积。

4. 肝豆状核变性的临床诊断要点

（1）起病年龄多在 5～35 岁。

（2）有肝病史或肝病症状。

（3）神经精神症状。

（4）铜生化指标。①血清 CP 含量低于 200 mg/L，且 24 h 尿铜含量不少于 100 μg 或肝铜含量大于 250 μg。

（5）特殊体征。角膜 K-F 环。

（6）阳性家族史。

5. 肝豆状核变性的临床分型

根据中华医学会神经病学分会帕金森病及运动障碍学组《肝豆状核变性的诊断与治疗指南》，肝豆状核变性临床分型如下。

（1）肝型。①持续性血清转氨酶增高；②急性或慢性肝炎；③肝硬化（代偿或失代偿）；④暴发性肝功能衰竭（伴或不伴溶血性贫血）。

（2）脑型。①帕金森综合征；②运动障碍：扭转痉挛、手足徐动、舞蹈症状、步态异常、共济失调等；③口－下颌肌张力障碍：流涎、讲话困难、声音低沉、吞咽障碍等；④精神症状。

（3）其他类型。以肾损害、骨关节肌肉损害或溶血性贫血为主。

（4）混合型。以上各型的组合。

【解决问题】

（1）根据医生对患者的体格检查结果，你能归纳出患者有哪些异常体征吗？

患者的异常体征包括情感淡漠、反应迟钝、自制力差、计算力下降；双眼结膜可见可疑 K-F 环；左侧中枢性面瘫、假性球麻痹；肌张力稍高、共济运动差、双侧锥体束征（+）以及二便障碍。

（2）患者可能的临床诊断是什么？具体分型为哪类？

患者为青年男性，有神经系统症状和精神症状，铜生化指标提示血清铜明显下降，铜蓝蛋白质量浓度为 8.5 mg/L，明显小于 200 mg/L，眼部裂隙灯检查双侧角膜可疑 K-F 环，符合肝豆状核变性的临床诊断要点中大部分内容，临床诊断考虑为肝豆状核变性可能性大。结合患者临床表现的特点，具体分型为脑型肝豆状核变性。

（3）需要继续为该患者完善哪些检查？

还需完善 24 h 尿铜排泄量、腰椎穿刺术留取脑脊液化验以及复查头颅 MRI。

第 三 幕

复查头颅 MRI 可见双侧豆状核 T2W 对称的高信号影。根据患者具有神经精神症状、锥体外系症状、血清 CP 下降、角膜 K-F 环阳性，确诊肝豆状核变性。

医生向患者及其家人交代下一步的治疗和注意事项。首先，予低铜饮食；予再普乐控制幻听与夸大妄想等精神症状，视病情酌情调整剂量；予青霉胺 0.125 g，口服，每天 3 次，每 3～4 天加 1 次量，逐渐将日总量增至 1.5～2.0 g，并告知因服用青霉胺会将蓄积在体内的铜重新释放至血液中，在服药初期会出现症状加重，随后情况会逐渐好转，需要终生用药；予葡萄糖锌促进铜排泄及对症治疗。为检测疗效和副作用，应定期检测血常规、肝肾功能、尿铜等。

在患者接下来的治疗过程中，曾经出现 1 次一过性血小板降低，医生减慢青霉胺增加速度，同时监测血小板。每天青霉胺用量达 1.5 g，患者病情稳定，维持青霉胺用量。同时，他的精神症状也逐渐得到控制，再普乐逐渐减量至停用。患者住院治疗 28 天后出院。

出院医嘱：①按时服药治疗，终生服药；②低铜饮食，多进食高蛋白、高氨基酸的食物；③注意有无出血倾向，如牙龈出血；④定期监测 24 h 尿铜，腹部 B 超；⑤定期随诊。

【提出问题】

（1）哪些食物铜的含量较高？

（2）青霉胺的作用机制是什么？

【学习内容】

1. 肝豆状核变性的治疗

1）饮食治疗。

低铜饮食。

2）药物治疗。

以驱铜药物为主，驱铜及阻止铜吸收的药物主要有两大类，一是络合剂，能强力促进体内铜离子排出，如青霉胺、二巯丙磺酸钠、三乙烯－羟化四甲胺、二巯丁二酸等；二是阻止肠道对外源性铜的吸收的药物，如锌剂、四硫钼酸盐。

（1）D－青霉胺（D-penicillamine）。这是本病的首选药物。本药口服易吸收。当患者首次用药时应做青霉胺皮试，阴性者才能使用。药物副作用有恶心、超敏反应、重症肌无力、关节病、无疱疮，少数可以引起白细胞减少和再生障碍性贫血。较严重的毒副作用是视神经炎、狼疮综合征、剥脱性皮炎、肾病综合征等。本病须长期甚或终生服药，应注意补充足量维生素 B。

（2）二巯基丙磺酸。将二巯基丙磺酸按 5 mg/kg 溶于 5% 500 mL 葡萄糖溶液中缓慢静滴，每天 1 次，6 天为 1 个疗程，2 个疗程之间休息 1～2 天，连续注射 6～10 个疗程。不良反应主要是食欲减退及轻度恶心、呕吐。可用于有轻、中、重度肝损害和神经精神症状的肝豆状核病患者。

（3）三乙烯－羟化四甲胺。药理作用与 D－青霉胺相似，是用于不能耐受青霉胺治疗时的主要药物。其副作用小，但药源困难、价格不菲。

（4）锌制剂（zinc preparations）。常用的有硫酸锌、醋酸锌、葡萄糖酸锌、甘草锌等。在餐后 1 h 服药以避免食物影响其吸收。尽量少食粗纤维以及含大量植物酸的食物。锌剂的副作用较小，主要有胃肠道刺激、口唇及四肢麻木感、免疫功能降低、血清胆固醇紊乱等。对胎儿无致畸作用。锌剂的缺点是起效慢（4～6 个月），严重病例不宜首选。

（5）四硫钼酸盐（tetlathiomolybdate）。四硫钼酸盐能促进体内的金属铜较快排出，改善肝豆状核变性的症状与 D－青霉胺相当，副作用则比 D－青霉胺少得多。本药在国外仍未商品化，国内尚无使用的经验。

（6）中药治疗。大黄、黄连、姜黄、金钱草、泽泻、三七等由于具有利尿及排铜作用而对肝豆状核变性有效，少数患者服药后早期出现腹泻、腹痛。单纯使用中药治疗肝豆状核变性，效果常不满意，中西医结合治疗效果会更好。推荐用于症状前患者、早期或轻症患者、儿童患者及长期维持治疗。

3）对症治疗。当有震颤和肌强直时可用苯海索口服，对粗大震颤者首选氯硝西泮。肌张力障碍可用苯海索、复方左旋多巴制剂、多巴胺受体激动剂，还可服用氯硝西泮、硝西泮、巴氯芬等局限性肌张力障碍药物治疗。无效者可试用局部注射 A 型肉毒毒素。当有舞蹈样动作和手足徐动症时，可选用氯硝西泮、硝西泮、氟哌啶醇，合用苯海索。精神症状明显者可服用抗精神病药奋乃静、利培酮、氟哌啶醇、氯氮平，抑郁患者可用抗抑郁药物。护肝治疗药物也应长期应用。

4）手术治疗。对于有严重脾功能亢进者可行脾切除术，严重肝功能障碍者也可以考虑肝移植治疗。

2．疾病预后

本病若早发现早诊断早治疗，一般较少影响生活质量和生存期。晚期治疗基本无效，少数病情进展迅速或未经治疗出现严重肝脏和神经系统损害者预后不良，会致残甚至死亡。肝豆状核变性患者的主要死因是肝衰竭、自杀和肿瘤。尽管 20 年来早期诊断和治疗水平有了较大的进步，但肝豆状核变性患者的死亡率还是较高，预后不佳。

3．疾病预防

对肝豆状核变性患者的家族成员测定血清铜蓝蛋白、血清铜、尿铜及体外培养皮肤成纤维细胞的含铜量有助于发现肝豆状核变性症状前纯合子及杂合子，发现症状前纯合子可以及早治疗。杂合子应禁忌与杂合子结婚以免其子代发生纯合子。产前检查如发现为纯合子，应终止妊娠，以杜绝患者的来源。

4．疾病健康教育

（1）注意饮食。①避免进食含铜量高的食物；②适宜的低铜食物有精白米、精面、新鲜青菜、苹果、桃子、梨、鱼类、猪牛肉、鸡鸭鹅肉、牛奶等；③避免或少食高氨基酸或高蛋白饮食；④勿用铜制的食具及用具。

（2）药物治疗的监测。开始用药后应检查肝肾功能、24 h 尿铜、血尿常规等，前 3 个月内每月复查 1 次，病情稳定后第 3 个月复查 1 次。每 3 ～ 6 个月检查 1 次肝脾 B 超。同时，必须密切观察药物的副反应。

（3）康复及心理治疗。研究发现，抑郁症在肝豆状核变性患者中非常常见，已有的调查发现，30% ～ 60% 患者存在抑郁。因此要加强对肝豆状核变性患者的心理疏导。①加强公共宣传与教育，减少对患者的歧视。②不断提高医护人员的业务和综合素质，学习心理学、沟通技巧，与患者建立良好的关系。③加强生活护理。对患者进行文娱体疗和各种技能训练，有利于患者改善睡眠与精力、进食、运动与感觉等躯体功能状况，创造宽松舒适的住院环境和丰富的训练活动，有利于患者缓解精神紧张，减轻焦虑、抑郁等负性情感。④加强对患者进行心理辅导和干预。心理健康状况和生活质量相关，心理干预对改善患者生活质量有帮助。⑤患者的预后与家庭支持有密切关系，患者家庭作为其最主要的支持系统，对患者心理及身体的康复起着至关重要的作用。

【解决问题】

（1）哪些食物铜的含量较高？

含铜量较高的食物有小米、荞麦面、糙米、豆类、坚果类、薯类、菠菜、茄子、南瓜、蕈类、菌藻类、干菜类、软体动物、贝壳类、虾蟹类、动物的肝脏和血、巧克力、可可。某些中药，如龙骨、牡蛎、蜈蚣、全蝎等。

（2）青霉胺的作用机制是什么？

D-青霉胺是本病的首选药物。本药口服易吸收，为强效金属络合剂，在肝脏中可与铜形成无毒复合物，促使其在组织沉积部位被清除，减轻游离状态铜的毒性。青霉胺与组织中的铜离子络合成铜-青霉胺复合物，从尿中排出。

（陈东）

第五章　头痛

第一节　反复发作的头痛

【学习纲要】

1．基础医学

（1）脑脊液循环系统的解剖。

（2）低颅压的经典影像学表现。

（3）低颅压的机制。

2．临床医学

（1）头痛的诊断原则。

（2）头痛的鉴别诊断。

（3）低颅压性头痛的诊断与鉴别诊断。

（4）低颅压性头痛的治疗与预防。

3．人文医学

（1）医患沟通的技巧。

（2）低颅压性头痛的健康宣教。

第　一　幕

"撑不下去了，真的。"21 岁的苏×对自己说。

外面难得地风和日丽，没有一点雾霾。难得伸手可见五指，没有沙尘暴。难得没有漫天飘舞的柳絮，不会诱发她的过敏性鼻炎。最难得的是，她居然把这个不可能完成的销售任务完成了，老板难得展露一次笑脸，月底加薪有望。

可是这一切，和现在的她有什么关系呢？剧烈的头痛令她难以忍受。

开始，卧床时头不痛，坐着或站立会很痛。虽然母亲千叮咛万嘱咐她身体第一工作第二，她还是固执地撑着病躯拜访客户。原本想着实在没时间卧床时，自己买点止痛药服用，熬熬就过去了。可是这头痛顽固地、反复地出现，似乎见风就蔓延、疯长，折腾得她几乎要放弃工作。昨晚竟然痛到呕吐。她赶紧去北京的一家小诊所就诊。那位年轻医生匆匆看了她一眼，就认定是神经性头痛，开具鲁南贝特。虽然满心怀疑，可是工作至上，她也就没太关注自己的身体。熬过今天最后签合同的关键时刻，她回到宾馆，一头深扎进柔软的床铺，再也爬不起来。

"难道我得了不治之症？"她给老板打了请假电话后，一个念头突然冒出。

【提出问题】

（1）头痛问诊的重点是什么？

（2）患者的头痛有什么特点？下一步需要做什么？

【学习内容】

1．头痛的问诊要点

1）病史。

接诊医生应询问患者有无头颅外伤史、感染、发热、中毒、高血压、青光眼、鼻窦炎、偏头痛、脑炎、脑膜炎、颅脑肿瘤、使用药物史及精神疾病史等。

2）头痛的特点。

（1）头痛的病因及诱因。眼疲劳引起的头痛发生在用眼过度，尤其是较长时间近距离用眼时；紧张性头痛多因过度紧张、劳累而诱发或加重；偏头痛在月经期时容易发作；感染或中毒可引发头痛，且随病情变化而减轻或加重；高血压头痛多在血压未得到控制时出现或加重；低颅压性头痛症状与体位改变有关，发病前可有疲劳、摄入不足、腰椎穿刺等情况；头颅外伤头痛发生在受伤后；颅脑病变头痛可发生在典型症状或诊断明确前，常与病变过程伴随。

（2）头痛的部位。大脑半球的病变疼痛多位于病变的同侧，以额部为多，并向颞部放射；小脑幕以下病变引起的头痛多位于后枕部；青光眼引起的头痛多位于眼的周围或眼上部。

（3）头痛的性质。三叉神经痛表现为颜面部发作性电击样疼痛，舌咽神经痛的特点是咽后部发作性疼痛并向耳及枕部放射，紧张性头痛为压迫或紧绷样疼痛，血管性头痛为搏动样头痛。

（4）头痛的时间。鼻窦炎引起的头痛多在病情较重、鼻塞不通时加重，且上午重下午轻；紧张性头痛多在下午或傍晚出现；肿瘤引起的头痛在早上时较明显；药物引起的头痛一般出现在用药后 15 ～ 30 min，持续时间与药物半衰期有关。

2．头痛的分类

引起头痛的病因众多，大致可分为原发性和继发性两类。前者不能归因于某一确切病因，也可称为特发性头痛，常见的如偏头痛、紧张性头痛、丛集性头痛；后者病因可涉及各种颅内病变，如脑血管疾病、颅内感染、颅脑外伤、低颅压等，或全身性疾病，如发热、内环境紊乱以及滥用精神活性药物等。

3．头痛的诊断与鉴别诊断

头痛的诊断，首先是区别原发性和继发性头痛。原发性头痛的诊断首先应排除其他原因引起的继发性头痛。应从患者的病史、症状和体征、实验室检查、影像学检查结果等方面逐步缩小鉴别诊断的范围。在鉴别诊断时，对于具备以下特点者尤其需要重视其为继发性头痛的可能性：新发或突发头痛、既往头痛特征（如表现、强度、部位、频率和对药物的反应等）改变或恶化、50 岁以上、有肿瘤史、系统性疾病或免疫缺陷史、发热、颈强直、视盘水肿、局灶性体征、妊娠或产后、触发性头痛或睡眠中痛醒的患者。

4．低颅压性头痛的定义、病因、病理机制、临床症状及诊断

低颅压性头痛主要是由于颅内压力降低后，脑脊液的"液垫"作用减弱，飘浮在脑脊液里只有 48 g 的脑组织的质量迅速增加，并下沉、移位，使颅底的痛觉敏感结构和硬脑膜、动脉、静脉、神经等受牵拉。另外，大脑静脉和静脉窦反射性扩张也可能导致疼痛。腰椎穿刺脑脊液压力低于 70 mmHg 即可确诊。

本病见于各种年龄，特发性多见于体弱女性，继发性无明显性别差异。头痛以枕部或额部多见，呈轻至中度钝痛或搏动样疼痛，缓慢加重，常伴恶心、呕吐、眩晕、耳鸣、颈僵和视物模糊等。有时波及全头，或向项、肩、背及下肢放射，性质为钝痛或搏动性痛。其头痛与体位有明显关系，当患者坐起或站立时头痛剧烈，头痛多在变换体位后 15 min 内出现。平卧或头低脚高位则头痛很快消失或明显减轻，因此，常被迫卧床不起。

特发性低颅压性头痛的病因不明，可能与血管舒缩障碍引起脑脊液分泌减少或吸收增加有关；而脱水、糖尿病酮症酸中毒、尿毒症、全身严重感染、脑膜脑炎、过度换气和低血压等使脑脊液生成减少是引起继发性低颅压性头痛的常见原因。脑脊液量减少、压力降低、脑组织移位下沉等使脑内痛敏结构（如脑膜、血管和三叉、舌咽、迷走等脑神经受到牵拉引起头痛。

【解决问题】

（1）头痛问诊的重点是什么？

头痛问诊的重点是询问患者有无头颅外伤史、感染、发热、使用药物史等，头痛的诱因、部位、性质、频率、持续时间及伴随症状等。

（2）该患者的头痛有什么特点？下一步需要做什么？

该患者为年轻女性，亚急性起病，特点为体位性头痛（卧位缓解，立位加重），症状持续，有加重倾向，使用止痛药及休息不能缓解。病前有劳累诱因。患者的头痛符合低颅压性头痛的特点，可能存在脑脊液循环的障碍，还需进一步证实并查找引起低颅压的原因，如腰椎穿刺检查、头部 CT 或磁共振检查等。

第 二 幕

住院部医生为患者查体时发现，其体温 36.2 ℃，呼吸 19 次/分，血压 96/67 mmHg，心率 74 次/分，律齐，各瓣膜听诊区未闻及病理性杂音。意识清楚，言语清，视野无缺损，双侧瞳孔等大等圆，直接、间接对光反射灵敏，眼球各向活动可，未见水平眼颤，双侧额纹对称，双侧闭目正常，双鼻唇沟对称，伸舌居中，示齿口角居中，双侧软腭抬举正常，咽反射存在。四肢肌张力正常，双上肢腱反射（＋＋），双下肢腱反射（＋＋），双侧 Babin-ski 征（－），全身深、浅感觉未见异常，双侧指鼻试验稳准，跟膝胫试验稳准，强迫去枕卧位，不能起床配合查体。颈软，Kernig 征（－），Brudzinski 征（－）。既往体健。接下来，医生根据患者的病情安排了一系列检验检查项目。

检验结果：血常规、尿、便常规、性激素、甲功及抗体、血脂、肝肾功能、感染指标、呼吸感染病原学、离子六项、术前八项等检查结果均未见明显异常。脑电图像示正常。头颅 CT 结果未见异常。奇怪的是，腰椎穿刺操作进针时有明显的突破感，却没有脑脊液流出来，无法测量脑脊液压力。医生尝试着用注射器回抽了 2 mL 脑脊液，仅送检了生化和细胞学检查，随后鞘内注入生理盐水 5 mL。检查结果提示，蛋白定性（PANDY）阴性（−），糖、氯正常。（此处请教师提供结果为出血及淋巴单核细胞反应的脑脊液细胞学检查资料来示教。）

【提出问题】

（1）根据腰椎穿刺和脑脊液检查结果，你能发现哪些异常？如何分析？

（2）根据目前的资料，患者的头痛可以确诊吗？诊断依据是什么？

（3）进一步的处理方案是什么？

【学习内容】

1. 脑脊液循环的相关知识

脑脊液为无色透明的液体，充满在各脑室、蛛网膜下腔和脊髓中央管内。脑脊液由脑室中的脉络丛产生，与血浆和淋巴液的性质相似，略带黏性。脑脊液属于细胞外液。

在中枢神经系统内，脑脊液产生的速率为 0.3 mL/min，日分泌量 400 ~ 500 mL。侧脑室内的脉络丛组织是产生脑脊液的主要结构。脉络丛主要分布在侧脑室的底部和第三、第四脑室的顶部，其结构是一簇毛细血管网，其上覆盖一层室管膜上皮，形似微绒毛。此微绒毛犹如单向开放的膜，只向脑室腔和蛛网膜下腔分泌脑脊液。也有人认为室管膜和脑实质也有产生脑脊液的作用。

脑脊液的流动具有一定的方向性。两个侧脑室脉络丛最丰富，产生的脑脊液最多，这些脑脊液经室间孔流入第三脑室，再经中脑导水管流入第四脑室。各脑室脉络丛产生的脑脊液都汇至第四脑室并经第四脑室的正中孔和外侧孔流入脑和脊髓的蛛网膜下腔。经矢状窦旁的蛛网膜颗粒将脑脊液回渗到上矢状窦，使脑脊液回流至静脉系统。脑脊液的回流（或吸收）主要取决于颅内静脉压、脑脊液的压力差以及血脑屏障间的有效胶体渗透压。脑和脊髓的血管、神经周围间隙和室管膜也参与脑脊液的吸收（−）。（此处请教师提供脑脊液循环系统解剖图资料来示教。）

成人正常白细胞数在 $0.01 \times 10^9/L$ 以下（早产儿及新生儿在 $0.03 \times 10^9/L$ 以内），但脑脊液白细胞不应超过 5 个，主要为小、中淋巴细胞。当脑膜有刺激性或炎性病变时，脑脊液白细胞计数即可增多。

正常脑脊液蛋白质量浓度在蛛网膜下腔为 150 ~ 450 mg/L，新生儿的为 1 g/L，早产儿可高达 2 g/L。蛋白含量增多与细胞增多同时发生，见于各种中枢神经系统感染。也可仅有蛋白含量增高而白细胞计数正常或略多，称为"蛋白－细胞分离"，多见于颅内及脊髓肿瘤、椎管梗阻、急性感染性多发性神经炎、甲亢、糖尿病和铅、汞等金属中毒等。

脑脊液的糖的正常含量为 450 ～ 750 mg/L，为血葡萄糖值的 1/2 ～ 2/3。糖量降低见于细菌性或隐球菌性脑膜炎、恶性脑肿瘤等，系因糖的酵解加速之故。血糖含量增高（故应同时检查血糖含量）及中枢系统病毒感染、脑外伤、后颅凹及 Ⅲ 脑室底部肿瘤和高热等，以上均与血脑屏障通透性增高有关。

脑脊液氯化物正常质量浓度为 7.2 ～ 7.5 g/L，较血液氯化物含量 5.7 ～ 6.2 g/L 为高。在细菌性（特别是结核性）、霉菌性脑膜炎和血液氯化物含量减少时（如呕吐、肾上腺皮质功能减退）减少，血液氯化物含量增高（如尿毒症、脱水等）时增高。

2．低颅压性头痛的治疗

低颅压性头痛的治疗方案如下。

（1）对于低颅压性头痛，应首先进行病因治疗，或是在病因治疗的同时进行恢复脑压的治疗。

（2）令患者取头低足抬高位卧床，以改善脑脊液循环和有助于脑脊液压力的回升。

（3）补液治疗，临床一般给予生理盐水或 5% 葡萄糖溶液 1 500 mL，每天 1 次，静脉滴注 5 ～ 7 天。

（4）低颅压性头痛如果是因为腰椎穿刺使脑脊液外渗到硬脊膜外腔引起，除使用以上方法治疗外，亦可在椎管内注射生理盐水 3 ～ 5 mL 或滤过空气或氧气 5 ～ 10 mL。向椎管内注射时速度宜慢。多数患者经一次椎管内注射后加之卧床和液体的补充 3 ～ 5 天即可治愈。

【解决问题】

（1）根据腰椎穿刺和脑脊液检查结果，你能发现哪些异常？如何分析？

患者脑脊液细胞学检查提示出血及淋巴单核细胞反应，可见于颅内感染、蛛网膜下腔出血等，但是，患者无发热、感染证据，脑脊液压力不高，生化检查正常，头颅 CT 结果未见异常，两者的诊断证据不足。还需要查找其他原因。

（2）根据目前的资料，患者的头痛可以确诊吗？诊断依据是什么？

患者的头痛为亚急性起病，病前有劳累诱因，头痛与体位相关（卧位缓解、立位加重），症状持续，有加重倾向，使用止痛药及休息不能缓解；查体为强迫去枕卧位，不能起床配合查体，未见其他神经系统阳性体征；腰椎穿刺术因脑脊液压力低，无法测出。结合患者病史、体格检查及辅助检查结果，因目前未查到继发性的原因，故确诊为特发性低颅压性头痛。

（3）进一步的处理方案是什么？

对症治疗包括卧床休息，每天补液 1 000～2 000 mL，给予适量镇痛剂等。

第 三 幕

经过每天 2 000 mL 生理盐水补液支持治疗，住院第 3 天，小苏的头痛如大雾一般缓缓散开，逐渐清晰的美食的香味混杂着淡淡的新鲜消毒药水味，一层层唤醒她的活力，以及内心深处对工作的渴望。尽管医生警告她要绝对卧床，头不能抬高于床面，但她固执地想要起来。上午去做了磁共振后，趁着医护人员不在，就偷偷爬了起来。沉重地身体仿佛生锈的机械被上了油，吱嘎吱嘎响着被重新按了电源，终于不情不愿地被启动起来。等洗了澡，换了衣服就可以出院了，她对自己说。于是洗了澡，坐下来吹着头发。但重生的喜悦还没有来得及体味，剧烈的头痛好像外出溜达了一小会儿又贪婪地扑了回来。随即内脏像翻个转儿，刚吃下去的美食都吐了出来。看着患者痛苦的表情和无助的目光，医生耐心地和她进行一次详细的沟通。

随后，给患者复查了腰椎穿刺。头颅磁共振的结果也传到科室信息系统里。（此处请教师提供低颅压性头痛的头颅增强 MRI 影像资料来示教。）

（1）复查腰椎穿刺结果。压力 60 mmH$_2$O。

（2）脑脊液生化检查结果。氯化物摩尔浓度 114.1 mmol/L，葡萄糖摩尔浓度 2.57 mmol/L，总蛋白质量浓度 0.79 g/L，腺苷脱氨酶质量浓度 0.4 U/L。

（3）脑脊液常规检查结果。脑脊液呈淡黄色，蛋白定性（PANDY）为弱阳性（±），脑脊液白细胞计数 50 /μL，单个核细胞（LY%）75%，多个核细胞（GRA%）25%。脑脊液细菌及病毒检查均未见明显异常。脑脊液细胞学检查见新旧不一的红细胞，呈淋巴单核细胞反应。

经历这次发病后，患者完全遵从医嘱。1 个月后，头痛痊愈了。

【提出问题】

（1）脑脊液白细胞计数 50 /μL，是否存在颅内感染？

（2）脑脊液细胞学发现红细胞，是蛛网膜下腔出血吗？

（3）低颅压性头痛的影像学表现是什么？

（4）针对患者头痛复发的情况，医患沟通的要点是什么？

【学习内容】

1. 医患沟通技巧

如果说医患关系是一种特殊的人际关系，那么医患交往也是人际交往中的一种特殊类型，这归结于交往的双方有着诸多的不对称。患者因缺乏疾病知识、担忧自己的身体健康、担心所遇到的医生不适合自己，以致难以在这个新的人际关系中主动参与；作为医生，应该主动去除这种因医生拥有对医疗信息绝对优势的掌握而导致的高高在上的感觉，以及穿着白大褂、挂着听诊器很容易让人产生距离感的形象，以求和患方共同努力解决问题并达到双赢的效果。一般认为，医患沟通的基本技巧可以分为言语交往和非言语交往两种方式。

1）言语交往。

言语交往是信息交流的一个重要方式，主要指以口头语的交往方式即交谈或晤谈来交流信息，也包括书面语的形式。交谈是医患之间最主要的交往方式，医务人员询问病情、了解病史、进行治疗及健康指导一般都是通过交谈来完成的。

医生在与患方交谈时，需注意遵循尊重患者、有针对性、及时反馈的原则。交谈的技巧主要包括：①积极倾听，避免急于下结论、轻视患者的问题、干扰或转移患者的话题、做道德或正确性的批判、倾听技巧运用不当等错误。②正确共情，即医生在理解患者的需要、情感及所处的环境或状况的基础上，帮助他们解除病痛、调整情绪，使他们重新回归到对所处环境的最佳适应状态。③善于提问，正确而有技巧性的提问，既不会使患者觉得不舒服、不愿回答，也不会给患者反复重复自己病情的机会。既可抓住重点，又能节约时间。同时，作为医生一定要记住，提问是为了了解病情而不是求证，要相信患者的"告诉"。④适当解释。在进行解释时，首先，应该了解情况，把握准确，否则可能偏离主题，显得牵强附会；同时，应明确自己想解释的内容是什么，若对此也模糊不清或者前后矛盾，则效果就更差。其次，要把握对什么人，在什么时间，运用什么理论，怎样解释最好。⑤有效指导，在使用指导性技巧的时候，医生应该十分明确自己对患者指导些什么以及效果怎样，叙述应该清楚，要让患者真正理解指导的内容；同时，不能以权威的身份出现，强迫患者执行，若患者不理解、不接受，效果就差，甚至无效，还会引起患者的反感，甚至与医生产生矛盾，最终引发医疗纠纷。

2）非言语交往。

在人际交往过程中，非言语行为常常通过身体的外观或姿态、步态、面部表情、目光的接触以及身体的接触等方式来表达。

这些非言语行为会在日常的工作中将医护人员的一些信息非常真实地传达给患者。因此，要求医护人员在平时要不断学习、严格要求自己，争取在工作中能读懂患者的非言语行为，更能利用好非言语行为来取得患者的信任。具体包括以下几点：①注意仪表，重视第一印象。②观察患者体态与姿势所传递的非言语信息，如患者扭头、低头通常表示不愿理睬、不同意，不停地搓手则表示紧张、焦虑、害怕等。③善于识别与解释患者的面部表情，同时，善于利用自己的面部表情。④合适的目光接触，既要善于发现目光接触中所提示的信息，感受到患者的反馈，同时也要善于运用目光接触反作用于患者，使其受到鼓舞和支持，促进良好的沟通交往。⑤在专业范围内，审慎地、有选择地使用身体接触。

2. 低颅压性头痛的鉴别诊断

低颅压性头痛的临床表现应与蛛网膜下腔出血、颅内压增高引起的头痛鉴别。

蛛网膜下腔出血头痛多是非常剧烈的，而且脑膜刺激征明显，脑脊液为血性，并多伴有烦躁不安和痛苦呻吟；低颅压性头痛的程度只有原发性头痛较剧烈，而继发性头痛不及蛛网膜下腔出血严重，脑膜刺激征也不明显，脑脊液多为正常的无色透明，但头痛发作与体位改变有关，蛛网膜下腔出血头痛发作则与体位无关。

颅内压增高的头痛多为持续性，低颅压性头痛平卧后痛感可消失，颅内压高者常有视盘水肿，脑脊液压力在 200 mmH_2O 以上；低颅压性头痛无视盘水肿，且脑脊液压力低于 70 mmH_2O。

3. 低颅压的经典头颅磁共振的要点

低颅压在 MRI 上主要表现为 SEEPS 五联征，即硬膜下积液（subdural fluid collections）、硬脑膜强化（enhancement of the pachymeninges）、静脉结构充盈（engorgement of venous structures）、垂体充血（pituitary hyperemia）、脑下垂（sagging of the brain）。（此处请教师提供低颅压的头颅磁共振经典表现的资料来示教。）

4. 低颅压性头痛的健康宣教

（1）家人和患者要了解疾病的知识，家人理解患者的痛苦，多给患者休息时间，避免患者疲劳等诱因，以免诱发患者头痛发作；保持病房安静，以利于患者休养。

（2）患者应多饮水，多饮含盐分较多的汤水，注意劳逸结合，减少过长时间的站立，必要时取头低足高位以减轻头痛症状。

【解决问题】

（1）脑脊液白细胞数 50 /μL，是否存在颅内感染？

否。患者为年轻女性，亚急性起病，临床特征为体位性头痛（卧位缓解，立位加重），症状持续，有加重倾向，使用止痛药及休息不能缓解。病前有劳累诱因。患者无发热、意识障碍，未发现视盘水肿，无颅脑外伤、肿瘤及鼻窦炎史，查体为强迫去枕卧位，不能起床配合查体。颈软，Kernig 征（－），Brudzinski 征（－）。辅助检查血常规及头颅 CT 均未见明显异常，腰椎穿刺提示颅内压低，脑脊液白细胞 50 /μL，以单核细胞为主，脑脊液细菌及病毒培养（－），且予大量补液治疗后患者的头痛明显缓解。结合患者病史、体格检查、辅助检查结果及对治疗的反应。目前，诊断可除外颅内感染，考虑低颅压性头痛可能性大。

（2）脑脊液细胞学发现红细胞，是蛛网膜下腔出血吗？

否。结合头颅 MRI，该患者诊断低颅压性头痛基本明确。低颅压可因为患者直立及活动后，脑下垂，小血管牵拉甚至撕裂，红细胞和白细胞从血管内溢出，进入脑脊液循环系统，腰椎穿刺可见新鲜出血（排除损伤）。

（3）低颅压性头痛的影像学表现是什么？

结合低颅压机制的两大要点，即脑下垂和静脉系统扩张，经典影像学表现包括脑下垂综合征（小脑下垂，严重可形成小脑扁桃体疝，桥前池变小，脑桥受压向斜坡倾斜甚至变形，侧脑室变小，视交叉受压出现视力模糊等），硬膜下积液，可形成水囊，甚至硬膜下积血；静脉系统扩张，垂体充血扩大，硬脑膜增厚强化，静脉窦扩张强化。

（4）根据患者头痛复发的情况，医患沟通的要点是什么？

患者的头痛被诊断为特发性低颅压性头痛，病情容易复发，须向患者及其家属普及低颅压性头痛的临床特点、诱发因素、防治措施等相关知识，嘱其家属理解患者的痛苦，多给予其休息时间，避免使其劳累，以免诱发头痛；嘱患者多饮水及含盐分较多的汤水，注意劳逸结合，减少过长时间的站立，必要时取头低足高位以减轻头痛症状。沟通技巧详见【学习内容】相应部分。

（周晓）

第六章 周围神经病

第一节 顽固的"牙痛"

【学习纲要】

1. 基础医学

（1）三叉神经的解剖。

（2）三叉神经痛的发病机制。

（3）卡马西平的药理机制。

2. 临床医学

（1）三叉神经痛的概念。

（2）原发性三叉神经痛的诊断与鉴别诊断。

（3）原发性三叉神经痛的药物治疗。

（4）原发性三叉神经痛的手术治疗及手术治疗适应证。

（5）卡马西平的副作用。

3. 人文医学

当治疗过程中出现药物副作用时与患者的沟通。

第 一 幕

王奶奶最近吃不下，坐不安，睡不着，一整天都用手捂着右边脸颊，满脸愁容，原因是 1 周前开始出现严重的"牙痛"。尽管以往都有牙痛的经历，但这次的症状与以往稍有些不一样。这次的疼痛是一阵一阵的，每次都是突然发生，大概持续几秒至几分钟，疼痛的时候非常剧烈，像刀割、触电、撕裂一样。这样的症状开始时每天出现几次，后来每天发作逐渐增加到几十次，晚上的时候疼痛稍减轻一点。由于在刷牙、洗脸、吃东西、讲话的时候都会出现剧烈疼痛，患者不敢吃东西和大声说话，几天都没有洗脸、刷牙了。仅1周，患者的面色就憔悴了许多。患者买了一些以往治疗牙痛的止痛药服用，但效果不明显。她去了口腔科门诊就诊，医生说患者有龋齿，并将龋齿拔掉了。但是，患者回到家后，疼痛并没有好转，仍然是每天发作数十次剧烈的疼痛。于是，患者再次到医院就诊，看是否还有龋齿。口腔科的医生重新询问了患者的症状，并做了口腔检查，建议她前往神经内科门诊看病。

【提出问题】

（1）患者的疼痛是因为"牙痛"吗？你认为她得了什么病？

（2）患者的症状与"牙痛"有什么不同？

（3）在临床上还需要与什么疾病鉴别？

【学习内容】

1. 三叉神经的解剖

三叉神经是一对从大脑里发出的脑神经，为混合性神经，含有一般躯体感觉和特殊内脏运动两种神经纤维。感觉神经司头面部皮肤和眼、鼻及口腔的黏膜，运动神经支配咀嚼肌运动。感觉神经根在后外方，并有一个神经节，被称为半月神经节。半月神经节由假单极感觉神经元的胞体组成，其中，枢支构成感觉根，周围支分成三大分支（此处请教师提供三叉神经各分支分布状况的图片资料来示教），自上而下分别称为：①眼支（眼神经）。经眶上裂入颅，分布于头顶部、前额、上睑及鼻根的皮肤以及鼻腔上部、额窦、泪腺、角膜及结合膜等处的黏膜。②上颌支（上颌神经）。经圆孔入颅，分布于下睑与口裂之间皮肤以及上唇、上颌牙齿和齿龈、软硬腭、扁桃体窝前部、鼻腔、上颌窦及鼻咽部黏膜。③下颌支（下颌神经）。经卵圆孔入颅，分布于耳颞区和口裂以下皮肤及下颌部的牙齿与牙龈、舌前2/3与口腔底部黏膜。运动根在感觉根的前内方加入下颌神经，支配咀嚼肌和鼓膜张肌，主要司咀嚼运动和张口运动。

三叉神经各分支损害的症状如下。

（1）眼神经病变症状。眼神经分布区域即头顶部和眼裂之间的皮肤感觉障碍以及角膜反射消失，并可出现营养性角膜炎甚至角膜溃疡。

（2）上颌神经病变症状。上颌神经分布区眼裂与口裂之间的皮肤感觉障碍，合并喷嚏反射消失。

（3）下颌神经病变症状。下颌神经为混合性神经，其病变可出现感觉、运动及反射功能障碍症状。感觉症状为分布区域内口裂以下皮肤感觉缺失，合并下颌反射消失。运动障碍症状表现为，在让患者做咀嚼运动时，可见患者病侧咬合力较弱，并于患者张口时下颌偏向患侧。

2．三叉神经痛的概念

三叉神经痛是指分布于三叉神经一个或者多个分支，为突发的、反复发作的、刀割样的剧烈疼痛。三叉神经痛的年发病率为（4～5）/100 000，是最常见的神经痛。原发性三叉神经痛是指未发现明显与发病有关的器质性病变，目前，学者认为主要原因是血管压迫三叉神经所引起三叉神经痛。由肿瘤、多发性硬化、血管异常等病因引起的三叉神经痛称为继发性三叉神经痛。

3．三叉神经痛的特点

通常情况下，女性比男性更容易患三叉神经痛（比例约为3：2）。90%的患者起病年龄大于40岁，60～70岁最常见。多发生于单侧三叉神经分布区域，两侧同时发生疼痛者少见。表现为严重的电击样、闪电样或刀割样疼痛，具有突发突止、反复发作的特点，持续数秒或数分钟不等。疼痛可持续数周或数月，进入缓解期，无疼痛发作的时间间隔随着时间逐渐缩短。临床上患者面部某个区域如上下唇、鼻翼外侧等可能特别敏感，易触发疼痛，此区域称为"触发点"或"扳机点"，发作期间，面部的机械刺激如说话、进食、洗脸、刷牙，甚至微风拂面等皆可诱发疼痛。

4．三叉神经痛的常见疼痛部位

三叉神经痛的常见疼痛部位有：①疼痛多位于三叉神经上颌支或者下颌支分布区；②60%的患者疼痛从口角放射至同侧下颌角；③30%的患者疼痛在上唇与眼睛之间；④少于5%的患者表现为三叉神经眼神经分布区疼痛。

5．三叉神经痛与牙痛的鉴别

由于牙痛发作时常常沿着三叉神经分布区放射至同侧上、下牙龈及头面部，容易引起混淆。仔细询问病史，详细的神经专科检查、口腔检查及牙片检查有助于鉴别诊断（表2-6-1）。

表 2 - 6 - 1　三叉神经痛与牙痛的鉴别

鉴别项目	三叉神经痛	牙痛
年龄	40 岁以上	任何年龄
性别	女性多于男性	无性别差异
病史	无	牙周炎、龋齿病史
疼痛性质	阵发性刺痛、烧灼痛	持续钝痛或胀痛
夜间表现	夜间较轻	夜间加重
诱发因素	说话、洗脸、剃须时诱发	对冷热敏感，可诱发疼痛
扳机点	有	无
叩击痛	少有	常有
检查	无	牙龈红肿

6. 三叉神经痛的鉴别诊断

三叉神经痛的鉴别诊断如下。

（1）舌咽神经痛。较少见，常见于年轻妇女，每次持续时间数秒至 1 min，疼痛性质与三叉神经痛相似，疼痛位于扁桃腺、舌根、咽以及耳道深部区。讲话、吞咽、咳嗽、呵欠常可诱发。在舌根、咽喉、扁桃体窝用 4% 的可卡因喷涂，如可止痛可确诊。

（2）蝶腭神经痛。较少见，疼痛位于鼻根后方、上颌、颧部、上颚以及牙龈部，常常累及同侧眼眶，可伴有病侧鼻黏膜充血、流泪、鼻塞。每天发作数次至数十次，每次持续数分钟至数小时。蝶腭神经节封闭有效。

（3）鼻窦炎。局部持续钝痛，可有发热、流大量脓涕、白细胞增多和局部压痛等炎症表现，行鼻腔检查及影像学检查可明确诊断，抗生素治疗有效。

（4）颞下颌关节紊乱。临床表现为咀嚼及张口时关节区及其肌群出现疼痛，常伴有关节弹响。颞下颌关节紊乱一般无自发痛，多位于关节后区、髁突部，相应肌和骨质破坏区有压痛。可于咀嚼及张口时诱发疼痛。

【解决问题】

（1）患者的疼痛是因为"牙痛"吗？你认为她得了什么病？

患者右侧面颊部的疼痛，具有突然发生，持续时间数秒至数分钟，为刀割样、电击样的剧烈疼痛，在饮水、说话、洗脸时可诱发的特点，符合三叉神经痛的表现，其症状并非由于牙痛引起，可能得了三叉神经痛。

（2）患者的症状与"牙痛"有什么不同？

三叉神经痛与牙痛的鉴别详见【学习内容】。

（3）在临床上还需要与什么疾病鉴别？

诊断三叉神经痛时需要注意与舌咽神经痛、蝶腭神经痛、鼻窦炎以及颞下颌关节紊乱等疾病鉴别，详见【学习内容】。

第　二　幕

神经科医生详细地询问患者的症状特点后，为患者查体时候发现其意识清楚，言语清晰，双侧瞳孔等大等圆，直接、间接对光反射灵敏，双侧眼球各向活动自如，触诊右侧面部上、下唇以及口角处可诱发剧烈的疼痛，双侧角膜反射灵敏，双侧颜面部痛、触觉对称存在，双侧咀嚼肌有力，张口对称，双侧额纹、鼻唇沟对称存在，伸舌居中，双侧咽反射对称存在。四肢肌张力正常，四肢肌力 5 级，双侧共济运动正常，Romberg 征（－），双侧深、浅感觉对称存在，四肢腱反射（＋＋），双侧病理征（－）。患者否认高血压、糖尿病、卒中、多发性硬化等病史。

血液化验结果如下。

（1）血常规检查结果。白细胞数 8.05×10^9/L，中性粒细胞含量百分比 72.4%，红细胞计数 5.04×10^{12}/L，血小板计数 290×10^9/L。

（2）血生化检查结果。钠离子摩尔浓度 140 mmol/L，钾离子浓度 3.59 mmol/L，氯化物摩尔浓度 109.7 mmol/L；肌酐摩尔浓度 67 μmol/L，尿素氮摩尔浓度 4.8 mmol/L，谷草转氨酶质量浓度 36 U/L，谷丙转氨酶质量浓度 48 U/L。

【提出问题】

（1）医生在触碰到患者右侧上下唇、口角时，患者再次出现面部剧烈疼痛，这是什么原因？

（2）对于临床表现为三叉神经痛的患者，体格检查需要注意哪些方面？

（3）根据医生对患者的体格检查结果，你能归纳什么有意义的体征？

（4）你认为还需要进一步做什么辅助检查吗？

【学习内容】

1. "扳机点"的概念

所谓"扳机点"是指三叉神经分支某个固定的局限的小块皮肤或黏膜特

别敏感，对此点稍加触碰立即引起疼痛发作。疼痛先从"扳机点"开始，然后迅速扩散至整个神经分支。根据受累分支数目的不同，"扳机点"可能是一个，但也可能是两个以上。"扳机点"常常位于牙齿、牙龈、鼻翼、上下唇、口角处。

2. 三叉神经痛患者体格检查要点

对三叉神经痛患者进行体格检查，目的在于明确受累的分支，即明确发生疼痛症状的分支，同时，为了进一步明确是原发性三叉神经痛还是继发性三叉神经痛，须同时检查其他的伴随症状和体征。

1）确定分支检查。

首先需要寻找"扳机点"。不同分支常见的"扳机点"部位如下。

（1）眼支。眶上孔、眉、前额部、上眼睑及颞部等。

（2）上颌支。眶下孔、鼻唇沟、下眼睑、鼻翼、鼻孔下方、上唇或口角区、上颌结节等部位。

（3）下颌支。下唇、口角区、耳屏部、颊黏膜等部位，并需要观察在开闭口及舌运动时有无疼痛的发作。

检查时对上述分支的常见"扳机点"按顺序进行，但由于各个"扳机点"痛阈不同，检查时的刺激强度需要由轻至重做出适当的改变。①拂诊时可用食指或棉签轻抚可疑的"扳机点"；②触诊时用食指触摸"扳机点"；③压诊时用较大的压力进行触诊；④而揉诊时对可能的"扳机点"用手指进行连续回旋式重揉动作，每一回旋稍加停顿，这种检查方法往往能使高痛阈"扳机点"出现阳性体征，多用于眶下孔和额孔区的检查。

2）三叉神经功能检查。

在确定分支检查后，应进行功能检查，明确神经径路是否正常，这对青壮年初发患者尤为重要。原发性三叉神经痛一般无论病情轻重，并不影响神经的功能。若神经功能检查异常，则说明神经径路上存在损害，必须进一步检查，以明确诊断。

（1）感觉功能。可用探针轻划（触觉）与轻刺（痛觉）患侧的三叉神经各分布区的皮肤，并与健侧比较，原发性三叉神经痛的患者检查结果两侧一致。若痛觉缺失，需要再做温度觉检查，以试管盛冷热水。若痛觉、温度觉同时丧失而触觉存在，可能为三叉神经脊束核损害。

（2）角膜反射。嘱患者向一侧注视，用捻成细絮的棉签由外向内轻触角膜，反射为双侧直接和间接的闭眼动作。角膜反射传入神经为三叉神经眼支的鼻睫神经，传出神经为面神经，反射中枢位于脑桥。当一侧三叉神经病变，刺激患侧角膜时，双侧均无反应，而刺激健侧角膜时，双侧均有反应。

（3）运动功能。三叉神经运动支损伤时表现为咀嚼肌麻痹，咬牙时咬肌无力。

（4）颚反射。用棉签轻刺激软腭边缘时，可导致软腭上提，若一侧反射消失，则表明该侧上颌神经的分支蝶颚神经或者颚后神经损伤。

3. 继发性三叉神经痛与原发性三叉神经痛的表现有什么不同

继发性三叉神经痛的疼痛持续较长时间，体格检查时可见三叉神经功能异常，如患侧面部感觉减退、角膜反射消失或减弱、咀嚼肌无力、萎缩，张口时下颌歪向病灶侧；同时，尚可合并其他颅神经麻痹等神经系统阳性体征。原发性三叉神经痛无论病程多长久，一般无上述伴随症状，仍保持三叉神经受累分支区域内的感觉功能以及运动支的咀嚼功能，仅在个别病例中某个部位皮肤的敏感性有所增加。

临床上，出现以下情况需要考虑继发性三叉神经痛的可能：起病年龄小于 40 岁、眼神经受累、三叉神经支配区感觉缺失、三叉神经双侧受累、三叉神经诱发电位异常、对治疗反应不良的患者。

4. 对于怀疑三叉神经痛的患者需要做什么检查？

所有疑诊为三叉神经痛的患者，建议行头颅 MRI 检查，尤其是对于临床上考虑继发性三叉神经痛的患者，它的作用如下。

（1）明确有无导致继发性三叉神经痛的病变。头颅 MRI 对于发现鼻窦炎、海绵窦肿物、多发性硬化、桥小脑角病变、脑梗死等病变有较高的敏感性。

（2）对于原发性三叉神经痛的患者，若需要明确有无血管压迫三叉神经，则需要行特殊序列的磁共振（此处请教师提供头颅 MRI T2MI 序列三叉神经截面的影像资料来示教）。但目前并无充分的证据表明高分辨率的 MRI 检查对于发现血管压迫三叉神经是一种可靠的检查，因此，MRI 检查并不作为常规检查手段，但建议拟实行微血管减压术的患者应先行高分辨率 MRI 检查。

【解决问题】

（1）医生触碰到患者右侧上下唇、口角的时候，患者再次出现面部剧烈疼痛，这是什么原因？

医生在给患者做体格检查时触碰到其右侧上下唇及口角处出现疼痛发作，是因为三叉神经分支某个固定的局限的小块皮肤或黏膜特别敏感，触碰此点，立即引起疼痛发作，并迅速扩散至整个神经分支，这些部位称为"扳机点"。

（2）对于临床表现为三叉神经痛的患者，体格检查需要注意哪些方面？

三叉神经痛患者体格检查的目的在于明确受累的分支，并进一步鉴别是原发性三叉神经痛还是继发性三叉神经痛。检查时，首先，注意定分支检查，通过触诊面部寻找"扳机点"的部位；其次，进行三叉神经功能的检查，包括感觉功能、运动功能以及反射的检查；最后，需要注意有无其他神经系统阳性体征。后两者有助于诊断继发性三叉神经痛。详细见【学习内容】。

（3）根据医生对患者的体格检查结果，你能归纳出什么有意义的体征？

患者体格检查结果仅提示右侧面部上下唇及口角处为"扳机点"，三叉神经功能检查并无明显异常，也未发现其他神经系统阳性体征。

（4）你认为还需要进一步做什么辅助检查吗？

对于临床上考虑诊断为原发性三叉神经痛的患者，若有条件，建议患者行头颅 MRI 检查，进一步排除继发性三叉神经痛。

第 三 幕

根据体格检查以及初步血液化验结果，医生详细地向患者解释其右侧面部的严重疼痛并非由牙痛引起，而是一种神经痛，因此拔掉牙齿并不能缓解牙痛。医生跟患者解释道，这个病可以治疗，有些患者吃药就好，有些患者可以做手术，效果也很好。医生给患者开具一些药物，并安排患者行头颅核磁共振检查以进一步明确诊断。患者回家后按照医嘱服药，自我感觉右侧面部疼痛的程度有所减轻，疼痛的发作次数也有所减少。但服药后感到有些头晕，发现胸部出现少许红色皮疹（此处请教师提供胸部药疹的图片资料来示教），伴有瘙痒。2 天后，患者起床时发现身上的红色皮疹比之前明显增多了。于是，她又到医院找到神经内科的医生复诊。患者的头颅核磁共振检查结果示颅内未见明显异常。

【提出问题】
（1）患者的病确诊为什么？
（2）患者的病首选什么治疗方案？
（3）患者服用药物后出现皮疹，考虑为什么原因？需要如何处理？应用药物后尚需要注意什么？
（4）关于药物副作用，应该如何与患者进行沟通？
（5）原发性三叉神经痛的外科手术治疗有哪些？

【学习内容】
1. 原发性三叉神经痛的发病机制
原发性三叉神经痛的病因和发病机制尚不清楚，根据临床观察以及动物试验认为病因有：①中枢性病因。有学者认为，三叉神经痛时周围性痫样放电是一种感觉性癫痫样发作，发放部位可能在三叉神经脊束核。本病突然发作、持续时间短、有出发点、抗癫痫治疗有效果，均支持此病因设想。但不能解释一些临床现象，如大多数病例仅单侧出现症状，症状仅局限于一支或两支范围、长期发作而无神经体征等。②周围性病因。周围性病因指半月神经节到脑桥间后根部分病变。1996 年，Jennetta 提出，超过 90% 的患者在三叉神经脑桥入口处有扭曲血管压迫三叉神经根，引起局部脱髓鞘。85% 的患者的压迫血管是动脉，如小脑上动脉、小脑前下动脉等，少数为静脉或者动脉与静脉共同压迫。Gardner 等推测脱髓鞘局部产生异位冲动，相邻纤维间产生短路形成和传递，轻微触觉刺激通过"短路"传入中枢，中枢传出冲动亦通过"短路"传入，如此很快叠加导致三叉神经痛发作。

2. 原发性三叉神经痛的首选治疗

原发性三叉神经痛首选药物治疗（表 2-6-2），药物治疗对 75% 的患者有效。首选药物为卡马西平，临床试验表明，卡马西平对原发性三叉神经痛有明确疗效，首次计量为 0.1 g，每天 2 次，每天增加 0.1 g，至疼痛控制为止，每天最大剂量不超过 1.0 g。以有效剂量维持治疗 2～3 周后，逐渐减量至最小有效剂量，再服用数月。其他选择有：奥卡西平可能有效，卡马西平和奥卡西平等效剂量约为 1.0:1.5，其耐受性优于卡马西平，但大剂量时发生低钠血症风险高。至于加巴喷丁，目前仅有一项小规模随机对照试验研究其有效性。拉莫三嗪的初始剂量为每天 25 mg，缓慢加量，可与卡马西平或奥卡西平联用。普瑞巴林在长期的队列研究中显示有效。巴氯芬常用于治疗多发性硬化所致的三叉神经痛，突然停药可导致癫痫与幻觉发生。对大多数患者来说，单药治疗即可获得迅速良好的疗效。但随着病程的延长，患者可能需要两联用药控制症状。

表 2-6-2 三叉神经痛常用药物

药 物	注 解
卡马西平	治疗三叉神经痛有明确疗效
奥卡西平	卡马西平与奥卡西平等效剂量为 1.0:1.5，大剂量时发生低钠血症风险高
巴氯芬	—
拉莫三嗪	初始剂量为每天 25 mg，缓慢加量；可与卡马西平或奥卡西平联用

3. 卡马西平常见副作用

卡马西平是治疗三叉神经痛首选药物，但在用药过程中需要注意其副作用，切忌随意增加药量，嘱患者遵医嘱服药，并定期随诊及化验。常见的副作用包括：①初始服药时可能有嗜睡、头晕、疲乏或恶心等不适；②记忆力减退；③体重增加；④出现骨质疏松；⑤视力损害；⑥血细胞减少、肝功能损害及并发心血管系统损伤；⑦出现低钠血症；⑧出现幻觉、抑郁等精神症状，尚可出现多语、易怒、坐卧不安、攻击性及意识模糊等；⑨出现皮疹，以过敏性皮炎及严重的荨麻疹较为常见，严重时可导致剥脱性皮炎、Stevens-Johnson 综合征等。其中，Stevens-Johnson 综合征是一种严重的系统性疾病，主要表现为出现重型多形性红斑，累及皮肤与黏膜，皮损泛发全身并出现大疱、糜烂及渗出，尤以口、眼、外阴黏膜受累严重，伴剧烈疼痛，可有高热、血白细胞升高、肝肾功能损害及继发感染等，病情凶险，可致死亡。如发现皮疹须立即就医及停药。

4. 原发性三叉神经痛的外科手术治疗方法

原发性三叉神经痛的外科手术治疗方法如下。

（1）微血管减压术。旨在为三叉神经减压，止痛的同时不产生感觉或者运动障碍，是目前广泛应用的最安全有效的手术方法。尽管尚缺乏 RCT 研究，但目前的观察性研究表明在手术后可立即有效缓解疼痛。这是适用于药物控制不佳或者生活质量严重下降的疼痛患者的手术方法。手术过程中需要全身麻醉，其主要的副作用是同侧永久性听力丧失（发生率不超过 5%）。研究表明，70%～80% 的患者在术后可立即获得完全的疼痛缓解，60%～70% 的患者在术后 10～20 年未再出现疼痛复发。由于多发性硬化导致的三叉神经痛其疼痛发生机制不同，微血管减压术的治疗成功率较低，因此，并不作为此类患者的首选手术治疗方法。

（2）立体定向放射治疗。常使用伽马刀，采用立体定向原理，通过聚焦的方法，将许多束细小的伽马射线全方位聚集于三叉神经根，一次性大剂量（70～90 Gy）照射毁损神经根。伽马刀治疗三叉神经痛属于无创性手术，无须全身麻醉或镇静，患者耐受性较好，但其缓解疼痛的效果并非立即出现。常见的副作用为面部麻木、传入神经痛。

（3）经皮三叉神经根毁损术。主要包括经皮射频消融神经根切断术、甘油神经根阻滞术、球囊压迫术。与微血管减压术相似，患者疼痛可于手术后立即得到缓解，但缓解的持续时间较前者要短。副作用包括面部麻木、角膜反射迟钝、传入神经痛。在手术过程中存在导致颈动脉损伤或者颅内感染等风险。

【解决问题】

（1）患者的病确诊为什么？

根据患者的疼痛部位及性质，符合三叉神经痛的特点；结合其体格检查以及头颅核磁共振结果并未见明确异常，故确诊为原发性三叉神经痛。

（2）患者的病首选什么治疗方案？

患者所患的病为原发性三叉神经痛，首选药物治疗，约75%患者服药治疗有效。首选药物为卡马西平，其次为奥卡西平，而巴氯芬、拉莫三嗪、普瑞巴林、匹莫齐特可能能够控制疼痛。

（3）患者服用药物后出现皮疹，考虑为什么原因？需要如何处理？应用药物后尚需要注意什么？

患者服药后出现皮疹，考虑为卡马西平的副作用。因卡马西平可能导致威胁生命的严重皮疹如 Stevens-Johnson 综合征，因此，一旦发现皮疹，须立即停药更换治疗方案，加用抗过敏药物。应用卡马西平后尚须注意定期复查全血细胞检查、肝功能、尿常规等检查，必要时查卡马西平血药浓度。

（4）关于药物副作用，应该如何与患者进行沟通？

几乎所有的药物都存在副作用，医生应首先向患者解释用药的必要性及合理性，并在患者服药前向患者交代药物常见的副作用，尤其要详细、重点地交代一些较严重的副作用，并嘱患者一旦出现相关症状立即回医院复诊（学生应自由发挥讨论）。

（5）原发性三叉神经痛的外科手术治疗有哪些？

原发性三叉神经痛的外科手术治疗详见【学习内容】部分。

第 四 幕

经过检查，患者被确诊为原发性三叉神经痛。医生检查患者身上的皮疹后，向患者和她儿子解释皮疹为卡马西平的副作用，与个人体质有关，需要停用卡马西平并重新调整用药方案。患者的儿子向医生咨询患者的病能否用外科手术治疗根治，医生向他解释目前暂不需要行手术治疗，可先服用药物观察治疗效果。患者拿着医生开的药回家了，这次经过药物治疗后她的病情逐渐稳定，1周后，仅有轻微的疼痛发作，身上的皮疹已完全消退。

【提出问题】

（1）在这种情况下，你会给患者开什么药？向她和家人要交代的注意事项有哪些？

（2）患者服用药物后症状好转，还需要继续服用药物吗？

（3）患者的儿子询问医生能否行手术治疗。在什么情况下考虑手术治疗？

（4）在日常生活中，嘱咐患者需要注意什么？

【学习内容】

1. 药疹的处理原则

药疹的治疗原则首先是停用致敏药物，包括可疑致敏药物，慎用结构相类似的药物，加速药物的排出，加用抗过敏治疗尽快消除药物反应，防止和及时治疗并发症。

2. 原发性三叉神经痛药物治疗疗程

从起病到开始服药 6 ～ 12 个月后，三叉神经痛的症状可能缓解，此时，可以考虑逐渐减量并停药。但大部分的患者将来都会复发，可能需要两种药物联用，且药物的治疗反应会变差。

3. 原发性三叉神经痛的病程

原发性三叉神经痛在病程初期，发作时间较短，间歇期较长，对药物治疗的反应一般较好。随着病程进展，发作时间逐渐延长，间歇期缩短，甚至变为持续性发作，疼痛更加剧烈，对药物的治疗反应越来越差，很少有自行永久缓解的。

4. 原发性三叉神经痛手术治疗时机

对于药物治疗效果不佳的患者，手术治疗是一个合理的选择。尽管可考虑多种药物联合应用治疗，但对于单用一种一线药物（卡马西平或奥卡西平）用至最大耐受剂量治疗仍失败的患者，尚无证据表明药物联用能获得较好的治疗效果。对于这种患者，应尽早进行手术治疗。在某些特定情况下，可考虑将微血管减压术作为一线治疗方案，如年轻患者、药物治疗出现严重并发症、患者不能或不愿意耐受药物治疗可能出现的潜在并发症。

5. 三叉神经痛患者日常生活中应该如何避免疼痛发作

三叉神经痛患者日常生活中应注意避免疼痛发作。①避免触发因素，如咀嚼、说话、触摸、刮胡子、刷牙、吹冷风、眨眼等；②避免漏服药物及自行停服药物；③避免精神压力过大、睡眠不足；④避免进食过硬食物；⑤保持良好的口腔卫生；⑥避免快速动作如突然转头等；⑦夜间睡眠时室内温度避免过低。

【解决问题】

（1）在这种情况下，你会给患者开什么药？向她和家人要交代的注意事项有哪些？

患者被诊断为原发性三叉神经痛，予卡马西平治疗后出现了皮疹副作用，此时应该停用卡马西平，可选用普瑞巴林、巴氯芬止痛；同时，还须积极予抗过敏药、维生素 C 等治疗皮疹，必要时可予中等剂量泼尼松（每天 30～60 mg），待皮肤损害停止发展后可逐渐减量至停药；当以局部红疹、丘疹为主时可外用炉甘石洗剂或糖皮质激素霜剂。

（2）患者服用药物后症状好转，还需要继续服用药物吗？

患者服药后症状好转，仍需要继续服用药物，一般从起病到开始服药 6～12个月后，三叉神经痛的症状可能缓解。此时，可以考虑逐渐减量并停药。但大部分的患者将来都会复发，药物的效果也越来越差。

（3）患者的儿子询问医生能否行手术治疗。在什么情况下考虑手术治疗？

原发性三叉神经痛的手术指征详见【学习内容】。患者药物治疗有效，但存在严重副作用，可换用另一种药物治疗，继续观察疗效和副作用。如果不能控制症状或出现不能耐受的副作用，可考虑手术治疗。

（4）在日常生活中，嘱咐患者需要注意什么？

在日常生活中，嘱咐患者避免三叉神经痛发作的内容详见【学习内容】。

（宋玮）

第二节　感冒带来的"摇摇晃晃"

【学习纲要】

1. 基础医学

（1）周围神经的解剖及动作电位传导。

（2）上、下运动神经元的生理功能及病损表现。

（3）各种感觉传导通路。

（4）神经反射的解剖基础、生理功能及病损表现。

2．临床医学

（1）周围神经疾病的主要症状和体征。

（2）吉兰巴雷综合征的分类及表现。

（3）吉兰巴雷综合征的诊疗原则。

3．人文医学

（1）吉兰巴雷综合征的病程与转归告知。

（2）诊断过程中腰椎穿刺术的知情与告知。

第 一 幕

随着一股股寒流的侵袭，北方的气温好像每天都在下降，意味着这一年的年末到了。李×在银行工作，平时朝九晚五的工作节奏被年末清算的工作扰乱，加班基本成了最近一个月的常态。"啊嚏！"在又一股冷空气作用下李×感冒了，出现了嗓子痛、打喷嚏、流鼻涕等症状。在人手紧缺的关键时刻，他抱着"轻伤不下火线"的使命感坚持上班。然而，尽管吃了感冒药和消炎药，感冒症状持续了 2 周还没好。5 天前，他觉得右脚和小腿的皮肤麻麻的，又使不上劲儿。过了 1 天，右上肢也出现这种情况。他觉得可能是感冒导致的，也不太影响日常生活，再加上手头的工作很多，便没去就诊。2 天后，他又加班到 22：00，在电脑上核对账目时总觉得显示屏里的字模模糊糊看不清楚。"可能太累了吧。"他打算先收工，第二天再继续。回家路上，他觉得右腿没有力气的感觉加重了，左腿也软绵绵地发麻，回家上 4 楼的楼梯时很费力。本想休息一晚会好一些，然而，第二天一早起床，他发现看东西都变成 2 个了，双腿无力不但没好转，反而连独自站立、行走都有困难，还感觉整个身体摇摇晃晃站不稳。这时，他才意识到问题的严重性，赶紧打电话给单位请了假，叫家人把自己送到了医院。

患者到医院后在神经内科门诊就诊，医生详细询问了病史并为他进行体格检查，初步考虑他有周围神经病的可能，建议他住院明确诊断及进行治疗。入院后，患者测得体温 36.6 ℃，呼吸 21 次/分，血压 136/82 mmHg，心率 70 次/分。接诊医生为他进行详细的神经系统查体：意识清醒，查体配合；双侧瞳孔等大等圆，直径约 3 mm，双侧直接、间接对光反射灵敏，右眼外展受限，露白约 3 mm，左眼各向运动自如，双侧额纹对称，鼻唇沟对称，口角无歪斜，咽反射正常；四肢肌张力稍降低，右上肢近端肌力 3 级，远端肌力 4 级，握力 4 级，左上肢肌力 4 级，右下肢近端肌力 3 级，远端肌力 4 级，左下肢肌力 4 级。双侧肱二头肌腱反射消失，双桡骨膜反射（＋），双侧膝腱反射及双侧跟腱反射未引出；双侧病理征（－）；脑膜刺激征（－）；双下肢音叉振动觉、位置觉减退，四肢两点辨别觉减退，实体觉正常；图形觉差，不能辨别圆形。双下肢膝关节以下痛觉过敏，共济运动因肌力差不能配合完成。

【提出问题】

（1）患者就诊当天出现的行走困难和身体摇晃不稳除了与肢体无力有关，还可能与什么有关？

（2）从神经系统查体结果来看，四肢腱反射减弱或消失和手套袜套样感觉障碍，主要累及哪些部位？

（3）你认为患者可能得了什么病？

（4）你认为患者接下来最需要做哪些检查来指导诊断？

【学习内容】

1. 上运动神经元和下运动神经元的生理功能及病损表现

上运动神经元和下运动神经元的生理功能及病损表现如下。

（1）上运动神经元的生理功能。上运动神经元包括额叶中央前回运动区的大锥体细胞（Betz 细胞）及其轴突组成的皮质脊髓束和皮质脑干束。其生理功能主要是发放和传递随意运动冲动至下运动神经元，并控制和支配其活动。上运动神经元损伤后可产生中枢性（痉挛性）瘫痪。

（2）下运动神经元的生理功能。下运动神经元包括脊髓前角细胞、脑神经运动核及其发出的神经轴突。它是接受锥体系统、锥体外系统和小脑系统各方面冲动的最后通路，是冲动到达骨骼肌的唯一通路，其功能是将这些冲动组合起来，通过周围神经传递至运动终板，引起肌肉收缩。由脑神经运动核所发出来的轴突组成的脑神经直接到达它们所支配的肌肉，由脊髓前角运动神经元发出的轴突经前根、神经丛、周围神经到达所支配的肌肉。下运动神经元损伤后可产生周围性（迟缓性）瘫痪（表 2－6－3）。

表 2－6－3　上、下运动神经元瘫痪的对比

项目	上运动神经元瘫痪	下运动神经元瘫痪
瘫痪分布	整个肢体为主	肌群为主
肌萎缩	不明显，可由失用引起，轻度萎缩	明显，70～80%

续表 2 - 6 - 3

项目	上运动神经元瘫痪	下运动神经元瘫痪
肌张力	增高,呈痉挛性瘫痪	降低,呈弛缓性瘫痪
浅反射	消失	消失或正常
腱反射	增强	降低或消失
病理反射	有	无
肌束(或肌纤维)颤动	无	可有
肌电图	神经传导速度正常,无失神经电位	神经传导速度异常,有失神经电位
皮肤营养障碍	多数无障碍	常有

2. 生理反射的解剖基础、生理功能及病损定位

反射的解剖学基础是反射弧。反射弧中任何一处中断均可引起反射的减弱或消失;同时,反射弧还接受高级神经中枢的抑制和易化。每个反射弧都有固定的脊髓节段及周围神经,临床上可通过反射的改变判断病变的部位。生理反射包括深反射和浅反射两类。

(1)深反射。深反射是由感觉神经元和运动神经元直接连接组成的单突触反射弧。临床常做的检查包括肱二头肌腱反射(C5—C6)、肱三头肌腱反射(C6—C7)、桡骨膜反射(C5—C8)、膝腱反射(L2—L4)、跟腱反射(S1—S2)检查。反射弧径路的任何部位损伤均可引起深反射的减弱或消失,如周围神经、脊髓前根、后根、脊髓后索发生病变。深反射的减弱或消失是下运动神经元瘫痪的一个重要体征。在皮质运动区或锥体束损害而反射弧完整的情况下,损害水平以下的腱反射弧失去中枢抑制作用,表现为反射增强或扩散现象。深反射亢进是上运动神经元损害的重要标志。

(2)浅反射。反射弧复杂。临床常用的检查有腹壁反射(T7—T12)、提睾反射(L1—L2)、跖反射(S1—S2)、肛门反射(S4—S5)、角膜反射和咽反射等检查。脊髓反射弧的中断或锥体束的病变均可引起浅反射的减弱或消失。

3. 各种感觉传导通路

(1)痛、温觉传导通路。此通路第1级神经元位于脊神经节(属假单极神经元),其周围突构成脊神经的感觉纤维,中枢突从后根外侧部进入脊髓后角(第2级神经元)。更换神经元后发出纤维,先升1~2个脊髓节段,经白质前连合交叉至对侧侧索,组成脊髓丘脑侧束,经脑干终止于丘脑腹后

外侧核（第 3 级神经元）。更换神经元后轴突组成丘脑皮质束，经内囊后肢投射到中央后回的上 2/3 部和中央旁小叶的后部。

（2）触觉传导通路。此通路第 1 级神经元位于脊神经节（属假单极神经元），其周围突构成脊神经的感觉纤维，分布于皮肤触觉感受器，中枢突从后根内侧部进入脊髓后索，其中，传导精细触觉的纤维随薄束、楔束上行，走在深感觉传导通路中。传导粗略触觉的纤维入后角固有核，其轴突大部分经白质前联合交叉至对侧前索，小部分在同侧前索，组成脊髓丘脑前束上行，至延髓中部与脊髓丘脑侧束合成脊髓丘脑束（脊髓丘系），以后行程同脊髓丘脑侧束。

（3）浅感觉传导通路（此处请教师提供典型的浅感觉传导通路的图片资料来示教）。

（4）深感觉传导通路。此通路由 3 级神经元组成，第 1 级神经元（假单极神经元）的胞体位于神经节内，其周围突分布于躯干、四肢的肌肉、肌腱、骨膜、关节等初深部感受器，中枢突进入脊髓同侧后索。其中来自第 5 胸节以下的纤维组成薄束，来自第 4 胸节以上的纤维组成楔束。两束上升至延髓分别终于薄束核和楔束核（第 2 级神经元）。在此更换神经元后，发出二级纤维，左右交叉，形成丘系交叉，交叉后的纤维在两侧上升称为内侧丘系，经脑桥、中脑至丘脑腹后外侧核（第 3 级神经元）。在此更换神经元后发出投射纤维，经内囊后肢投射到大脑皮质中央后回的上 2/3 区和中央旁小叶的后部（此处请教师提供典型的深感觉传导通路的图片资料来示教）。

4. 周围神经病的主要症状和体征

周围神经病的常见表现如下。

1）感觉障碍。

（1）浅感觉障碍。浅感觉指来自皮肤和黏膜的痛觉、温度觉和触觉。浅感觉障碍根据病变性质可分为刺激性症状（如感觉过敏、疼痛、感觉过度和感觉异常等）和抑制性症状（如感觉减退和感觉缺失）。

（2）深感觉障碍。深感觉指来自肌腱、肌肉、骨膜和关节的运动觉、位置觉和振动觉。周围神经病患者常伴有不同程度的深感觉障碍，一般下肢重于上肢，远端重于近端。

2）运动功能障碍。

（1）刺激性症状。刺激性症状包括肌束颤和肌肉痉挛，通常不作为周围神经病的主要临床表现。

（2）抑制性症状包括肌肉无力与肌肉萎缩。多数周围神经病患者伴有一过性或持续性的肌无力症状；肌肉萎缩的原因多为失神经性，慢性病变的患者还伴有失用性萎缩。

（3）自主神经功能异常。自主神经功能异常可表现为无汗，体位性低血压，无反应性瞳孔，汗液、泪液和唾液分泌减少，性功能障碍，直肠膀胱括约肌功能障碍导致尿便障碍等。

（4）畸形和营养障碍。畸形和营养障碍多见于慢性病变患者。

周围神经病的体格检查如下。

1）一般体格检查。检查骨骼畸形，皮肤、毛发和指甲的改变，舌、口腔黏膜和生殖器黏膜病变，眼部症状。

2）神经系统查体。

（1）脑神经检查。注意 12 对颅神经的体征，特别是面、舌咽、迷走神经、动眼、展神经；瞳孔改变对诊断周围神经病有重要价值，如埃迪瞳孔见于广泛的或局限的自主神经病变。

（2）肌力检查。运动功能的检查可以明确肌力的对称性以及肌力减退的远近端分布；完整的肌力检查包括所有的肌群：颈部屈曲（仰卧位时检查）、伸髋和屈髋、屈膝、踝关节跖屈（俯卧位）、髋外展（侧卧位）等；在进行双侧肢体肌力的检查时一般遵循从近端至远端的顺序，特别要注意舌肌、颈部肌肉、手内肌、趾短伸肌、胫前肌、腓肠肌、股四头肌、三角肌等；肌力的评价按 0 ～ 5 级分级法。

（3）腱反射改变通常表现为降低或消失。检查时注意两侧对比，尤其是肱二头肌和肱三头肌腱反射、桡骨膜反射、膝腱反射、跟腱反射等，颅神经支配肌肉的腱反射情况通过上颌反射检查。腱反射的记录采取 0 ～ 4 级，0 级为消失，1 级为减弱，2 级正常，3 级为活跃，4 级为亢进。感觉异常一般在神经系统检查的最后进行。检查项目一般包括浅感觉（痛觉、触觉）、深感觉（振动觉、本体觉）。

（4）检查时注意左右侧、上下肢、肢体远近端对比进行。

（5）触诊受累神经或神经干有无神经嵌压部位。

（6）其他，包括不自主运动、共济失调、步态等。

5. 深感觉障碍与共济失调

周围神经病患者常伴有不同程度的深感觉障碍，深感觉障碍使患者不能辨别肢体的位置和运动方向，出现感觉性共济失调。深感觉传导路径中脊神经后根、脊髓后索、丘脑至大脑皮层顶叶任何部位的损害都可出现深感觉性共济失调，表现为站立不稳，迈步的远近无法控制，落脚不知深浅，踩棉花感。睁眼时有视觉辅助，症状较轻，黑暗中或闭目时症状加重。感觉性共济失调无眩晕、眼颤和言语障碍。多见于脊髓后索和周围神经病变，也可见于其他影响深感觉传导路的病变。

6. 吉兰巴雷综合征的分类及表现

急性炎症性脱髓鞘性多发性神经病又被称为急性炎症性脱髓鞘性多发性神经根神经炎或吉兰巴雷综合征，是一种自身免疫介导的周围神经病，常累及脑神经。大部分 GBS 患者呈急性起病，病前 4 周内有胃肠道或呼吸道感染症状，尤其是空肠弯曲菌和巨细胞病毒、肺炎支原体感染，少数有疫苗接种史。

1) 急性炎症性脱髓鞘性多发性神经病的临床表现。

（1）发病期。此期持续数小时至 1 周。发病以进展性弛缓性瘫痪为特点，最初出现肢体无力，随后所有的骨骼肌均可受累，多为对称性，病初 1～2 天少数患者可为非对称性，但很快进展为对称性。常始于下肢、上肢或四肢同时出现，自远端向近端发展或相反，逐渐累及躯干肌和脑神经。颅神经损害也可为首发症状，以双侧周围性面瘫最为常见，其次为舌咽、迷走神经，动眼、展、舌下、三叉神经瘫痪较少见。发病初期，患者多有肢体远端痛觉过敏以及感觉异常如刺痛、麻木和烧灼感等，或为对称性手套、袜套样感觉减退。

（2）进展及平台期。此期持续数日至数周。疾病的进展在数日至 2 周达到高峰，90% 的患者在发病 1 个月内达到高峰。严重病例可累及肋间肌和膈肌致呼吸麻痹，需要辅助通气治疗。患者的脑神经损害主要表现为运动功能障碍，如双侧面肌力弱，声音嘶哑，音量变小，吞咽困难，伸舌无力等；少数患者眼外肌麻痹，偶有听神经受累。该阶段的感觉障碍除了表现末梢型深、浅感觉减退或消失，少数患者可在病程中出现连续几个脊神经支配区皮肤节段型感觉障碍。自主神经功能紊乱症状较明显，表现为皮肤潮红、出汗增多、心动过速、心律失常、体位性低血压、手足肿胀营养障碍、尿便障碍等。

（3）好转期。好转期是疾病减轻和恢复阶段。功能恢复的速度不一，与年龄、疾病的进展速度、高峰期时无力的严重程度，以及是否应用有效的免疫治疗有关。

2) GBS 的变异型。

（1）Miller-Fisher 综合征，或被称为 Fisher 综合征。表现为眼外肌麻痹、共济失调及腱反射消失三联征，伴脑脊液蛋白 - 细胞分离，几乎所有 Fisher 患者均可检出抗 GQ1b 抗体。MFS 呈良性病程，预后较好，病后 2～3 周或数月内可完全恢复。

（2）急性运动轴索性神经病，病前常有腹泻史，血清学检查可发现空肠弯曲菌感染证据。急性起病，24～48 h 内迅速出现四肢瘫，多累及呼吸肌，肌肉萎缩出现早，病残率高，预后差。一般无感觉症状，病理及电生理表现主要为运动神经轴索损害。

（3）脑神经型少见，主要累及脑运动神经。双侧面神经最多见，其次为舌咽、迷走神经，动眼、滑车、展神经，舌下神经也可受累，可为单侧或双侧。

【解决问题】

（1）患者就诊当天出现的行走困难和身体摇晃不稳除了与肢体无力相关，还可能与什么相关？

还可能和深感觉受累出现的感觉性共济失调有关。

（2）从神经系统查体结果来看，四肢腱反射减弱或消失和袜套样感觉障碍主要累及哪些部位？

这些异常体征提示病变累及周围神经系统的运动和感觉部分。

（3）你认为患者可能得了什么病？

定位诊断，可见患者右眼外展受限，定位于右侧外展神经；四肢肌力下降，肌张力稍低，双下肢深、浅感觉障碍，四肢腱反射减弱或消失，定位于周围神经系统可能性大。

定性诊断，患者急性起病，病前两周有疲劳及呼吸道感染史，以肢体瘫软无力、肢体远端麻木伴步态不稳为主要症状，病程后期出现复视症状，定性诊断考虑为吉兰巴雷综合征可能性大。

（4）你认为患者接下来最需要做哪些检验检查来指导诊断？

患者还须做肌电图和脑脊液常规、生化检查，并检查血电解质排除低钾性麻痹，查肌酶谱排除肌肉疾病。

第 二 幕

接下来，医生根据患者的病情安排了检验和检查，结果如下。

（1）血常规检查结果。白细胞计数 11.51×10^9/L，中性粒细胞计数 7.94×10^9/L，中性粒细胞百分比 69%，淋巴细胞百分比 23%。

（2）血生化检查结果。钾离子摩尔浓度 3.88 mmol/L，钠离子摩尔浓度 140.1 mmol/L，氯化物摩尔浓度 103.8 mmol/L；肌酐摩尔浓度 64 μmol/L，尿素氮摩尔浓度 4.6 mmol/L，天冬氨酸氨基转移酶质量浓度 29 U/L，丙氨酸氨基转移酶质量浓度 20 U/L，白蛋白质量浓度 42.4 g/L，球蛋白质量浓度

26.5 g/L，肌酸激酶质量浓度 92 U/L，肌酸激酶同工酶质量浓度 11 U/L，乳酸脱氢酶质量浓度 125 U/L，α-羟丁酸脱氢酶质量浓度 156 U/L，肌钙蛋白质量浓度 0.005 ng/mL，肌红蛋白质量浓度 50 μg/L。

（3）血葡萄糖检查结果。6.231 mmol/L。

（4）凝血四项检查结果。血浆凝血酶原时间 12.8 s，国际标准比值 1.11，活化部分凝血活酶时间 29.5 s，凝血酶时间 17.8 s，血浆纤维蛋白原质量浓度 2.18 g/L。

（5）肌电图检查结果。周围神经损害肌电图（轴索损害及脱髓鞘改变）；双侧胫神经 F 波潜伏期延长。

入院当日，医生本来为患者安排了腰椎穿刺术及脑脊液检查。然而，当患者得知这项检查要在"脊髓里面取东西出来"，并且可能有瘫痪的并发症时，十分紧张，拒绝这项检查。住院期间，患者的肢体无力情况在逐渐加重，不能下地行走，并且出现小便排出费力、大便解不出的症状。住院第三天，患者告诉医生自己感觉有些胸闷，但是呼吸并不觉得费力。医生立即为患者安排了血氧饱和度监测，提示血氧饱和度波动在 97% ～ 100%。经医生多次与患者及其家人沟通脑脊液检查对诊断和接下来的治疗方案选择的重要性，患者进行腰椎穿刺脑脊液的检查。当天下午，患者的腰椎穿刺结果出来了。

（1）腰椎穿刺压力检查结果。腰椎穿刺压力 150 mmH$_2$O，压腹试验通畅。

（2）脑脊液检验检查结果。脑脊液压力 150 mmH$_2$O，白细胞计数 5 × 10^9/μL；蛋白定性（++），氯化物摩尔浓度 119.1 mmol/L；总蛋白质量浓度 1.63 g/L；细菌、真菌涂片（-）。

（3）脑脊液细胞学检查结果。出现淋巴细胞性反应（此处请教师提供淋巴细胞性反应的脑脊液细胞学检查结果来示教）。

【提出问题】

（1）患者的肌电图结果有何种特殊性表现？提示什么诊断？患者还应进行何种检查以明确诊断？

（2）患者在入院当天拒绝行腰椎穿刺术检查，此时医患沟通需注意什么？

（3）患者的腰椎穿刺结果有何特殊性表现？提示什么诊断？

（4）从患者的临床表现和查体情况来看，需要和什么疾病相鉴别？

【学习内容】

1. 周围神经的解剖、动作电位传导及电生理检查的意义

周围神经系统包括 12 对脑神经核、外周神经节及脑神经，31 对脊神经前后角细胞、前后根、后根神经节、神经丛、神经干及其末梢神经。功能上包括运动神经、感觉神经和自主神经（包括交感神经和副交感神经）。在周围神经中，神经元胞体聚集构成神经节；神经元胞体的突起和延续构成轴索，它含有微管、神经微丝、线粒体、有膜包被的小泡、各种小体和颗粒等结构，分为有髓纤维轴索和无髓纤维轴索。其中，有髓纤维轴索的髓鞘由施万细胞的突起卷绕神经元轴突形成，主要含有蛋白质和类脂质；1 个施万细胞只形成 1 节髓鞘即 1 个结间部，2 个结间部之间的神经轴索无髓鞘包绕，被称为郎飞结。无髓纤维则是指 1 条或几条轴索被 1 个施万细胞突起包绕，但未形成髓鞘。

因为髓鞘能明显提高轴索的电阻，所以当动作电位到达时，就在郎飞结区域出现去极化。兴奋刺激从一个郎飞结跳跃至下一个郎飞结，这被称为跳跃性兴奋传导。因此，髓鞘厚的轴索和郎飞结之间相隔较远的轴索能迅速传导兴奋刺激；而无髓纤维轴索，兴奋刺激的传导明显更慢。按神经纤维的直径和传导速度，可将神经纤维分为 3 类：A - 神经纤维（多髓鞘，传导速度约 120 m/s），B - 神经纤维（少髓鞘，传导速度约 15 m/s），C - 神经纤维（无髓鞘，传导速度约 2 m/s）。

神经电生理检查不仅可以对临床定位诊断进行补充，还可以为临床定性诊断提供线索。神经传导测定包括运动和感觉神经传导速度、波幅、面积和时限，并可判断是否有波形离散和传导阻滞。任何原因的脱髓鞘疾病，跨越节段性脱髓鞘区域都有神经冲动的传导受损。髓鞘丧失使其电容性增加、电阻降低，导致神经传导速度减慢。F 波的检测主要可反映运动神经近端的传导功能，F 波出现率下降是脱髓鞘病变的最早表现，F 波传导速度减慢提示近端存在脱髓鞘病灶。

2. 腰椎穿刺术的适应证、禁忌证及知情同意

腰椎穿刺术是神经内科进行诊断和治疗的常见操作，其适应证为：①中枢神经系统炎性病变，包括各种原因引起的脑膜炎和脑炎；②当临床怀疑蛛网膜下腔出血而头颅 CT 尚不能证实或与脑膜炎等疾病鉴别有困难时；③脑膜癌瘤病的诊断；④中枢神经系统血管炎、脱髓鞘疾病及颅内转移瘤的诊断和鉴别诊断；⑤脊髓病变和多发性神经根病变的诊断及鉴别诊断；⑥脊髓造影和鞘内药物注射治疗等；⑦怀疑颅内压异常。

腰椎穿刺术的禁忌证为：①颅内压升高伴有明显的视盘水肿者和怀疑后

颅窝肿瘤者；②穿刺部位有化脓性感染灶或脊柱结核者、脊髓压迫症的脊髓功能已处于即将丧失的临界状态者；③血液系统疾病有出血倾向者、使用肝素等药物导致的出血倾向者及血小板不足 50 000 /m³ 者；④开放性颅脑损伤等。

　　腰椎穿刺术是一项有创性的操作，并且在某些特定条件下具有一定的危险性；而且，因腰椎穿刺部位的特殊性，大多数患者容易误解为"取骨髓"而产生害怕和抗拒心理，拒绝该项检查，从而可能延误疾病的诊断和治疗。因此，在该操作进行前应向患者进行告知，使其知情同意。尤其对于患者十分关心的并发症一项，可同时告知当其出现时的解决方案；对于严重并发症如截瘫、脑疝等，须结合患者病情解释其出现率的高低。另外，腰椎穿刺术必须在排除禁忌证后才可进行。

3. 吉兰巴雷综合征的脑脊液检查特点

　　吉兰巴雷综合征患者在发病后的第 1 周内做的脑脊液检查的结果可能正常，第 2 周后，大多数患者脑脊液出现蛋白 – 细胞分离现象，即脑脊液内蛋白含量增高而细胞数正常或接近正常，蛋白质量浓度增高范围为 0.8 ～ 8.0 g/L。此为本病的特征性表现，且在发病后第 3 周最明显，脑脊液压力多正常，少数患者脑脊液可无明显变化。

4. 吉兰巴雷综合征的诊断标准

　　中国专家推荐的吉兰巴雷综合征诊治指南（2010 年）的诊断标准如下。

　　（1）急性炎症性脱髓鞘性多发性神经病。①常有前驱感染史，呈急性起病，进行性加重，多在 2 周左右达到高峰。②对称性肢体和延髓支配肌肉、面部肌肉无力，重症者可有呼吸肌无力，四肢腱反射降低或消失。③可伴轻度感觉异常和自主神经功能障碍。④脑脊液出现蛋白 – 细胞分离现象。⑤电生理检查提示远端运动神经传导潜伏期延长、传导速度减慢、F 波异常、传导阻滞、异常波形离散等。⑥病程有自限性。

　　（2）急性运动轴索性神经病。参考 AIDP 诊断标准，突出特点是神经电生理检查提示近乎纯运动神经受累，并以运动神经轴索损害明显。

　　（3）急性运动感觉轴索性神经病。参照 AIDP 诊断标准，突出特点是神经电生理检查提示感觉和运动神经轴索损害明显。

　　（4）Miller-Fisher 综合征。①急性起病，病情在数天内或数周内达到高峰。②临床上以眼外肌瘫痪、共济失调和腱反射降低为主要症状，肢体肌力正常或轻度减退。③脑脊液出现蛋白 – 细胞分离。④病程呈自限性。

　　（5）急性泛自主神经病。①急性发病，快速进展，多在 2 周左右达到高峰。②广泛的交感神经和副交感神经功能障碍，不伴或伴有轻微肢体无力和感觉异常。③可出现脑脊液蛋白 - 细胞分离现象。④病程呈自限性。⑤排除其他病因。

（6）急性感觉神经病。①急性起病，快速进展，多在 2 周左右达高峰。②对称性肢体感觉异常。③可有脑脊液蛋白 - 细胞分离现象。④神经电生理检查提示感觉神经损害。⑤病程有自限性。⑥排除其他病因。

5. 吉兰巴雷综合征的鉴别诊断

吉兰巴雷综合征的鉴别诊断如下。

（1）脊髓灰质炎。多见于儿童病毒感染发病，起病时多有发热，出现肢体瘫痪，瘫痪常局限于一侧下肢，无感觉障碍和脑神经受累；发病早期脑脊液蛋白和细胞均可升高，细胞数较早恢复正常，病后 3 周也可出现蛋白 - 细胞分离现象；肌电图为脊髓神经源性损害。

（2）低血钾性周期性麻痹。多见于过饱、饮酒或过度劳累后发病，迅速出现的四肢弛缓性瘫痪，无感觉障碍，呼吸肌、脑神经一般不受累，常有既往发作史。发作时血钾低及心电图呈低钾样改变（出现 U 波），脑脊液正常；补钾治疗有效。

（3）急性横贯性脊髓炎。发病前 1～2 周有发热病史，起病急，1～2 天出现截瘫。病初脊髓休克期肌张力低、腱反射弱或消失，未出现病理征前，常与急性炎症性脱髓鞘性多发性神经病相混；受损平面以下运动障碍伴传导束性感觉障碍；早期出现尿便障碍。脑神经和呼吸肌不受累。

（4）肉毒毒素中毒。急性中毒后出现恶心、呕吐、腹痛、腹泻症状；随后，可见眼肌麻痹，后组脑神经损害出现球麻痹和肢体无力，腱反射降低；依据肉毒中毒史、肌电图运动单位形态正常、神经传导速度正常、重复电刺激阳性、脑脊液蛋白细胞均正常可与吉兰巴雷综合征鉴别。

（5）重症肌无力。全身型须与急性炎症性脱髓鞘性多发性神经病鉴别，表现为双侧对称性四肢弛缓性瘫痪，但有症状波动，如休息减轻、劳累加重以及晨轻暮重现象。疲劳试验及新斯的明试验（＋），脑脊液正常，重复电刺激低频呈递减反应，高频正常或递减反应，血清抗乙酰胆碱受体抗体（＋）可协助鉴别。Fisher 综合征注意与眼肌型重症肌无力鉴别。

（6）副肿瘤性周围神经病。临床多亚急性病程，进展超过 1 个月，主要表现为手套、袜套样感觉障碍，四肢远端对称性肌无力，下肢重于上肢，出现肌萎缩和腱反射减弱。脑脊液正常或蛋白轻度升高，神经电生理提示轴索损害特点；血清学检查出现特征性副肿瘤相关抗体。多见于肺癌、肾癌和异常蛋白血症，中年周围神经病患者须注意肿瘤的筛查。

（7）蜱咬性麻痹。十分少见，但临床与吉兰巴雷综合征很相似。蜱经常叮咬头皮，须仔细检查和触诊。儿童比成人更易受感染，临床疑诊吉兰巴雷综合征的患者须与之鉴别。

【解决问题】

（1）患者的肌电图结果有何种特殊性表现？提示什么诊断？患者还应进行何种检查以明确诊断？

患者发病 1 周内进行肌电图检查。神经传导速度检查出现双侧胫神经 F 波潜伏期延长，即 F 波异常表现，提示神经近端或神经根损害；肌电图结果提示脱髓鞘样改变，伴有轴索损害，提示周围神经损害。综合两者，提示吉兰巴雷综合征的可能。

为明确诊断，患者还须进行腰椎穿刺和脑脊液常规、生化的检查。

（2）患者在入院当天拒绝行腰椎穿刺术检查，此时医患沟通需注意什么？

此时医生需充分向患者告知行腰椎穿刺术的必要性、行此操作可能出现的风险或并发症以及拒绝该操作可能造成的后果。若延误病情的诊断及治疗，可能导致疾病进一步恶化等。若患者仍拒绝该操作，可请患者在腰椎穿刺术检查知情同意书上签字拒绝。

（3）患者的腰椎穿刺结果有何特殊性表现？提示什么诊断？

患者腰椎穿刺结果呈现脑脊液蛋白－细胞分离现象，提示吉兰巴雷综合征诊断。

（4）从患者的临床表现和查体情况来看，需要和什么疾病相鉴别？

吉兰巴雷综合征的鉴别诊断详见【学习内容】。

第　三　幕

经过检查，患者被确诊为吉兰巴雷综合征，医生根据病情和患者意愿确定治疗方案：给予免疫球蛋白静脉注射，每天 0.4 g/kg，连用 5 天。同时对患者行连续的心电及血氧饱和度监测，勤翻身并辅助活动肢体。用药第二天，患者肢体无力情况稍有好转，感觉在床上翻身时比以前有力，可在家人的扶持下坐起，但是输液过程中出现明显的面红发热，并且感觉胸闷、呼吸费力。免疫球蛋白治疗的疗程结束后，患者的症状好转了许多，可以拿筷子、自己下地行走，大小便也正常，虽然眼睛看东西仍然有些模糊，但已没有之前的重影了。对于自己的好转，患者很开心，但心里仍免不了一丝担忧：虽然自己现在比入院的时候好多了，但是手脚还是有麻麻的感觉，很不舒服，手脚的力气也明显不如以前，不知道什么时候才能好，还能恢复到以前那样吗？患者向主管医生表达这种疑虑，在听了医生的解答后，患者心里的石头放下了，在疗程结束后不久办理了出院。

【提出问题】

（1）患者所患疾病的首选治疗方案是什么？

（2）患者在治疗过程中还应加用什么药物辅助治疗？

（3）患者输注免疫球蛋白的过程中出现胸闷和呼吸困难的症状，须怎样处理？

（4）患者经治疗后症状好转，出院后可以马上回到工作中吗？他在生活中需注意哪些方面？

（5）患者的病会复发吗？

【学习内容】

1. 吉兰巴雷综合征的治疗原则

目前，关于急性炎症性脱髓鞘性多发性神经病免疫治疗的大型对照研究已完成并发表，而对于 AMAN、AMSAN 或 Miller-Fisher 综合征，没有进行治疗试验。但是所有的吉兰巴雷综合征相关神经病患者都可以使用急性炎症性脱髓鞘性多发性神经病的治疗方法。吉兰巴雷综合征的总体治疗原则包括在疾病早期防止病情恶化，病情高峰及平台期精心护理及免疫治疗，以及好转期的康复治疗。

1）一般治疗。

（1）疾病监测和早期教育。早期阶段在进行例行的诊断性检查的同时，须行呼吸和心血管功能监测，并告知患者和家属在诊断及病程中可能发生的情况，进行疾病及预后的教育。

疾病进展期的关键是监测血气或肺活量、脉搏、血压和吞咽功能。重症 GBS 患者应进行连续心电监护直至恢复期开始。呼吸肌麻痹是本病主要的危险之一，对于病情进展快、伴呼吸肌受累的患者，应密切观察呼吸困难的程度。当患者表现出明显的呼吸困难，肺活量为 12～15 mL/kg 或肺活量迅速降低，血气分析氧分压低于 80 mmHg（10.66 kPa）时，提示呼吸功能已不能满足机体需要，应尽早进行气管插管或气管切开，机械辅助通气。

当患者合并第 9/10 对颅神经麻痹时，表现为吞咽困难和饮水呛咳，这类患者存在窒息及吸入性肺炎的风险，与呼吸困难的患者一样应注意保持呼吸道通畅，尤其要注意加强吸痰及防止误吸。另外，此类患者需给予鼻饲营养，以保证每日足够的热量、维生素，防止电解质紊乱。

有明显的自主神经功能障碍者，也须给予心电监护。当出现体位性低血压、高血压、心动过速、心动过缓、严重心脏传导阻滞、窦性停搏，须及时采取相应措施处理。

（2）其他对症处理。注意维持吉兰巴雷综合征患者水、电解质、酸碱平衡。患者若出现尿潴留，则留置尿管以帮助排尿；合并有消化道出血或胃肠麻痹者，则给予静脉营养支持；对有神经性疼痛的患者，适当应用药物缓解疼痛；如出现肺部感染、泌尿系感染、褥疮、下肢深静脉血栓形成，注意给予相应的积极处理，以防止病情加重。当因语言交流困难和肢体严重无力而出现抑郁时，应给予心理治疗，必要时给予抗抑郁药物治疗。

2）免疫治疗。

（1）免疫球蛋白静脉滴注。推荐有条件者尽早应用。推荐用法：每天静脉滴注人血免疫球蛋白 0.4 g/kg，每天 1 次，静脉滴注，连用 5 天。一般在 2 周内应用，副作用较少。

（2）血浆置换。推荐有条件者尽早应用。推荐用法为：每次血浆交换量为 30 ~ 50 mL/kg，在 1 ~ 2 周内进行 3 ~ 5 次。血浆置换的禁忌证主要是严重感染、心律失常、心功能不全、凝血系列疾病等；其副作用为血液动力学改变可能造成血压变化、心律失常，使用中心导管可能引发气胸和出血以及可能合并败血症。

血浆置换和免疫球蛋白静脉滴注联合治疗的疗效不肯定，血浆置换治疗后给予免疫球蛋白静脉滴注疗效并不优于单独应用免疫球蛋白静脉滴注，故一般不推荐两者联用。少数患者在 1 个疗程的血浆置换或免疫球蛋白静脉滴注治疗后，病情仍然无好转或仍在进展，或恢复过程中再次加重者，可以延长治疗时间或增加 1 个疗程。

（3）糖皮质激素。国外的多项临床试验结果均显示单独应用糖皮质激素治疗吉兰巴雷综合征无明确疗效，糖皮质激素和免疫球蛋白静脉滴注联合治疗与单独应用免疫球蛋白静脉滴注治疗的效果也无显著差异。因此，国外的吉兰巴雷综合征指南均不推荐应用糖皮质激素治疗吉兰巴雷综合征。但在我国，由于经济条件或医疗条件限制，有些患者无法接受免疫球蛋白静脉滴注或血浆置换治疗。目前，许多医院仍在应用糖皮质激素治疗吉兰巴雷综合征，尤其是在早期或重症患者中使用。糖皮质激素治疗吉兰巴雷综合征的疗效及对不同类型吉兰巴雷综合征的疗效还有待于进一步探讨。

3）辅助治疗。

（1）神经营养。常规应用 B 族维生素治疗，包括维生素 B_1、维生素 B_{12}（氰钴胺、甲钴胺）、维生素 B_6 等。可应用其他促进神经结构和功能修复的药物，如神经生长因子。

（2）康复治疗。瘫痪严重的吉兰巴雷综合征患者应注意肢体功能位的摆放，并经常被动活动肢体。当肌力开始恢复时，应早期进行正规的神经功能康复锻炼，以预防失用性肌萎缩和关节挛缩。

2．免疫球蛋白的使用中有哪些常见的不良反应？如何处理？禁忌人群有哪些？

部分患者可出现头痛、肌痛、发热面红等不适，减慢输液速度可减轻。偶有并发无菌性脑膜炎、血栓栓塞事件、肾功能异常、一过性肝损害的报告。免疫球蛋白过敏或先天性 IgA 缺乏患者禁用免疫球蛋白。

3．吉兰巴雷综合征的病程与转归告知

吉兰巴雷综合征起病急，病情进行性发展，症状累及运动、感觉、自主神经等多个方面，部分患者病情较重，使吉兰巴雷综合征患者在疾病中的主观感受差，日常生活能力受影响，因此容易出现紧张焦虑情绪。医生在患者的疾病早期对患者进行疾病教育，告知其吉兰巴雷综合征在进展过程中可能出现的一些症状，并在确定治疗方案后对吉兰巴雷综合征病情的转归和延续时间向患者及其家属进行告知，能够在一定程度上缓解患者的不安情绪，对于患者在住院期间对检查、治疗的依从性及出院后自觉进行康复锻炼有很大帮助。

吉兰巴雷综合征的病情一般在 2 周左右达到高峰，继而持续数天至数周后开始恢复，少数患者在病情恢复过程中出现波动。85% 的吉兰巴雷综合征患者在 1 ～ 3 年完全恢复，约 10% 的患者可以留持久的神经功能障碍。吉兰巴雷综合征的病死率约 3%，主要死于呼吸衰竭、感染、低血压、严重心律失常等并发症。吉兰巴雷综合征很少复发，约 3% 的患者可能出现 1 次以上的复发。

4．关于复发型吉兰巴雷综合征

吉兰巴雷综合征通常为单相病程，但少数也可为复发型。流行病学调查显示，复发型吉兰巴雷综合征患者占总量的 4% ～ 7%。研究表明，复发型患者的平均年龄显著小于非复发型，但除前驱感染外，多数复发型患者再次发作的临床症状特点与初发类似，且其初发与复发的时间段大致相同，提示宿主免疫因素在决定吉兰巴雷综合征疾病谱的临床分型中有重要意义，同时，相同时间段的发作可能与同一类病毒或细菌的感染诱发相关。关于复发症状与初发症状的严重程度，尚无明确的结论，部分患者初发症状重、复发症状相对较轻，而另一部分患者则相反。

【解决问题】

（1）吉兰巴雷综合征的首选治疗方案是什么？

免疫球蛋白静脉滴注或血浆置换。

（2）患者在治疗过程中还应加用什么药物辅助治疗？

可加用神经营养药物，如 B 族维生素（维生素 B_1、维生素 B_{12}、维生素 B_6 等）、神经生长因子。

（3）患者输注免疫球蛋白的过程中出现胸闷和呼吸困难的症状，须怎样处理？

减慢输液速度，立即进行心电、呼吸、血氧饱和度监测，查动脉血气分析、心肌酶，若上述指标无特殊，可缓慢滴注，期间密切观察患者情况。若患者出现血氧降低或心肌酶谱异常，则须暂停输注，并采取相应的处理措施。

（4）患者经治疗后症状好转，出院后可以马上回到工作中吗？他在生活中需注意哪些方面？

患者出院后仍须一段时间休息。由于吉兰巴雷综合征的恢复期可能为数周到数月不等，且期间可能会出现病情波动，患者在恢复过程中应避免劳累、感冒等，积极进行肢体功能锻炼，症状明显变化时及时回医院复诊。

（5）患者的病会复发吗？

根据现有知识，患者的疾病通常为单相病程，但仍有 4% ～ 7% 的可能性会复发。

（王茜）

第七章 脊髓疾病

第一节 "行路难"三部曲

【学习纲要】

1. 基础医学

（1）脊髓的解剖。

（2）急性脊髓炎的影像学表现。

（3）糖皮质激素的药理作用。

2. 临床医学

（1）脊髓疾病的诊断原则。

（2）神经系统常见症状与体征的鉴别诊断。

（3）急性脊髓炎的诊断与治疗。

（4）急性脊髓炎急性期并发症的预防。

3. 人文医学

糖皮质激素冲击治疗的知情与告知。

第 一 幕

　　小健是大学里篮球队的队长，由于球技出众，同学们都叫他"篮球飞人"。这天下午上完课后，他一如既往到操场上练习篮球，但练习了约 20 min，他便自我感觉"状态不对"，觉得两只脚都很麻、使不上劲，而且有背部疼痛。他想也许是昨天练球太劳累或者打球时没注意受伤了，在操场边休息了一阵却没有好转，于是提早结束练习，回宿舍休息。回到宿舍后，他的症状不但没有好转，反而越来越严重，两条腿都越来越感觉无力，而且没有知觉，不能走路，也站不起来了。到了半夜，他的双腿连动都动不了了。宿舍的同学见状，赶紧把他的情况报告老师，并一起把小健送到医院急诊科。急诊科的医生听他陈述当天双腿无力、麻木的经过后，问他已经多长时间没有小便、大便，以前有没有出现这种情况。他说已经七八个小时没有上过厕所，前一天也有过双腿麻木感，但几分钟后就自行缓解。

【提出问题】

（1）患者的症状表现为双腿无力、麻木及二便障碍，你认为是什么部位损害引起的？

（2）患者的症状是打篮球时外伤引起的吗？你认为他可能得了什么病？

（3）还需要补充询问什么病史？

【学习内容】

1. 脊髓的内部结构

脊髓在横断面上由白质和灰质组成。灰质主要由神经细胞核团和部分胶质细胞组成，位于脊髓中央，呈蝴蝶形或"H"形，中心有中央管。白质主要由上下行传导束及大量的胶质细胞组成，包绕在灰质的周围。

1）灰质。灰质由前角细胞、后角细胞、灰质连合及侧角细胞组成。

（1）前角细胞。前角细胞为下运动神经元，发出神经纤维组成前根，支配有关肌肉。

（2）后角细胞。后角细胞为痛、温及部分触觉第 2 级神经元，接受脊神经节发出的节后纤维，传递感觉冲动。

（3）灰质连合。"H"形的中间部分，在 C8—L2 及 S2—S4 有侧角。

C8—L2 侧角主要是交感神经细胞，发出纤维经前根、交感神经支配内脏及纤体的功能，C8、T1 侧角发出的交感神经纤维，一部分沿着颈内动脉壁进入颅内，支配同侧瞳孔扩大肌、睑板肌和眼眶肌，另一部分支配同侧面部血管和汗腺。S2—S4 侧角为脊髓的副交感中枢，发出纤维支配膀胱、直肠和性腺。

2）白质。白质包括前索、后索和侧索。前索位于前角以及前根内侧，后索位于后正中沟与后角、后根之间，侧索位于前后角之间，主要由下行（运动）和上行（感觉）传导束组成。

（1）下行传导束。下行传导束主要包括皮质脊髓束、红核脊髓束、顶盖脊髓束。①皮质脊髓束。传递大脑皮质的运动冲动至对侧的前角细胞，可支配随意运动。②红核脊髓束与皮质脊髓束共同对肢体远端肌肉运动发挥重要作用。③顶盖脊髓束可以兴奋对侧颈肌和抑制同侧颈肌的活动。

（2）上行传导束。上行传导束包括脊髓丘脑束、脊髓小脑前后束、薄束、楔束等。①脊髓丘脑束传递对侧躯体痛温觉和粗触觉到大脑皮层。②薄束传递同侧下本身的深感觉和精细触觉；而楔束在 T4 以上才出现，传递同侧上半身的深感觉和精细触觉。③脊髓小脑前后束传递本体感觉至小脑，参与维持同侧躯干与肢体的平衡与协调。

2. 脊髓完全横贯性损害性的表现

脊髓完全横贯性损害的临床特征如下。

（1）受损节段以下双侧完全性运动障碍、各种感觉障碍、二便障碍及自主神经功能障碍等。

（2）横贯性损害平面以下血管舒缩功能障碍、出汗功能消失以及立毛肌不能收缩等。

3. 脊髓完全横贯综合征常见疾病

脊髓完全横贯综合征是常见的脊髓病变，表现脊髓 2～3 个节段完全性损害，常见于急性横贯性脊髓炎、脊髓外伤、脊髓血管畸形引起出血、硬脊膜下脓肿、转移癌和脊柱结核等。

4. 急性脊髓炎的病因

急性脊髓炎（acute myelitis）是非特异性炎症引起脊髓白质脱髓鞘病变或坏死，导致急性横贯性脊髓损害。病因尚不明确，包括不同临床综合征，如感染后脊髓炎、疫苗接种后脊髓炎、脱髓鞘性脊髓炎（急性多发性硬化）、坏死性脊髓炎和副肿瘤性脊髓炎等。多数患者在出现脊髓症状前 1～4 周有发热、上呼吸道感染、腹泻等病毒感染症状或者疫苗接种史，或有受寒、过度劳累、外伤及精神刺激等诱因。

【解决问题】

（1）患者的症状表现为双腿无力、麻木及二便障碍，你认为是什么部位损害引起？

患者的主要症状表现为双下肢截瘫、双下肢感觉障碍以及尿便障碍，符合脊髓横贯性损害的表现。

（2）患者的症状是打篮球时外伤引起的吗？你认为他可能得了什么病？

患者为青年男性，急性起病，临床主要表现为双下肢瘫痪、麻木及二便障碍，发病前曾有一过性双下肢麻木的"预警"症状，首先考虑诊断急性脊髓炎，尚需要与脊髓外伤、脊髓血管畸形引起出血、硬脊膜下脓肿、转移癌和脊柱结核等相鉴别。

（3）还需要补充询问什么病史？

对于临床上考虑诊断急性脊髓炎的患者，还需要询问发病前 1 ～ 2 周有无上呼吸道感染、胃肠道感染、疫苗接种等病史。

第 二 幕

急诊科医生为患者查体时候发现体温 37.0 ℃，血压 118/74 mmHg，末梢血氧饱和度 96%，心率 90 次/分，腹部平软，无压痛、反跳痛，耻骨联合上方叩诊存在圆形浊音区。意识清楚，言语清晰。双侧瞳孔等大等圆，直径约 3 mm，直接、间接对光反射灵敏。眼球各向运动自如。双侧额纹、鼻唇沟对称，伸舌居中，双侧软腭上抬有力，咽反射灵敏。双上肢肌张力正常，双下肢肌张力降低，双上肢肌力 5 级，双下肢肌力 1 级，双侧乳头以下深、浅感觉障碍，双上肢腱反射（＋＋），双下肢腱反射（＋），双侧腹壁反射消失，双侧 Babinski 征（－），颈软，Kernig 征（－），Brudzinski 征（－）。医生立即安排护士留置导尿管。进一步追问病史，患者回忆约 2 周前有感冒、发热的病史。接下来，医生根据患者的病情安排了急诊检查项目。

（1）脊柱 CT 结果。未见明显异常。

（2）血常规检查结果。白细胞计数 11.2×10^9/L，中性粒细胞百分比 72.6%，淋巴细胞百分比 13.1%，红细胞计数 5.25×10^{12}/L，血小板计数 320×10^9/L，反应蛋白质量浓度 7.28 mg/L，降钙素原质量浓度 0.25 ng/mL。

（3）血生化检查结果。钾离子摩尔浓度 3.90 mmol/L，钠离子摩尔浓度 144 mmol/L，氯化物摩尔浓度 104.7 mmol/L；肌酐摩尔浓度 54 μmol/L，尿素氮摩尔浓度 4.1 mmol/L，天冬氨酸氨基转移酶质量浓度 37 U/L，丙氨酸氨基转移酶质量浓度 49 U/L，白蛋白质量浓度 42.3 g/L，球蛋白质量浓度 23.8 g/L。

（4）凝血四项检查结果。血浆凝血酶时间 12.4 s，国际标准比值 1.22，活化部分凝血活酶时间 26.4 s，凝血酶时间 16.9 s。

（5）心电图检查结果。正常心电图。

【提出问题】

（1）根据患者的体格检查结果，患者存在什么异常体征？

（2）患者的脊髓损害平面在什么部位？相对于脊椎哪个平面？

（3）患者双下肢无力，查体发现肌张力低下、腱反射减弱、病理征（-），这种现象叫什么？

（4）下一步还需要做什么辅助检查以明确诊断？

【学习内容】

1. 脊髓病变节段定位

脊髓节段性病变出现节段性症状，如该节段肌肉弛缓性瘫痪和反射消失，脊髓病变节段以下出现脊髓横贯性病变体征，如截瘫、四肢瘫痪、传导束型感觉障碍、尿便障碍、腱反射亢进及病理征阳性。脊髓病变水平不同，临床表现如下。

（1）高颈髓（C1—C4）病变。四肢上运动神经元瘫痪；损害平面以下深、浅感觉障碍；C3—C5节段损害出现膈肌瘫痪、呼吸困难；中枢性括约肌障碍，早期尿潴留，晚期尿失禁；四肢和躯干无汗。

（2）颈膨大（C5—T2）。双上肢下运动神经元瘫痪、双下肢上运动神经元瘫痪；上肢可节段性感觉缺失，病变平面以下传导束型深、浅感觉缺失；C8、T1侧角细胞受损出现Horner征；中枢性括约肌障碍。

（3）胸髓（T3—T12）。双上肢正常，双下肢上运动神经元瘫痪（截瘫）；病变平面以下各种感觉缺失，感觉障碍平面有助于病变定位，如乳头水平相当于T4、剑突水平为T6、肋缘水平为T8、平脐为T10、腹股沟水平为T12；根痛常出现于相应胸腹部或表现为受损节段束带感；上、中、下腹壁反射中枢分别位于T7—T8、T9—T10、T11—T12，腹壁反射消失有助于定位；中枢性括约肌功能障碍。

（4）腰膨大（L1—S2）。双下肢下运动神经元瘫痪和足下垂；损害平面以下双下肢及会阴部各种感觉缺失；中枢性括约肌障碍；损害平面在L2—L4节段膝腱反射消失，若S1—S2受损则踝反射消失，若S1—S3受损可出现阳痿。

（5）脊髓圆锥（S3—S5，尾节）。肛周及会阴部皮肤感觉缺失，呈马鞍状；髓内病变可出现分离性感觉障碍；S2—S4侧角是支配膀胱逼尿肌的副交感中枢，圆锥病变可引起无张力性神经元膀胱，尿潴留引起充溢性尿失禁；肛门反射消失、阳痿。

（6）马尾（L2至尾节神经根）。下肢弛缓性瘫痪、足下垂、肌萎缩以及踝反射消失；剧烈自发根性痛，呈烧灼样；下肢及会阴部各种感觉障碍；性功能障碍、括约肌功能障碍较晚出现；马尾病变症状以及体征双侧分布常不对称。

2. 脊髓与脊椎节段的定位

脊髓与脊椎在生长发育上的速度不一致，脊椎较脊髓生长快，因此，脊髓的长度短于脊椎节段。临床上常常由感觉障碍的平面确定病变中心层面的脊椎节段。可按以下步骤进行：

（1）确定脊髓病变上界。皮节病变节段 1（三根定律），如皮节（感觉障碍平面）在 T4，脊髓病变上界为 T3。

（2）确定脊髓病变上界脊柱节段。为脊髓病变节段 $-n$，各脊髓节段 n 值分别为：C1—C4，$n = 0$；C5—C8，$n = 1$；T1—T8，$n = 2$；T9—T12，$n = 3$。本例病变在上界位于脊髓 T3，病变上界脊柱节段为 T1。

（3）确定病变中心层面脊柱节段。病变上界脊柱节段 $+1$（向下 1 个层面），如本例病变中间层面位于 T2（请教师提供脊髓与脊椎节段定位的图片资料来示教）。

3. 脊髓休克的概念

急性脊髓横贯性损害发生急骤、病情严重时可出现脊髓休克，是由于急性病变造成脊髓功能过度抑制。在脊髓损伤急性期，肢体不出现上运动神经元受损痉挛性瘫痪，反而出现肌张力降低、腱反射减弱和病理征阴性等下运动神经元受损的表现。休克期一般持续 2～6 周，部分可长达数月，逐渐变为上运动神经元瘫痪，受损节段以下支配肌逐渐肌张力增高，腱反射亢进和病理反射。

4. 急性脊髓炎的鉴别诊断

本疾病需要与引起急性肢体截瘫的疾病相鉴别，见表 2 - 7 - 1。

表 2 - 7 - 1　急性脊髓炎的鉴别诊断

鉴别要点	急性脊髓炎	脊髓出血	脊髓压迫症	急性硬脊膜外脓肿
病史	发热、上呼吸道感染或疫苗接种	无特殊病史	脊柱结核、转移肿瘤，有其原发病	皮肤及其他部位化脓感染
起病方式	急性起病，数小时至 2～3 天发展至完全截瘫	起病急，迅速出现脊髓横贯损害	起病缓慢，数月至数年，转移瘤可为急性	起病较快，1～7 天达到高峰
运动障碍	早期脊髓休克，休克期后肌力自远端恢复	休克期为弛缓性截瘫	进行性痉挛性瘫痪	不完全性进展性瘫痪，多为痉挛性

续表 2 - 7 - 1

鉴别要点	急性脊髓炎	脊髓出血	脊髓压迫症	急性硬脊膜外脓肿
感觉障碍	传导束型深浅感觉障碍，感觉平面上缘存在感觉过敏区	可出现分离性感觉障碍	早期根性感觉障碍，逐渐发展为脊髓半切	早期根性感觉障碍发展至不对称性传导束型感觉障碍
尿便障碍	急性期尿潴留，晚期可出现反射性神经源性膀胱	早期出现	髓内早期出现，髓外硬膜内压迫晚期出现	较晚出现
自主神经损害	症状明显	可有	可有	不明显
神经根痛	轻或者无	剧烈神经痛	可有病变节段神经痛	常伴神经痛
脊柱压痛	轻或无	无	转移瘤和脊柱结核可有明显压痛	剧烈叩痛
全身症状	较轻	无	无	头痛、发热等感染中毒症状
腰椎穿刺脑脊液检查	椎管通畅，脑脊液细胞及蛋白正常或轻度增高	椎管通畅，血性脑脊液，蛋白增高	椎管梗阻，脑脊液蛋白细胞分离，蛋白明显增高	椎管梗阻，脑脊液细胞数以及蛋白增高
脊柱 X 线平片	正常	正常	椎体骨质破坏、塌陷，结核尚可见椎旁脓肿	可见椎体骨质遭破坏
脊髓 CT、MRI 或 DSA 检查	病变部位脊髓增粗，髓内可见片状、斑点状 T1WI 低信号及 T2WI 高信号，病灶可增强	脊髓 CT 结果显示高密度病灶，DSA 可见脊髓血管畸形	MRI 检查结果显示髓内肿物梭形膨大或髓外肿块	MRI 检查结果显示髓外肿块、脊髓移位

【解决问题】

（1）根据患者的体格检查结果，患者存在什么异常体征？

患者的异常体征包括双下肢截瘫、双侧 T4 以下传导束型感觉障碍、尿潴留。

（2）患者的脊髓损害平面在什么部位？相对于脊椎哪个平面？

患者的感觉损害平面位于 T4，对应的脊椎节段为 T2。

（3）患者双下肢无力，查体发现肌张力低下、腱反射减弱、病理征（－），这种现象叫什么？

在脊髓损伤急性期，肢体不出现上运动神经元受损痉挛性瘫痪，反而出现肌张力降低、腱反射减弱和病理征阴性等下运动神经元受损的表现，被称为脊髓休克，这是由于急性病变造成脊髓功能过度抑制。

（4）下一步还需要做什么辅助检查以明确诊断？

下一步尚需行腰椎穿刺脑脊液检查、脊髓 MRI 检查、视觉诱发电位检查、体感诱发电位检查以明确诊断。

第 三 幕

急诊检验结果回报后，医生马上联系神经内科的医生，患者接下来被收入神经内科病房继续治疗。医生为患者安排了血清梅毒抗体、自身抗体（包括 AQP4）、脊髓 MRI、腰椎穿刺脑脊液、视觉诱发电位、体感诱发电位等检查。到了病房后，患者开始觉得双手乏力。上午医生查房的时候，患者双手乏力的症状加重，双手臂不能抬高。患者跟医生反映感觉气喘、说话声音不清楚。医生立即检查，测得末梢血氧饱和度为92%，于是安排了动脉血气分析及面罩吸氧。医生向家属说明，患者的病情较严重，脊髓的病变进展迅速，出现双上肢瘫痪以及延髓肌麻痹，有窒息的风险，需要进入 ICU 密切监护，必要时行气管插管或气管切开呼吸肌辅助呼吸。进了 ICU 以后，患者的末梢血氧饱和度一直波动在88%～92%。医生给患者行经口气管插管术，术后其末梢血氧饱和度回升至95%。第二天，患者的辅助检查结果陆续出来了。

（1）血梅毒抗体检查结果。血梅毒抗体（－）。

（2）自身抗体检查结果。自身抗体（－），AQP4（－）。

（3）胸部 X 线检查结果。心肺未见异常。

（4）视觉诱发电位检查结果。双侧 P100 潜伏期、波幅正常。

（5）体感诱发电位检查结果。双侧 P40 未引出。

（6）腰椎穿刺脑脊液检查结果。压力 130 mmH$_2$O，细胞数 $12 \times 10^9/\mu L$，空腹血葡萄糖摩尔浓度 4.2 mmol/L，蛋白质质量浓度 0.50 g/L。

脊髓核磁共振结果提示，颈髓可见 T2WI 异常信号并脊髓肿胀（此处请教师提供类似此结果的脊髓 MRI 影像资料来示教）。

【提出问题】

（1）患者的辅助检查结果有什么异常？

（2）患者的病最后确诊为什么？

（3）患者的症状迅速从双下肢瘫痪进展至四肢瘫痪及呼吸困难，是什么情况？

（4）患者的病急性期应注意预防什么并发症？如何预防？

【学习内容】

1. 急性脊髓炎的临床表现

（1）急性脊髓炎任何年龄均可发病，中青年多见，无性别差异。

（2）发病前数周内多有感染病史或疫苗接种史。

（3）急性起病，常在数小时至 2～3 天发展至高峰。

（4）首发症状多为双下肢麻木、无力，进行性加重并迅速上升，病变节段束带感，进而发展为脊髓完全性横贯性损害。T3—T5 节段血液供应薄弱，最容易受累。

（5）病变早期表现脊髓休克，休克期可持续 2～4 周。表现为截瘫、肌张力低下、腱反射消失、病理征阴性。恢复期肌张力增高、腱反射亢进、出现病理征，此时肌力逐渐恢复。

（6）可出现传导束型感觉障碍，病变节段以下深、浅感觉缺失，痛、温觉损害突出，振动觉以及本体感觉损害较轻。不典型病例感觉障碍分布可不规则，如双侧平面不在同一节段，出现 2 个或多个感觉平面等。

（7）急性期尿便潴留，无膀胱充盈感，尿意丧失，自主排尿不能，呈无张力性神经源性膀胱。膀胱过度充盈，压力使尿液外溢，成为充溢性尿失禁。脊髓功能逐渐恢复，逼尿肌有规律收缩，尿液充盈至 300～400 mL，逼尿肌反射性收缩引起排尿，称为反射性神经源性膀胱。自主神经损害使病变平面以下无汗、皮肤干燥以及指甲松脆等。

2. 急性脊髓炎的辅助检查结果

急性脊髓炎的辅助检查结果如下。

（1）腰椎穿刺。脑脊液压力正常，外观无色透明，脑脊液单个核细胞正常或稍增多，少数病例蛋白可轻度增多，血葡萄糖及氯化物浓度正常。压颈试验通畅，少数病例急性期局部脊髓肿胀，椎管呈不完全梗阻，2～3 周后出现梗阻可能为脊髓蛛网膜粘连。

（2）电生理检查。视觉诱发电位正常，可与多发性硬化、视神经脊髓炎鉴别。下肢体感诱发电位波幅明显降低；运动诱发电位异常，可用于判断疗效和预后。肌电图表现为失神经改变。

（3）影像学检查。脊柱 X 线平片结果正常，可与脊柱结核、肿瘤相鉴别。MRI 典型表现病变部位脊髓节段肿胀、增粗，髓内多发片状或斑片状 T1WI 低信号及 T2WI 高信号，形态不规则，常多发，可散在、融合或弥漫分布。Gd-DTPA 扫描呈斑片样增强效应，有的病例可始终无异常。

3. 上升性脊髓炎的概念与鉴别

上升性脊髓炎是急性脊髓炎的危重型，起病急骤，感觉障碍平面常常于数小时或 1～2 天内上升至高颈段，瘫痪由下肢迅速波及上肢与延髓肌群，出现构音障碍、吞咽困难、呼吸肌麻痹，可导致死亡。

上升性麻痹又称为 Landry 麻痹，见于格林巴利综合征及脊髓灰质炎，病变主要位于前根及脊髓前角。

上升性脊髓炎脊髓休克期，肢体为弛缓性瘫痪，易与上升性麻痹混淆。上升性脊髓炎可出现上升性的传导束型感觉障碍以及尿便功能障碍，而格林巴利综合征的上升性麻痹并无以上表现，多有肢体酸痛不适的主观性感觉障碍，少数患者存在末梢型感觉障碍（表 2-7-2）。

表 2-7-2　上升性脊髓炎与上升性麻痹鉴别

鉴别点	上升性脊髓炎	上升性麻痹
病变部位	脊髓横贯性损害	前根、脊髓前角病变
常见疾病	急性脊髓炎	格林巴利综合征、脊髓灰质炎
瘫痪	由下肢迅速波及上肢以及延髓肌群	由下肢向上肢发展
感觉障碍	病变以下传导束型感觉障碍	肢体酸痛等不适，可有末梢型感觉障碍
括约肌障碍	有且严重	无或少发生
颅神经受累	延髓肌群，出现球麻痹症状	多为面神经，可双侧受累

4. 急性脊髓炎并发症的预防

急性脊髓炎患者肢体瘫痪、病变以下感觉障碍以及存在尿便障碍，因此，患者处于完全卧床状态，容易发生各种并发症，预防各种并发症是保证脊髓功能恢复的重要前提。

（1）呼吸道管理。上升性脊髓炎或急性期重症患者，特别是当病变损害节段位于上胸段或颈段时，会出现呼吸肌麻痹，存在生命危险。应密切监护呼吸状况，保持呼吸道通畅，及时吸痰、吸氧，必要时行气管插管、气管切开以及呼吸机辅助呼吸。

（2）预防肺部感染。采取半坐位或坐位，预防误吸，每 2 ～ 3 h 定时给患者翻身、拍背，鼓励患者咳嗽、排痰及变换体位，尽早进行床上活动。

（3）尿潴留。脊髓休克期尿潴留建议及早留置尿管导尿，鼓励患者多饮水。每 3 ～ 4 h 开放尿管，使膀胱保持一定容量，避免膀胱挛缩，促使反射性膀胱早日形成。保持每天尿量 2 000 ～ 2 500 mL，有利于预防尿路感染。如发生尿路感染，应及时行中段尿培养，根据病原菌种类及药敏试验应用足量敏感抗生素。当膀胱功能逐渐恢复，残尿量减少到 10 mL 以下或尿液自导尿管与尿道口外溢时，如已形成反射性膀胱可拔除导尿管。

（4）预防褥疮。关键是周到细致的护理，定期翻身、按摩，及时更换尿布，保持局部皮肤清洁干燥，于骶尾部、足跟以及骨隆起处垫气圈。若已发生褥疮应积极治疗，创面较表浅应控制感染，按时换药。若有脓液和坏死组织则手术清创。

【解决问题】

（1）患者的辅助检查结果有什么异常？

患者的辅助检查异常结果包括：脑脊液细胞数以及蛋白浓度轻度增高、体感诱发电位提示双侧 P40 未引出、脊髓 MRI 可见颈髓异常信号。

（2）患者的病最后确诊为什么？

患者的病确诊为急性脊髓炎（颈段）。

（3）患者的症状迅速从双下肢瘫痪进展至四肢瘫痪及呼吸困难，是什么情况？

患者起病急骤，瘫痪由下肢迅速波及上肢及延髓肌群，被称为上升性脊髓炎，是急性脊髓炎的危重型。

（4）患者的病急性期应注意预防什么并发症？如何预防？

急性脊髓炎主要并发症及其预防详见【学习内容】。

第 四 幕

经过检查，患者被确诊为急性脊髓炎，医生根据他的病情制订相应的治疗方案，给予激素冲击治疗、补钾、补钙、护胃以及营养神经等对症支持处理，同时，积极预防肺部感染、泌尿系感染、褥疮等并发症。经过治疗后，患者的病情稳定，拔除了气管插管及尿管，可自主排尿、排便，四肢肌力有所改善，感觉平面下移，转到康复科进一步康复治疗。

【提出问题】

（1）急性脊髓炎的治疗原则有哪些？

（2）糖皮质激素为什么可用于治疗急性脊髓炎？用药过程需要注意什么？应如何与患者沟通？

（3）急性脊髓炎病情好转的表现有哪些？

（4）患者经过治疗后症状有部分减轻，应该如何与其家属交代预后？

【学习内容】

1. 急性脊髓炎治疗原则

急性脊髓炎的治疗原则主要为减轻脊髓损害、促进功能康复及预防并发症。

（1）给予糖皮质激素。急性期可用大剂量甲基泼尼松龙短程冲击疗法，给予 500～1 000 mg 静脉滴注，每天 1 次，连用 3～5 天，可控制病情的进展，但临床明显改善常出现于 3 个月后。也可应用地塞米松 10～20 mg 静脉滴注，每天 1 次，10～20 天为 1 个疗程。应用上述药物后可改为泼尼松口服，每天 40～60 mg，1～2 个月后病情好转可逐渐减量并停药。

（2）给予免疫球蛋白。急性期应用，成人用量每天 0.4 g/kg，儿童用量每天 0.2～0.4 g/kg，静脉滴注，每天 1 次，连续用 3～5 天为 1 个疗程。

（3）营养神经。应用胞二磷胆碱、B 族维生素、ATP 等对促进恢复可能有益。

（4）加强营养。注意调整饮食，加强营养，给予容易消化的食物和富含维生素的食物，高位脊髓炎有吞咽困难患者需要留置鼻胃管鼻饲。

（5）康复治疗。早期康复治疗有助于肢体功能恢复。瘫痪肢体保持功能位，常被动活动瘫痪肢体及按摩皮肤，改善局部血液循环，防止关节挛缩。

（6）加强护理，预防并发症。

2. 糖皮质激素药理作用

糖皮质激素是由肾上腺皮质中束状带分泌的一类甾体激素，具有调节糖、脂肪和蛋白质合成和代谢的作用，还具有抑制免疫应答、抗炎、抗毒、抗休克作用。大剂量的糖皮质激素可产生以下的药理作用。

（1）抗炎作用。糖皮质激素有快速、强大而非特异的抗炎作用。在炎症初期，糖皮质激素可以抑制毛细血管扩张，减轻组织的渗出和水肿，抑制白细胞的浸润，减轻炎症作用。在炎症后期，可抑制毛细血管和成纤维细胞的增生，延迟肉芽组织的生成，从而延迟炎症后期的粘连和瘢痕形成，减轻炎症的后遗症。

（2）免疫抑制作用。糖皮质激素可以抑制吞噬细胞对抗原的吞噬和处理；抑制淋巴细胞的合成，使淋巴细胞破坏，也可以使淋巴细胞移行至血管外组织，从而使循环淋巴细胞数减少；诱导淋巴细胞凋亡；干扰淋巴细胞在抗原作用下的分裂和增殖。

急性脊髓炎是非特异炎症引起的脊髓炎性脱髓鞘或坏死，主要病理改变为髓鞘肿胀、脱失，周围淋巴细胞显著增生，血管周围炎症细胞浸润。糖皮质激素因其具有抗炎、免疫抑制及抗水肿的作用，成为急性脊髓炎的主要治疗手段。大剂量的甲泼尼龙可以减轻脊髓炎性反应及水肿，改善血液循环；降低毛细血管的通透性，增加局部血流量；降低病变脊髓中脂质过氧化物的含量，减轻其对脊髓的损害；可以减轻脱髓鞘的程度，改善神经传导功能。

3. 糖皮质激素的常见不良反应

长期大量应用糖皮质激素可产生以下的不良反应：①出现皮质功能亢进综合征；诱发或加重感染；②诱发或加重消化道溃疡；③骨质疏松、肌肉萎缩；④诱发高血压和动脉硬化；⑤诱发精神病和癫痫；⑥股骨头坏死；⑦其他，如负氮平衡、低钾血症、低钙血症、高血糖倾向等。

4. 糖皮质激素冲击治疗的知情告知

糖皮质激素冲击治疗必须在患者及其家属同意后应用。治疗前首先需要向患者或家属解释应用激素的必要性及适应证，再次向患者或家属了解患者是否存在糖皮质激素冲击治疗的禁忌证，若无明显禁忌证，最后需要向家属明确告知糖皮质激素治疗的常见不良反应，若患者或家属同意应用，则在"知情同意书"上签字后方可应用。

5. 急性脊髓炎病情好转的表现

急性脊髓炎病情好转包括运动、感觉及括约肌功能的恢复。表现如下。

（1）运动功能。脊髓休克期过后，瘫痪肢体肌力由远端向近端逐渐恢复。受累节段以下肢体表现锥体束征，肌张力逐渐增高，以伸肌为主，呈折刀样，瘫痪肢体呈伸展位、腱反射亢进和出现病理征。

（2）感觉功能。随着病情的好转，感觉平面会逐渐下降，但感觉障碍恢复常常晚于运动障碍。

（3）括约肌功能。随着脊髓功能逐渐恢复，逼尿肌开始有规律地收缩，尿液可以经导尿管周边溢出，自主反射性排尿机制开始形成，更换导尿管时可观察自主排尿反应。从无张力性神经源性膀胱转变为反射性神经源性膀胱。

6. 急性脊髓炎的预后评价

急性脊髓炎病情不同，预后差异较大。病变类型、严重程度与预后显著相关。无合并症的患者通常于发病 3 ～ 6 个月恢复生活自理。若合并肺部感染、泌尿系感染或褥疮，影响疾病的恢复，可遗留后遗症，部分患者甚至因合并症死亡。重症患者肢体完全性瘫痪、发病 6 个月后肌电图仍为失神经改变，脊髓 MRI 检查结果出现髓内广泛异常信号，提示预后不良。

【解决问题】

（1）急性脊髓炎的治疗原则有哪些？

急性脊髓炎的治疗原则为：①激素冲击治疗；②大剂量免疫球蛋白；③营养神经；④康复治疗；⑤加强护理、预防并发症。

（2）糖皮质激素为什么可用于治疗急性脊髓炎？用药过程需要注意什么？应如何与患者沟通？

糖皮质激素的药理作用为抗炎、免疫抑制及抗水肿，是急性脊髓炎的主要治疗手段。大剂量的甲泼尼龙可以减轻脊髓炎性反应及水肿，改善血液循环；降低毛细血管的通透性，增加局部血流量；降低病变脊髓中脂质过氧化物的含量，减轻对脊髓的损害；可以减轻脱髓鞘的程度，改善神经传导功能。

用药过程中需要注意的是糖皮质激素常见不良反应：①皮质功能亢进综合征；②诱发或加重感染；③诱发或加重消化道溃疡；④诱发骨质疏松、肌肉萎缩；⑤诱发高血压和动脉硬化；⑥诱发精神病和癫痫、股骨头坏死、负氮平衡、低钾血症、低钙血症、高血糖倾向等。

大剂量激素冲击治疗须向患者告知该治疗的适应证，常见不良反应的预防、监测和处理。

（3）急性脊髓炎病情好转的表现有哪些？

急性脊髓炎病情好转包括运动、感觉及括约肌功能的恢复。

（4）患者经过治疗后症状有部分减轻，应该如何与其家属交代预后？

急性脊髓炎预后的评价：急性脊髓炎病情不同，预后差异较大。一般 3 ～ 6 个月患者可恢复生活自理。但该患者病情严重，且合并肺部感染影响疾病的恢复，可能遗留后遗症。应加强功能锻炼促进康复。

（宋玮）

第二节 这是颈椎病吗?

【学习纲要】

1. **基础医学**

(1) 脊髓亚急性联合变性的病理表现。

(2) 维生素 B_{12} 在体内的代谢过程。

(3) 贫血的分类。

2. **临床医学**

(1) 神经系统常见症状与体征的鉴别诊断。

(2) 脊髓亚急性联合变性 (subacute combined degeneration of the spinal cord) 的病因。

(3) 脊髓亚急性联合变性的诊断及鉴别诊断。

(4) 脊髓亚急性联合变性的治疗原则。

3. **人文医学**

有创检查的知情及告知。

第 一 幕

原来一直活跃在小区老年活动中心的王×,由于"颈椎病"越治越严重,近一个月没有参加活动。原来,患者在 6 个月前开始出现头晕眼花、精神不好、心慌、做事情容易感觉到累,在当地诊所看病,医生说是"脑动脉硬化",开了些"通血管"的"针水",但使用后没有太大的好转。患者一直在家口服丹参滴丸。约 2 个月前,他开始出现手指、脚趾持续麻木,接着后来变成双手、双足麻木。2 周多后,他逐渐出现走路不稳,双脚踩在地上像踩在棉花上的感觉,单用脚穿拖鞋穿不上。于是,他又到当地诊所就诊。医生给他拍了颈椎的平片,说这是"颈椎病"引起的,让他做了一些针灸、理疗。经过治疗后他并没有好转,症状反而越来越严重。近 1 个月,患者走路越来越不稳,有时候还会摔跤,天黑的时候更严重。最近 2 周,又出现四肢乏力,患者感觉手拿东西不听使唤,抬腿行走感觉比原来要费力。这一次,家属劝他去城里的大医院就诊。接诊医生听了他的主诉,让他做血常规检查。检查结果示：白细胞计数 $4.5 \times 10^9/L$，红细胞计数 $2.3 \times 10^{12}/L$，血红蛋白质量浓度 72 g/L，平均红细胞体积 120 fL。医生建议他在神经内科住院行进一步的检查及治疗。

【提出问题】

（1）患者得的是"颈椎病"吗？你认为他可能得了什么病？

（2）如果你作为接诊医生，还需要询问患者什么病史？

（3）患者的头晕是因为"脑动脉硬化"造成的吗？

【学习内容】

1．脊髓亚急性联合变性的概念

脊髓亚急性联合变性是由于维生素 B_{12} 的摄入、吸收、结合、转运或代谢障碍导致体内含量不足引起的中枢和周围神经系统变性的疾病。病变主要累及脊髓后索、侧索及周围神经等，临床表现为感觉性共济失调、双下肢深感觉缺失、痉挛性截瘫等，常常合并贫血的临床表现。

2．维生素 B_{12} 的体内代谢过程

作为一种营养素，维生素 B_{12} 必须从食物中获得，否则人体就会出现维生素 B_{12} 缺乏。从食物中摄取的维生素 B_{12}，经过胃酸和消化酶的作用，从食物中游离出来，与胃底腺壁细胞中内质网微粒体分泌的内因子结合成稳定的复合物，才不会被肠道细菌利用。在钙离子存在下，上述复合物到达回肠，维生素 B_{12} 与内因子分离，被黏膜细胞吸收，在血液中与特异的 α 球蛋白相结合到达肝脏、骨髓细胞、内网细胞及其他组织中以备用。体内的维生素 B_{12} 总量为 $2 \sim 5$ mg，在肝脏中的含量最高，在肾上腺中的次之，大脑中也含有大量维生素 B_{12}。

维生素 B_{12} 在人体内被吸收有两个重要特点：①维生素 B_{12} 需要内因子帮助才能被吸收，这种内因子是由胃黏膜细胞分泌的一种糖蛋白。如果人体内缺乏这种内因子，药物侵扰内因子起作用，或者其他原因造成维生素 B_{12} 不能与内因子结合，即使膳食中摄入足够的维生素 B_{12}，也有可能导致维生素 B_{12} 缺乏症。②人体小肠吸收维生素 B_{12} 过程非常慢，大约需要 3 h，而其他水溶性维生素的吸收只需要数秒。

3．脊髓亚急性联合变性发病机制

脊髓亚急性联合变性与维生素 B_{12} 缺乏有关，后者是正常血细胞生成、核蛋白及核酸合成与髓鞘形成等生化代谢中必需的辅酶，维生素 B_{12} 缺乏引起核糖核酸合成障碍，影响神经系统代谢及髓鞘合成，神经轴索的代谢障碍可导致神经变性，产生的中间代谢产物的毒性作用可造成神经纤维脱髓鞘。维生素 B_{12} 缺乏可导致 DNA 合成不足，影响胃黏膜及脊髓细胞分裂，产生胃肠道症状与贫血。同时，DNA 是神经胞浆中重要的核蛋白，不断供应轴突，DNA 不足导致神经轴突变性，尤其容易累及脊髓后索及侧索长轴突。维生素 B_{12} 也影响脂质代谢，类脂质代谢障碍是髓鞘肿胀及断裂的原因，引起轴突变性。

4. 脊髓亚急性联合变性的病因

脊髓亚急性联合变性的病因如下。

（1）维生素 B_{12} 摄入不足。严重营养不良、严格素食者、维生素 B_{12} 缺乏症母亲哺乳的婴儿，可能存在维生素 B_{12} 摄入不足。

（2）维生素 B_{12} 吸收障碍。先天性内因子分泌缺陷、萎缩性胃炎、胃大部切除术后、小肠原发性吸收不良、回肠切除、节段性回肠炎可能导致维生素 B_{12} 吸收障碍。

（3）药物影响。质子泵抑制剂影响维生素 B_{12} 与蛋白解离、二甲双胍干扰维生素 B_{12} 吸收、氧化亚氮干扰维生素 B_{12} 吸收。

（4）寄生虫。阔节裂头绦虫可在肠道内竞争维生素 B_{12}。

（5）先天性缺陷。血液中运钴胺蛋白缺乏可能导致先天性缺陷。

5. 眩晕的分类及表现

根据病变部位及眩晕的性质不同，临床上解释分为系统性眩晕与非系统性眩晕。

（1）系统性眩晕。系统性眩晕由前庭系统病变所致，是眩晕的主要原因，可伴有眼颤、平衡以及听力障碍。根据病变部位又可分为周围性眩晕以及中枢性眩晕，分别由前庭系统周围病变与核性病变导致。

（2）非系统性眩晕。非系统性眩晕由全身系统性疾病而并非前庭系统病变导致，如高血压、冠心病、心功能不全、感染、贫血等。临床特点为头晕眼花或轻度站立不稳，无旋转感，通常不伴有恶心、呕吐等自主神经症状，无典型眼球震颤。

6. 贫血的分类

贫血有多种分类方案，按照严重程度，可分为轻度贫血（血红蛋白质量浓度大于 90 g/L）、中度贫血（血红蛋白质量浓度为 $60 \sim 90$ g/L）、重度贫血（血红蛋白质量浓度为 $30 \sim 60$ g/L）和极重度贫血（血红蛋白质量浓度小于30 g/L）。

按细胞计量学分类，即按红细胞平均体积（mean cell volume，MCV）、红细胞平均血红蛋白含量 (mean cell hemoglobin, MCH) 和红细胞平均血红蛋白浓度 (mean cell hemoglobin concentration, MCHC)。这 3 项红细胞指数可将其分为大细胞性贫血、正常细胞性贫血、单纯小细胞性贫血及小细胞低色素性贫血 (表 2 - 7 - 3)。

表 2 - 7 - 3　贫血的细胞计量学分类特点

类型	大细胞性贫血	正常细胞性贫血	单纯小细胞性贫血	小细胞低色素性贫血
MCV/fL	> 100	80 ～ 100	< 80	< 80
MCH/pg	> 32	26 ～ 32	< 26	< 26
MCHC/%	31 ～ 35	31 ～ 35	31 ～ 35	< 26

另外，还可根据病理生理学特点将其分为红细胞生成减少、红细胞破坏增加 (溶血性贫血) 及失血这 3 类，具体种类可提示贫血的病因和发病机制，有助于临床治疗。

【解决问题】

(1) 患者得的是"颈椎病"吗？你认为他可能得了什么病？

患者为老年男性，慢性病程，进行性加重，临床表现为四肢末端麻木、步态不稳、四肢无力，血常规检查结果提示存在大细胞性贫血，初步诊断考虑为脊髓亚急性联合变性，而不是颈椎病。

(2) 如果你作为接诊医生，还需要询问患者什么病史？

作为接诊医生，对初步诊断考虑为脊髓亚急性联合变性的患者，询问病史时还应该注意患者有无合并维生素 B_{12} 摄入不足、转运或吸收障碍等原发病，如严格素食、营养不良、胃炎、肠炎、胃大部分切除术、服用药物 (如质子泵抑制剂、二甲双胍等)、寄生虫等。

(3) 患者的头晕是因为"脑动脉硬化"造成的吗？

患者的发病初期出现头晕症状，持续时间较长，伴有心慌、乏力、倦怠感，无恶心、呕吐，不伴有视物旋转、听力下降等症状，结合后期血常规提示贫血，考虑为贫血所致的非系统性眩晕，并非"脑动脉硬化"引起。

第 二 幕

患者住进神经内科病房，接诊医生为他查体时候发现，其体温 36.5 ℃，呼吸 18 次/分，血压 105/80 mmHg，心率 108 次/分，睑结膜、口唇苍白，心律齐，各瓣膜听诊区未闻及病理性杂音，腹部平软，中上腹部有轻压痛。意识清楚，言语清晰，双侧瞳孔等大等圆，直径约 3 mm，双侧直接、间接对光反射灵敏，双侧额纹、鼻唇沟对称存在，伸舌居中，双侧咽反射存在。双上肢肌张力正常，双下肢肌张力降低，双上肢肌力 5⁻ 级，双下肢肌力 4 级，双侧指鼻、轮替、跟－膝－胫试验欠稳准，步态不稳、宽基底步态，Romberg 征（＋）。四肢末梢痛觉减退，音叉振动觉、关节位置觉消失。四肢腱反射（＋），双侧 Babinski 征（＋）。颈软，Kernig 征（－），Brudzinski 征（－）。进一步追问患者及家属，家属反映患者多年坚持素食，近一年常常诉说自己"胃痛"。

常规化验结果如下。

（1）血常规检查结果。白细胞计数 4.3×10^9/L，红细胞计数 2.5×10^{12}/L，血红蛋白质量浓度 74 g/L，平均红细胞体积 118 fL。

（2）血生化检查结果。钾离子摩尔浓度 3.89 mmol/L，钠离子摩尔浓度 144 mmol/L，氯化物摩尔浓度 107.6 mmol/L；肌酐摩尔浓度 40 μmol/L，尿素氮摩尔浓度 3.2 mmol/L，天冬氨酸氨基转移酶质量浓度 38 U/L，丙氨酸氨基转移酶质量浓度 40 U/L。

（3）凝血五项检查结果。血浆凝血酶原时间 13.2 s，国际标准比值 1.18，活化部分凝血活酶时间 28.2 s，凝血酶时间 16.7 s，血浆纤维蛋白原质量浓度 3.94 g/L。

（4）便常规检查结果。未见明显异常。

（5）心电图检查结果。心电图正常。

【提出问题】

（1）根据医生对患者的体格检查结果，你认为有什么异常？

（2）医生给患者查体时发现四肢肌力下降、双下肢病理征阳性，但同时出现肌张力降低、腱反射减弱的原因是什么，需要行什么检查明确？

（3）根据患者的临床表现、体格检查及初步化验结果，你认为还需要做什么检查来明确诊断？

【学习内容】

1. 脊髓完全性横贯损害与不完全性横贯损害的鉴别

临床上，鉴别是脊髓完全性横贯损害还是不完全横贯损害，对确定诊断、治疗方案以及预后评估均有重要的意义（表 2 - 7 - 4）。

表 2 - 7 - 4　脊髓完全性横贯损害与不完全横贯损害的鉴别要点

鉴别特点	完全性横贯性损害	不完全性横贯损害
运动障碍	完全，对称性分布	不完全，非对称性分布
截瘫	屈性	伸性
感觉障碍	完全性传导束性感觉缺失	不完全，病变以下常有某些感觉保存
尿便障碍	显著，出现早	无或者程度较轻
腱反射及病理征	对称性	非对称性
脊髓休克期	长，多数在 3 周以上	短，常在数日内恢复
三短反射（针刺足底引起下肢屈曲）	单相反应（屈曲后不再自行伸直）	双相反应（屈曲后又自行伸直）

2．姿势与步态异常

姿势与步态异常的检查首先是观察患者卧位、坐位、站立及行走时有无姿势、步态的异常。常见的姿势与步态异常如下。

（1）痉挛性偏瘫步态。病侧上肢内收、旋前，指、腕、肘关节屈曲，下肢伸直、外旋，行走时病侧上肢的协同摆动动作消失，病侧骨盆将抬高，向外做划圈样步态前进，多见于脑血管病后遗症。

（2）痉挛性截瘫步态。双下肢强直并内收，行走时每一步都交叉至对侧，称为"剪刀步态"，见于双侧锥体束损伤。

（3）感觉性共济失调步态。患者难以掌握平衡，高抬足，足跟着地，闭目的时候加重，多见于脊髓痨患者。

（4）小脑性步态。患者行走时双脚分开较宽（宽基底步态），左右摇晃，直线行走困难。

（5）慌张步态。行走时步伐细小，起步及止步困难，双足擦地而行，躯干强硬前倾，双上肢摆动动作消失，见于帕金森病或者帕金森综合征患者。

（6）醉酒步态。步态蹒跚，前后倾斜，摇晃，似乎会失去平衡跌倒，见于巴比妥类药物或酒精中毒。

（7）跨阈步态。患者行走时患肢高抬，如跨越门槛样，见于腓总神经麻痹。

（8）肌病步态。因盆带肌无力使脊柱前凸，行走时臀部左右摇摆，见于肌肉疾病患者，也称作鸭步或者摇摆步态。

（9）癔症性步态。患者表现为奇怪的步态，下肢肌力正常，但不能支撑体重，步态蹒跚，向各个方向摇摆，欲跌倒状，但罕有跌倒致伤，见于癔症等心因性疾病。

3．共济失调的分类

共济运动指前庭、脊髓、小脑和锥体外系共同参与下完成运动的协调和平衡。共济失调是指小脑、本体感觉及前庭功能障碍导致的运动笨拙和不协调，累及躯干、四肢和咽喉肌时可引起身体平衡、姿势、步态及语言障碍。分类如下。

1）小脑性共济失调。

小脑、小脑脚的传入或者传出联系纤维、红核、脑桥或者脊髓的病变可产生小脑性共济失调。小脑性共济失调表现为随意运动的力量、速度、幅度和节律的不规则，即协调运动障碍，伴有肌张力下降、眼颤及言语障碍。

（1）姿势与步态异常。小脑半球控制同侧肢体的协调运动并维持正常肌张力，一侧小脑半球受损，患者行走时向患侧倾倒。小脑蚓部损害可引起头和躯干共济失调，患者站立不稳，步态蹒跚，行走时宽基底步态。上蚓部病变患者向前方倾倒，下蚓部病变患者向后方倾倒。

（2）随意运动协调障碍。小脑半球病变可引起同侧肢体共济失调，表现为动作容易超过目标（辨距不良），动作愈接近目标时震颤越明显（意向性震颤），对精细运动的协调障碍。

（3）言语障碍。患者说话缓慢、发音不清和声音断续，呈暴发性或者吟诗样语言。这是由发声器官（如口唇、舌、咽喉）等肌肉共济失调引起的。

（4）眼球运动障碍。眼外肌共济失调导致眼球运动障碍，表现为双眼粗大眼颤，少数患者可有下跳性眼颤、反弹性眼颤。

（5）肌张力降低。小脑病变时可出现肌张力降低、腱反射减弱。

2）大脑性共济失调。

（1）额叶性共济失调。由额叶或者额桥小脑束病变引起。患者症状出现在病变对侧肢体，表现类似小脑性共济失调，但是症状较轻，Romberg 征、辨距不良和眼颤少见。常常伴有肌张力增高，病理反射阳性，精神异常等额叶损害症状。

（2）颞叶性共济失调。由颞叶或颞桥束病变引起。表现为病变对侧肢体共济失调，症状较轻，早期不容易发现，可伴有同向性象限盲、失语等颞叶损害症状。

（3）顶叶性共济失调。表现为对侧患肢不同程度的共济失调，闭眼时加重，深感觉障碍不严重；两侧旁中央小叶后部受损可出现双下肢感觉性共济失调和尿便障碍。

（4）枕叶性共济失调。由枕叶或枕桥束病变引起。表现为对侧肢体共济失调，症状轻，常常伴有深感觉障碍，闭眼时症状明显，可伴有视觉障碍等枕叶症状。

3）感觉性共济失调。深感觉障碍可导致患者不能辨别肢体的位置及方向，出现感觉性共济失调。深感觉传导路径中脊神经后根、脊髓后索、丘脑至顶叶任何部位的病变都可以导致感觉性共济失调。临床表现为步态不稳，迈步远近无法控制，落脚不知道深浅，有踩棉花感。感觉性共济失调不伴有眩晕、眼球震颤及言语障碍等。睁眼时由于有视觉辅助，症状较轻；而黑暗或闭眼时症状较严重。

4）前庭性共济失调。若前庭受损，由于失去身体空间定向能力，会出现前庭性共济失调。临床表现为站立不稳、行走时向患侧倾倒，改变头位可以使症状加重。常常伴随明显的眩晕、恶心、呕吐和眼球震颤。四肢共济运动及言语功能正常。

4. 后索及侧索病变综合征

后索及侧索病变综合征常见于亚急性联合变性、结核性脊膜脊髓炎等。脊髓后索损伤可出现下肢振动觉、位置觉缺失，Romberg 征和感觉性共济失调，锥体束损伤可出现痉挛性截瘫、腱反射活跃及病理征阳性。

【解决问题】

（1）根据医生对患者的体格检查结果，你认为有什么异常？

患者的异常体征包括贫血貌、中上腹轻压痛、四肢上运动神经元瘫痪、四肢末梢型痛觉障碍、四肢深感觉障碍、感觉性共济失调。

（2）医生给患者查体时发现四肢肌力下降、双下肢病理征阳性，但同时出现肌张力降低、腱反射减弱的原因是什么，需要行什么检查明确？

患者四肢瘫痪、双下肢病理征阳性，但同时出现肌张力降低、腱反射减弱，结合存在四肢末梢性感觉障碍，考虑除了脊髓病变，尚合并周围神经病变，下一步可行肌电图、体感诱发电位检查以进一步明确。

（3）根据患者的临床表现、体格检查及初步化验结果，你认为还需要做什么检查来明确诊断？

根据患者的病史、异常体征及初步化验结果，下一步应行血清维生素 B_{12} 检验，胃镜、脊髓 MRI 检查及腰椎穿刺术留取脑脊液检查，以进一步明确诊断。

第 三 幕

医生向患者及其家属说明，根据患者的病史、体格检查及目前初步的化验结果，患者的症状并非颈椎病引起，很可能是维生素 B_{12} 缺乏所导致脊髓、周围神经损害及中度贫血，要尽快安排检查，进一步明确诊断，避免耽误治疗。另外，患者近一年来感觉"胃痛"，需要联系消化科来安排胃镜检查。2 天后，患者的辅助检查结果陆续完成。

（1）血清维生素 B_{12} 检查结果。血清维生素质量浓度 58 μg/L。

（2）血清抗内因子抗体检查 （＋）。

（3）血清梅毒抗体检查 （－）。

（4）胃镜检查结果。慢性萎缩性胃炎。

（5）腰椎穿刺脑脊液检查结果。压力 120 mmH$_2$O，细胞计数 0 /μL，空腹血葡萄糖摩尔浓度 4.0 mmol/L，蛋白质质量浓度 0.30 g/L。

（6）肌电图检查结果。行周围神经损害肌电图检查。体感诱发电位示：双侧 N20、P40 潜伏期延长。

（7）脊髓 MRI 检查结果。可见 C2—C5 脊髓后部异常信号，T2WI 为高信号（请教师提供同前描述的脊髓 MRI 影像资料来示教）。

【提出问题】

（1）患者的检查结果有什么异常？

（2）你认为患者最后确诊是什么病？是什么原因导致他得这个病？

（2）你认为需要与什么疾病相鉴别？

（2）医生为患者安排了哪些有创检查？在检查前应该如何向患者及其家属告知？

【学习内容】

1. 脊髓亚急性联合变性的病理改变

脊髓亚急性联合变性主要发生在脊髓后索及侧索，也见于脊髓小脑束，上段胸髓容易受累，下段颈髓次之，严重时可累及上段颈髓、腰髓及延髓。病变早期可出现脊髓肿胀，晚期脊髓萎缩变硬，脊髓大体切面呈灰白色。大脑白质也有不同程度损害，大脑皮质神经元、脊髓前角细胞发生继发变性，出现脑萎缩，周围神经及视神经亦出现脱髓鞘、轴突变性等改变。镜下可见白质传导束髓鞘脱失，残存的髓鞘断裂，轴突可出现变性，后索出现严重的病变，其次是侧索。病变最初呈弥散性分布，后融合成海绵状坏死，晚期可有胶质细胞增生。

2. 脊髓亚急性联合变性的临床表现

脊髓亚急性联合变性的临床表现如下。

（1）脊髓亚急性联合变性多于中年（40～60 岁）以后起病，男女发病无明显性别差异，为亚急性或者慢性病程，病情进行性加重。多数患者在出现神经系统症状之前有贫血的表现，如疲倦、无力、心慌、头晕、轻微舌炎等。也有部分患者神经症状早于贫血。

（2）神经系统首发症状往往表现为足趾及手指感觉异常，如刺痛、烧灼及麻木感，呈持续性，可表现为手套、袜套样的感觉减退，下肢重于上肢，感觉障碍可向上延伸至躯干，为周围神经受累的表现。逐渐出现肢体动作笨拙、易跌倒，在黑暗处或闭目时行走困难，晚期可出现尿失禁等括约肌功能障碍，为脊髓后索损伤的表现。查体可以发现双下肢振动觉及关节位置觉减退、步态不稳、步态蹒跚、步基增宽、踩棉花感及 Romberg 征（＋）等。运动障碍的出现常常比感觉异常晚，可出现不完全痉挛性截瘫，查体见双下肢无力、肌张力增高、腱反射活跃及病理征（＋），为脊髓侧索损害所致。周围神经较严重的患者，查体可见肌张力降低、腱反射减弱，但病理征（＋）。

（3）少数患者可出现淡漠、激惹、嗜睡、猜疑、抑郁等精神症状，严重时可出现谵妄、幻想、认知功能减退、记忆力减退及 Korsakoff 综合征等，并发展为痴呆。此外，5% 的患者可出现视神经萎缩、视野缩小、视力减退，提示大脑白质以及视神经受累。

3. 脊髓亚急性联合变性的辅助检查有什么异常？

脊髓亚急性联合变性的辅助检查结果异常特点如下。

（1）周围血及骨髓检查巨细胞低色素性贫血，血液网织红细胞减少。注射维生素 B_{12}，如果 10 天后网织红细胞增多，则有助于鉴别。

（2）血浆维生素 B_{12} 水平通常低于 100 $\mu g/L$（正常值 220～940 $\mu g/L$）。血清维生素 B_{12} 含量正常者应做 Schilling 试验（口服放射性核素[57]Co 标记的维生素 B_{12}，测定尿、粪中排泄量）。

（3）胃液分析可发现有抗组织胺性的胃酸缺乏。

（4）腰椎穿刺脑脊液检查多正常，少数病例蛋白轻度增高。

（5）脊髓 MRI 检查可发现变性节段脊髓呈 T1WI 低信号，T2WI 高信号，多数有强化，横断面可见典型的"倒 V 字征"（请教师提供脊髓 MRI 检查结果横断面可见典型"倒 V 字征"的影像资料来示教）。

4. 脊髓亚急性联合变性的鉴别诊断

脊髓亚急性联合变性的脊髓 MRI 特点如下。（请教师提供典型 MRI 影像资料加以说明。）

（1）颈椎间盘突出。颈椎间盘突出引起椎管狭窄可出现类似的症状，但多数不对称，进展相对缓慢。行脊髓 MRI 或者脊髓造影可鉴别。

（2）脊髓压迫症。病灶多自一侧脊髓开始，早期有神经根刺激症状，逐渐出现脊髓半切至横贯性损害症状，表现为四肢瘫痪或者截瘫，传导束型感觉障碍及尿便障碍。腰椎穿刺脑脊液结果提示椎管梗阻、脑脊液蛋白明显增高，脊髓 MRI 或者脊髓造影可鉴别。

（3）脊髓痨。表现为后索、后根受损症状，如深感觉减退、感觉性共济失调、肌张力降低、闪电样疼痛等，但无锥体束损害。可行血液、脑脊液梅毒检查进一步鉴别。

（4）视神经脊髓炎。表现为横贯性或者播散性脊髓损害，病灶以下运动、感觉、括约肌功能障碍，伴有视神经损害症状。脊髓 MRI 检查、视觉诱发电位检查、脑脊液检查、AQP4 检查可鉴别。

（5）周围神经病。可类似脊髓亚急性联合变性的周围神经损害症状，但无脊髓后索、侧索损害的症状，无贫血以及维生素 B_{12} 缺乏。可行脊髓 MRI 检查进一步排除。

5. 诊疗过程中有创检查的知情及告知

医护人员在各种医疗活动中，必须严格履行告知义务，维护患者的知情权，严禁在患者不知情的情况下，为其实施有创的检查。在行有创操作前，医师应向患者详细交代此项有创操作对患者诊断治疗的重要性和必要性，并且强调其可能引起的并发症和存在的其他问题，使患者充分知情，尊重患者的意见，并于患者在"知情同意书"上签字后方可实施。原则上必须为患者本人签字，当患者本人出于各种原因授权他人行使知情权时，患者必须签署"委托书"。

【解决问题】

（1）患者的检查结果有什么异常？

本患者的辅助检查异常结果包括中度贫血、慢性萎缩性胃炎、血清维生素 B_{12} 含量减少、血清内因子抗体阳性，MRI 检查结果提示后部颈髓 T2WI 高信号，肌电图提示存在周围神经损害，体感诱发电位检查结果提示四肢中枢性感觉传导障碍。

（2）你认为患者最后确诊是什么病？是什么原因导致他得这个病？

患者最后确诊为脊髓亚急性联合变性，考虑与患者长期素食、慢性萎缩性胃炎导致维生素 B_{12} 缺乏有关。

（3）你认为需要与什么疾病相鉴别？

脊髓亚急性联合变性需要与颈椎间盘突出、脊髓压迫症、脊髓痨、视神经脊髓炎、周围神经病等相鉴别。详见【学习内容】。

（4）医生为患者安排哪些有创检查？在检查前应该如何向患者及其家属告知吗？

医生为患者安排了腰椎穿刺术和胃镜两项有创检查。检查前必须严格履行告知义务，维护患者的知情权，严禁在患者不知情的情况下，为其实施有创的检查。在行有创操作前，医师应向患者详细交代此项有创操作对患者诊断治疗的重要性和必要性，并且强调其可能引起的并发症和存在的其他问题，使患者充分知情，尊重患者的意见，并于患者在《知情同意书》上签字后方可实施。原则上必须为患者本人签字，当患者本人出于各种原因授权他人行使知情权时，患者必须签署"委托书"。

第 四 幕

住院第 3 天，医生查房时交代患者及其家属，患者的病已经确诊为脊髓亚急性联合变性，是长期素食导致维生素 B_{12} 摄入不足及慢性萎缩性胃炎导致维生素 B_{12} 吸收障碍引起的，需要立即用药治疗。患者的儿子询问医生，这个病好不好治，用药后能不能完全康复。医生向他解释每个患者对治疗的效果都不一样，有些患者治疗后症状可以完全消失，有些患者会留有后遗症。

经过 1 个月的药物治疗及康复训练，患者的病情有所好转，手脚麻木减轻，四肢肌力有改善，可独立下床行走，没有明显的头晕，于是办理出院。

【提出问题】
（1）脊髓亚急性联合变性应如何治疗？
（2）患者的贫血应如何治疗？
（3）患者的儿子询问医生患者的病能否治好，你应如何回答？

【学习内容】
1. 脊髓亚急性联合变性的治疗
脊髓亚急性联合变性的治疗如下。

（1）病因治疗。纠正或治疗导致维生素 B_{12} 缺乏的原发病因与疾病，如改善营养结构，纠正营养不良，给予富含 B 族维生素的饮食，如增加粗粮、蔬菜和动物肝脏等。大量饮酒者注意戒酒，肠炎、胃炎患者应积极治疗原发病。

（2）确诊或拟诊脊髓亚急性联合变性的患者，应该尽早应用大剂量维生素 B_{12} 治疗，避免引起不可逆的神经损害。每天给予维生素 B_{12} $500 \sim 1\,000$ μg，肌内注射，连续用药 4 周；然后，每次给予 $500 \sim 1\,000$ μg，每周 $2 \sim 3$ 次；$2 \sim 3$ 个月后改为口服 500 μg，每天 2 次维持，总疗程约 6 个月；维生素 B_{12} 吸收障碍者可能需要终身服用药物。同时，联合应用维生素 B_1 和维生素 B_6 可使治疗效果更佳。此外，应给予富含 B 族维生素的食物。需要配合服用叶酸，但不应单独应用叶酸，因为可导致症状加重。

（3）胃液中若缺乏游离胃酸，可应用胃蛋白酶合剂或在餐前服用稀盐酸合剂 10 mL，每天 3 次，减少胃酸缺乏引起的消化道症状。

（4）尽早进行康复治疗，加强瘫痪患者的护理。瘫痪患者可行功能锻炼，并辅以理疗、针灸等康复疗法，促进瘫痪肢体的功能康复。

2．脊髓亚急性联合变性患者贫血的治疗

在应用维生素 B_{12}、叶酸的基础上，脊髓亚急性联合变性患者若存在贫血，可加用铁剂。例如，口服硫酸亚铁 $0.3 \sim 0.6$ g，每天 3 次；或口服 10% 的枸橼酸亚铁铵溶液 10 mL，每天 3 次；肌内注射右旋糖酐铁注射剂 50 mg，每隔 $1 \sim 3$ 天注射 1 次。

3．脊髓亚急性联合变性患者的预后

早期明确诊断、及时给予治疗是改善脊髓亚急性联合变性预后的关键所在。本病若不经治疗，神经功能损害将持续进展，在起病后 $2 \sim 3$ 年可致死亡。如果在发病 3 个月内积极给予治疗，可获得完全恢复。若患者在经过充分治疗 $0.5 \sim 1.0$ 年后仍遗留神经功能障碍，则进一步康复的可能性很小。

【解决问题】

（1）脊髓亚急性联合变性应如何治疗？

脊髓亚急性联合变性的治疗原则包括病因治疗、大剂量维生素 B_{12} 补充治疗、补充叶酸、营养神经、纠正贫血、尽早康复训练等。详见【学习内容】。

（2）患者的贫血应如何治疗？

脊髓亚急性联合变性患者贫血治疗方案为：补充维生素 B_{12}、叶酸及铁

剂，改变饮食习惯等。详见【学习内容】。

（3）患者的儿子询问医生患者的病能否治好，你应如何回答？

脊髓亚急性联合变性患者的预后与开始给予治疗的时机有关，因此，早期明确诊断、及时治疗是改善预后的关键。患者在发病 2 个月内积极治疗，有获得完全恢复的可能，但仍需要观察其对治疗的反应性。若患者经过充分治疗 6 个月至 1 年仍有遗留症状，则进一步康复的可能性较小。

（宋玮）

第八章　神经系统变性疾病

第一节　消失的记忆

【学习纲要】

1．基础医学

（1）神经心理学常用评估方法及其意义。

（2）胆碱酯酶抑制剂的作用机制。

2．临床医学

（1）痴呆的诊断流程与诊断标准。

（2）阿尔茨海默病的临床特点。

（3）阿尔茨海默病的诊断标准与鉴别诊断。

（4）阿尔茨海默病的药物治疗。

3．人文医学

（1）痴呆的伦理问题。

（2）阿尔茨海默病患者的日常生活护理。

第　一　幕

董×，62岁，是一名退休女干部，十几岁时便开始参加工作，兢兢业业，在单位里扮演着"螺丝钉"的角色，在领导眼中是一名勤勉、值得信赖的部下。时光在重复的工作中流逝，一切顺理成章。她和所有人一样，结婚、生子、退休、颐养天年，平凡而幸福。但近来她常常抱怨自己"不中用"，不是忘记刚刚说过的话，就是不记得东西摆放的地方，老朋友来电话，甚至喊不出对方的名字……这些小失误并没有引起家人的注意，毕竟老年人偶尔犯点糊涂，再正常不过了。

直到这一天，患者晨起外出买菜，过了晌午还没回家，同住的大儿子一家赶紧外出寻找，四处打听，根据街坊提供的线索，在她退休前常去的社区康体中心找到她。晚饭后，根据这次的走丢事件，拼凑起她日常的"糊涂"行为，四对儿子儿媳七嘴八舌地讨论起来，有的说她只是闲得慌，四处走走；有的说她可能得了常听说的"老年痴呆"；有的说是屋子里"不干净"，某些东西在作怪……大儿子最后拍板，老母亲能吃能喝，精神还可以，就是犯点糊涂，没啥大事，谁老了都一样，这事儿就打住了。大伙儿噤了声，也就散了。

【提出问题】

（1）患者的"糊涂"可能是什么问题？

（2）可能的原因有哪些？

（3）如果她的家人向你咨询，你会有何建议？

【学习内容】

1. 痴呆的概念、常见病因与分型

痴呆是指较严重的、持续的认知障碍。临床上以缓慢出现的智能减退为主要特征，伴有不同程度的人格改变，而没有意识障碍。多起病缓慢，病程较长，故又称为慢性脑病综合征。

痴呆主要发生于老年期，而且年龄越大，患病率越高。其智能减退以认知功能损害为核心，导致患者日常生活、社会交往和工作能力明显减退。认知功能损害涉及记忆、学习、定向、理解、判断、计算、语言、视空间功能、分析及解决问题的能力等。

痴呆的病因很多，流行病学资料和尸检的大脑病理研究报道不一致。流行病学研究提示，老年期痴呆的常见原因是 AD，约占痴呆的 50%；其次为 VaD，约占 20%；AD 与 VaD 两种病变共存的混合性痴呆约占 20%；其他原因所致的痴呆占 10%，包括其他变性脑病、颅内感染、脑外伤、脑肿瘤、癫痫、中毒、内分泌代谢疾病、营养缺乏等。尸检病理诊断则提示 AD 占 50%，混合性痴呆占 20%，路易体痴呆（Lewy body dementia，DLB）占 17%，VaD 占 15%，额颞叶痴呆（frontotemporal dementia，FTD）占 15%，酒精性痴呆占 6%，正常压力脑积水占 5%，其余包括皮之下痴呆和阮病毒感染所致的痴呆等。

临床上引起痴呆的疾病种类繁多，其分类方法如下。

（1）按是否为变性病分为变性病痴呆和非变性病痴呆，前者主要包括 AD、DLB 和帕金森病痴呆（Parkinson disease with dementia，PDD）、FTD 等。后者包括 VaD、正常压力性脑积水及其他继发疾病，如感染、肿瘤、中毒和代谢性疾病等引起的痴呆。其中，AD 占所有类型痴呆的 50% ～ 70%；VaD 是最常见的非变性病痴呆，占痴呆患者的 15% ～ 20%。

（2）按病变部位分为皮质性痴呆、皮质下痴呆、皮质和皮质下混合性痴呆以及其他痴呆。皮质性痴呆包括 AD 和额颞叶变性（FTD、语义性痴呆、原发性进行性失语等）；皮质下痴呆类型较多，包括锥体外系病变、脑积水、脑白质病变、VaD 等；皮质和皮质下混合性痴呆包括多发性梗死灶痴呆、感染性痴呆、中毒和代谢性脑病；其他痴呆包括脑外伤后和硬膜下血肿痴呆等。

（3）按起病及发展急缓划分。近年来起病相对急、病情发展快的"急性进展性痴呆"（rapidly progressive dementias，RPD）备受关注。RPD 通常指在数天、数周（急性）或数月（亚急性）发展为痴呆。可能的病因归结为"VITAMINS"，依次分别代表血管性（vascular）、感染性（infectious）、中毒和代谢性（toxic-metabolic）、自身免疫性（autoimmune）、转移癌/瘤（metastases/neoplasm）、医源性/先天性代谢缺陷（Iatrogenic/inborn error of metabolism）、神经变性（neurodegerative）以及系统性/癫痫（systemic/seizures）引起的痴呆。例如，甲状腺切除术病史提示甲减，胃切除术病史提示维生素 B_{12} 缺乏。慢性进展性痴呆以变性病为主。

2. 痴呆的诊断流程与诊断标准

痴呆的诊断一般分 3 个步骤进行，即明确是否为痴呆、明确痴呆的病因以及明确痴呆的严重程度。

（1）确立痴呆的诊断。根据痴呆的定义及诊断标准明确是否为痴呆。对于既往智能正常，之后出现获得性认知能力下降（记忆、语言、执行能力、视空间能力、运用、抽象思维或判断力等中至少一项障碍），妨碍患者的社会活动或日常生活，可拟诊痴呆（建议认知功能损害由神经心理评估客观证实）。认知功能或精神行为损害可通过病史采集或神经心理评估客观证实，且至少具备以下 5 项中的 2 项：①记忆及学习能力受损；②推理、判断及处理复杂任务等的执行功能受损；③视空间能力受损；④语言功能受损（说、读、写）；⑤人格、行为或举止改变。

（2）明确痴呆的病因。引起痴呆的病因很多，不同病因，治疗效果和预后不同。诊断痴呆后应结合患者认知障碍起病形式、各认知域及精神行为损害的先后顺序、病程发展特点以及既往病史和体格检查提供的线索，对痴呆的病因做出初步判断，然后选择合适的辅助检查，最终确定痴呆综合征的病因，尤其注意识别可治性、可逆性痴呆。

（3）判断痴呆的严重程度。根据患者的临床表现、日常生活能力受损情况、认知功能评估等确定痴呆的严重程度。临床一般常用 CDR、ADL 或总体衰退量表（GDS）做出严重程度的诊断。

国际痴呆诊断标准主要有两个：世界卫生组织的《国际疾病分类》第10版（ICD-10）（表 2 - 8 - 1）和美国精神病学会的《精神疾病诊断与统计手册》第 5 版（DSM-5）（表 2 - 8 - 2）。

表 2 - 8 - 1　ICD-10 痴呆诊断标准（1992 年）

1. 痴呆的证据及严重程度。

1）学习新事物发生障碍，严重者对以往的事情回忆有障碍，损害的部分可以是词语或非词语部分。不仅是根据患者的主诉，而且通过客观检查做出上述障碍的评价。根据下列标准分为轻、中和重度损害。

（1）轻度。记忆障碍涉及日常生活，但仍能独立生活，主要影响近记忆，而远记忆可以受或不受影响。

（2）中度。较严重的记忆障碍，已影响到患者的独立生活，可伴有括约肌障碍。

（3）重度。严重的记忆智能障碍，完全需要他人照顾，有明显的括约肌障碍。

2）通过病史及神经心理检查证实智能减退，思维和判断受到影响。

（1）轻度。其智能障碍影响到患者的日常生活，但患者仍能独立生活，完成复杂任务有明显障碍。

（2）中度。其智能障碍影响到患者的独立生活能力，需他人照顾。对任何事物完全缺乏兴趣。

（3）重度。完全依赖他人照顾。

2. 上述功能障碍不只出现在意识障碍或谵妄时期。

3. 可伴有情感、社会行为和主动性障碍。

4. 临床诊断出现记忆和（或）智能障碍至少持续 6 个月以上。出现下述皮质损害体征时更支持诊断，如失语、失认、失用。影像学出现相应改变，包括 CT、MRI、单光子发射断层扫描（SPECT）和正电子发射断层扫描（PET）。

表 2 - 8 - 2　DSM - 5 痴呆诊断标准（2013 年）

（1）在一个或多个认知领域（如复杂的注意、执行功能、学习和记忆、语言、知觉运动，或社交认知）内，与先前表现的水平相比存在显著的认知衰退，其证据基于：

A. 个体、知情人或临床工作者对认知功能显著下降的担心。

B. 认知功能显著损害，最好能被标准化的神经心理测评证实；或当其缺乏时，能被另一个量化的临床评估证实。

（2）认知缺陷干扰了日常活动的独立性（即最低限度而言，日常生活中复杂的重要活动需要帮助，如支付账单或管理药物）。

（3）认知缺陷不仅仅发生在谵妄的背景下。

（4）认知缺陷不能用其他精神障碍（如重性抑郁障碍、精神分类症）来更好地解释

3. 阿尔茨海默病的症状和体征

AD 常隐匿起病，早期不易察觉，很难了解具体的起病时间。病程为持续进行性，无缓解，停止进展的平稳期即使有也很罕见。

AD 的临床症状可分为两方面，即影响日常生活能力的认知功能减退和非认知性精神行为症状。其演变大致分为轻、中、重 3 个阶段。①轻度，以记忆障碍为主，首先出现的是近事记忆减退，常将日常所做的事和常用的物品遗忘；随后可出现远期记忆减退，即对发生已久的事情和人的遗忘，面对生疏、复杂的事物容易出现焦虑和为难情绪，还会表现出人格方面的障碍，如不爱清洁、暴躁、易怒、自私多疑。此期患者易与良性记忆障碍相混淆。②中度。除记忆障碍继续加重外，患者可出现思维和判断力障碍、性格改变和情感障碍，患者的工作、学习新知识和社会接触能力减退，言语重复、计算力下降，还可以出现失语、失用、失认等。此期患者有较多的精神行为异常，有的因外出后找不到回家的路而走失，有的性格发生改变，如原来性格内向的患者变得易激惹、兴奋欣快、言语增多，原来性格外向的患者则可变得沉默寡言，对任何事情提不起兴趣。③重度。上述各项症状加重，患者可出现情感淡漠、哭笑无常、缄默，以致不能完成日常简单的生活事项如穿衣、进食，并与外界逐渐丧失接触能力。此外，此期患者常可并发全身系统疾病，如肺部及尿路感染、褥疮，以及全身性衰竭症状，最终因并发症而死亡。

轻中度的患者常没有明显的体征，少数患者有锥体外系体征。重度晚期患者出现神经系统原始反射如强握反射、吸吮反射等，常有肌张力增高，四

肢呈持久的屈曲姿态。

4．痴呆中的伦理问题

对痴呆患者须注意的伦理问题如下。

（1）诊断告知。越来越多的证据表明，在患者能够理解的时候，告知其痴呆的诊断有利于患者寻求有效治疗，并尽早安排今后的生活。因此，一旦痴呆的诊断确定，医护人员应及时告知患者及其家属诊断的结果，详细向患者本人及其家属解释病变的诊断及含义，耐心回答家属提出的问题，对于重要的问题要反复强调。同时，医护人员应为患者及其家属提供专业指导，帮助他们计划以后的生活及诊疗；提供一些关于痴呆诊治、照料的相关信息，告知患者及其照料者寻求支持及帮助的途径和相应机构。

相关指南推荐，痴呆一经诊断，医务人员就应及时告知患者及其家属，包括告知诊断、病情程度、可能的治疗措施、预后等。

（2）患者意愿。痴呆早期，患者尚保留一定的理解能力和判断能力，但随着疾病进展，患者的决策能力逐渐丧失，其决策权将逐渐由家属、医护人员所替代。在此过程中，及时准确地评估患者残存的认知功能和决策能力是非常重要的。在患者尚存较好的决策能力时，应在充分尊重本人意愿的基础上，及时协助患者制订今后的生活计划，该计划具有法律效力。在需要征询患者意见时，应将较难的问题转化为简单的问题，以便让患者做出判断。

专家一致认为，在痴呆患者能够理解并做出判断的情况下，医护人员在制订诊疗计划、科学研究、生活计划时，应充分遵循患者本人的意愿，并与其家属充分讨论。

【解决问题】

（1）患者的"糊涂"可能是什么问题？

患者为老年女性，表现为逐渐进展的近记忆障碍、定向力障碍和日常生活能力下降，考虑为早期痴呆。

（2）可能的原因有哪些？

老年人不伴运动障碍的痴呆主要考虑阿尔茨海默病、额颞叶痴呆、血管性痴呆或假性痴呆。

（3）如果她的家人向你咨询，你会有何建议？

告知患者及其家属，患者所患疾病可能是痴呆，具体痴呆的种类、病因及病情严重程度等，需要完善相关检验检查及评估，进一步明确诊断。

需要注意的是，痴呆的病因和发病机制尚未明确，病情通常以不可控的方式进展和恶化，病程持续 5 ～ 10 年，甚至更长时间。患者及其家属可从某些相关机构获取支持和帮助。同时，尽早使用改善认知功能的药物可控制部分症状，延缓疾病的进展，提高患者的生活质量。

另外，在患者能够理解并做出判断的情况下，医护人员在制订诊疗计划、科学研究及生活计划等时，均应充分遵循患者本人的意愿，并与患者家属充分讨论。

第 二 幕

时间飞逝，2 年过去了。日子对患者来说并不容易，她的记性越来越差，说话越来越少，不仅买菜做饭干不了，连吃饭洗澡都要家人督促。儿子们意识到事情的严重性是她跟儿子说儿媳要害她，有时还拒绝服用降压药，疑心有人要毒害自己。让人毛骨悚然的是，她有时会对着镜子中的自己说话，偶尔尖声大笑，把小孙子吓哭了。儿子们决定把她带到医院就诊。专科医生给她做了简单的查体，发现一般情况好，生命体征平稳，左下肺呼吸音弱，叩诊实音，余心、肺、腹未见明显异常；意识清醒，烦躁，查体欠配合；言语清晰，情感无异常，定向力、记忆力、计算力及判断力均减退；双侧瞳孔等大等圆，直径约 3 mm，双侧直接、间接对光反射灵敏，双眼球各向运动自如，双侧额纹对称，鼻唇沟对称，口角无歪斜；四肢肌张力正常，四肢肌力 5 级；双侧肱二头肌腱反射（＋＋），双侧膝腱反射（＋＋），双侧跟腱反射（＋＋）；双侧 Babinski 征（－）；深、浅感觉未见异常，共济运动正常。颈软无抵抗，Kernig 征（－），Brudzinski 征（－）。

医生根据老董的情况安排一些检查。患者的头颅 MRI 检查结果提示，其脑皮质萎缩、脑室扩大，双侧海马区明显萎缩。

血液化验结果如下。

（1）血常规检查结果。白细胞计数 9.83×10^9/L，中性粒细胞含量百分比 86.2%，淋巴细胞含量百分比 12.5%，红细胞计数 4.78×10^{12}/L，血小板计数 268×10^9/L。

（2）血生化检查结果。钾离子摩尔浓度 3.56 mmol/L，钠离子摩尔浓度 138 mmol/L，钙离子摩尔浓度 2.30 mmol/L，白蛋白质量浓度 24.4 g/L，球蛋白质量浓度 24.8 g/L，C 反应蛋白质量浓度 173.7 mg/L，胱抑素－C 质量浓度 2.14 mg/L。

（3）空腹血葡萄糖检查结果。空腹血葡萄糖质量浓度 6.45 mmol/L。

（4）凝血四项检查结果。血浆凝血酶原时间 12.3 s，国际标准比值 0.99，凝血酶时间 27.4 s，活化部分凝血活酶时间 15.3 s，血浆纤维蛋白原质量浓度 3.84 g/L。

（5）血脂三项检查结果。甘油三酯摩尔浓度 0.79 mmol/L，总胆固醇摩尔浓度 2.96 mmol/L，低密度脂蛋白胆固醇摩尔浓度 1.89 mmol/L。

（6）甲状腺功能、维生素及叶酸等检验正常。

（7）MMSE 结果。11 分。

（8）工具性日常生活活动能力量表（IADL）结果。30 分。

医生告诉患者的儿子，患者可能患有阿尔茨海默病。

【提出问题】

（1）根据医生的专科检查和患者的表现，你能指出患者有哪些认知功能下降吗？

（2）患者除了认知功能下降，还出现了精神障碍，具体表现是什么？

（3）患者的头颅 MRI 检查有哪些异常？

（4）医生考虑患者患有 AD 的依据是什么？需要与哪些疾病相鉴别？

（5）下一步详细的神经心理学检查要做什么？

【学习内容】

1．AD 认知障碍的概念与分类

认知障碍是 AD 的特征性表现，随病情进展逐渐表现明显，主要表现如下。

（1）记忆力障碍。记忆力障碍为 AD 的典型首发征象，早期以近记忆力受损为主，也可伴远记忆力障碍，但与近记忆力损害相比程度较轻，表现为对刚发生的事、刚说过的话不能记忆，忘记熟悉的人名，而对年代久远的事记忆相对清楚。记忆障碍早期常常容易被忽略或仅仅被认为是老年人爱忘事，但会逐渐开始影响和妨碍患者的日常生活，如忘记电话号码或关煤气，经常找不到东西等，有些患者可能会因此而怀疑周围的人，以为找不到的东西是被人拿走了。家人逐渐注意到患者经常有重复性的行为，如反复问同一个问题等。在疾病中期，患者掌握新知识、熟练运用能力下降，并随时间的推移而加重。

（2）语言功能障碍。特点是命名不能和听理解障碍的流利性失语，口语由于找词困难而渐渐停顿，使言语或书写中断或表现为口语空洞、缺乏实质词或喋喋不休；如果找不到所需的词汇则采取迂回说法或留下未完成句子，如同命名障碍。早期复述无困难，后期困难。早期保持语言理解力，渐渐显出不理解和不能执行较复杂指令，口语量减少，出现错语症，交谈能力减退，阅读理解受损，朗读可相对保留，最后出现完全性失语。检查方法是让受检者在 1 min 内分别说出尽可能多的蔬菜、车辆、工具和衣服名称，AD 患者说的常少于 25 个。

（3）视空间与执行功能受损。可早期出现，表现为定向力严重障碍，在熟悉的环境中迷路或不认家门，不会看街路地图，不能区别左、右或泊车。在房间内找不到自己的床，辨别不清上衣和裤子以及衣服的上下或内外，穿外套时手伸不进袖子，铺桌布时不能把桌布角与桌角对应。不能描述一地与另一地的方向关系，不能独自去以前常去的熟悉场所。后期连最简单的几何图形也不能描画，不会使用常用物品或工具如筷子、汤匙等，仍可保留肌力与运动协调。这是由于顶枕叶功能障碍导致躯体与周围环境空间关系障碍，或一侧视路内刺激忽略所致。

（4）失认及失用。可出现视失认和面容失认，不能认识亲人和熟人的面孔，也可出现自我认识受损，产生镜子征，患者对着镜子里自己的影子说话。可出现意向性失用，每天晨起仍可自行刷牙，但不能按指令做刷牙动作；出现观念性失用，不能正确地完成连续复杂的动作，如叼纸烟、划火柴和点烟等。

（5）计算力障碍。常弄错物品的价格、算错账或付错钱，不能平衡银行账户，最后连最简单的计算也不能完成。

2．AD 常见的精神行为症状

AD 常见的精神行为症状如下。

（1）情绪改变。抑郁心境、情感淡漠、焦虑不安、兴奋、欣快和失控等，主动性减少，注意力涣散，白天自言自语或大声说话，害怕单独留在家中，少数患者出现不适当或频繁的发笑。

（2）思维改变。部分患者出现思维和行为障碍等，如幻觉、错觉、片段妄想、虚构、古怪行为、攻击倾向及个性改变，如怀疑自己年老虚弱的配偶有外遇，怀疑子女偷自己的钱物，把不值钱的物品当作财宝藏匿，认为家人做密探而产生敌意，不合情理地改变意愿。可持续忧虑、紧张和激惹，拒绝老朋友来访，言行失控，冒失的风险投资或色情行为。

（3）行为改变。早期患者仍保持平常的仪表，遗忘、失语等症状较轻时患者的活动、行为及社会交往无明显异常；严重时表现为不安、易激惹或少动，不注意穿着，不修边幅，个人卫生不佳；后期仍可保留习惯性自主活动，但不能执行指令动作。可有贪食行为或常忽略进食，多数患者有失眠或出现夜间谵妄。

3.阿尔茨海默病的影像学特点

CT 检查见脑萎缩、脑室扩大；头颅 MRI 检查显示双侧颞叶、海马萎缩为 AD 的诊断提供了强有力的证据；另外，单光子发射计算机断层扫描（SPECT）及正电子发射断层扫描（PET）可见顶叶、颞叶和额叶，尤其是双侧颞叶的海马区血流和代谢降低。

4.AD 的诊断与鉴别诊断

1）AD 的诊断标准。

AD 的病因未明，首先根据临床表现做出痴呆的诊断，然后对病史、病程的特点、体格检查及神经系统检查、辅助检查的资料进行综合分析，排除其他原因引起的痴呆，才能诊断为 AD。

ICD-10 中有关痴呆的诊断标准如下。

（1）脑部疾病所致的一种综合征，通常为慢性（病程至少 6 个月），或进行性记忆障碍，同时，至少有以下 1 种或多种大脑皮质功能障碍：思维、定向、理解、计算、学习能力、语言、判断。

（2）意识清楚。

（3）认知功能通常伴有情绪控制、社会行为或动机退化，对个人生活能力有影响，其性质取决于患者所处的社会或文化环境。

ICD-10 中关于 AD 的诊断标准如下。

（1）存在如上所述的痴呆。

（2）潜隐起病，缓慢退化，通常难以指明起病时间，但他人会突然察觉到症状的存在。

（3）无临床依据或特殊检查的结果能提示精神障碍是由其他可能引起痴呆的全身性疾病或脑的疾病所致（如甲状腺功能低下、高血钙、维生素 B_{12} 缺乏、烟酸缺乏、神经梅毒、正常压力性脑积水或硬膜下血肿）。

（4）缺乏突然性、卒中样发作，在疾病早期无局灶性神经系统损害的体征。部分病例 AD 的特点和 VaD 的特点同时出现，对于这些病例应做出双重诊断。若 VaD 发生在 AD 之前，则根据临床表现也许无法做出 AD 的诊断。

2）AD 的鉴别诊断。

AD 的鉴别诊断应考虑的疾病如下。

（1）轻度认知功能损害。轻度认知功能损害的特点与早期 AD 的相似，但程度较轻，其认知功能的衰退较正常人快，但较 AD 者慢。认知损害症状主要表现为词汇记忆、执行功能和视空间功能障碍，其他的认知损害症状相对较轻。

（2）VaD。本病有高血压或脑动脉硬化，并有卒中或脑供血不足史，且

CT 检查发现多发性脑梗死病灶，Hachinski 缺血量表评分不低于 7 分（总分为 18 分，不超过 4 分为 AD，5～6 分为混合性痴呆），均有助于鉴别。

（3）其他导致痴呆的疾病。许多躯体疾病及脑部病变可以引起痴呆的征象，如维生素 B_1 缺乏、恶性贫血、神经梅毒、正常压力脑积水、脑肿瘤及其他脑原发性退行性病变引起的痴呆，如额颞叶痴呆、路易体痴呆、帕金森病等。特别是其中有些疾病如能及时早期诊断和治疗，痴呆是可以缓解的。临床上须结合病史、体格检查及辅助检查加以鉴别。

（4）老年抑郁症。老年抑郁症患者有精神运动性抑制、思维困难、行动迟缓，可表现为假性痴呆，易与 AD 相混淆。但老年抑郁的假性痴呆患者既往有心境障碍病史，有明确的发病时间，详细的精神检查可发现有抑郁情绪，症状呈晨重夜轻的节律改变，定向力完好，病前智能和人格完好，应用抗抑郁药治疗效果好，均可资鉴别。

5．神经科常用神经心理学量表

神经科常用神经心理学量表如下。

（1）MMSE（表 2 - 8 - 3）。

表 2 - 8 - 3　精神状态量表（MMSE）

序　号	项　目	评　分	
1	今年的年份？	1	0
2	现在是什么季节？	1	0
3	今天是几号？	1	0
4	今天是星期几？	1	0
5	现在是几月份？	1	0
6	你现在在哪个省（市）？	1	0
7	你现在在哪个县（区）？	1	0
8	你现在在哪个乡（镇、街道)？	1	0
9	你现在在哪一层楼上？	1	0
10	这里是什么地方？	1	0
11	复述：皮球	1	0
12	复述：国旗	1	0
13	复述：树木	1	0
14	100 - 7 是多少？	1	0

续表 2 – 8 – 3

序　号	项　目	评　分	
15	辨认：铅笔	1	0
16	复述：44 只石狮子	1	0
17	按图片操作：闭眼睛	1	0
18	用右手拿纸	1	0
19	将纸对折	1	0
20	放在大腿上	1	0
21	说一句完整句子	1	0
22	93 – 7 是多少?	1	0
23	86 – 7 是多少?	1	0
24	79 – 7 是多少?	1	0
25	72 – 7 是多少?	1	0
26	回忆：皮球	1	0
27	回忆：国旗	1	0
28	回忆：树木	1	0
29	辨认：手表	1	0
30	按样作图	1	0

评分标准：满分 30 分，正确为 1 分。文盲不低于 17 分；小学不低于 20 分；初中及以上不低于 24 分

（2）工具性日常生活活动能力量表（表 2 – 8 – 4）。

表 2 – 8 – 4　工具性日常生活活动能力量表

	填表说明	项　目	评分标准	评分
1	指 1 周内情况，"偶尔"指每周 1 次	大便	0 分 = 失禁，5 分 = 偶尔失禁，10 分 = 能控制	

续表 2 - 8 - 4

	填表说明	项 目	评分标准	评分
2	指在 24～48 h, "偶尔"指不足 1 次/天, 插尿管的患者能独立完全管理尿管也给 10 分	小便	0 分 = 失禁, 5 分 = 偶尔失禁, 10 分 = 能控制	
3	指在 24～48 h, 由看护者提供工具也给 5 分, 如挤好牙膏, 准备好水等	修饰	0 分 = 需帮助, 5 分 = 独立洗脸、梳头、刷牙、剃须	
4	患者应能自己到厕所及离开, 5 分指能做某些事	如厕	0 分 = 依赖别人, 5 分 = 需部分帮助, 10 分 = 自理	
5	能吃任何正常饮食 (不仅是软饭), 食物可由其他人做或端来。5 分指别人夹好菜后患者自己吃	吃饭	0 分 = 依赖, 5 分 = 需要部分帮助 (夹菜、盛饭), 10 分 = 全面自理	
6	指从床到椅子然后回来, 0 分指坐不稳, 需要两个人搀扶; 5 分指在 1 个强壮的人, 或 1 个熟练的人, 或 2 个人的帮助下能站	移动	0 分 = 完全依赖, 不能坐; 5 分 = 需要大量帮助 (2 人), 能坐; 10 分 = 需少量帮助 (1 人) 或指导; 15 = 自理	
7	指在院内、屋内活动, 可以借助辅助工具。如果用轮椅, 必须能拐弯或自行出门而不需要帮助, 10 分指 1 个未经训练的人帮助, 包括监督或看护	活动 (步行)	0 分 = 不能动, 5 分 = 在轮椅上独立活动, 10 分 = 需要1 人帮助步行 (体力或语言指导), 15 = 独自步行 (可用辅助工具)	
8	应能穿任何衣服, 5 分指需要别人帮助系扣、拉拉链等, 但患者能独立披上外套	穿衣	0 分 = 依赖, 5 分 = 需要部分帮助, 10 分 = 自理 (系纽扣、拉拉链、穿鞋等)	
9	10 分指可借助辅助工具独立上楼	上楼梯	0 分 = 不能, 5 分 = 需要帮助 (体力或语言指导), 10 分 = 自理	

续表 2 - 8 - 4

	填表说明	项　目	评分标准	评分
10	5 分 = 必须能不看着进出浴室，自己擦洗；淋浴不须帮助或监督，独立完成	洗澡	0 分 = 依赖，5 分 = 自理	

评分标准：独立——100 分；轻度依赖——75 ~ 99 分；中度依赖——50 ~ 74 分；重度依赖——25 ~ 49 分；完全依赖——0 ~ 24 分。

得分越高，独立性越好，依赖性越小。评定时间 5 ~ 10 分钟。优点：广泛用于卒中，信度和效度好。缺点：敏感度低

【解决问题】

（1）根据医生的专科检查和患者的表现，你能指出患者有哪些认知功能下降吗？

精神状态简易速检表得分为 11 分，提示痴呆；IADL 得分为 30 分，提示生活能力低，重度依赖他人。患者早期经常忘记刚刚说过的话，不记得东西摆放的地方，无法喊出老朋友的名字，存在近事记忆和远期记忆减退；患者曾在家附近走失，存在视空间功能受损；不能算数，出现了计算力障碍。

（2）患者除了认知功能下降，还出现了精神障碍，具体表现是什么？

具体表现为主动性减少，行为退缩；自言自语（幻听）及不适当发笑，可疑知觉障碍；怀疑别人要"毒害"自己（被害妄想），存在思维障碍。

（3）患者的头颅 MRI 检查有哪些异常吗？

患者的影像学图像提示明显的脑皮质萎缩、脑室扩大，双侧海马区萎缩明显。

（4）医生考虑患者患有 AD 的依据是什么？需要与哪些疾病相鉴别？

患者为老年女性，慢性隐匿起病，临床表现为逐渐进展的近记忆障碍，伴定向力、计算力及视空间功能障碍；同时，主动性减少、行为退缩及被害妄想等精神行为障碍，症状影响日常生活。但其意识清楚，相关检验检查可排除甲低、高血钙症、脑积水及硬膜下血肿等疾病，发病过程中无卒中病史，查体未发现明确的神经系统局灶性定位体征，结合病史、体格检查及辅助检查结果，目前临床诊断为 AD。其鉴别诊断要点详见【学习内容】。

（5）下一步详细的神经心理学检查要做什么？

下一步可选择 NPI 或 AD 行为病理评定量表以评估痴呆的精神行为症状，HAMD 评估为抑郁状态，以及 CDR 评估各项认知域受损严重程度。

第 三 幕

医生对家属说，这个病尚无可治愈的特效药，药物治疗主要是延缓病情的进展，患者可能会在几年内丧失独立生活能力，并可能因为感染、心血管疾病、压疮等并发症经常住院，这都是需要客观面对的，而家属能做到的是将患者照顾好，配合医生的治疗，尽量延缓患者的情况继续恶化。儿子们听后不由得叹息，后悔没早点带她来就诊，还相信怪力乱神之说，无不懊悔万分……患者住院期间，医生予安理申、美金刚改善智能等药物治疗。上述症状稍好转后，家属便为她办理出院。

【提出问题】

(1) 现有治疗 AD 的手段有哪些？

(2) 胆碱酯酶抑制剂常见的副作用有哪些？

(3) 出院前，医生应向患者家属交代哪些注意事项？

【学习内容】

1. AD 的治疗

胆碱酯酶抑制剂（ChEIs）、兴奋性氨基酸受体拮抗剂、中药剂和其他治疗药物是目前临床上常用于 AD 的治疗药物。《2018 中国痴呆与认知障碍诊治指南（二）：阿尔茨海默病诊治指南》推荐，明确诊断为 AD 的患者可以选用胆碱酯酶抑制剂治疗。对中重度 AD 患者，可以选用美金刚与多奈哌齐或卡巴拉汀联合治疗；对出现明显精神行为症状的重度 AD 患者，尤其推荐胆碱酯酶抑制剂与美金刚联合使用（A 级推荐）。

在应用某一胆碱酯酶抑制剂治疗无效或因不良反应不能耐受时，可根据患者病情及出现不良反应的程度，调换其他胆碱酯酶抑制剂或换作贴剂进行治疗，治疗过程中严密观察患者可能出现的不良反应（B 级推荐）。

胆碱酯酶抑制剂存在剂量效应关系，中重度 AD 患者可选用高剂量的胆碱酯酶抑制剂作为治疗药物，但应遵循低起始剂量逐渐滴定的给药原则，并注意药物可能出现的不良反应。开始兴奋性氨基酸受体拮抗剂治疗前，必须与患者或知情人充分地讨论治疗益处及可能的出现的不良反应。另外，与患者交代治疗益处和可能风险后，可以适当选用银杏叶、脑蛋白水解物、奥拉西坦或吡拉西坦等作为胆碱酯酶抑制剂、兴奋性氨基酸受体拮抗剂治疗 AD 患者的协同治疗药物（专家共识）。

2．胆碱酯酶抑制剂的作用机理及其常见副作用

人的脑组织有大量乙酰胆碱乙酰胆碱，但乙酰胆碱的含量会随着年龄的增加而下降。乙酰胆碱在脑内的合成与代谢如下：当神经冲动沿轴突到达末梢时，囊泡趋近突触膜，并与之融合、破裂，此时囊泡内结合型乙酰胆碱转变为游离型乙酰胆碱，释放入突触间；同时，还可能有一部分胞浆内新合成的乙酰胆碱也随之释放。乙酰胆碱作用于突触后膜（突触后神经元或效应细胞的膜）表面的受体，引起生理效应。乙酰胆碱在传递信息之后和受体分开，游离于突触间隙，其中极少部分在突触前膜的载体系统作用下重新被摄入突触前神经元。

大部分乙酰胆碱是在胆碱酯酶的作用下水解成胆碱和乙酸而失去活性，也有一部分经弥散而离开突触间隙。乙酰胆碱酯酶抑制剂通过对乙酰胆碱酯酶的可逆性抑制，达到使乙酰胆碱在突触处的积累，延长并且增加乙酰胆碱的作用。中枢乙酰胆碱主要参与觉醒、学习、记忆和运动的调节。病理研究显示，梅奈特（Meynert）基底核胆碱能神经元显著减少，神经元丢失的程度与学习记忆障碍的程度密切相关，而学习、记忆功能障碍是老年型痴呆的突出症状。目前胆碱酯酶抑制剂在临床上常用于治疗老年型痴呆。

大多数患者对胆碱酯酶抑制剂具有较好的耐受性，部分可出现腹泻、恶心、呕吐、食欲下降和眩晕等不良反应。临床试验中多奈哌齐的不良反应以腹泻最常见，卡巴拉汀和加兰他敏最常见的不良反应分别为呕吐和厌食症；二者最少见的不良反应均为眩晕。

3．如何提高 AD 患者的生活质量

个性化的护理方案对提高患者的生活质量、延缓病情的发展十分重要，具体措施如下。

（1）护理者应帮助患者、照料者或患者家属掌握疾病相关知识和发展规律，提高照料者照顾患者的意愿和对患者的照料能力。

（2）鼓励家属参与支持性团体，使患者家庭有足够的心理准备共同参与护理。

（3）应协助照料者或家属为患者构建适宜的生活环境。保持物质环境长期稳定，有助于增强患者的安全感和依存感。

（4）协助照料者或家属建立辅助支持系统以帮助患者最大化地保留生活能力，如可利用各种提示物增加对患者感官刺激等。

（5）应充分尊重患者的尊严、隐私，杜绝一切剥夺、污蔑患者人格的事情发生。

（6）提高患者的自信心和成就感，护理中给予鼓励和赞赏有助于护理者

顺利接触 AD 患者，并完成护理计划。

（7）提供身心统一的整体护理，多使用肢体语言交流以增进亲和力，同时最好使用非药物方法处理患者的异常行为。

（8）保持患者与家属之间的亲密关系。

（9）注意潜在性的危险和意外，不要让患者独立外出，以免迷路或走失。

【解决问题】

（1）现有治疗 AD 的手段有哪些？

药物治疗和认知康复治疗。药物治疗又包括改善认知的药物和治疗精神行为症状的药物。

（2）胆碱酯酶抑制剂常见的副作用有哪些？

大多数患者对胆碱酯酶抑制剂具有较好的耐受性，部分可出现腹泻、恶心、呕吐、食欲下降和眩晕等不良反应。临床试验中多奈哌齐的不良反应以腹泻最常见，卡巴拉汀和加兰他敏最常见的不良反应分别为呕吐和厌食症；二者最少见的不良反应均为眩晕。

长期应用过量胆碱酯酶抑制剂时可产生恶心、呕吐、腹痛、多汗、唾液增多、肌肉颤动和肌无力加重，严重者会异常的软弱疲乏，上肢、颈、肩、舌等处肌肉麻痹，语言不清，步态不稳，抽搐或阵挛，甚至昏迷，其中的 M 样作用可用阿托品对抗。严重者出现"胆碱能危象"，即中毒剂量造成神经肌接头的持久去极化而阻断胆碱受体，出现胆碱样和毒蕈碱样毒性的混合反应。呼吸衰竭时需用人工呼吸机辅助呼吸。

（3）出院前，医生应向患者家属交代哪些注意事项？

AD 是一种不可逆的慢性进展性疾病，现有的治疗措施均不能逆转发展；其进展速度亦无法预测，且个体差异大。成活时间 2～20 年，平均约 7 年，多于病程晚期死于严重的并发症（如肺部感染等）。

患者应定期复诊，进行神经心理学评估，了解病情进展，以便医生选择合适的综合治疗方案。督促患者遵医嘱按时服药，照料者及患者家属注意观察患者日常表现，防止走失、跌倒等意外发生，及时与医生沟通。尽量鼓励患者参与社会日常活动，尤其是早期患者，如演奏乐器、跳舞、打牌、打字和绘画等，这些都有助于提高患者生活质量、延缓疾病的进展。

（何颜结）

第九章　神经－肌肉接头疾病

第一节　有气无力

【学习纲要】

1. 基础医学

（1）神经－肌肉接头处的兴奋传递。

（2）胆碱酯酶抑制剂的药理作用机制。

（3）糖皮质激素治疗免疫疾病的机制。

2. 临床医学

（1）重症肌无力的诊断及鉴别诊断。

（2）重症肌无力的临床表现。

（3）重症肌无力治疗及危象的处理。

（4）免疫抑制剂的副作用。

（5）甲状腺功能亢进的诊断和治疗。

3. 人文医学

（1）重症肌无力预防复发。

（2）输注血液制品的医疗常规。

第　一　幕

大三的排球课上，同学们都在认真练习。郦×练了一会儿就觉得双手抬不起来了，感觉疲累，便坐在一旁休息。她心想：最近怎么回事，上次体育课跑 800 m，腿也感觉特别沉，可能是最近学习太累了吧，睡个好觉，早晨起来就会好转，她想。看着同学们玩得开心，休息一会的她坐不住了，打算继续练习。休息后，手较休息前有力，但练了一会又感觉手举起来费劲。转眼一个学期快过完了，马上迎来期末考试，她和同学们开始进行紧张的复习。晚上去自习，走图书馆的楼梯时她觉得越来越吃力，连眼皮也跟着沉重起来，晚上加重。渐渐地，她开始感觉吃饭嚼几口就嚼不动了，吞下去也很费劲，有时甚至喝水都呛得直咳嗽，原本口齿伶俐的她连说话都没有以前那么清楚了，这才意识到好像不是学习劳累那么简单。

【提出问题】

（1）你觉得患者全身乏力是因为过度疲劳吗？如果不是，她可能得了什么病？

（2）患者的不适症状在时间上有什么特点？为什么每次都是运动时才感到明显无力？

（3）你认为患者的疾病分型是什么？为什么？

【学习内容】

1. 神经－肌肉接头处的兴奋传递

运动神经纤维和骨骼肌细胞膜形成的突触性连接被称为神经－肌肉接头。运动神经纤维的末梢失去髓鞘，并分为许多终末小支，终末小支伸入肌纤维膜的凹陷中。神经终末的膜构成接头前膜，与之相对的肌纤维膜为接头后膜，称其为运动终板或终板膜。接头前膜和后膜之间的间隙被称为接头间隙。神经终末的轴质中有线粒体和许多突触囊泡，每个囊泡中含有一定量的乙酰胆碱。

乙酰胆碱合成后，储存于神经末梢的突触囊泡中。当神经冲动沿神经膜到达末梢时，囊泡便会向神经末梢的膜靠近并与其融合在一起，然后前膜破裂，通过胞裂外排过程，把小泡内的乙酰胆碱释放入接头间隙并与终板膜上的乙酰胆碱受体结合，通过引起受体通道蛋白的构形变化从而产生终板电位 EPP。EPP 以电紧张的方式影响邻近肌膜，当其强度达到肌膜的阈值后，便引起肌膜发生动作电位。

2. 重症肌无力的发病机制

重症肌无力的发病机制与自身抗体介导的突触后膜乙酰胆碱受体的损害有关。它是一种主要累及神经－肌肉接头突触后膜乙酰胆碱受体的自身免疫性疾病，主要由乙酰胆碱受体抗体介导，在细胞免疫和补体参与下突触后膜的 AChR 被大量破坏，不能产生足够的终板电位，导致突触后膜传递功能障碍而发生肌无力。重症肌无力的发病由相关抗体及蛋白、辅助 T 细胞、细胞因子、趋化因子及相关遗传因素共同参与。

3. 重症肌无力的临床表现

重症肌无力在各个年龄阶段均可发病。在 40 岁前，女性发病率高于男性，在 40～50 岁，男女发病率相当；在 50 岁后，男性发病率略高于女性。常见诱因有感染、全身性疾病、过度疲劳等。主要表现为肌肉收缩后出现严重无力甚至瘫痪，休息后症状可减轻。肌无力呈"晨轻暮重"。全身骨骼肌均可受累，多以脑神经支配的肌肉最先受累。首发症状常为一侧或双侧眼外肌麻痹，如上睑下垂、斜视和复视等，重者眼球运动明显受限，甚至眼球固定，但瞳孔括约肌不受累。面部肌肉和口咽肌受累时出现表情淡漠、苦笑面容、连续咀嚼无力、饮水呛咳、吞咽困难、说话带鼻音等。若累及胸锁乳突肌和斜方肌则表现为颈软、抬头困难，转颈、耸肩无力。四肢肌肉受累以近端为重，也可为首发症状，表现为抬臂、梳头、上楼梯困难，感觉正常。

4. 重症肌无力的分型

重症肌无力分为 5 型。

（1）Ⅰ型。眼肌型，病变仅局限于眼外肌，2 年之内其他肌群不受累。

（2）Ⅱ型。全身型，有一组以上肌群受累。①ⅡA 型：轻度全身型，四肢肌群轻度受累，伴或不伴眼外肌受累，通常无咀嚼、吞咽和构音障碍，生活能自理。②ⅡB 型：中度全身型，四肢肌群中度受累，伴或不伴眼外肌受累，通常有咀嚼、吞咽和构音困难，生活自理困难，但呼吸肌受累不明显。

（3）Ⅲ型。重度激进型，起病急，进展快，发病数周或数月内即可累及咽喉肌，半年内累及呼吸肌，伴或不伴眼外肌受累，肌无力严重，可出现重症肌无力危象，生活不能自理。

（4）Ⅳ型。迟发重度型，隐袭起病，缓慢进展，开始表现为Ⅰ、ⅡA、ⅡB 型，2 年内逐渐发展至累及呼吸肌，常合并胸腺瘤，预后较差。

（5）Ⅴ型。肌萎缩型，起病半年内可出现骨骼肌萎缩。

【解决问题】

（1）你觉得患者全身乏力是因为过度疲劳吗？如果不是，她可能得了什么病？

患者为年轻女性，首先出现运动后四肢乏力，休息后症状可减轻，几个月后发展为咽喉肌无力，出现咀嚼无力、吞咽困难及饮水呛咳，并出现眼外肌麻痹表现（上睑下垂），症状呈晨轻暮重、劳累后加重、休息后减轻特点，而无感觉障碍，诊断考虑重症肌无力的可能。

（2）患者的不适症状在时间上有什么特点？为什么每次都是运动时才感到无力明显？

患者症状呈晨轻暮重，劳累后加重，休息后可减轻的特点。重症肌无力是一种主要累及神经－肌肉接头突触后膜乙酰胆碱受体的自身免疫性疾病，主要由乙酰胆碱受体抗体介导，在细胞免疫和补体参与下，突触后膜的乙酰胆碱受体被大量破坏，神经－肌肉接头的传递功能发生障碍。当肌肉连续收缩（运动）时，连续的神经冲动到来，即使突触前膜大量释放乙酰胆碱也不能产生引起肌纤维收缩的动作电位，从而表现为易疲劳的肌无力。

（3）你认为患者的疾病分型是什么？为什么？

患者表现为慢性起病，逐渐进展，肌无力的表现并不局限于眼外肌，故不属于Ⅰ型。四肢肌群中度受累，有咀嚼及吞咽困难，但呼吸肌尚无受累，属于重症肌无力分型当中的ⅡB型（中度全身型）。

第 二 幕

患者在母亲的陪同下来到神经内科门诊就诊。医生询问病史后查体：生命体征平稳（心率110次/分），心、肺、腹查体均未见异常。神清，构音含糊，情感、记忆力、判断力未见异常。粗测视力未见异常，双侧额纹对称，双侧眼睑下垂，平视正前方时上睑遮挡角膜水平为"9—3点"，埋睫征消失，双侧瞳孔等大等圆，直接、间接对光反射灵敏，双侧眼球内收及外展均稍受限，每侧眼球内收加外展露白之和约4 mm，未见眼颤，双侧鼻唇沟变浅，鼓腮无力，示齿、伸舌居中，双侧咽反射减弱。颈部增粗，甲状腺Ⅱ度肿大，质软，随吞咽上下移动，无震颤，无血管杂音。四肢肌张力正常，肌力4级，双上肢腱反射（＋＋），双下肢腱反射（＋＋），病理征（－）。全身深、浅感觉未见异常。共济运动完成可。脑膜刺激征（－）。医生让患者持续睁眼向上方注视，患者坚持不了多久就出现眼睑下垂，双上肢侧平举约1 min，患者就感觉不能坚持下去了。随后，医生让护士给患者的左臀注射1 mg新斯的明，并马上在右臀注射0.5 mg阿托品。约10 min后，患者感觉眼皮下垂减轻很多，手脚也有力了。医生检查后发现双眼平视正前方时上睑遮挡角膜水平为"11—1点"，四肢肌力5级。接着，医生给患者开了肌电图和重复神经电刺激检查，结果提示：①所检左面、左副、左尺神经末梢潜伏期正常，运动传导速度均正常，CMAP波幅正常；②左尺神经低频重复电刺激、高频重复电刺激均示阴性，左面神经低频3 Hz重复电刺激呈递减

15% 以上，左副神经低频呈递减 15% 以上，高频重复电刺激呈递减 30% 以上。医生随即向患者家属表示，鉴于患者目前的症状较重，建议她住院以进一步诊治。

【提出问题】

（1）患者的异常体征主要有哪些？

（2）医生为什么要给患者注射新斯的明和阿托品？联用两种药物的目的何在？

（3）患者的肌电图检查结果是否正常？有何意义？

【学习内容】

1．眼球的肌肉及其功能

眼球的肌肉分为眼内肌和眼外肌。眼内肌包括睫状肌、瞳孔开大肌和瞳孔括约肌，主要负责调节晶状体曲度和瞳孔大小。眼外肌包括上直肌、下直肌、内直肌、外直肌及上斜肌和下斜肌，还有提上睑肌，主要负责眼球的运动。因为重症肌无力患者主要累及眼外肌，所以患者出现上睑下垂、眼球内收及外展露白，但无瞳孔放大或收缩等改变。

2．肌力的六级记录法

检查时让患者依次做有关肌肉收缩运动，检查者施予阻力，或嘱患者用力维持某一姿势时，检查者用力改变其姿势，以判断肌力。

0 级：完全瘫痪，肌肉无收缩。

1 级：肌肉可收缩，但不能产生动作。

2 级：肢体能在床面上移动，但不能抵抗自身重力，即不能抬起。

3 级：肢体能抵抗重力离开床面，但不能抵抗阻力。

4 级：肢体能做抗阻力动作，但不完全。

5 级：正常肌力。

3．新斯的明试验

新斯的明试验是诊断重症肌无力的重要手段之一。方法为：行肌内注射新斯的明 0.5 ～ 1.0 mg，可同时注射阿托品 0.5 mg 以对抗新斯的明的毒蕈碱样反应，儿童可按 0.02 ～ 0.03 mg/kg 剂量给药，最大用药剂量不超过 1 mg。注射前可参照重症肌无力临床绝对评分标准。记录 1 次单项肌力情况，注射后每 10 min 记录 1 次，持续记录 60 min。以改善最显著时的单项绝对分数，依照公式计算相对评分作为试验结果判定值。相对评分 = [（试验前该项记录评分 − 注射后每次记录评分）/试验前该项记录评分]×100%。25%

以下为阴性，25%～60% 为可疑阳性，60% 及以上为阳性。

临床绝对评分法（60 分为满分）如下。

（1）上睑无力计分。患者平视正前方，医生观察上睑遮挡角膜的水平，以时钟位记录，左、右眼分别计分，共 8 分。0 分：11—1 点；1 分：10—2 点；2 分：9—3 点；3 分：8—4 点；4 分：7—5 点。

（2）上睑疲劳试验。患者持续睁眼向上方注视，医生记录诱发眼睑下垂的时间（单位为 s）。以眼睑下垂为观察指标，上睑遮挡角膜 9—3 点为标准，左、右眼分别计分，共 8 分。0 分：60 s 以上；1 分：31～60 s；2 分：16～30 s；3 分：6～15 s；4 分：5 s 及以下。

（3）眼球水平活动受限计分。患者向左、右侧注视，医生记录外展、内收露白的毫米数，同侧眼外展露白毫米数与内收露白毫米数相加，左、右眼分别计分，共 8 分。0 分：外展露白加内收露白不多于 2 mm，无复视；1 分：外展露白加内收露白不多于 4 mm，有复视；2 分：外展露白加内收露白多于 4 mm，不多于 8 mm；3 分：外展露白加内收露白多于 8 mm，不多于 12 mm；4 分：外展露白加内收露白多于 12 mm。

（4）上肢疲劳试验。患者两臂侧平举，医生记录诱发上肢疲劳的时间（单位为 s），左、右侧分别计分，共 8 分。0 分：多于 120 s；1 分：61～120 s；2 分：31～60 s；3 分：11～30 s；4 分：0～10 s。

（5）下肢疲劳试验。患者取仰卧位，双下肢同时屈髋、屈膝 90°，医生记录诱发下肢疲劳的时间（单位为 s），左、右侧分别计分，共 8 分。0 分：多于 120 s；1 分：61～120 s；2 分：31～60 s；3 分：11～30 s；4 分：0～10 s。

（6）面肌无力的计分。0 分：正常；1 分：闭目力稍差，埋睫征不全；2 分：闭目力差，能勉强合上眼睑，埋睫征消失；3 分：闭目不能，鼓腮漏气；4 分：噘嘴不能，面具样面容。

（7）咀嚼、吞咽功能的计分。0 分：能正常进食；2 分：进普食后疲劳，进食时间延长，但不影响每次进食量；4 分：进普食后疲劳，进食时间延长，已影响每次进食量；6 分：不能进普食，只能进半流质；8 分：鼻饲管进食。

（8）呼吸肌功能的评分。0 分：正常；2 分：轻微活动时气短；4 分：平地行走时气短；6 分：静坐时气短；8 分：人工辅助呼吸。

4．重症肌无力患者的电生理检查特点

重症肌无力患者的电生理检查特点如下。

（1）单纤维肌电图。通过特殊的单纤维针电极测量并判断同一运动单位内的肌纤维产生动作电位的时间是否延长来反映神经－肌肉接头处的功能，重症肌无力表现为间隔时间延长。

（2）重复神经电刺激。方法为以低频（3～5 Hz）和高频（10 Hz 以上）重复刺激尺神经、正中神经和副神经等运动神经。重症肌无力典型改变为动作电位波幅第 5 波比第 1 波在低频刺激时递减 10% 以上或高频刺激时递减 30% 以上。90% 的重症肌无力患者低频刺激时为阳性，且与病情轻重相关。服用酯酶抑制剂的患者需停药 12～18 h 后行此项检查，但需要充分考虑病情。

5. 乙酰胆碱受体的分类

乙酰胆碱受体可分为两类。一类是毒蕈样乙酰胆碱受体（mAchR），这类受体主要分布于副交感神经节后纤维所支配的效应器；另一类是烟碱样乙酰胆碱受体（nAchR），主要分布于自主神经节细胞的突触后膜及运动终板。两者不完全相同，运动终板上的 nAchR 可被十烃季铵阻断，而神经节上的 nAchR 可被六烃季铵阻断，但两者均可被箭毒或 α 银环蛇毒所阻断。阿托品是 M 样受体阻断剂，只能阻断新斯的明所产生的 M 样症状，如瞳孔缩小、心动过缓、流涎、多汗、腹痛、腹泻和呕吐等，而不能拮抗新斯的明对运动终板上 nAchR 的激动作用。

【解决问题】

（1）患者的异常体征主要有哪些？

患者异常体征包括眼外肌麻痹（双侧眼睑下垂、眼球运动受限）、构音障碍、肌力降低及疲劳试验阳性，还有甲状腺增大体征。

（2）医生为什么要给患者注射新斯的明和阿托品？联用两种药物的目的何在？

注射新斯的明的目的为进一步明确神经-肌肉接头处病变，即新斯的明试验，是诊断重症肌无力的重要手段之一。同时注射阿托品的目的是为了抵消新斯的明的毒蕈碱样副反应（如瞳孔缩小、心动过缓、流涎、多汗、腹痛腹泻和呕吐等）。

（3）患者的肌电图检查结果是否正常？有何意义？

患者的肌电图检查结果示左面神经低频 3 Hz 重复电刺激呈递减大于 15%，左副神经低频呈递减大于 15% 以上、高频重复电刺激呈递减 30% 以上。符合重症肌无力的肌电图改变。

第 三 幕

患者被收入神经内科病房后，医生随即给她抽血化验。血常规、尿常规、大便常规、电解质、肝肾功能等检验结果未见明显异常。甲状腺功能检查结果示：促甲状腺激素质量浓度 0.004 mIU/L，三碘甲状腺原氨酸质量浓度 4.24 ng/mL，四碘甲状腺原氨酸质量浓度 27.0 μg/dL，游离三碘甲状腺原氨酸质量浓度 17.31 pg/mL，游离甲状腺质量浓度 5.30 ng/dL；抗甲状腺球蛋白抗体质量浓度 808.2 IU/mL。自身免疫抗体未出现异常；乙酰胆碱受体抗体（＋）。医生还为她安排胸部 CT 检查，结果未提示异常。综合各项检查结果，医生告知患者家属，患者被诊断为重症肌无力明确，并补充诊断甲状腺功能亢进。给予溴吡斯的明治疗并建议大剂量激素冲击治疗。但激素冲击治疗根据个人体质差异会出现一些不良反应，且可能在使用初期导致其症状加重。此外，针对甲亢，予以口服甲巯咪唑药物。患者家属商量后，同意激素治疗并在治疗同意书上签名。在大剂量激素冲击治疗的第二天下午，患者感觉胸闷、呼吸困难，按铃后医生马上去病房。患者出现双眼球结膜水肿、呼吸浅快。医生听诊后，迅速给她吸氧并让护士立即抽取血液。血气分析结果：pH 7.33，$PaCO_2$ 8.53 kPa，PaO_2 15.9 kPa，实际碳酸氢根摩尔浓度 31.3 mmol/L，细胞外碱剩余摩尔浓度 5.9 mmol/L，细胞内碱剩余摩尔浓度 4.4 mmol/L，氧饱和度 98%；电解质检测结果示：钾离子摩尔浓度 3.24 mmol/L。医生建议给她使用无创呼吸机以辅助呼吸，并和家属商量，认为患者目前的病情较重，可以考虑在激素的基础上使用丙种球蛋白来治疗，并交代相关事宜。患者家属商量后，决定使用丙种球蛋白来治疗。

【提出问题】

（1）医生为什么要给患者做甲状腺功能、自身免疫抗体检查和胸部 CT？为什么补充诊断甲状腺功能亢进？

（2）大剂量激素冲击治疗初期，为什么可能导致患者症状加重？

（3）患者的动脉血气分析有什么问题？有使用呼吸机的指征吗？

（4）患者病情加重，为什么要使用丙种球蛋白治疗？使用前有何事项需要患者及其家属知情同意？

【学习内容】

1. 重症肌无力的鉴别诊断

1）眼肌型重症肌无力的鉴别诊断。

（1）Miller-Fisher 综合征。Miller-Fisher 综合征的三主征为急性眼肌麻痹、共济失调和四肢腱反射低下，属吉兰巴雷综合征变异型。Miller-Fisher 综合征的眼内肌受累较轻，且部分患者可无共济失调表现，此时需要与重症肌无力鉴别。两者的鉴别要点为：Miller-Fisher 综合征起病较急，通常伴腱反射低下，新斯的明试验阴性，脑脊液蛋白细胞分离，电生理检查提示周围神经受累。

（2）动眼神经麻痹。不伴眼内肌受累，仅为垂睑和眼肌麻痹的患者需同重症肌无力鉴别。其鉴别点为：重症肌无力的眼肌麻痹通常不符合神经支配且有症状波动，而糖尿病眼肌麻痹则符合动眼神经支配。

（3）慢性进行性眼外肌麻痹。慢性进行性眼外肌麻痹属线粒体脑肌病中的一种，临床上很容易被误诊为重症肌无力而予糖皮质激素治疗。其临床表现为渐进的垂睑和眼肌麻痹，部分患者可伴肢体无力。慢性进行性眼外肌麻痹与重症肌无力的鉴别点在于：前者症状无波动，缓慢进展，尽管有眼外肌麻痹，但少有复视（缓慢发生的眼外肌麻痹因代偿可不出现复视），新斯的明试验（－），但血乳酸水平可轻度增高。另外，血清肌酶的轻度升高或肌电图的轻度肌源性损害亦提示慢性进行性眼外肌麻痹的可能，肌肉活检和基因诊断有助于鉴别。

（4）眼咽型肌营养不良及其他少见肌病。眼咽型肌营养不良为常染色体显性遗传病，表现为眼睑下垂、眼肌麻痹、吞咽困难等，斜视明显但无复视。与重症肌无力不同的是症状无波动，新斯的明试验阴性，部分患者有家族史，肌电图提示肌源性损害，肌酶轻度增高，肌肉活检和基因检测有助于鉴别。眼咽远端型肌病、先天性肌病中的中央核肌病也可表现为垂睑和眼肌麻痹，患者同样症状无波动、缓慢进展，肌电图示肌源性损害。

（5）脑干病变。中脑或桥脑病变可出现眼肌麻痹，若累及中脑动眼神经核团则表现为分离性眼肌麻痹，亦需要与重症肌无力鉴别。鉴别要点为脑干病变可伴其他神经系统症状和体征，脑干诱发电位可有异常，影像学检查可帮助诊断。

2）全身型重症肌无力的鉴别诊断。

（1）Lambet Eaton 综合征。Lambet Eaton 综合征也被称为肌无力综合征，常伴小细胞肺癌或其他恶性肿瘤，该病同样为免疫介导，其靶部位为突触前膜的钙离子通道。Lambet Eaton 综合征表现为肢体近端肌无力、易疲劳，短暂用力后肌力增强，持续收缩后病态疲劳。新斯的明试验部分可有阳性反应，RNS 表现为低频波幅递减，但高频可出现 100% 甚至以上的递增。

（2）肉毒杆菌中毒。肉毒杆菌作用在突触前膜阻碍了神经－肌肉接头的传递功能，主要表现为眼外肌麻痹、瞳孔扩大、对光反射迟钝、构音障碍、吞咽困难、骨骼肌对称性弛缓性瘫痪。新斯的明试验部分有阳性反应，低频重复电刺激无明显递减，中毒病史、对食物进行肉毒杆菌分离和毒素鉴定可明确诊断。

（3）吉兰巴雷综合征。吉兰巴雷综合征是免疫介导的急性炎性周围神经病。新斯的明试验是最简单有效的鉴别手段，RNS、神经传导、脑脊液检查提示蛋白－细胞分离等也均能帮助明确诊断。

（4）慢性炎性脱髓鞘性多发性神经病。慢性炎性脱髓鞘性多发性神经病为免疫介导的慢性周围神经病。新斯的明试验（－），乙酰胆碱受体抗体检查阴性，神经电生理检查、脑脊液蛋白－细胞分离现象及周围神经活检可使之与重症肌无力相鉴别。

（5）运动神经元病。进行性脊肌萎缩的临床表现为弛缓性肢体肌无力和萎缩，可见肌束颤动，查体肌张力降低、腱反射降低或消失。肌电图可见纤颤电位、巨大电位，运动神经传导速度可能下降或正常，而感觉神经传导速度正常。肌肉活检可见神经源性肌萎缩的病理改变。

（6）炎性肌病。临床表现为进行性加重的肌无力，常伴肌痛。炎性肌病肌酶显著升高，肌电图为活动性肌源性损害；而重症肌无力肌酶不高，RNS 结果阳性，肌源性损害通常不明显。

2．重症肌无力的治疗

1）手术治疗。

胸腺切除可去除患者自身免疫反应的始动抗原，减少参与自体免疫反应的 T 细胞、B 细胞和细胞因子，适用于伴有胸腺肥大和高乙酰胆碱受体抗体效价者、伴胸腺瘤的各型重症肌无力患者及年轻女性全身型重症肌无力患者。约 70% 的患者术后症状缓解或治愈。

2）药物治疗。

（1）胆碱酯酶抑制剂。通过抑制胆碱酯酶，抑制乙酰胆碱的水解，改善神经－肌肉接头间的传递，增加肌力。应从小剂量开始逐步加量，以能维持日常起居为宜。其中的溴吡斯的明是常用的胆碱酯酶抑制剂。不良反应包括恶心、腹泻、胃肠痉挛、心动过缓和呼吸道分泌物增多。

（2）肾上腺皮质激素。可抑制自身免疫反应，减少乙酰胆碱受体抗体的生成，增加突触前膜乙酰胆碱的释放量及促使运动终板再生和修复，改善神

经 – 肌肉接头的传递功能。是治疗重症肌无力的一线药物，可以使 70% ～ 80% 的重症肌无力患者得到显著改善。其使用方法为：按体重 0.5 ～ 1 mg/kg 每天晨顿服醋酸泼尼松，每天晨顿服 20 mg，每 3 天增加 5 mg 直至足量。通常 2 周内起效，6 ～ 8 周效果最为显著。视病情变化调整药物剂量。若病情稳定并趋好转，可维持 4 ～ 16 周后逐渐减量。待病情稳定后，一般情况下逐渐减少醋酸泼尼松用量，每 2 ～ 4 周减少 5 ～ 10 mg，至 20 mg 后每 4 ～ 8 周减 5 mg，直至隔日服用最低有效剂量。过快减量可导致病情反复加剧。减量需要根据重症肌无力患者病情改善情况而定，需要长时间较大剂量糖皮质激素治疗者应尽早联合免疫抑制剂治疗。若病情危重，在经过良好医患沟通并做好充分机械通气的准备下，可使用糖皮质激素冲击治疗，其使用方法为：每天静脉注射泼尼龙 1 000 mg，持续 3 天，然后改为每天静脉注射 500 mg，持续 2 天；或每天静脉注射地塞米松 10 ～ 20 mg 静脉，注射 1 周；冲击治疗后改为每天予醋酸泼尼松按体重 1 mg/kg 晨顿服。症状缓解后，维持 4 ～ 16 周后逐渐减量，每 2 ～ 4 周减 5 ～ 10 mg，至 20 mg 后每 4 ～ 8 周减 5 mg，直至隔日服用最低有效剂量（糖皮质激素剂量换算关系为：醋酸泼尼松 5 mg，甲泼尼龙 4 mg，地塞米松 0.75 mg）。使用糖皮质激素期间须严密观察患者的病情变化，因其可使 40% ～ 50% 的重症肌无力患者肌无力症状在 4 ～ 10 天一过性加重并有可能促发肌无力危象；同时，应注意预防类固醇肌病，补充钙剂、维生素 D 和双磷酸盐类药物预防骨质疏松，使用抗酸药物预防胃肠道并发症。

（3）免疫抑制剂。使用过程中逐渐加量，多于使用后 3 ～ 6 个月起效，1 ～ 2 年后达到全效，可以使 70% ～ 90% 的重症肌无力患者病情得到改善。初始阶段通常与糖皮质激素联合使用，疗效较单用糖皮质激素更好，而且同时可以减少糖皮质激素的用量。其使用方法为：儿童每天按体重 1 ～ 2 mg/kg，成人每天按体重 2 ～ 3 mg/kg，分 2 ～ 3 次口服，若无严重和/或不可耐受的不良反应，可长期服用。通常从半量开始服药，7 ～ 10 天后复查血常规和肝功能，若结果正常可加到足量。不良反应包括流感样反应、白细胞减少、血小板减少、肝功能损害和脱发等。服药期间至少每月复查血常规、肝功能和肾功能 1 次。

（4）静脉注射用丙种球蛋白。静脉注射用丙种球蛋白主要用于病情急性进展的重症肌无力患者、胸腺切除术前准备及作为辅助用药。与血浆置换疗效相同但不良反应更小。在稳定的中、重度重症肌无力患者中重复使用并不能增加疗效或减少糖皮质激素的使用量。其使用方法为：按每天 0.4 g/kg 的剂量静脉注射 5 天，作用可持续约 2 个月。

（5）血浆置换。使用适应证与静脉注射用丙种球蛋白相同。长期重复使用并不能增加远期疗效。血浆置换第 1 周隔日 1 次，共 3 次，其后每周 1 次。交换量每次用健康人血浆 1 500 mL 和 706 代血浆 500 mL，作用可持续 1 ～ 3 个月。需要注意的是在丙种球蛋白使用后 3 周内不进行血浆置换。

3．肌无力危象和胆碱能危象的鉴别诊断

（1）肌无力危象。肌无力危象常见于患者本身病情加重或使用大剂量糖皮质激素初期，常有反复感染、低钠血症、脱水、酸中毒或不规则用药病史。可出现心动过速、肌肉无力等表现，瞳孔正常或变大，皮肤苍白、可伴发凉，腺体分泌正常，注射新斯的明后症状可减轻。

（2）胆碱能危象。由抗胆碱酯酶药物过量引起。可出现心动过缓，肌肉无力或肌束震颤，瞳孔缩小，皮肤潮红、温暖，腺体分泌增多，注射新斯的明后症状加重（慎用）。

无论何种危象，均应注意确保呼吸道通畅，早期处理。若患者病情无好转，应及时进行气管插管或气管切开，用人工呼吸机辅助呼吸，停用抗胆碱酯酶药物以减少气管内的分泌物，选用有效、足量和对神经－肌肉接头无阻滞作用的抗生素积极控制肺部感染，给予大剂量皮质类固醇激素及丙种球蛋白，必要时采用血浆置换。

4．呼吸衰竭的定义、诊断标准、分类和处理原则

呼吸衰竭是指各种原因引起的肺通气和/或换气功能严重障碍，使静息状态下亦不能维持足够的气体交换，导致低氧血症伴或不伴高碳酸血症，进而引起一系列病理生理改变和相应临床表现的综合征。

明确诊断有赖于动脉血气分析：在海平面、静息状态、呼吸空气条件下，PaO_2 低于 60 mmHg，伴或不伴 $PaCO_2$ 高于 50 mmHg，可诊断为呼吸衰竭。

按照动脉血气可分为两类。

（1）Ⅰ型呼吸衰竭，即低氧性呼吸衰竭，血气分析特点是 PaO_2 低于 60 mmHg，$PaCO_2$ 降低或正常。主要见于肺换气功能障碍（通气/血流比例失调、弥散功能损害、肺动－静脉分流等），如严重肺部感染性疾病、间质性肺疾病、急性肺栓塞等。

（2）Ⅱ型呼吸衰竭，即高碳酸性呼吸衰竭，血气分析特点是 PaO_2 低于 60 mmHg，同时伴有 $PaCO_2$ 高于 50 mmHg，系肺泡通气不足所致。另外，按照发病急缓可分为急性呼吸衰竭和慢性呼吸衰竭，按照发病机制分类可分为通气性呼吸衰竭和换气性呼吸衰竭。

呼吸衰竭的总体治疗原则是：加强呼吸支持，包括保持呼吸道通畅、纠正缺氧和改善通气等；对呼吸衰竭病因和诱因的治疗；加强一般支持治疗以及对其他重要脏器功能的监测与支持。

【解决问题】

（1）医生为什么要给患者做甲状腺功能、自身免疫抗体检查和胸部 CT？为什么补充诊断甲状腺功能亢进？

重症肌无力患者部分合并有甲状腺功能亢进、类风湿关节炎、干燥综合征、系统性红斑狼疮、溶血性贫血等自身免疫性疾病，需要注意排除。

20%～25% 的重症肌无力患者伴有胸腺瘤，约 80% 的重症肌无力患者伴有胸腺增生，20%～25% 的胸腺瘤患者可出现重症肌无力症状，纵隔 CT 的胸腺瘤检出率可达 94%。部分重症肌无力患者的胸腺异常需要进行胸腺增强扫描才能被发现。伴有胸腺瘤的患者行胸腺切除术后症状可缓解或治愈。

甲亢的诊断：①高代谢症状和体征；②甲状腺肿大；③血清 TT4、FT4 增高，TSH 降低。具备以上 3 项诊断即可成立。应注意的是，淡漠型甲亢的高代谢症状不明显，仅表现为明显消瘦或心房颤动，尤其是在老年患者；少数患者无甲状腺肿大；T3 型甲亢仅有血清 TT3 增高。

过量的甲状腺激素也可影响运动终板的功能，甚至产生形态学的改变。甲状腺激素还可影响神经末梢线粒体内乙酰胆碱的合成与代谢，降低乙酰胆碱和胆碱能受体的结合力。

（2）大剂量激素冲击治疗初期，为什么可能导致患者症状加重？

大剂量激素治疗初期可抑制突触前膜乙酰胆碱的释放，从而可使病情加重，甚至出现危象。

（3）患者的动脉血气分析有什么问题？有使用呼吸机的指征吗？

血液的 pH 降低，提示酸中毒。$PaCO_2$ 升高而无氧分压降低，提示二氧化碳潴留，即呼吸性酸中毒、Ⅱ 型呼吸衰竭。实际碳酸氢根离子、细胞外碱剩余、细胞内碱剩余均升高，提示代偿性代谢性碱中毒。呼酸合并代碱常出现血清钾和氯的降低。

无创呼吸机主要适用于轻、中度急性呼吸衰竭的患者，其应用指征如下。

A. 疾病的诊断和病情的可逆性评价适合使用无创呼吸机。

B. 有需要辅助通气的指标：①中、重度呼吸困难，表现为呼吸急促（COPD 患者呼吸频率大于 24 次/分，充血性心力衰竭大于 30 次/分），动用辅助呼吸肌或胸腹矛盾运动。②血气异常，包括 pH 小于 7.35，$PaCO_2$ 大于 45 mmHg，或氧合指数小于 200 mmHg（氧合指数 = 动脉血氧分压/吸入氧浓度）。③排除有应用无创呼吸机的禁忌证。

患者出现呼吸急促，急查血气分析结果示：pH 7.33，$PaCO_2$ 8.53 kPa（63.98 mmHg），PaO_2 15.9 kPa（119.26 mmHg）。有使用无创呼吸机的指征。应立即予以无创呼吸机辅助呼吸、持续心电监护，注意避免过度通气，并补充氯化钾，$PaCO_2$以逐步下降为宜，过快则肾代偿跟不上，甚至导致碱血症的发生，危害更大且更难纠正。

（4）患者病情加重，为什么要使用丙种球蛋白治疗？使用前有何事项需要患者及其家属知情同意？

丙种球蛋白大剂量静脉滴注可提高血液循环中 IgG 浓度，使乙酰胆碱受体抗体与突触后膜上的乙酰胆碱受体结合受到干扰或被竞争性抑制，从而保护乙酰胆碱受体；可抑制细胞因子，干扰补体的激活系统；还可通过负反馈机制抑制浆细胞产生自身抗体。丙种球蛋白主要用于病情急性进展、胸腺手术术前准备的重症肌无力患者，可与起效较慢的免疫抑制药物或可能诱发肌无力危象的大剂量糖皮质激素联合使用，多于使用后 5 ～ 10 天起效，作用可持续 2 个月左右。但在病情稳定的中、重度重症肌无力患者中重复使用并不能增加疗效或减少糖皮质激素的使用量。

丙种球蛋白费用昂贵，应当充分告知患者家属使用的必要性，同时也需告知可能产生头痛、无菌性脑膜炎、流感样症状和肾功能损害等不良反应；另外，应向患者家属说明丙种球蛋白疗效因人而异的情况，待家属商量过后再做决定。

第 四 幕

患者住院治疗约 1 周后，呼吸困难的情况逐渐好转，吞咽困难、四肢无力也较入院时好转，已经能够脱离无创呼吸机来自行呼吸。复查动脉血气分析、电解质均未见明显异常。于是，家属希望让患者回家继续养病。他们向医生咨询后，医生认为患者当时可以出院，但仍需要继续服用激素，可以缓慢减量至小剂量来维持治疗，并详细向患者及其家属交代注意事项。

【提出问题】
（1）患者的病会不会复发？怎样预防复发？
（2）患者出院后应当注意什么？

【学习内容】

1. 重症肌无力的预后

眼肌型重症肌无力患者中的 10% ～ 20% 可以自愈，20% ～ 30% 始终局限于眼外肌，而在其余的 50% ～ 70% 中绝大多数（85% 以上）可能在起病 3 年内逐渐累及延髓和肢体肌肉，发展成为全身型重症肌无力。约 2/3 的患者在发病 1 年内疾病严重程度达到高峰，约 20% 的患者在发病 1 年内出现重症肌无力危象。肌无力症状和体征在某些条件下会有所加重，如上呼吸道感染、甲状腺疾病、怀孕、体温升高、精神创伤和使用影响神经肌肉接头的药物等。

全身型重症肌无力患者一般经历 3 个阶段：活跃期表现为肌无力症状交替地复发和缓解过程，持续 7 年左右；非活跃期表现为肌无力症状少有波动，持续 10 年左右；终末期肌无力症状对药物治疗不敏感，并伴有肌肉的萎缩。在广泛使用免疫抑制药物治疗前，重症肌无力的死亡率高达 30%。随着机械通气、重症监护技术以及免疫治疗的发展，目前，死亡率已降至 5% 以下。

2. 硫嘌呤甲基转移酶基因多态性与硫嘌呤类药物治疗

硫嘌呤甲基转移酶是硫嘌呤类药物（如硫唑嘌呤）代谢的关键酶，也是最具特征性的及具有基因多态性的酶。硫嘌呤甲基转移酶基因多态性与其酶活性下降有关，携带突变的个体在服用常规剂量的硫嘌呤类药物后，可以导致毒性增加。硫嘌呤甲基转移酶突变所致的酶活性下降与硫唑嘌呤药物不良反应，特别是胃肠道反应及骨髓抑制高度相关，但并没有增加肝脏毒性和胰腺炎的发生率。此外，对于个别不携带硫嘌呤甲基转移酶突变的高酶活性患者，在服用硫唑嘌呤后，一方面，可因硫嘌呤甲基转移酶代谢产生的甲基化衍生物大量聚集，造成严重的肝脏负担；另一方面，又因活性代谢产物 6 - 硫鸟嘌呤核苷酸的浓度下降，削弱了药物的预期疗效，继而影响疾病的继续治疗。美国国立研究院下属的临床药理实施联盟颁布的指南规定，携带野生型基因或酶活性正常及高于正常的患者，每天硫唑嘌呤剂量为 2.5 mg/kg；硫嘌呤甲基转移酶酶活性中等下降（杂合突变）或缺乏（纯和突变）的患者，硫唑嘌呤剂量应分别减少至原来的 30% ～ 70% 及 10%，此类患者在用药开始后，均有必要密切监视 4 周，以观察药物疗效及是否有不良反应发生，并根据需要随时调整用药剂量。此外，对于少部分酶活性极高的患者，每天适当增加硫唑嘌呤剂量至 3.0 mg/kg 对其治疗效果有益。因此，对于重症肌无力等自身免疫病的患者，需要检测硫嘌呤甲基转移酶基因的多态性，以决定是否使用硫嘌呤类免疫抑制剂及使用的剂量，并可帮助预测其不良反应发生的风险。

【解决问题】

（1）患者的病会不会复发？怎样预防复发？

全身型重症肌无力活跃期表现为肌无力症状交替地复发和缓解过程，患者的病是有可能复发的。出院后，患者应继续口服溴吡斯的明，口服激素应缓慢减量至小剂量维持，但应同时补充钙剂、维生素 D 来预防骨质疏松，使用抗酸药物预防胃肠道并发症。因患者尚未生育，免疫抑制剂有导致月经不调甚至影响生育的风险，待她生育后可检测硫嘌呤甲基转移酶基因多态性，以决定是否加用免疫抑制剂。

（2）患者出院后应当注意什么？

注意事项如下：①重症肌无力患者慎用的药物包括部分激素类药物（如糖皮质激素、甲状腺素等）、部分抗感染药物（如氨基糖甙类抗生素等）、部分心血管药物（如利多卡因、奎尼丁、β受体阻滞剂、维拉帕米等）、部分抗癫痫药物（如苯妥英钠、乙琥胺等）、部分抗精神病药物（如氯丙嗪、碳酸锂、地西泮、氯硝西泮等）、部分麻醉药物（如吗啡、派替啶等）、部分抗风湿药物（如青霉胺、氯喹等），禁用肥皂水灌肠。②注意休息、保暖、避免劳累、受凉、感冒、情绪波动等情况，可适当运动，锻炼身体，流感季节可注射流感疫苗。③避免自行停用药物，随意加量或减量。④出现肌无力危象或病情加重，应及时就诊。另外，针对患者甲状腺机能亢进，应继续服用抗甲状腺药物，注意药物的不良反应，及时复查甲状腺功能。

（张红豆）

第二节　抬不起的"红酥手"

【学习纲要】

1．基础医学

（1）横纹肌的组织学结构。

（2）休克的病理生理过程。

（3）糖皮质激素的药理学。

2．临床医学

（1）上、下运动神经性瘫痪的鉴别诊断。

（2）神经源性损害和肌源性损害的鉴别诊断。

（3）肌电图的临床应用。

（4）休克的抢救和心肺复苏。

3．公共卫生

急性迟缓性瘫痪的流行病学监控。

4．人文医学

（1）医疗活动中的知情同意原则。

（2）《中华人民共和国侵权责任法》在医疗活动中的应用情况。

（3）如何向死亡患者的家属交代病情及沟通。

第　一　幕

唐×是××大学艺术系大三女生，今年 20 岁，不仅有沉鱼落雁、闭月羞花之貌，而且专业成绩名列前茅，琴棋书画更是无一不通。从大一入学开始，她就占据××大学"校花榜"的首位。她的追求者多如过江之鲫，但只有中文系大四的才子陆×让她砰然心动。两人的相识、相爱是在一次学生会举办的晚会上，初见唐×，陆×惊为天人，尤其是她的一双纤纤玉手，欺霜赛雪，增一分则太长，减一分则太短，为她之美锦上添花。晚会之后，才子陆×诗兴大发，作词《钗头凤》送给唐×，词中一句"红酥手"俘获她的芳心。从此，她在学校多了一个雅号"红酥手"。

可是最近"红酥手"的身体出了些问题。这半个月来，她并没有做剧烈的运动，但觉得全身乏力，肌肉还隐隐有些酸痛。尤其是回宿舍的时候，上到 3 楼时她就觉得有点抬不起腿了。这天早上起床后，她竟然没有办法把手抬起来梳头，甚至有连脖子都有点撑不住头的感觉。她意识到自己可能是生病了，于是打电话给陆×，让他送自己到医院住院。

住进医院后，医生进一步仔细询问了患者的情况。患者以前身体一直很好，这次生病前也没有什么特殊的诱因，家属也没有类似的情况。这次生病后，她也没有发热、头痛、咳嗽、咳痰、肚子痛、拉肚子等症状。她的精神确实不太好，吃得也比平时少一些，自己觉得体重略有下降。大小便也跟平时一样，颜色、性状没有什么异常。

医生又给她做了详细的体格检查。她的眼结膜提示没有贫血的表现，皮肤方面没有发现皮疹、脱屑，关节也没有肿痛，一双"红酥手"依然美不胜收。医生又查了神经系统，发现她主要的问题就是全身没力，尤其是脖子、肩膀、腰、腹等部位最严重，以致头、四肢刚刚能抬离床面，医生一按就掉下去了。其他部位的情况比如双手的握力、双足上钩下踩基本正常。另外，医生发现她四肢的腱反射都是明显减弱的。其他检查如感觉、病理征等都没有发现异常。

于是医生给患者做了一些血液学的检查，结果如下。

（1）血常规检查结果。白细胞计数 $11.8 \times 10^9/L$，中性粒细胞百分比 74%，血红蛋白质量浓度 145 g/L，血小板计数 $209 \times 10^9/L$。

（2）肝肾功能检查结果。钾离子摩尔浓度 4.52 mmol/L，钠离子摩尔浓度 142 mmol/L，氯化物质量浓度 106.7 mmol/L；肌酐摩尔浓度 64 μmol/L，尿素氮摩尔浓度 4.3 mmol/L，天冬氨酸氨基转移酶质量浓度 233 U/L，丙氨酸氨基转移酶质量浓度 149 U/L，白蛋白质量浓度 35.3 g/L，球蛋白质量浓度 27.8 g/L，肌酸激酶质量浓度 4 702 U/L，肌酸激酶同工酶质量浓度 112 ng/L，肌红蛋白质量浓度 75 ng/L。

（3）凝血功能检查结果。血浆凝血酶原时间 10.4 s，活化部分凝血活酶时间 31.5 s，国际标准比值 1.10。

（4）血沉检查结果。血沉速度为 45 mm/h。

（5）自身免疫抗体筛查结果。ANA（＋＋），ds–DNA（–），Sm（–），SSA（–），SSB（–），Jo-1（＋）。

【提出问题】

（1）本患者最可能的定位诊断是什么？需要与哪些疾病做鉴别？

（2）本患者最可能的定性诊断是什么？有哪些特征性的血液学指标？

（3）本患者是否需要行腰椎穿刺检查？理由是什么？

【学习内容】

1. 上下运动神经元损害的鉴别

上运动神经元包括中央运动前回大锥体细胞及其发出的轴突所组成的锥体束，下运动神经元包括脑干神经核团或脊髓前角运动细胞、神经根、神经丛、神经干、周围神经、神经–肌肉接头、肌肉。两者的鉴别见表2–9–1。

表2–9–1　上下运动神经元损害的鉴别

鉴别项目	上运动神经元	下运动神经元
损伤结构	锥体细胞、锥体束	脑干神经运动核，脊髓前角运动细胞及其发出的神经纤维、肌肉
瘫痪范围	较广，偏瘫，单瘫	局限，四肢肌群

续表 2 - 9 - 1

鉴别项目	上运动神经元	下运动神经元
肌张力	高（痉挛性瘫痪）	低（弛缓性瘫痪）
腱反射	亢进	减弱或消失
病理反射	+	-
肌萎缩	-	+
肌震颤	-	+
肌电图	传导速度、针极肌电图均正常	可见神经源性损害或肌源性损害

2. 神经源性损害与肌源性损害的鉴别

明确下运动神经元损害后往往需要进一步定位于前角、前根、神经丛、神经干、周围神经、神经 - 肌肉接头、肌肉。以上部位准确定位较困难，但大体区分神经源性损害和肌源性损害是非常必要的，两者的鉴别点见表 2 - 9 - 2，其中的肌电图是最客观、最准确的鉴别手段。

表 2 - 9 - 2　神经源性损害与肌源性损害的鉴别

项目	神经源性损害	肌源性损害
症状	远端肌肉无力为主，束颤更明显，可伴有感觉障碍	近端肌肉无力为主，束颤极少见，无感觉障碍，可伴有肌肉压痛
辅助检查	肌酶谱正常	肌酶明显升高
肌电图	巨大运动单位电位，单纯相	小运动单位电位，病理干扰相

3. 急性迟缓性瘫痪的鉴别诊断

急性迟缓性瘫痪（acute flaccid paralysis）是指以急性起病、肌张力减弱、肌力下降和腱反射减弱或消失为主要特征的一组征候群。由于脊髓灰质炎患者就表现为急性迟缓性瘫痪，故国家疾病预防控制中心根据《卫生部办公厅关于印发流行性乙型脑炎等 4 种传染病监测方案的通知》（卫办疾控〔2006〕93 号）中《全国急性弛缓性麻痹（AFP）病例监测方案》（简称为《AFP 监测方案》）的要求，所有 15 岁以下出现急性迟缓性麻痹症状的病例，和任何年龄临床诊断为脊髓灰质炎的病例均作为 AFP 病例进行监控和报告，涉及的病种包括：①脊髓灰质炎；②格林巴利综合征（感染性多发性神经根神经炎，吉兰巴雷综合征）；③横贯性脊髓炎、脊髓炎、脑脊髓炎、急性神经根脊髓炎；④多神经病（药物性多神经病、有毒物质引起的多神经病、原因不明性多神经病）；⑤神经根炎；⑥外伤性神经炎（包括臀肌药物注射后引发的神经炎）；⑦单神经炎；⑧神经丛炎；⑨周期性麻痹（包括低钾性麻痹、高钾性麻痹、正常钾性麻痹）；⑩肌病（包括全身型重症肌无力，中毒性、原因不明性肌病）；⑪急性多发性肌炎；⑫肉毒中毒；⑬四肢瘫、截瘫、单瘫（原因不明）；⑭短暂性肢体麻痹。

【解决问题】

（1）患者最可能的定位诊断是什么？需要与哪些疾病做鉴别？

因为患者唐×所有体征均符合四肢迟缓性瘫痪的特点，所以定位诊断为下运动神经元损害非常明确。但下运动神经元损害还需要进一步定位为神经源性损害还是肌源性损害。患者以抬头、上肢上抬无力等近端肌无力为主要表现，查体无感觉障碍，伴有肌肉压痛，辅助检查见肌酶明显升高（CK 质量浓度 4 702 U/L），虽然还没有做肌电图，基本可以明确定位为肌源性损害。

患者需要与所有可以引起急性迟缓性瘫痪的疾病相鉴别，也就是与需要向中国疾病预防控制中心报告的 15 种急性迟缓性瘫痪相鉴别。详见"学习内容"。

（2）患者最可能的定性诊断是什么？有哪些特征性的血液学指标？

患者定位于肌肉后，需要考虑的诊断就是肌炎、肌病、肌营养不良等肌肉疾病。由于患者起病较急，受累肌肉较多，CK 水平显著升高，因此，多发性肌炎或皮肌炎的可能性较大。

多发性肌炎和皮肌炎是可以累及肌肉的自身免疫性疾病，其病理以肌细胞周围大量嗜中性粒细胞等炎性细胞浸润和肌纤维破坏为主要表现，故 CK 水平显著增高是其特征性血液学指标之一。此外，多发性肌炎和皮肌炎患者还可出现一些自身抗体，非特异性的如 ANA 抗体，特异性的如抗 Jo-1 抗体、抗 PM-Scl 抗体、抗 M2 抗体。

（3）患者是否需要行腰椎穿刺检查？理由是什么？

在神经科有一种常见的引起四肢瘫痪的疾病——急性炎性脱髓鞘性神经根神经炎（acute inflammatory demyelinating polyneurithy），它是一种神经源性损害的疾病，其确诊依靠腰椎穿刺发现脑脊液蛋白细胞分离。患者在初诊时是应该考虑与急性炎性脱髓鞘性神经根神经炎相鉴别的，可以考虑行腰椎穿刺。但如果有足够多的证据使患者的定位诊断已明确为肌源性损害，也可以不行腰椎穿刺检查，以减少对患者的伤害。

第　二　幕

为了证实患者病变的部位，大夫给患者安排肌电图检查，并叮嘱肌电图技师检查除左上肢外的部位。肌电图报告结果示：①双侧正中神经、尺神经、胫神经运动传导速度和感觉传导速度正常，CMAP 波幅降低；②所查右侧胸锁乳突肌、三角肌、双侧股四头肌运动单位电位时限缩短、波幅降低，多相波比例增加，大力收缩呈病理干扰相。

【提出问题】

（1）广义的肌电图包含哪些具体内容？

（2）广义肌电图中最重要的两项检查（神经传导速度和针极肌电图）是怎样完成的？分别需要关注哪些指标？

（3）怎样鉴别神经源性损害和肌源性损害？患者的肌电图提示何种损害？

（4）为什么医生叮嘱肌电图技师留出左上肢不做肌电图？

【学习内容】

1. 神经传导速度测定

神经传导速度（nerve conduction velocity）是一种无创的用于评定周围神经传导功能的一项诊断技术，又可分为运动神经传导速度（motor nerve conduction velocity）和感觉神经传导速度（sensory nerve conduction velocity）的测定。无论是运动神经传导速度，还是感觉神经传导速度，都是利用外源性的电信号（刺激电极）在一端刺激神经，然后在另一端的肌肉或神经干上，记录该刺激经过神经传导后的电信号（记录电极）。

运动神经传导速度和感觉神经传导速度异常表现为传导速度减慢和波幅降低，前者主要反映髓鞘损害，后者为轴索损害。神经传导速度的测定用于各种原因的周围神经病的诊断和鉴别诊断，能够发现周围神经病的亚临床病灶，能区分是轴索损害还是髓鞘损害；结合 EMG 可以鉴别前角细胞、神经根、周围神经及肌源性损害等。

2. 同心圆针极肌电图

针极肌电图是一种有创的、将同心圆针电极插入肌肉记录神经和肌肉生物电活动以判断其功能的一种电诊断方法。针极肌电图的检查分为 3 个步骤。

（1）被检查者肌肉完全放松，此时所记录的电信号被称为静息电位，异常的静息电位包括纤颤电位和正锐波，可见于急性神经源性损害和肌源性损害。患者的纤颤电位和正锐波见图 2 - 9 - 1。

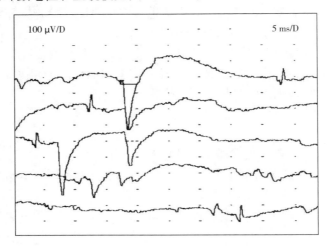

图 2 - 9 - 1　纤颤电位和正锐波

（2）被检查者肌肉收缩，让部分运动单位放电，同心圆针电极记录到运动单位电位，并计算出运动单位电位的时限和波幅。慢性神经源性损害时，由于失神经和再支配，运动单位电位时限延长、波幅增加，而肌源性损害时，运动单位电位时限缩短、波幅降低（图 2 - 9 - 2）。

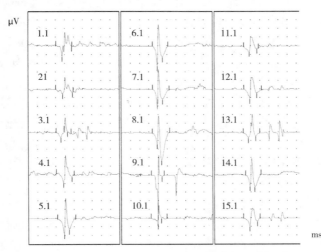

图 2 - 9 - 2　肌电图检查运动单位电位分析示意

（3）被检查者肌肉尽全力收缩，尽可能让所有运动单位放电，记录运动单位放电的波幅和密度，称之为募集电位。正常肌肉募集电位为干扰相，神经源性损害时为单纯相，肌源性损害时表现为病理干扰相。三种募集电位见图2-9-3。

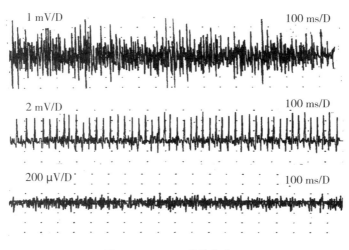

图2-9-3　三种募集电位

3. 肌电图检查的注意事项

做肌电图检查的医师或技师需要注意的事项如下。

（1）检查前要认真了解病史，确定肌电检查目的，避免不必要的检查或遗漏某些肌肉检查而延误诊断。

（2）肌电仪器要放置在空气干燥、温度适宜（15～25℃）、无干扰的房间（最好在屏蔽室内）。

（3）结合临床检查和肌电图的结果全面分析做出正确诊断。

（4）操作完成后，电流输出回零。避免再次开机电击患者。

（5）检查当日不做物理治疗和其他检查。患者空腹时不宜进行肌电图检查。

（6）对于准备做肌肉活检的患者，应留出备检肌肉避免行针极肌电图，因为扎针的肌肉短期内行肌肉活检可能出现异常。

【解决问题】

（1）广义的肌电图包含哪些具体内容？

肌电图（electromyography）是应用电子学仪器记录肌肉静止或收缩时的

电活动，及应用电刺激检查神经、肌肉兴奋及传导功能的方法。广义的肌电图包括神经传导速度测定、针极肌电图、重复神经电刺激、单纤维肌电图、巨肌电图、括约肌肌电图等。狭义的肌电图指同心圆针极肌电图。

（2）广义肌电图中最重要的两项检查（神经传导速度和针极肌电图）是怎样完成的？分别需要关注哪些指标？

神经传导速度和针极肌电图的检查步骤见【学习内容】。

行神经传导速度测定时需要关注 CMAP 和 SNAP 的波幅、速度，其判读细节相对较多，波幅明显降低提示神经轴索损害，速度减慢提示脱髓鞘损害。

同心圆针极肌电图检查需要关注静息态的自发电位，小力收缩时 MUP 的时限、波幅和多相波比例，大力收缩时的募集相类型。对于鉴别神经源性损害还是肌源性损害，同心圆针极肌电图检查比 NCV 更重要。

（3）怎样鉴别神经源性损害和肌源性损害？患者的肌电图提示何种损害？

无论是神经源性损害还是肌源性损害，都可以表现出 CMAP 波幅降低、自发电增多、多相波比例增多。但同心圆针极肌电图的小力收缩和大力收缩有重要鉴别价值。小力收缩时，神经源性损害的 MUP 表现为波幅增大、时限增宽，而肌源性损害的 MUP 表现为波幅降低、时限缩短；大力收缩时，神经源性损害表现为单纯相，肌源性损害表现为病理干扰相。

（4）为什么医生叮嘱肌电图技师留出左上肢不做肌电图？

由于肌电图是有创检查，对肌肉本身存在物理性的伤害，如果短时间内在做过肌电图的肌肉上行肌肉活检术，最后病理看到的一些改变有可能是针电极破坏造成，从而影响活检的结果，因此，一般活检都要避开肌电图检查过的肌肉。故医生叮嘱留出左上肢不做肌电图。

第 三 幕

此时，医生认为患者的病情定位是肌源性损害，但是定性诊断还不明确。于是医生希望为患者行左侧肱二头肌活检术。医生刚跟患者谈起肌肉活检要动刀子时，她吓得花容失色，连连摇头。在陆×的安抚下，医生好不容易把活检的目的、风险、并发症等内容跟她一一讲明白，患者犹豫半天终于鼓足勇气指了指陆×说："我都听他的，让他帮我决定签字吧。"医生很无奈，只好又耐着性子跟她解释知情同意书的重要性。在陆×的劝说和鼓励下，她最终签字同意行肌肉活检术。

肌活检手术很顺利，很快，她的病理报告就到了医生手里，报告提示：①肌纤维大小明显不均，见广泛散在分布的类圆形萎缩肌纤维，见肌纤维坏死、被吞噬及大量再生肌纤维。肌内膜见数处灶性分布的炎细胞浸润。②NADH染色示两型肌纤维分辨不理想，萎缩肌边缘异常深染。结论：所检骨骼肌组织呈多发性肌炎（活动期）改变。病理标本见图2-9-4。

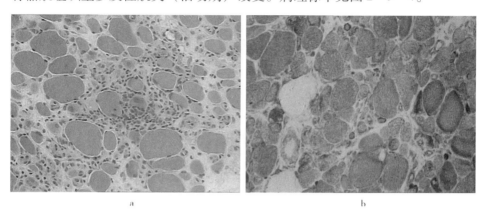

a   b

图2-9-4　病理标本结果

a：HE 检查；b：NADH。

【提出问题】

（1）情景模拟：教师扮演患者，学生扮演医生，医生该如何向患者说明肌肉活检术的相关事宜及签署知情同意书？

（2）如果由陆×代替患者签字，医生也做了肌肉活检，术中还不慎损伤了肌皮神经导致患者左上肢严重功能障碍，那么医生在医疗活动中触犯了哪些法律？侵害患者哪些权益？

（3）回顾肌肉的组织学（肌纤维的蛋白结构）、生理学（肌纤维如何收缩）知识。

【学习内容】

1. 骨骼肌的组织学结构和生理学功能

肌肉组织主要是由肌细胞构成的，可以分为平滑肌、骨骼肌和心肌3 种。这里仅讨论骨骼肌的组织学和生理学特点。

骨骼肌主要由骨骼肌纤维平行排列构成。骨骼肌纤维一般为长圆柱形，长1～40 mm，直径10～100 μm。骨骼肌一般通过腱附于骨骼上。骨骼肌纤维表面为肌膜,肌膜深面有许多椭圆形的细胞核,核内染色质少,核仁明显。骨骼肌的肌浆中含有丰富的肌原纤维、大量线粒体、糖原等。肌原纤维的直径 1～2 μm,在肌纤维中沿长轴排列,肌原纤维有明暗相间排列的横纹,各肌原纤维的横纹彼此互相对应,因而在整个肌纤维上显示出明带与暗带。明带在偏振光显微镜下为单折光(各向同性),因而又被称为 I 带。暗带为双折光(各向相异),又被称为 A 带。在暗带中部有一浅带,被称为 H 带,H 带中央又有一深膜,被称为 M 膜。在明带中央有一深色的间膜,又称为 Z 膜,两 Z 膜间的一段肌原纤维,称为肌节。肌节是骨骼肌纤维的结构和功能单位。一个肌节是由一个暗带及其两侧的半个明带组成(图 2 - 9 - 5、图 2 - 9 - 6)。

肌原纤维由肌丝所组成。肌丝可分为粗肌丝与细肌丝。每条粗肌丝周围有 6 条细肌丝。横纹肌纤维明暗相间的横纹即反映此 2 种肌丝的排列情况。粗肌丝直径约 10 nm,长 1.5 μm,彼此平行排列,互相间隔约 45 nm,它位于暗带并决定暗带的长度,在暗带正中部位,有细的横带连接,形成致密区,即 M 膜。粗肌丝除近 M 膜的中央部分外,表面的许多小突起被称为横桥。细肌丝直径约 5 nm,长约 1 μm,一端固定于 Z 膜上,每条细胞丝部分位于 I 带,另外部分位于 A 带并插于粗肌丝之间。粗肌丝与细肌丝间隔 10～20 nm,两细肌丝游离端的距离即 H 带。细肌丝插入 A 带的深度随肌纤维收缩的程度而异。当肌纤维处于松弛状态时,从两端插入 A 带的细肌丝并不相遇,此时 H 带较宽。当肌纤维收缩时 H 带变窄,甚至两细肌丝相遇时 H 带完全消失(图 2 - 9 - 7)。

肌纤维收缩机制为:肌细胞膜去极化,兴奋传至横小管系,引起肌质网释放钙离子至肌浆,钙离子与细肌丝上的肌钙蛋白 C 亚单位结合,肌钙蛋白发生构型变化,亚单位 I 的阻抑解除,影响了原肌球蛋白的位置变化,暴露肌动蛋白与肌球蛋白结合的位点,肌动蛋白与肌球蛋白接触,从而激活肌球蛋白分子头(ATP 酶),使结合于其上的 ATP 被分解,释放出能量,并转化为机械能,使肌球蛋白分子头向 M 膜方向转动,把附在肌球蛋白分子头上的肌动蛋白向 M 膜方向牵引,从而使两 Z 膜间距离缩短,肌节变短,引起肌肉收缩。钙离子被钙泵从肌浆中回收入肌质网,另一 ATP 与肌球蛋白分子头结合时,肌球蛋白与肌动蛋白脱离,肌球蛋白头又回至原位,肌纤维松弛。ATP 是由线粒体供给,当机体死亡后线粒体停止产生 ATP,无新的 ATP 与肌球蛋白结合,因而肌球蛋白分子头不能脱离肌动蛋白,即不能回复原位,使肌肉永远处于收缩状态,被称为尸僵。

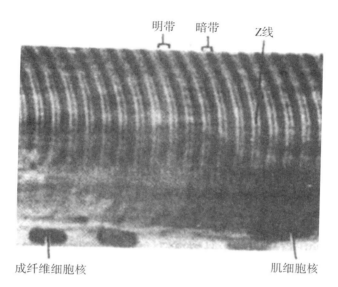

图 2 −9 −5　人骨骼肌纤维纵切面电镜图

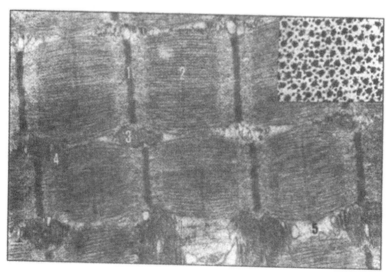

图 2 −9 −6　猴骨骼肌纤维电镜图

右上框为粗肌丝和细肌丝，1. Z 膜；2. M 膜；3. 线粒体；4. 三联体；5 肌浆网。

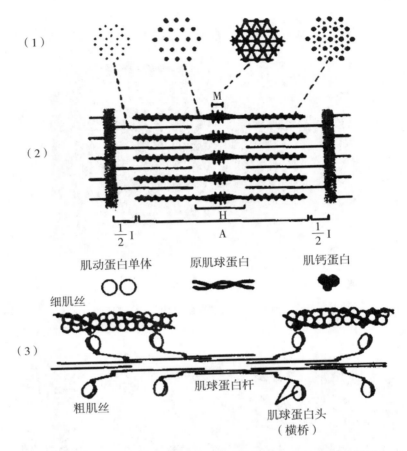

图 2-9-7　骨骼肌肌原纤维超微结构及两种肌丝分子结构模式

（1）：肌节不同部位的横切面，示粗肌丝与细肌丝的分布；（2）：一个肌节的纵切面，示两种肌丝的排列；（3）：粗肌丝与细肌丝的分子结构。

2.《中华人民共和国侵权责任法》与医疗相关条文

《中华人民共和国侵权责任法》于 2009 年 12 月 26 日由全国人民代表大会常务委员会审议通过，于 2010 年 7 月 1 日施行。该法是一部规范侵权责任方面的基本法，而其他规定侵权责任内容的单行法、行政法规是特别法。在以往处理医疗损害侵权纠纷的审判实践中，适用的法律、法规主要是《中华人民共和国民法通则》和《最高人民法院关于审理人身损害赔偿案件适用法律若干问题的解释》及国务院颁布的《医疗事故处理条例》，在《中华人民共和国侵权责任法》颁布实施后，对医疗行为及医疗事故的鉴定处理影响巨大。与本案例相关的条文如下。

第五十四条　患者在诊疗活动中受到损害，医疗机构及其医务人员有过错的，由医疗机构承担赔偿责任。

第五十五条　医务人员在诊疗活动中应当向患者说明病情和医疗措施。需要实施手术、特殊检查、特殊治疗的，医务人员应当及时向患者说明医疗风险、替代医疗方案等情况，并取得其书面同意；不宜向患者说明的，应当向患者的近亲属说明，并取得其书面同意。医务人员未尽到前款义务，造成患者损害的，医疗机构应当承担赔偿责任。

第五十七条　医务人员在诊疗活动中未尽到与当时的医疗水平相应的诊疗义务，造成患者损害的，医疗机构应当承担赔偿责任。

第五十八条　患者有损害，因下列情形之一的，推定医疗机构有过错：（一）违反法律、行政法规、规章以及其他有关诊疗规范的规定；（二）隐匿或者拒绝提供与纠纷有关的病历资料；（三）伪造、篡改或者销毁病历资料。

【解决问题】

（1）情景模拟：教师扮演患者唐×，学生扮演医生，医生该如何向患者说明肌肉活检术的相关事宜及签署知情同意书？

情景模拟环节请教师自行准备教案及表演细节，做到标准化患者（standard patient）的要求。建议教师将唐×表演成一个彷徨无助、缺乏主见的患者，尽量给学生增加一些诘难，以考察学生的应变能力。

（2）如果由陆×代替患者签字，医生也做了肌肉活检，术中还不慎损伤了肌皮神经导致患者左上肢严重功能障碍，那么医生在医疗活动中触犯哪些法律？侵害患者的哪些权益？

在以上假定情景下，医生在肌肉活检术中损害肌皮神经导致患者神经功能损伤，确实侵犯了患者的健康权；但由于任何手术均有类似风险，医生所承担责任并不大。但如果手术的知情同意并没有患者签字而是由其男朋友签字（患者有完全行为能力，亦无授权委托书），这直接符合《中华人民共和国侵权责任法》第五十八条情形，医生违反知情同意原则相关规章，推定有过错，应承担全责。

（3）回顾肌肉的组织学（肌纤维的蛋白结构）、生理学（肌纤维如何收缩）知识。

详见【学习内容】。

第 四 幕

最终的病理结果确诊患者患的是多发性肌炎。拿到这个结果后，医生第一时间就和患者和陆×谈起治疗方案。医生打算对患者进行甲强龙冲击治疗，向患者充分交代适应证、禁忌证及可能的副作用之后，患者签字同意医生的治疗方案。于是医生给患者开具静脉滴注甲强龙每次 1g，每天 1 次，连续 3 天后减为半量，之后每 3 天减半量直至口服，同时也开具静脉滴注洛赛克每次 40 mg（每天 1 次）、补钙、补钾处方。治疗第 5 天早上，患者觉得上腹有些隐痛，解了 2 次大便，颜色黑得像柏油一样，但她不好意思告诉陆×，也没有告诉医生。到了晚上，患者觉得更加难受，口干、心慌无力、思睡，陆×也发现患者越来越不对劲，说话有气无力，反应越来越差。于是陆×叫来值班医生，医生为患者进行检查，但她已经迷迷糊糊叫不太醒了，两只"红酥手"也已经苍白、冰凉。于是医生马上给患者测了一下生命体征：血压 80/40 mmHg，心率 130 次/分，呼吸 35 次/分。医生意识到情况不好，立即给患者快速补液，可是患者外周血管很细，1 h 过去只输入 500 mL 生理盐水，血压仍在继续下降，心率也逐渐下降到 60 次/分。突然，患者的监护仪警铃大作，心电导联变成一条直线，值班医生立即开始进行心肺复苏……

可是天妒红颜，医生们的所有努力最终都付诸东流。这晚，患者离开人世。

【提出问题】

（1）糖皮质激素有哪些种类？药理作用如何？各种类之间的效价和剂量如何换算？长期服用糖皮质激素的不良反应有哪些？大剂量糖皮质激素冲击治疗的不良反应有哪些？应如何预防处理？

（2）患者临终前经历怎样的病理、生理过程？该病理、生理过程可分为几期，各期有什么样的典型表现？按发病机制可分为哪几种类型？

（3）患者最可能的死亡原因是什么？

（4）患者的死亡有哪些经验教训可以吸取？如果你是值班医师，你会怎样跟陆×沟通交代？

【学习内容】

1. 糖皮质激素

糖皮质激素，又名"肾上腺皮质激素"，主要为皮质醇（cortisol），是由肾上腺皮质分泌的一类甾体激素（如可的松、氢化可的松），也可由化学方法人工合成（如泼尼松、泼尼松龙、甲基泼尼松龙、倍他米松等）。具有调节糖、脂肪和蛋白质的生物合成和代谢的作用，还具有抑制免疫应答、抗炎、抗毒、抗休克作用。具体作用如下。

（1）抗炎作用。糖皮质激素有快速、强大而非特异性的抗炎作用。对各种炎症均有效。在各种急性炎症的早期，应用糖皮质激素可减轻炎症早期的渗出、水肿、毛细血管扩张、白细胞浸润和吞噬等反应，从而改善炎症早期出现的红、肿、热、痛等临床症状；在炎症后期，应用糖皮质激素可抑制毛细血管和成纤维细胞的增生，抑制胶原蛋白、黏多糖的合成及肉芽组织增生，从而防止炎症后期的粘连和瘢痕形成，减轻炎症的后遗症。

（2）免疫抑制作用。糖皮质激素抑制单核巨噬细胞对抗原的吞噬和处理；促进淋巴细胞的破坏和解体，促其移出血管而减少循环中淋巴细胞数量；小剂量时主要抑制细胞免疫；大剂量时抑制浆细胞和抗体生成从而抑制体液免疫功能。

（3）抗休克作用。超大剂量的糖皮质激素已广泛用于各种严重休克，特别是中毒性休克的治疗。

（4）抗过敏作用。能缓解许多过敏性疾病的症状，抑制因超敏反应而产生的病理变化，如过敏性充血、水肿、渗出、皮疹、平滑肌痉挛及细胞损害等。

（5）其他作用。如刺激骨髓造血，使红细胞、血红蛋白、血小板增多；能使中性白细胞数量增多，但抑制其功能，使单核、嗜酸性和嗜碱性细胞减少；可促进胃酸和胃蛋白酶的分泌，抑制黏液的分泌，可诱发或加重溃疡病；可引起骨质疏松等。

长期大量应用糖皮质激素可能造成以下不良反应：

（1）皮质功能亢进综合征，如满月脸、水牛背、高血压、多毛、糖尿、皮肤变薄等。这是代谢紊乱所致。

（2）诱发或加重感染。主要原因为激素降低机体对病原微生物的抵抗力。

（3）诱发或加重溃疡病。

（4）诱发高血压和动脉硬化。

（5）导致骨质疏松、肌肉萎缩、伤口愈合延缓。

（6）诱发精神病和癫痫。

（7）抑制儿童生长发育。

（8）导致股骨头坏死。

2. 休克的类型和病理、生理过程

休克是指机体在严重失血失液、感染、创伤等强烈致病因素的作用下，有效循环血量急剧减少，组织血液灌注量严重不足，引起组织细胞缺血、缺氧，各重要生命器官的功能、代谢障碍及结构损伤的病理过程。

休克按病理机制可分为以下几种类型。

（1）低血容量性休克。为血管内容量绝对不足，引起心室充盈不足和心搏量减少，如果增加心率仍不能代偿，那么导致心排血量降低。此类型中包含失血性休克、烧伤性休克（大量体液渗出）。

（2）分布性休克。这是由于血管床扩张所致的血管内容量相对不足，其循环血容量正常或增加，但心脏充盈和组织灌注不足。此类型中包含感染性休克、过敏性休克、神经源性休克。

（3）心源性休克。指心脏泵功能受损或心脏血流排出道受损引起的心排出量快速下降而代偿性血管快速收缩不足所致的有效循环血量不足、低灌注和低血压状态。心源性休克包括心脏本身病变、心脏压迫或梗阻引起的休克。

现代医学对休克的认识，根据微循环内发生的变化可分为 4 期。

（1）微血管收缩期。由于失血、创伤、中毒等休克动因的刺激，交感 - 肾上腺髓质系强烈活动，血中儿茶酚胺浓度水平显著升高，此时除心、脑外，皮肤、内脏毛细血管前血管、微动脉、小动脉均收缩，这可以保证心、脑血液供应和维持动脉血压，但皮肤、内脏组织处于缺血、缺氧状态，在某些感染性体克中，还存在动 - 静脉短路大量开放，更加剧了毛细血管网内缺血、缺氧。

（2）微血管扩张期。上述情况继续发展，缺氧和代谢产物集聚，并使毛细血管周围的肥大细胞释放组织胺，此类物质造成毛细血管的扩张，由于缺氧和乳酸堆积，前毛细血管和微动脉均扩张。微静脉和小静脉因为对缺氧和酸中毒耐受性较大而仍呈收缩状态，这样就造成毛细血管网容量增大（可达正常容量时的 4 倍），腔内淤血，组织缺血，缺氧及代谢产物堆积均进一步发展。

（3）弥漫性血管内凝血期。由于回心血量减少、动脉血压下降以及上述微循环内的改变，毛细血管血流减慢、血液淤滞，液体向血管外转移造成血液浓缩，在血流变慢、纤维蛋白沉积红细胞和血小板凝聚、酸中毒的基础上，血液易发生凝固，在各器官内形成微细血栓，灌流基本停止，进入 DIC 期。此期，因凝血时消耗各种凝血物质，临床上出现出血倾向。

（4）器官功能衰竭期。缺氧和酸中毒导致细胞内溶酶体破裂而释放溶

酶，引起细胞自溶（也可损伤其他细胞），细胞死亡到一定数量，器官陷入功能衰竭，这是量变到质变的过程，休克进入极难治疗的阶段。

3. 医患沟通

医患沟通是指在医疗卫生和保健工作中，医患双方围绕伤病、诊疗、健康及相关因素等主题，以医方为主导，通过各种有特征的全方位信息的多途径交流，科学地指引诊疗患者的伤病，使医患双方形成共识并建立信任合作关系，达到维护人类健康、促进医学发展和社会进步的目的的行为。

目前，我国医患关系紧张，据报道，实际上，80% 以上的医患纠纷是由于沟通不畅所致。医患沟通的困难如下。

（1）信任机制受损。在国家医疗体制改革和医院的经营机制发生转变后，患者对医院的信任受到一定的影响。

（2）病态心理情绪。由于生物的、心理的、社会的多种因素，患有疾病的人常发生程度不等的心理变态。患者的病态心理常对医患沟通产生负面影响。

（3）专业知识失衡。专业知识失衡使医患之间难以形成共同的交流平台，医护人员为了解释一个医学术语和生理现象，常常累得口干舌燥也难以奏效。

（4）消极心理定势。按传统认识，患者认为"病家不用开口，便知疾病端详"是医生有能力有水平的表现。因此，有的患者到医生面前看病故意不介绍病情，在这种消极思维定势影响下，医患之间的沟通质量十分堪忧。

（5）交往情绪及沟通时间受挫。在医患沟通实践中，患者对医学知识求之若渴，希望获得更多的关注和解答，而医护人员出于各种原因不能耐心回答或不屑于回答患者的问题，如此等等，都会使患者受到极大的挫折。

加强医患沟通，需要从以下方面入手：

（1）入院时，护士应主动向患者介绍本病区的医疗设施、医务人员的情况，同时要告知患者"住院须知"。主管医师应当及时向患者详细询问病情，告诉患者需要做的进一步的检查。

（2）治疗过程中，医务人员应当尊重患者对自己的病情、诊断、治疗的知情权利，如实向患者或者家属介绍病情，包括患者所患疾病的诊断、性质、程度，可能发生的并发症、治疗效果、治疗方法和使用药物的副作用等。

（3）患者拒绝接受治疗或检查，主管医务人员应当向患者或者家属和其他关系人说明拒绝治疗和检查可能对生命和健康产生的危险性。若患者经劝说仍然拒绝治疗或检查，主管医务人员应当将告知内容记入病历中，由患者或者家属和其他关系人签字。

（4）使用高价格药物或检查，包括医保不能报销或需要自费的，应当告知患者并取得患者同意。

（5）当患者病情发生变化时，医务人员应及时告知患者或者家属目前患者的状况，并向他们解释疾病的发生、发展及其转归的过程，消除患者的顾虑和疑问，同时将告知的内容记入病历中。

（6）当患者猝死时，医务人员应对家属表示关心和同情，避免刺激家属；对于家属方面的疑议可动员家属进行尸检，并签署尸检知情同意书。最好有第三方（如警方）在场，做好录音、录像及书面记录。

【解决问题】

（1）糖皮质激素有哪些种类？药理作用如何？各种类之间的效价和剂量如何换算？长期服用糖皮质激素的不良反应有哪些？大剂量糖皮质激素冲击治疗的不良反应有哪些？应如何预防处理？

糖皮质激素的药理作用见【学习内容】。

临床常用的糖皮质激素包括泼尼松、泼尼松龙、甲基泼尼松龙、地塞米松、氢化可的松等，其抗炎效价的换算关系是 0.75 mg 地塞米松 = 4 mg 甲基泼尼松龙 = 5 mg 泼尼松或泼尼松龙 = 25 mg 氢化可的松，按片剂的规格基本上是 1 片换 1 片。

长期服用糖皮质激素的不良反应主要是向心性肥胖、免疫抑制易感染、骨质疏松、消化性溃疡，而大剂量糖皮质激素冲击治疗的不良反应主要是消化道出血、骨质疏松、低钾血症。因此，无论是长期服用还是短时间大剂量冲击治疗，都应该对患者常规进行补钙、补钾，以及使用 PPI 等药物保护胃黏膜预防消化性溃疡出血。

（2）患者在临终前经历怎样的病理、生理过程？该病理、生理过程可分为几期？各期有什么样的典型表现？按发病机制可分为哪几种类型？

患者临终前经历典型的休克过程。休克的发病机制分型、病理生理分期和表现。患者的休克是一个典型的低血容量性（失血）休克。

（3）患者最可能的死亡原因是什么？

患者的死亡过程应该分析为：大剂量糖皮质激素冲击→消化性溃疡→上消化道大出血→失血性休克→循环衰竭、呼吸衰竭→死亡。

（4）患者的死亡有哪些经验教训可以吸取？如果你是值班医师，你会怎样跟陆×沟通交代？

患者的不幸死亡给大家提供的经验教训如下。

A. 消化道出血是糖皮质激素冲击治疗严重的并发症之一，临床医师应对此有高度警惕并做好相应的预防、观察。患者在病情急剧恶化前已出现黑便等消化道出血症状，而主管医师并没有通过主动问诊来发现。

B. 抢救休克患者时最重要的手段就是快速补充循环血量，静脉通道的选择是很重要的问题。在患者休克已经很明显的情况下，当外周静脉塌陷难以快速补液时，应尽快开放深静脉，快速大量补液。

C. 值班医生发现危重患者自己无法处理时，应该及时报告上级医生，将患者转入重症监护室，并请消化科、介入科、普外科等科室配合进行消化道出血的处理。

与患者家属或其他关系人的沟通可由教师安排情景模拟练习，由教师扮演患者家属或其他关系人，学生扮演主管医师。教师可以适当加入不满和愤怒情绪，以考察学生的沟通技能。

（彭郁）

第三节　头晕眼花的刑警

【学习纲要】

1. 基础医学

线粒体的结构和功能。

2. 临床医学

（1）脑梗死的急诊处置。

（2）神经功能缺失症状评分——NIHSS 评分。

（3）脑梗死病因分型（TOAST 分型）。

（4）青年卒中的改变和病因。

（5）线粒体脑肌病的临床表现和亚型。

3. 人文医学

（1）医疗行为中的告知义务。

（2）医疗行为中的知情同意原则。

第 一 幕

时至寒露，北国的深秋气温已较低。寒风从窗外呼啸而过，路边的三球悬铃木早已只剩光秃秃的枝桠，天地一片萧瑟。黄×静静地躺在病床上，目光呆滞地看着手里的照片。虽然通了暖气，但他的心情却如同屋外的天气……

患者是一名传奇警察。22 岁时他从警校毕业，第一次上街巡逻就遇到本地最大的黑恶势力组织"红星帮"内讧火拼。"红星帮"的一号头目"坤哥"被人追杀，在逃窜途中劫持了一名路人作为人质。就在"坤哥"亮出砍刀威胁患者不要过来时，患者下意识地拔枪射击，直接爆头。此后，患者被媒体捧为警界新星，他手里的照片就是当时受到公安部部长接见和表彰时的合影。如今，15 年过去了，患者也从小小的巡警成长为刑警队长。本来这正是一个警察做出事业、为人民服务的黄金年龄，但这场突如其来的怪病，却有可能终结患者的警察生涯。

事情还得从 2 年前说起。当时，患者 35 岁，刚刚被任命为刑警队长，浑身充满干劲，接手了一个全国性的大案。他在和同事们加班加点地紧张工作时，出现阵发性的头晕，严重的时候他觉得眼前的人都有些晃动，分析案情的黑板右边总有一点发暗看不清。好几次头晕的时候，患者突然觉得后脑勺疼痛欲裂，像被人敲了闷棍。同事们都劝他去医院检查，但他觉得是自己太累了，没休息好，又担心影响工作，坚决不同意去就诊，每次头痛的时候就口服止痛药，一两天后，疼痛减轻。这样的情况大概持续 6 个月。某天 20:00 左右，他一个人在单位加班，突然又是一阵眩晕袭来，他觉得整个房子都在旋转，胃里也翻江倒海，但又吐不出来。他想喝点水压一压，可右手有点哆嗦不听使唤，好不容易端起杯子，却怎么也送不到嘴里。他想去值班室休息一下，可是一站起来就觉得头晕得更厉害，根本走不了直线。最后，跌跌撞撞地好不容易躺到床上，闭上眼睛，才自觉缓解。患者不想晚上再给同事们添麻烦，便没告知他人。第二天早上上班后，他的头晕无好转，他实在不能坚持工作了。同事们听说他的情况，这才手忙脚乱地把他送到当地的医院，这时候已经是 10:00 了。

接诊的医生给患者做了详细的检查。医生觉得患者说话有点奇怪，每个字都一顿一挫拖得很长，像念诗一样。医生把右手伸到患者眼前，患者总是看不清楚医生的大拇指。医生还发现患者两只眼睛往右看的时候会不自主地往回跳动一下。患者的手脚都很有力，但右手就是不利索。医生让患者用右手指鼻子，患者瞄了半天都指不准。医生再让患者闭上眼睛，患者直接把右手指到眼睛上去了。患者又让患者站到地上，患者必须把两脚分得很开才能站稳。医生让患者把脚并在一起，患者立刻就往右边倒去，医生扶着他才没摔倒。

【提出问题】

（1）患者的发病过程中有哪些症状和体征？

（2）根据患者的症状和体征，你认为病变的部位在哪里？

（3）患者的病是因为劳累造成的吗？你认为患者可能得了什么病？这种病常见的危险因素有哪些？

【学习内容】

1．急性卒中的识别

当患者突然出现以下症状时应考虑卒中的可能：①一侧肢体无力或麻木；②一侧面部麻木或口角歪斜；③说话不清或理解语言困难；④双眼向一侧凝视；⑤一侧或双眼视力丧失或模糊；⑥眩晕伴呕吐；⑦既往少见的严重头痛、呕吐；⑧意识障碍或抽搐。

2．脑血管病的常见危险因素

脑血管病的危险因素是指经流行病学研究证明的，与脑血管病发生和发展有直接关联的因素。对危险因素的识别和干预是脑血管病预防和治疗的重要基础，也是降低其发病率和死亡率的关键。

不可干预的危险因素包括年龄、性别、遗传因素和种族；可干预的危险因素包括高血压、吸烟、糖尿病、心房颤动、其他心脏病（如心肌梗死、扩张型心肌病、心导管和血管内治疗等）、血脂异常、无症状性颈动脉狭窄、镰状细胞贫血、不良膳食和营养、缺乏运动和锻炼、肥胖、饮酒过量等。

3．小脑病变的三大主要症状

小脑是神经系统一个重要的运动调节中枢，主要作用是维持躯体平衡、调节肌张力和协调随意运动。小脑病变具有以下三大主要症状及体征：①眩晕。小脑接受前庭小脑束的传入纤维，管理躯体平衡功能，小脑病变导致中枢性眩晕，通常伴有眼颤，眼颤形式多样。②共济失调。小脑蚓部代表躯干功能区，蚓部病变出现躯干共济失调，表现为站立不稳、步幅加宽，左右摇摆，故被称为"醉酒步态"或"蹒跚步态"，查体表现为 Romberg 征（＋）。小脑半球代表肢体功能区，半球病变出现肢体共济失调，表现为指鼻试验和跟膝胫试验不稳准。③小脑性语言。小脑性语言又被称为"爆破性语言"或

"吟诗样语言"，表现为语调拖长、一字一顿。

4. 前庭周围性眩晕与前庭中枢性眩晕的鉴别

前庭周围性眩晕与前庭中枢性眩晕的鉴别见表2-9-3。

表2-9-3　前庭周围性眩晕与前庭中枢性眩晕的鉴别

鉴别项目	前庭周围性眩晕	前庭中枢性眩晕
眩晕性质	旋转性或上下、左右摇晃的运动幻觉	旋转性或固定物体向一侧运动感
眩晕程度及持续时间	突发，持续时间短（数十分钟、数小时、数日）	持续时间长（数周、数月至数年），较周围性眩晕轻
与体位关系	头位或体位改变可加重，闭目不减轻	与改变头位或体位无关，闭目减轻
眼球震颤	幅度小，水平性或旋转性，无垂直性，向健侧注视时加重	眼颤粗大和持续
平衡障碍	站立不稳，左右摇摆	站立不稳，向一侧倾斜
倾倒	常倒向眼颤慢侧，与头位有一定关系	倾倒方向不定，与头位无关
自主神经症状	伴恶心、呕吐、出汗等	不明显
耳鸣及听力下降	有	无
脑损害表现	无	可有，如头痛、颅内压增高、脑神经损害、瘫痪和癫痫发作
病变部位	前庭器官病变（前庭感受器及前庭神经颅外段），如梅尼埃病、迷路炎、前庭神经元炎	前庭核及中枢联络径路病变，后循环缺血，小脑、脑干肿瘤

【解决问题】

（1）患者的发病过程中有哪些症状和体征？

患者在发病过程中出现的症状包括眩晕、言语不利、共济失调，体征包括吟诗样语言、右侧偏盲、水平眼颤、意向性震颤、Romberg 征（＋）。

（2）根据患者的症状和体征，你认为病变的部位在哪里？

患者以眩晕为主要临床表现，经过查体四肢肌力尚可，但右侧肢体共济失调、意向性震颤明显，伴有眼颤、吟诗样语言、Romberg 征（＋），定位于右侧小脑。

（3）患者的病是因为劳累造成的吗？你认为患者可能得了什么病？这种病常见的危险因素有哪些？

患者有明确的神经系统定位症状和体征，根据以上知识可以判断患者为中枢性眩晕，病变定位于小脑，结合患者发病的形式为急性起病，患者的病不是单纯的劳累，而是发生卒中，但是脑出血还是脑梗死需要进一步影像检查明确之。通常情况下所说的卒中危险因素是指可干预的危险因素，如吸烟、高血压、糖尿病、心房颤动、血脂异常、无症状性颈动脉狭窄等。

第　二　幕

入院后，医生给患者做了头颅 MRI 检查（此处请教师提供右侧小脑急性脑梗死、右侧枕叶陈旧性脑梗死的 MRI 影像资料来示教）。

根据 MRI 结果，医生给患者诊断为"右侧小脑急性脑梗死、左侧枕叶陈旧性脑梗死"，于是，医生给他行抗血小板、给予他汀、改善循环、营养神经等治疗。1 周后，他的症状逐渐改善，无头晕、手抖，恢复行动能力。本来医生想让患者继续住院以完善其他检查，明确脑梗死的病因，但患者不放心手里的案子，坚决要求出院。医生只好在患者出院时叮嘱患者说："你这个病啊，不搞清楚原因是有复发风险的。要坚持吃药，注意饮食，注意休息。这次住院其实是给耽误了，虽然治疗效果不错，但留了后遗症。再有这样类似的症状时，一定要立即就诊，越早越好，可以有一些抢救性的治疗措施。"

医生的话患者都没记住，但记住"越早越好"。出院后，患者一如既往地努力工作，偶尔出现头晕头痛，但没多久就缓解了。医生开的药他也是有一顿没一顿地吃着。1 年余后，患者淡忘了病情，可就在这时，他的病又犯了。

1 周前，一股寒流突袭北国大地，患者在外面办事回来，一进屋就觉得天旋地转，头痛，冒冷汗，一阵阵恶心；同时，他觉得自己的左手和左脚乏力，拿不住东西也站不起来。他想坚持，可 30 min 后，症状也没有缓解。患者自觉不妙，于是想起上次出院时医生交代自己的话，赶紧致电妻子，让司机把自己送到医院。这时，距离发病刚好 1 h。

急诊的接诊医生简单地询问病史，又给他做了体格检查。医生发现他说话正常，但左边的脸有点往下耷拉，说话有点漏风，舌头伸出来时往左边歪。医生让他把左手、左脚分别抬起来，他坚持不到 5 s 就掉下来了。于是，医生给他的 NIHSS 评分是 5 分。紧接着，医生又给他抽了血，安排做了急诊头颅 CT。1 h 后，所有的结果都出来了。

（1）血常规检查结果。白细胞计数 7.8×10^9/L，中性粒细胞百分比 74%，血红蛋白质量浓度 145 g/L，血小板计数 209×10^9/L。

（2）肝肾功能检查结果。钾离子摩尔浓度 3.47 mmol/L，钠离子摩尔浓度 142 mmol/L，氯化物摩尔浓度 106.7 mmol/L；肌酐摩尔浓度 64 μmol/L，尿素氮摩尔浓度 4.3 mmol/L，天冬氨酸氨基蛋白质量浓度 33 U/L，丙氨酸氨基转移酶质量浓度 49 U/L，白蛋白质量浓度 41.3 g/L，球蛋白质量浓度 24.8 g/L，肌酐激酶质量浓度 102 U/L，肌酸激酶同工酶浓度 15 U/L，肌红蛋白质量浓度 0.006 ng/mL。

（3）凝血功能检查结果。血浆凝血酶原时间 10.4 s，活化部分凝血活酶时间 31.5 s，国际标准比值 1.10。

（4）头颅 CT 检查结果。提示脑沟变浅，灰白质界限不清，右侧颞叶低密度影。

根据结果，急诊医生判断患者又一次发生急性脑梗死，此时，距离患者发病 2 h。医生决定和他谈论急性脑梗死的溶栓治疗。当医生告知他溶栓治疗的目的，和尽早溶栓可能带来的获益时，他打断医生说："医生，你尽快给我用药就行了，签字的事等我妻子来了再给你们补上。"

【提出问题】

（1）什么是 NIHSS 评分？急诊医生给患者评为 5 分的依据是什么？

（2）溶栓治疗有哪些适应证和禁忌证？该患者能用这种特殊治疗吗？

（3）在上述情况下，医生可以对患者进行溶栓治疗吗？即使患者的妻子在场，由她签署同意书也可以吗？

【学习内容】

1. NIHSS 评分

NIHSS 评分的全称是美国国立卫生研究院卒中量表（National Institute of Health Stroke Scale），于 1989 年由 Thmos 等为了急性卒中的治疗研究而设计的一种神经功能检查量表，具有简洁可靠的特点（表 2-9-4）。

表 2 - 9 - 4　NIHSS 评分

项　目	评分标准	得　分
1. 意识。 （1）意识水平。 即使不能全面评价（如气管插管、语言障碍、气管创伤及绷带包扎等），检查者也必须选择 1 个反应。只在患者对有害刺激无反应时（不是反射）才能记录 3 分	0：清醒，反应灵敏。1：嗜睡，轻微刺激能唤醒，可回答问题，执行指令。2：昏睡或反应迟钝，需反复刺激、强烈或疼痛刺激才有非刻板的反应。3：昏迷，仅有反射性活动或自发性反应或完全无反应、软瘫、无反射	
（2）意识水平提问。 询问月份、年龄。仅对初次回答评分。失语和昏迷者不能理解问题记录 2 分，因气管插管、气管创伤、严重构音障碍、语言障碍或其他任何原因不能完成者（非失语所致）记录 1 分。可书面回答	0：两项均正确。1：1 项正确。2：2 项均不正确	
（3）意识水平指令。 睁闭眼；非瘫痪侧握拳松开。仅对最初反应评分，有明确努力但未完成的也给分。若对指令无反应，用动作示意，也记录评分。对于创伤、截肢或其他生理缺陷者，应予适当的指令	0：2 项均正确。1：1 项正确。2：2 项均不正确	
2. 凝视。 只测试水平眼球运动。对随意或反射性眼球运动记录得分。若眼球偏斜能被随意或反射性活动纠正，记录 1 分。若为孤立的周围性眼肌麻痹，记录 1 分。对于失语者，凝视是可以测试的。对于眼球创伤者、绷带包扎者、盲人，或有其他视力、视野障碍者，由检查者选择一种反射性运动来测试，确定眼球的联系，然后，从一侧向另一侧运动，偶尔能发现部分性凝视麻痹	0：正常。1：部分凝视麻痹（如单眼或双眼凝视异常，但无强迫凝视或完全凝视麻痹）。2：强迫凝视或完全凝视麻痹（即不能被头眼反射克服）	

续表 2 - 9 - 4

项　目	评分标准	得　分
3. 视野。 若能看到侧面的手指，记录正常。若单眼盲或眼球摘除，则检查另一只眼。明确的非对称盲（包括象限盲），记录 1 分。若为全盲（包括任何原因），记录 3 分。若濒临死亡，记录 1 分。结果用于回答问题 11.	0：无视野缺损。1：部分偏盲。2：完全偏盲。3：双侧偏盲（包括皮质盲）	
4.　面瘫	0：正常。1：轻微（微笑时鼻唇沟变平、不对称）。2：部分（下面部完全或几乎完全瘫痪）。3：完全（单或双侧瘫痪，上下面部缺乏运动）	
5.　和 6.　上下肢运动。 置肢体于合适的位置：坐位时上肢平举90°，仰卧时上抬45°，掌心向下，下肢卧位抬高30°，若上肢在 10 s 内、下肢在 5 s 内下落，记录为 1～4 分。对失语者用语言或动作鼓励，不用有害刺激。依次检查每个肢体，从非瘫痪侧上肢开始	上肢： 0：无下落，置肢体于 90°（或45°）坚持 10 s。1：能抬起但不能坚持 10 s，下落时不撞击床或其他支持物。2：试图抵抗重力，但不能维持坐位 90° 或仰位 45°。3：不能抵抗重力，肢体快速下落。4：无运动。9：截肢或关节融合，解释：5a 左上肢；5b 右上肢	
	下肢： 0：无下落，于要求位置坚持 5 s。1：5 s 末下落，不撞击床。2：5 s 内下落到床上，可部分抵抗重力。3：立即下落到床上，不能抵抗重力。4：无运动。9：截肢或关节融合，解释：6a 左下肢；6b 右下肢	

续表 2 - 9 - 4

项　目	评分标准	得　分
7. 肢体共济失调。 目的是发现一侧小脑病变。检查时，睁眼，若有视力障碍，应确保检查在无视野缺损中进行。进行双侧指鼻试验、跟膝径试验，共济失调与无力明显不呈比例时记录得分。若患者不能理解或肢体瘫痪，不记录得分。盲人用伸展的上肢摸鼻。若为截肢或关节融合，记录 9 分，并解释	0：无共济失调。1：一个肢体有。2：两个肢体有，共济失调在右上肢，1 = 有，2 = 无。9：截肢或关节融合，解释：左上肢 1 = 有，2 = 无。	
8. 感觉。 检查对针刺的感觉和表情，或意识障碍及失语者对有害刺激的躲避。只对与卒中相关的感觉缺失评分。偏身感觉丧失者需要精确检查，应测试身体多处〔如上肢（不包括手）、下肢、躯干、面部〕，确定有无偏身感觉缺失。严重或完全的感觉缺失者，记录 2 分。昏睡或失语者，记录 1 分或 0 分。脑干卒中双侧感觉缺失者，记录 2 分。无反应或四肢瘫痪者，记录 2 分。昏迷患者（1a = 3），记录 2 分	0：正常。1：轻至中度感觉障碍（例如，患者感觉针刺不尖锐或迟钝，或针刺感缺失但有触觉）。2：重度至完全感觉缺失（例如，面、上肢、下肢无触觉）	
9. 语言。 命名、阅读测试。若视觉缺损，干扰测试，可让患者识别放在手上的物品，重复发音。气管插管者可手写回答。昏迷者，记录 3 分。给恍惚或不合作者选择一个记分，但 3 分仅给不能说话且不能执行任何指令者	0：正常。1：轻至中度失语，流利程度和理解能力部分下降，但表达无明显受限。2：严重失语，交流是通过患者破碎的语言表达，听者须推理、询问、猜测，交流困难。3：不能说话或者完全失语，无言语或听力理解能力	
10. 构音障碍。 读或重复表上的单词。若有严重的失语，评估自发语言时发音的清晰度。若因气管插管或其他物理障碍不能讲话，记录 9 分；同时，注明原因。不要告诉患者为什么做测试	0：正常。1：轻至中度，至少有些发音不清，虽有困难但能被理解。2：言语不清，不能被理解，但无失语或与失语不成比例，或失音。9：气管插管或其他物理障碍	

续表 2 - 9 - 4

项　目	评分标准	得　分
11. 忽视。 若患者严重视觉缺失影响双侧视觉的同时检查，皮肤刺激正常，记为正常。若失语，但确实表现为对双侧的注意，记为正常。视空间忽视或疾病失认也可认为是异常的证据	0：正常。1：视、触、听、空间觉或个人的忽视；或对一种感觉的双侧同时刺激忽视。2：严重的偏侧忽视或一种以上的偏侧忽视；不认识自己的手；只能对一侧空间定位	
总分	—	

英文原版的此处为空白。

2．溶栓治疗的适应证和禁忌证

溶栓治疗的方式包括静脉溶栓和动脉溶栓，常用的药物包括重组人纤溶酶原激活物（rt-PA）和尿激酶。临床上，开展最多的是静脉溶栓，《中国急性缺血性卒中诊治指南 2018》推荐，发病 4.5 h 内静脉溶栓的适应证如下。

（1）有缺血性卒中导致的神经功能缺损症状。

（2）症状出现不超过 4.5 h。

（3）年龄不小于 18 岁。

（4）患者或家属签署知情同意书。

禁忌证如下。

（1）颅内出血（包括脑实质出血、脑室内出血、蛛网膜下腔出血、硬膜下/外血肿等）。

（2）既往颅内出血史。

（3）近 3 个月有严重头颅外伤史或卒中史。

（4）颅内肿瘤、巨大颅内动脉瘤。

（5）近期（3 个月）有颅内或椎管内手术。

（6）近 2 周内有大型外科手术。

（7）近 3 周内有胃肠或泌尿系统出血。

（8）活动性内脏出血。

（9）主动脉弓夹层。

（10）近 1 周内有在不易压迫止血部位的动脉穿刺。

（11）血压升高，即收缩压不低于 180 mmHg，或舒张压不低于 100 mmHg。

（12）急性出血倾向，包括血小板计数低于 $100 \times 10^9/L$ 或其他情况。

（13）24 h 内接受过低分子肝素治疗。

（14）口服抗凝剂且 INR 大于 1.7 或 PT 大于 15 s。

（15）48 h 内使用凝血酶抑制剂或 Xa 因子抑制剂，或各种实验室检查（如活化部分凝血酶原时间、国际标准化比值、血小板计数、ECT、凝血酶时间，或 Xa 因子活性测定等）结果异常。

（16）空腹血葡萄糖摩尔浓度低于 2.8 mmol/L 或高于 22.22 mmol/L。

（17）头 CT 或 MRI 提示大面积梗死（梗死面积大于 1/3 大脑中动脉供血区）。

3. 医疗行为中的知情同意原则

医疗行为中，医师有告知义务，并应尊重患者的知情同意权。知情同意权是指患者在知晓并理解医师提供其医疗决定所必需的足够信息的基础上自愿做出的同意医疗行为的权利。医师的告知、患者理解和患者同意三要素紧紧结合在一起。医师告知义务的履行是患者知情同意权实现的前提和基础。相关的法律法规包括《中华人民共和国执业医师法》《医疗机构管理条例》《医疗事故处理条例》。

《中华人民共和国侵权责任法》第 55 条：医务人员在诊疗活动中应当向患者说明病情和医疗措施。需要实施手术、特殊检查、特殊治疗的，医务人员应当及时向患者说明医疗风险、替代医疗方案等情况，并取得其书面同意；不宜向患者说明的，应当向患者的近亲属说明，并取得其书面同意。

《病历书写基本规范》第 10 条：对需要取得患者书面同意方可进行的医疗活动，应当由患者本人签署知情同意书。患者不具备完全民事行为能力时，应当由其法定代理人签字；当患者因病无法签字时，应当由其授权的人员签字；为抢救患者，在法定代理人或被授权人无法及时签字的情况下，可由医疗机构负责人或者授权的负责人签字。

【解决问题】

（1）什么是 NIHSS 评分？急诊医生给患者评为 5 分的依据是什么？

NIHSS 评分的全称是美国国立卫生研究院卒中量表（National Institute of Health Stroke Scale），于 1989 年由 Thmos 等为了急性卒中的治疗研究而设计的一种神经功能检查量表，其具体评分项目已如上所述。急诊医生给患者 NIHSS 评分 5 分的依据是：面瘫 1 分，上肢 2 分，下肢 2 分。

（2）溶栓治疗有哪些适应证和禁忌证？该患者能用这种特殊治疗吗？

通过头颅 CT 鉴别，患者已排除脑出血，明确诊断为脑梗死。当时，距发病时间为 2 h，尚在溶栓时间窗内，符合溶栓适应证；同时，他没有出血倾向、服用抗凝药物、近期手术或外伤等禁忌证，应该要考虑积极溶栓治疗。

（3）在上述情况下，医生可以对患者进行溶栓治疗吗？即使患者的妻子在场，由她签署同意书也可以吗？

当时，患者本人在有完全民事行为能力情况下没有签署知情同意书，而希望妻子来了之后再补签，实际上没有依据证明他本人同意该医疗行为，因此，在这种情况下医师是不能进行溶栓治疗的。即使患者妻子在场，也需要患者签署授权委托书，让妻子全权代理自己的知情同意权。

第 三 幕

经过反复沟通，患者亲自签署了知情同意书。急诊医生对患者进行标准的重组纤溶酶原激活物（rt-PA）溶栓治疗。溶栓治疗后，患者的症状并没有改善。患者产生疑问："脑梗死不是老年人得的病吗？我才30多岁，怎么就梗死2次了？"医生解释后，患者感到问题的严重性，接受医生的安排，住进神经内科病房，以明确脑梗死的病因。

患者住院后，医生再给患者做了全面、详细的检查。

血液化验结果如下。

（1）血常规检查结果。白细胞计数 10.5×10^9/L，中性粒细胞含量百分比74.6%，淋巴细胞含量百分比20.1%，红细胞计数 5.76×10^{12}/L，血红蛋白质量浓度145 g/L，血小板计数 320×10^9/L。

（2）血生化检查结果。钾离子摩尔浓度3.97 mmol/L，钠离子摩尔浓度144 mmol/L，氯化物摩尔浓度109 mmol/L；肌酐摩尔浓度58 μmol/L，尿素氮摩尔浓度3.8 mmol/L，天冬氨酸氨基转移酶质量浓度28 U/L，丙氨酸氨基转移酶质量浓度42 U/L，白蛋白质量浓度39.3 g/L，球蛋白质量浓度27.8 g/L，肌酸激酶质量浓度120 U/L，肌酸激酶同工酶质量浓度18 ng/L，肌钙蛋白质量浓度0.002 ng/mL，乳酸摩尔浓度2.5 mmol/L。

（3）血葡萄糖检查结果。血葡萄糖摩尔浓度5.31 mmol/L。

（4）凝血五项检查结果。血浆凝血酶原时间11.6 s，国际标准比值1.02，活化部分凝血活酶时间30.4 s，凝血酶时间15.3 s，血浆纤维蛋白原质量浓度3.22 g/L。

（5）血脂三项检查结果。甘油三酯摩尔浓度0.82 mmol/L，总胆固醇摩尔浓度4.86 mmol/L，低密度脂蛋白胆固醇摩尔浓度3.20 mmol/L。

（6）ESR、自身免疫、甲状腺功能检查结果。未见异常。

（7）心电图检查结果。窦性心律，左心室肥大伴劳损。

医生再次让患者做了头颅 RMI 检查（此处请教师提供右侧颞叶急性脑梗死的 MRI 影像资料来示教）。

根据这些结果，医生认为患者的病有些蹊跷。按照国际上新的定义，患者是青年，而临床上多数脑梗死患者是中老年人，且患者的头颅 MRI 结果表现也和常见的脑梗死部位不一致。于是，医生更加仔细地询问患者平时的情况。患者自述在上学时一直是学校的运动健将，但工作后，参加运动就容易感到疲倦，无法坚持运动。患者以为是年龄大、工作太累，也没太在意。患者平时不抽烟、不喝酒，除了不注意休息，没有别的不良生活习惯，每年单位体检时也没有发现高血压、糖尿病、高脂血症、心脏病等。患者家属的情况引起医生的注意。患者说其外婆和妈妈也都是在 50 多岁的时候因为偏瘫被当地的医生诊断为"脑梗死"。此外，患者唯一的舅舅的体育成绩一直不理想，且容易产生疲倦感。根据这些结果，医生高度怀疑患者患有一种特殊的疾病。

【提出问题】

（1）国际上脑梗死最常用的病因分型是什么？
（2）患者是否符合青年卒中的诊断？青年卒中的常见病因有哪些？
（3）导致患者脑梗死最可能的病因是什么？为什么？

【学习内容】

1. 脑梗死病因分型

目前，临床常用的脑梗死病因分型是急性卒中 ORG10172 治疗试验（trial of ORG10172 in acute stroke treatment，TOAST）分型，该分型是以 NINCDS 分型系统为依据，于 1993 年由美国 Adams 等在类肝素药物（即 ORG 10172）治疗急性缺血性卒中的临床试验中制定。其分型方法如下。

（1）大动脉粥样硬化性卒中。大动脉粥样硬化性卒中约占 17.3%。这类患者通过颈动脉超声波检查可发现颈动脉闭塞或狭窄（狭窄不少于动脉横断面的 50%）。血管造影或 MRA 结果显示颈动脉、大脑前动脉、大脑中动脉、大脑后动脉、椎基底动脉狭窄程度不小于 50%，为动脉粥样硬化所致。患者若出现以下表现，对诊断大动脉粥样硬化性卒中有重要价值：①病史中曾出现多次短暂性脑缺血发作，多为同一动脉供血区内的多次发作；②出现失语、忽视、运动功能受损症状或有小脑、脑干受损症状；③颈动脉听诊有杂音、脉搏减弱、两侧血压不对称等；④颅脑 CT 或 MRI 检查结果提示有大脑皮质或小脑损害，或皮质下、脑干病灶直径大于 1.5 cm，可能为潜在的大动脉粥样硬化所致的缺血性卒中；⑤彩色超声波、经颅多普勒超声、MRA 或数字减影血管造影检查可发现相关的颅内或颅外动脉及其分支狭窄程度大于 50%，或有闭塞；⑥应排除心源性脑栓塞所致的卒中。

（2）心源性脑栓塞。约占 9.3%，这一类型是指包括多种可以产生心源性栓子的心脏疾病所引起的脑栓塞。①临床表现及影像学表现与大动脉粥样硬化性卒中的相似；②病史中有多次及多个脑血管供应区的短暂性脑缺血发作或卒中及其他部位栓塞；③有引起心源性栓子的原因，至少存在一种心源性疾病。

（3）小动脉闭塞性卒中或腔隙性卒中。约占 30.9%，患者临床表现及影像学表现具有以下 3 项标准之一即可确诊：①有典型的腔隙性梗死的临床表现，影像学检查有与临床症状相对应的卒中病灶，其最大直径小于 1.5 cm；②临床上有非典型的腔隙梗死的症状，但影像学上未发现有相对应的病灶；③临床上有非典型的腔隙性梗死的表现，而影像学检查后发现与临床症状相符的小于 1.5 cm 的病灶。

（4）其他原因所致的缺血性卒中。临床上较为少见，约占 0.2%，如感染性、免疫性、非免疫血管病、高凝状态、血液病、遗传性血管病以及吸毒等所致急性脑梗死。这类患者应具备临床、CT 或 MRI 检查显示急性缺血性卒中病灶以及病灶的大小及位置。血液病所致者可进行血液学检查，并应排除大、小动脉病变以及心源性所致的卒中。

（5）不明原因的缺血性卒中。约占 42.3%，这类患者经多方检查未能发现其病因。

在以上 5 个病因分类中，大动脉粥样硬化性卒中、心源性脑栓塞和小动脉闭塞性卒中或腔隙性卒中是临床上常见的类型，应引起高度重视；其他原因所致的缺血性卒中在临床上比较少见，故在病因分类中应根据患者的具体情况进行个体化的检查。其中，大动脉粥样硬化性又分为原位血栓形成、穿支动脉闭塞、动脉栓塞和低灌注这 4 个亚型。

2. 青年卒中的概念及常见病因

青年卒中是指 18 ～ 45 岁青年发生的脑血管疾病，在我国及发展中国家占全部脑血管患者的 5% ～ 15%。在青年卒中患者中，出血性卒中为缺血性卒中的 2 ～ 3 倍。青年卒中的病因包括两大类。

（1）早发性动脉粥样硬化（premature atherosclerosis）。与老年人群卒中相似，传统的危险因素在青年人群中普遍提前，如高血压、糖尿病、心脏病、烟酒、肥胖、活动减少等，约占青年卒中病因的 20%，列第一位。

（2）非动脉硬化性血管病变。该病变包括：①脑血管畸形/先天发育异常，如 Moyamoya 病、脑血管动静脉畸形/瘘、夹层动脉瘤、颅内动脉瘤等；②少见的心源性栓子，如少见的瓣膜病变（二尖瓣脱垂、瓣环钙化），感染性心内膜炎、风湿性心脏病、心房纤颤、心房黏液瘤、卵圆孔未闭等；③感染，如钩端螺旋体性血管闭塞性脑梗死，肉芽肿性动脉炎（结核、梅毒所致）、感染性动脉炎（单纯疱疹病毒、巨细胞病毒）等；④自身免疫性疾病，如多发性大动脉炎、系统性动脉炎（如 Wegener 综合征、风湿性动脉炎、结节性多动脉炎、Churg-Strauss 综合征、巨细胞性颞动脉炎、白塞氏病、系统性红斑狼疮）等；⑤凝血功能异常，如家族性蛋白 C、蛋白 S 缺乏症，抗磷脂抗体综合征，弥漫性血管内凝血，镰状细胞贫血，β - 地中海贫血，阵发性睡眠性血红蛋白尿、红细胞增多症、血小板增多症、白血病、浆细胞病或骨髓增殖综合征等；⑥遗传性疾病，如线粒体脑肌病伴高乳酸血症和卒中样发作（mitochondrial encephalomyopathy with lactic acidosis and stroke-like episode，MELAS）、伴皮质下梗死和白质脑病的常染色体显性遗传性脑动脉病、Fabry 病、Sneddon 综合征、Marfan 综合征等；⑦血管损伤，如颅脑外伤、手术、插入导管、穿刺、外伤或非外伤造成的动脉夹层。

【解决问题】

（1）国际上脑梗死最常用的病因分型是什么？

国际上脑梗死最常用的病因分型 TOAST 分型如上所述。

（2）患者是否符合青年卒中的诊断？青年卒中的常见病因有哪些？

青年卒中是指 18 ～ 45 岁青年人发生的脑血管疾病，显然患者的年龄符合青年卒中的诊断。青年卒中的常见病因见【学习内容】。

（3）导致患者脑梗死最可能的病因是什么？为什么？

在青年卒中的常见病因中，患者并没有抽烟、喝酒等不良习惯，单位每年规律体检也没有发现高血压、糖尿病、高脂血症、心脏病等危险因素。患者的病史中有两点可以提起大家注意：一是运动后易疲劳；二是类似家族史，而且发病成员都是母系成员，不分男女。因此，患者的病极可能是一种母系遗传性疾病。由于卵细胞中的线粒体携带部分遗传信息，而精子中不含线粒体，因此，母系遗传疾病基本等同于线粒体疾病。同时，患者有运动不耐受等肌肉受累症状，因此，患者患有线粒体脑肌病可能性最大，其中的 MELAS 可以卒中样发病。

第 四 幕

医生根据患者检查的结果、个人史和家族史的情况，高度怀疑患者患有一种叫 MELAS 的少见的遗传代谢性疾病。经过动员，医生在患者的左侧肱二头肌活检取了一小块肌肉送病理检查；同时，将患者及其亲属的血液样本进行基因筛查。

半个月后，患者的肌肉活检病理报告提示肌肉组织肌纤维大小不等，可见破碎红纤维（此处请教师提供类似结果的肌肉活检病理资料来示教）。

1 个月后，患者的基因检测报告结果提示存在 mtDNA A3243G 点突变。此外，患者的母亲、舅舅也有相同的基因突变，而患者的父亲没有该突变。

于是，医生告知患者，他和他的母亲、舅舅都被确诊为 MELAS。

【提出问题】

（1）MELAS 的中文全称是什么？它属于哪一大类疾病？

（2）MELAS 这一类疾病有哪些共同特点？有哪些主要类型？

（3）有哪些线索提示患者可能患有 MELAS？最终确诊 MELAS 的重要依据是什么？

【学习内容】

1．MELAS 综合征

MELAS 的中文全称为线粒体脑肌病伴高乳酸血症和卒中样发作，属于线粒体脑肌病的一个亚型。该病多在 40 岁前起病，儿童期更多，临床表现为突发卒中、偏瘫、偏盲或皮质盲、反复癫痫发作、偏头痛和呕吐。头颅影像显示主要为类似脑梗死的软化灶，但病灶范围与主要脑血管分布不一致，也常见脑萎缩、脑室扩大和基底节钙化。辅助检查可发现血和脑脊液乳酸增高。该病的诊断要点如下。

（1）母系遗传，其母多有糖尿病、耳聋、心电图异常和呼吸链复合体Ⅰ、Ⅲ、Ⅳ活性缺陷。婴儿期正常，3 ～ 11 岁起病，神经系统受累为主。

（2）突发卒中，可发生偏瘫、偏盲和/或皮质盲、偏头痛、反复癫痫发作和呕吐。

（3）可有糖尿病、感觉神经性耳聋、痴呆和身材矮小。

（4）因异常线粒体不能代谢丙酮酸，导致安静状态下血和脑脊液中乳酸和丙酮酸浓度升高，最小运动量试验和口服葡萄糖乳酸刺激试验（＋＋＋）。

（5）早期头颅 CT 和 MRI 的检查可见与主要脑血管分布不相应的脑软化

灶和多发性类梗死灶（长 T1、长 T2 信号），后部半球的大脑皮层（如枕叶）多见，晚期有脑萎缩、脑室扩大和基底节钙化症状。

（6）光镜下，用改良的 Gomeri 三色和琥珀酸脱氢酶染色，肌活检结果显示破碎样红纤维；用细胞色素氧化酶染色，肌膜浆下可见大量正常和异形线粒体。

2. 线粒体脑肌病

线粒体脑肌病是一组少见的线粒体结构和/或功能异常所导致的以脑和肌肉受累为主的多系统疾病。其肌肉损害主要表现为骨骼肌极度不能耐受疲劳。神经系统损害主要表现为眼外肌麻痹、卒中、癫痫反复发作、肌阵挛、偏头痛、共济失调、智能障碍及视神经病变等。其他系统损害表现可有心脏传导阻滞、心肌病、糖尿病、肾功能不全、假性肠梗阻和身材矮小等。由于线粒体基因全由卵细胞遗传，该病多具有母系遗传的特点，其常见亚型如下。

（1）MELAS 综合征。伴乳酸酸中毒及卒中样发作的线粒体脑肌病，主要表现为卒中样发作、高乳酸血症，及运动不耐受等肌肉症状。

（2）MERRF 综合征。可有肌阵挛癫痫发作、小脑共济失调、乳酸血症和 RRF，少数有智能低下、痴呆，亦有神经聋、矮小、弓形足等畸形。

（3）KSS 综合征。主要表现为视网膜色素变性、心脏传导阻滞和眼外肌麻痹。

（4）CPEO 综合征。除了眼外肌麻痹逐渐加重，少数可伴有肢体无力、消瘦或萎缩。肌活检 RRF、异常线粒体和包涵体。基因检测变异大，可见 mtDNA 缺失或大量重排。

（5）Leigh 病。即亚急性坏死性脑脊髓病，多有母系遗传史，2 个月至 3 岁发病，少数亦有少年发病。较常见的临床表现为喂养困难、共济失调、肌张力低及锥体束征。若脑干受累，可致眼肌麻痹、视力、听力降低。少数可有精神运动性癫痫发作，病理结果显示双侧对称性基底节和脑干灰质核团损害。

（6）Alpers 病。即家族性原发性进行性大脑灰质萎缩症。多在出生后几个月发病，少数亦有 8 岁以后发病，多有家族史。首发症状为癫痫发作，视力、听力减退及皮层盲和皮层聋，可见轻偏瘫、失语、智力低下。

（7）Menke 病。多在出生后几个月发病，3 岁死亡，亦有报道儿童晚期发病，临床表现为：卷发、癫痫发作、共济失调、锥体外系或锥体束征、智能低下、发育迟缓。

（8）LHON。即遗传性视神经病，突发性双侧视力降低和丧失。其发病高峰年龄为 20 ～ 24 岁，最小 5 岁发病。多数双侧视力丧失；少数先一眼发病，数周或数月后另眼亦发病。多为球后视神经损害而致失明、黄斑区水肿和视网膜小血管病。

（9）NARP。即视网膜色素变性共济失调性周围神经病，其临床特点为视网膜色素变性、共济失调、发育迟滞、痴呆、抽搐、近端四肢无力伴感觉性周围神经病等不同症状的组合。

（10）其他。例如，Wolfram 综合征为糖尿病伴有神经性聋，线粒体周围神经病并胃肠型脑病等。

【解决问题】

（1）MELAS 的中文全称是什么？它属于哪一大类疾病？

MELAS 即 mitochondrial myopathy，encephalopathy，lactic acidosis and stroke-like episodes，中文全称为线粒体脑肌病伴高乳酸血症和卒中样发作，属于线粒体脑肌病的一个亚型。

（2）MELAS 这一类疾病有哪些共同特点？有哪些主要类型？

线粒体脑肌病是一组少见的线粒体结构和/或功能异常所导致的以脑和肌肉受累为主的多系统疾病。其肌肉损害主要表现为骨骼肌极度不能耐受疲劳，神经系统主要表现为眼外肌麻痹、卒中、癫痫反复发作、肌阵挛、偏头痛、共济失调、智能障碍及视神经病变等，其他系统表现可有心脏传导阻滞、心肌病、糖尿病、肾功能不全、假性肠梗阻和身材矮小等。由于线粒体基因全由卵细胞遗传，该病多具有母系遗传的特点，其常见亚型已述。

（3）哪些线索提示患者可能患有 MELAS？最终确诊 MELAS 的重要依据是什么？

患者在 35 岁前反复发生"脑梗死"，但经检查并无高血压、糖尿病、高脂血症等动脉粥样硬化的危险因素，且其头颅 MRI 所显示的病灶并不符合大血管分布，头颅 MRA 结果也未提示相应血管狭窄，这些都是不支持动脉硬化所致青年卒中的依据，应从其他病因上寻找。患者的个人史有明显的运动不耐受，有明显的母系遗传特点，辅助检查中有明显的血乳酸升高，这些都是支持医生考虑 MELAS 并进一步进行病理活检和基因筛查的原因。确诊依靠病理。

（彭郁）

参 考 文 献

［1］董卫国. 临床医学 PBL 教程［M］. 北京：人民卫生出版社，2012.

［2］黄钢，关超然. 基于问题的学习（PBL）导论［M］. 北京：人民卫生出版社，2014.

［3］AZER S. 问题导向学习（PBL）指南［M］. 王维民，蔡景一，译. 北京：北京大学医学出版社，2012.

［4］SNELL R S. 临床神经解剖：第 7 版［M］. 王涛，译. 北京：人民卫生出版社，2011.

［5］贾建平，陈生弟. 神经病学［M］. 7 版. 北京：人民卫生出版社，2013.

［6］王维治. 神经病学［M］. 2 版. 北京：人民卫生出版社，2013.

［7］吴江. 神经病学［M］. 2 版. 北京：人民卫生出版社，2010.

［8］郭玉璞. 神经病学：周围神经系统疾病（第 15 卷）［M］. 北京：人民军医出版社，2009.

［9］安得仲. 神经系统疾病鉴别诊断学［M］. 北京：人民卫生出版社，2000.

［10］白人驹. 医学影像学［M］. 7 版. 北京：人民卫生出版社，2013.

［11］金征宇. 医学影像学［M］. 3 版. 北京：人民卫生出版社，2015.

［12］金征宇. 医学影像学［M］. 2 版. 北京：人民卫生出版社，2010.

［13］张雪林. 医学影像学［M］. 北京：高等教育出版社，2007.

［14］颜光美. 药理学［M］. 北京：高等教育出版社，2009.

［15］杨世杰. 药理学［M］. 2 版. 北京：人民卫生出版社，2010.

［16］杨宝峰. 药理学［M］. 3 版. 北京：人民卫生出版社，2015.

［17］杨宝峰. 药理学［M］. 8 版. 北京：人民卫生出版社，2013.

［18］王新德，汤慈美. 神经心理学（第 7 卷）：神经心理学［M］. 北京：人民军医出版社，2001.

［19］姜乾金. 医学心理学［M］. 北京：人民卫生出版社，2005.

［20］江开达. 精神病学［M］. 2 版. 北京：人民卫生出版社，2010.

［21］郝伟，于欣. 精神病学［M］. 7 版. 北京：人民卫生出版社，2013.

［22］欧阳钦. 临床诊断学［M］. 2 版. 北京：人民卫生出版社，2010.

［23］BRAZIS D W，MASDEU J C，BILLER J. 临床神经病学定位：第 6 版［M］. 王维治，王化冰，译. 北京：人民卫生出版社，2012.

［24］芮德源，陈立杰. 临床神经解剖学（精）［M］. 北京：人民卫生出版社，2007.

［25］王鸿利. 实验诊断学［M］. 2 版. 北京：人民卫生出版社，2010.

［26］FELTEN D L，JOZEFOWICZ R F，费尔滕，等. 奈特人体神经解剖彩色图谱［M］. 崔益群，译. 北京：人民卫生出版社，2006.

［27］王拥军. 神经病学临床评定量表［M］. 北京：中国友谊出版社公司，2005.

［28］高素荣. 失语症［M］. 2 版. 北京：北京大学医学出版社，2006.

［29］中国抗癫痫协会. 临床诊疗指南：癫痫病分册［M］. 北京：人民卫生出版社，2015.

［30］大熊辉雄，松冈洋大，上埜高志脑电图判读 step by step［M］. 孟红梅，杨卫红，译. 北京：科学出版社，2001.

［31］田金洲. 血管性痴呆［M］. 北京：人民卫生出版社，2003.

［32］贾建平. 临床痴呆病学［M］. 北京：北京大学医学出版社，2008.

［33］杨延宗，杜建玲. 实用老年内科学［M］. 北京：华龄出版社，2010.

［34］吴东海，王国春. 临床风湿病学［M］. 北京：人民卫生出版社，2008.

［35］邹仲之，李继承. 组织学与胚胎学［M］. 8 版. 北京：人民卫生出版社，2013.

［36］王建枝，殷莲华. 病理生理学［M］. 8 版. 北京：人民卫生出版社，2013.

［37］党静霞. 肌电图诊断与临床应用［M］. 2 版. 北京：人民卫生出版社，2013.

［38］张学军. 皮肤性病学［M］. 7 版. 北京：人民卫生出版社，2008.

［39］朱大年，王庭槐. 生理学［M］. 8 版. 北京：人民卫生出版社，2013.

［40］王维治. 神经系统脱髓鞘疾病［M］. 北京：人民卫生出版社，

2011.

　　〔41〕 SAMUELS M A. 神经病学治疗手册〔J〕. 刘献增，王晓飞，译.
北京：人民卫生出版社，2010.

　　〔42〕 HERNDON L M. 神经疾病分级评分量表〔M〕. 贾建平，译. 北
京：化学工业出版社，2010.

　　〔43〕 胡维铭，王维治. 神经内科主治医生 1000 问〔M〕. 4 版. 北京：
中国协和医科大学出版社，2011.

　　〔44〕 闫梅红. 终身教育理论对我国基础教育改革的影响〔D〕. 新乡：
河南师范大学，2006.

　　〔45〕 宋向秋. PBL 教学法的创建、发展及其对中国高等医学教育的影
响〔D〕. 哈尔滨：哈尔滨医科大学，2012.

　　〔46〕 刘景福，钟志贤. 基于项目的学习（PBL）模式研究〔J〕. 外国
教育研究，2002（11）：18 - 22.

　　〔47〕 代天国，何悦. PBL 教学在口腔颌面外科教学中应用的研究进展
〔J〕. 口腔医学，2015，35（11）：983 - 985.

　　〔48〕 叶峰，蔺淑梅，刘小静，等. 传染病 PBL 教案编写的探索与实践
〔J〕. 科教文汇，2016（2）：57 - 58.

　　〔49〕 王颖. 维果茨基最近发展区理论及其应用研究〔J〕. 山东社会科
学，2013（12）：180 - 183.

　　〔50〕 吴雄文，崔舜，马建辉，等. 以问题为基础学习教案编写的实践
探索〔J〕. 中国高等医学教育，2008（9）：3 - 4.

　　〔51〕 张俊. 当下高等医学人文教育的困境与出路〔J〕. 医学与哲学，
2011，32（15）：64 - 66.

　　〔52〕 金彬. 基于项目的学习——科学学习的必然选择〔J〕. 教育教学
论坛，2013（34）：275 - 276.

　　〔53〕 中华医学会神经病学分会. 中国急性缺血性卒中诊治指南 2018
〔J〕. 中华神经科杂志，2018，51（9）：666 - 682.

　　〔54〕 李智文，王柠. 神经内科医师查房手册〔M〕. 北京：化学工业出
版社，2012.

　　〔55〕 中华医学会神经病学分会. 中国脑出血诊治指南（2014）〔J〕.
中华神经科杂志，2015，48（6）：435 - 444.

　　〔56〕 Hemphill J C Ⅲ，Greenberg S M，Anderson C S，et al. 自发性脑出
血诊疗指南：美国心脏协会/美国卒中协会的健康职业者指南〔J〕. 婉玲，
于瀛，黄清海，译. 中国脑血管病杂志，2015（9）：490 - 504.

［57］贾建平. 中国痴呆与认知障碍诊治指南——血管性认知障碍［C］//城市：全国神经心理学与行为神经病学学术研讨会. 2011.

［58］神经系统疾病伴发抑郁焦虑障碍的诊治专家共识组. 神经系统疾病伴发抑郁焦虑障碍的诊断治疗专家共识（更新版）［J］. 中华内科杂志，2011，50（9）：799－805.

［59］王维清，刘晓加. 卒中后失语患者抑郁问卷（医院版）在卒中后失语患者中应用的信度和效度检验［J］. 国际脑血管病杂志，2009，17（6）：417－422.

［60］程欣，崔瑞雪，党永红，等.^{18}FECH PET/CT 脑显像在脑占位诊断中的价值分析［J］. 中国医学装备，2011，08（6）：9－13.

［61］陈衍智，李萍萍. 肿瘤性发热的诊治进展［J］. 中国肿瘤临床，2012，39（6）：355－357.

［62］中华医学会结核病学分会，颅内结核影像学分型学家共识编写组. 颅内结核影像学分型专家共识［J］. 中华结核和呼吸杂志，2015，38（11）：805－809.

［63］徐太勇. 临床医师履行告知义务应注意的几个问题［J］. 实用医药杂志，2005，22（6）：568－569.

［64］方敏. 怎样与多发性硬化和平相处——访南方医科大学南方医院神经内科刘晓加教授［J］. 家庭药师，2011（8）：24－27.

［65］卫生部. 糖皮质激素类药物临床应用指导原则［J］. 实用防盲技术，2012，28（1）：171－202.

［66］中华医学会神经病学分会神经免疫学组. 多发性硬化诊断和治疗中国专家共识（2014 版）［J］. 中华神经科杂志，2015，48（5）：362－367.

［67］徐雁，王维治. 视神经脊髓炎谱系疾病 2015 新诊断标准解读［J］. 中华神经科杂志，2016，49（6）：499－501.

［68］中国免疫学会神经免疫学分会，中国华医学会神经病学分会神经免疫学组，中国医师协会神经内科分会神经免疫学业委员会. 中国视神经脊髓炎谱系疾病诊断与治疗指南［J］. 中国神经免疫学和神经病学杂志，2016，23（3）：155－166.

［69］张伟赫，矫毓娟，焦劲松. 伴系统性自身免疫病的视神经脊髓炎谱系疾病临床和影像学特点分析［J］. 中华神经科杂志，2015，48（4）：324－327.

［70］罗妍，乔琳，张丽丽，等. 原发性干燥综合征与视神经脊髓炎［J］. 中华风湿病学杂志，2014，18（5）：354－356.

〔71〕中华医学会风湿病学分会. 干燥综合征诊断及治疗指南〔J〕. 中华风湿病学杂志，2010，14（11）：766-768.

〔72〕李政，徐运. 帕金森病病因及发病机制的进展研究〔J〕. 国际神经病学神经外科学杂志，2014，41（4）：345-348.

〔73〕中华医学会神经病学分会帕金森病及运动障碍学组. 中国帕金森病治疗指南〔J〕. 3 版. 中华神经科杂志，2014，43（6）：428-433.

〔74〕中华医学会神经病学分会帕金森病及运动障碍学组，中国医师协会神经内科医师分会帕金森病及运动障碍专业. 中国帕金森病的诊断标准（2016 版）〔J〕. 中华神经科杂志，2016，49（4）：268-271.

〔75〕中华医学会神经病学分会神经心理学与行为神经病学组. 帕金森病抑郁、焦虑及精神病性障碍的诊断标准及治疗指南〔J〕. 中华神经科杂志，2013，46（1）：56-60.

〔76〕中华医学会神经病学分会帕金森病及运动障碍学组，中华医学会神经病学分会神经遗传病学组. 肝豆状核变性的诊断与治疗指南〔J〕. 中华神经科杂志，2008，41（8）：566-569.

〔77〕杨任民. 肝豆状核变性〔M〕. 合肥：安徽科学技术出版社，1995.

〔78〕朱耿，刘芝修. 肝豆状核变性患者口服青霉胺的护理〔J〕. 护理学报，2007，14（12）：72-73.

〔79〕中华医学会神经病学分会神经肌肉病学组，中华医学会神经病学分会肌电图及临床神经电生理学组，中华医学会神经病学分会神经免疫学组. 中国吉兰-巴雷综合征诊治指南〔J〕. 中华神经科杂志，2010，43（8）：583-586.

〔80〕田金洲，时晶，张学凯，等. 2011 年美国阿尔茨海默病最新诊断标准解读〔J〕. 中国医学前沿杂志：电子版，2011，03（4）：91-100.

〔81〕李柱一. 中国重症肌无力诊断和治疗指南（2015 年简版）〔C〕//中华医学会第十八次全国神经病学学术会议论文集. 第四军医大学，2015：56-57.

〔82〕王秀云，许贤豪，孙宏，等. 重症肌无力病人的临床绝对评分法和相对评分法〔J〕. 中华神经科杂志，1997，30（2）：24-27.

〔83〕中华人民共和国中央人民政府. 全国急性弛缓性麻痹（AFP）病例监测方案〔EB/OL〕//卫生部办公厅关于印发流行性乙型脑炎等 4 种传染病监测方案的通知（卫办疾控〔2006〕93 号）2006-07-05/2017-07-03. http://www.gov.cn/zwgk/2006-07/05/content327463.htm.

［84］奚晓明. 《中华人民共和国侵权责任法》条文理解与适用［M］. 北京：人民法院出版社，2010.

［85］段洪连，刘美云，张拥波，等. 缺血性卒中常用评估量表及其最新研究进展［J］. 中国全科医学，2011，14（35）：4018 - 4021.

［86］周衡，王拥军，王素香，等. 急性缺血性卒中的 TOAST 亚型分析［J］. 中华内科杂志，2004，43（7）：495 - 498.

［87］张鹏，毕齐. 青年卒中的危险因素及病因学调查分析［J］. 中国卒中杂志，2012，07（4）：264 - 270.

［88］ZUMLA A，RAVIGLIONEM，HAFNER R，ET AL. Current Concepts Tuberculosis［J］. New England Journal of Medicine，2013，368（8）：745 - 755.

［89］Thompson A J，Banwell B L，Barkhof F，et al. Diagnosis of multiple sclerosis：2017 revisions of the McDonald criteria［J］. Lancet Neurol，2018，17（2）：162 - 173.

［90］SELLNER J，BOGGILD M，CLANET M，et al. EFNS guidelines on diagnosis and management of neuromyelitis optica［J］. European Journal of Neurology，2010：1019 - 1032.

［91］European Association for Study of Liver. EASL Clinical Practice Guidelines：Wilson's disease［J］. Journal of Hepatology，2012，56（3）：671 - 685.

［92］ZAKRZEWSKA J M，LINSKEY M E. Summaries of BMJ Clinical Evidence Trigeminal neuralgia［J］. BMJ，2015，350：h1238.

［93］ISHII J，YUKI N，KAWAMOTO M，et al. Recurrent Guillain-Barré syndrome，Miller Fisher syndrome and Bickerstaff brainstem encephalitis［J］. Journal of the Neurological Sciences，2016，364：59 - 64.

［94］中华人民共和国国家卫生和计划生育委员会. 中华人民共和国国务院会（第149号）——医疗机构管理条例［S］. 中华人民共和国国家卫生和计划生育委员会，www. moh. gov. cn/wsb/index. shtml，1994 - 02 - 26.

［95］中华医学会神经病学分会，中华医学会神经病学分会脑血管病学组. 中国急性缺血性卒中诊治指南 2014［S］. 2015 - 04 - 30.

［96］中华医学会神经病学分会痴呆与认知障碍学组写作组. 血管性认知障碍诊治指南［J］. 中华神经科杂志，2011，44（2）：142 - 147.

［97］赵斌. 神经病学：案例版［M］. 2 版. 北京：科学出版社，2016.

［98］王拥军. 神经内科常见病临床思路精解［M］. 北京：科学技术文献出版社，2016.

［99］吕传真，周良辅，洪震，等．实用神经病学［M］．4 版．上海：上海科学技术出版社，2014．

［100］张凤霞，孙西庆，邱振刚，等．神经内科（中医临床实习手册）［M］．北京：中国医药科技出版社，2013．

［101］王忠诚，张玉琪．王忠诚神经外科学（彩图版）［M］．武汉：湖北科学技术出版社，2015．

［102］美国精神医学学会．精神障碍诊断与统计手册：第 5 版［M］．张道龙，等译．北京：北京大学出版社，2016．

［103］柏树令，应大君，丁文龙，等．系统解剖学［M］．2 版．北京：人民卫生出版社，2010．

［104］胡学强．中西医结合神经病学临床新进展［M］．人民军医出版社，2015．

［105］梅长林．中国内科年鉴［M］．上海：第二军医大学出版社，2009．

［106］成守珍，刘义兰，高丽红，等．内科护理学［M］．2 版．北京：人民卫生出版社，2000．

［107］梁英梅，王慰，张德瑞．临床常见病诊疗与护理［M］．北京：军事医学科学出版社，2011．

［108］张幸国，胡丽娜．临床药物治疗学各论（上册）［M］．北京：人民卫生出版社，2015．

［109］张小龙，魏娜，郭力维，等．新编实用社区医生诊疗指南（下册）［M］．西安：西安交通大学出版社，2015．

［110］卢家红．重症肌无力的诊断和鉴别诊断——临床体会［J］．中国神经免疫学和神经病学杂志，2012，19（6）：417－419．

［111］中国免疫学会神经免疫学分会．重症肌无力诊断和治疗中国专家共识［J］．中国神经免疫学和神经病学杂志，2012，19（6）：401－408．

［112］中国痴呆与认知障碍诊治指南写作组，中国医师协会神经内科医师分会认知障碍疾病专业委员会．2018 中国痴呆与认知障碍诊治指南（一）：痴呆及其分类诊断标准［J］．中华医学杂志，2018，98（13）：965－970．

［113］中国痴呆与认知障碍诊治指南写作组，中国医师协会神经内科医师分会认知障碍疾病专业委员会．2018 中国痴呆与认知障碍诊治指南（二）：阿尔茨海默病诊治指南［J］．中华医学杂志，2018，98（13）：971－977．

［114］中国痴呆与认知障碍诊治指南写作组，中国医师协会神经内科医师分会认知障碍疾病专业委员会．2018 中国痴呆与认知障碍诊治指南（三）：痴呆的认知和功能评估［J］．中华医学杂志，2018，98（15）：1125－1129．

［115］国家卫计委卒中防治工程委员会. 中国血管性认知障碍诊疗指导规范（2016 年）［J］. 全科医学临床与教育，2016，5：484 – 487.

［116］中华人民共和国传染病防治法（2013 年修订版）.

［117］杨任民. 肝豆状核变性［M］. 合肥：安徽科学技术出版社，1995.